250 exames de laboratório

250 exames de laboratório

Prescrição e Interpretação

12ª edição

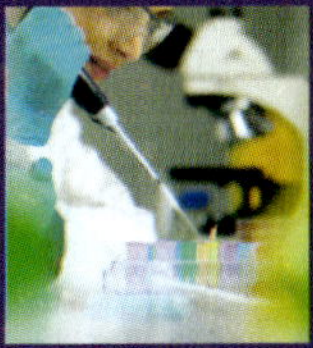

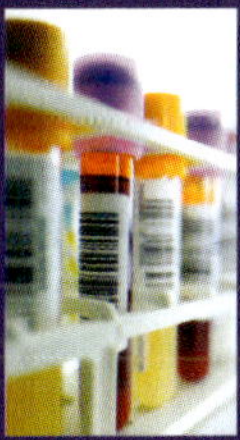

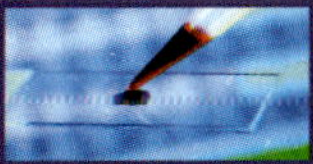

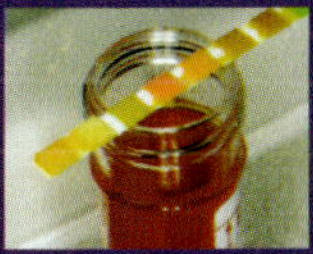

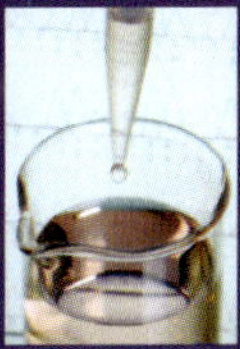

René Caquet

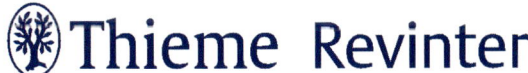
Thieme Revinter

Dados Internacionais de Catalogação na Publicação (CIP)

C256

Caquet, René
250 exames de laboratório: prescrição e interpretação/René Caquet; tradução de Laís Medeiros, Bruna Steffens & Janyne Martini – 12. Ed. – Rio de Janeiro – RJ: Thieme Revinter Publicações, 2017.

576 p.: il; 14 x 21 cm.
Título Original: *250 Examens de Laboratoire*
Inclui Índice Remissivo
ISBN 978-85-67661-45-2

1. Exames. 2. Laboratório. I. Título.

Tradução:
LAÍS MEDEIROS (Letras A-D)
Tradutora Especializada na Área da Saúde, RS
BRUNA STEFFENS (Letras E-M)
Tradutora Especializada na Área da Saúde, RS
JANYNE MARTINI (Letras N-X)
Tradutora Especializada na Área da Saúde, RS

Revisão Técnica:
ALINE SILVA DE AGUIAR NEMER
Graduada em Nutrição pela Universidade Federal Fluminense
Mestrado e Doutorado em Patologia pela Universidade Federal Fluminense
Professora Adjunta da Escola de Nutrição da Universidade Federal de Ouro Preto

Título original:
250 Examens de Laboratoire
Copyright © 2015 by Elsevier Masson SAS.
ISBN 978-2-294-74458-7

© 2017 Thieme Revinter Publicações Ltda.
Rua do Matoso, 170, Tijuca
20270-135, Rio de Janeiro – RJ, Brasil
http://www.ThiemeRevinter.com.br

Thieme Medical Publishers
http://www.thieme.com

Impresso no Brasil por Prol Editora Gráfica Ltda.
5 4 3 2 1
ISBN 978-85-67661-45-2

Nota: O conhecimento médico está em constante evolução. À medida que a pesquisa e a experiência clínica ampliam o nosso saber, pode ser necessário alterar os métodos de tratamento e medicação. Os autores e editores deste material consultaram fontes tidas como confiáveis, a fim de fornecer informações completas e de acordo com os padrões aceitos no momento da publicação. No entanto, em vista da possibilidade de erro humano por parte dos autores, dos editores ou da casa editorial que traz à luz este trabalho, ou ainda de alterações no conhecimento médico, nem os autores, nem os editores, nem a casa editorial, nem qualquer outra parte que se tenha envolvido na elaboração deste material garantem que as informações aqui contidas sejam totalmente precisas ou completas; tampouco se responsabilizam por quaisquer erros ou omissões ou pelos resultados obtidos em consequência do uso de tais informações. É aconselhável que os leitores confirmem em outras fontes as informações aqui contidas. Sugere-se, por exemplo, que verifiquem a bula de cada medicamento que pretendam administrar, a fim de certificar-se de que as informações contidas nesta publicação são precisas e de que não houve mudanças na dose recomendada ou nas contraindicações. Esta recomendação é especialmente importante no caso de medicamentos novos ou pouco utilizados. Alguns dos nomes de produtos, patentes e *design* a que nos referimos neste livro são, na verdade, marcas registradas ou nomes protegidos pela legislação referente à propriedade intelectual, ainda que nem sempre o texto faça menção específica a esse fato. Portanto, a ocorrência de um nome sem a designação de sua propriedade não deve ser interpretada como uma indicação, por parte da editora, de que ele se encontra em domínio público.

Todos os direitos reservados. Nenhuma parte desta publicação poderá ser reproduzida ou transmitida por nenhum meio, impresso, eletrônico ou mecânico, incluindo fotocópia, gravação ou qualquer outro tipo de sistema de armazenamento e transmissão de informação, sem prévia autorização por escrito.

Prefácio

Há muito tempo o exame clínico não termina mais no consultório médico ou no leito do doente, mas no laboratório ou nas salas de exames por imagem. Os exames de laboratório classificados, muito injustamente, como "complementares" – sendo muitas vezes indispensáveis – encontram as bactérias e as células anormais, detectam os anticorpos, avaliam o funcionamento dos órgãos, investigam o meio interior, examinam os genes. Como dispensá-los?

Um resultado, seja ele rigorosamente estabelecido ou muito eficaz, deve ser interpretado à luz dos dados clínicos, da técnica utilizada pelo laboratório e dos dados da literatura.

Este pequeno livro pretende auxiliar o clínico nessa tarefa. Como instrumento de prática cotidiana, é voluntariamente esquemático e não almeja a exaustividade. Procura simplesmente traduzir da melhor maneira a prática da medicina interna geral, tanto a da cidade quanto a do hospital.

Seu objetivo será cumprido se ele puder ajudar a melhor compreender, a melhor interpretar para melhor cuidar.

René Caquet
Professeur honoraire à l'université Paris XI
Médecin honoraire de l'hôpital de Bicêtre

Nota

Os valores mencionados neste livro geralmente são expressos em unidades do Sistema Internacional de Unidades adotado em 1960.

Todavia, as enzimas não são apresentadas em KATAL (unidade pouco utilizada), mas em "unidades internacionais" (UI) de atividade enzimática, enquanto os métodos de dosagem medem a atividade proporcional à quantidade de enzima apresentada.

Algumas dosagens, principalmente de hormônios, são expressas em Unidades que se referem a um padrão internacional arbitrário de atividade biológica.

As macromoléculas (como as proteínas) são expressas em unidades de massa.

Os resultados da gasometria estão apresentados em quilopascal (kPa) e em mmHg, unidade ainda muito utilizada para medir as pressões parciais.

Para as abreviações de unidades, as recomendações internacionais reservam as maiúsculas às unidades que se referem a um nome próprio (H = Hertz, A = Ampére etc.). Litro e seus derivados (mililitro, microlitro etc.) devem, então, ser abreviados em "l" e não em "L". O uso de L para litro (ou de mL para mililitro) é aceito, no entanto, quando a fonte escolhida corre o risco de fazer confundir "l" com o número um ou com outro caractere. Essa tolerância foi utilizada aqui.

Abreviações

A	adrenalina
AAN	anticorpos antinucleares
α1AT	alfa-1-antitripsina
Ac	anticorpos
AC	anticoagulante circulante
ACAT	anticorpos antitireoidianos
ACE	antígeno carcinoembrionário
aCL	anticorpos anticardiolipina
ACTH	hormônio adrenocorticotrófico
ACR	Colégio Americano de Reumatologia
ADH	hormônio antidiurético
ADN	ácido desoxirribonucleico
AFP	alfa-fetoproteína
AFSSAPS	Agência Francesa de Segurança Sanitária dos Produtos de Saúde
Ag	antígeno
AGC	células glandulares atípicas
AGCUS	atipia celular glandular de significado indeterminado
AGL	ácido graxo livre
AHAI	anemia hemolítica autoimune
AINS	anti-inflamatório não esteroide
ALA	ácido Λ-aminolevulínico
ALAT	alanina aminotransferase
AMP	adenosina monofosfato (ácida)
ANCA	anticorpos anticitoplasma de neutrófilos
aPL	anticorpos antifosfolipídeos
Apo	apolipoproteína
APUD	*Amine Precursor Uptake and Decarboxylation*
ARAII	antagonistas dos receptores da angiotensina II
AREB	anemia refratária com excesso de blastos
ARN	ácido ribonucleico
ARP	atividade da renina plasmática
ARSI	anemia refratária sideroblástica
ASAT	aspartato aminotransferase
ASC	células escamosas atípicas
ASCUS	atipia celular escamosa de significado indeterminado
AT	antitrombina
AT1	acidose tubular de tipo 1

Abreviações

AT4	acidose tubular de tipo 4
ATP	adenosina trifosfórico (ácido)
AVE	acidente vascular encefálico
AVK	antagonista da vitamina K
AVP	arginina vasopressina
BAV	bloqueio atrioventricular
BBS	Besnier-Boeck (doença de)
BGN	bacilo gram-negativo
BK	bacilo de Koch
BPCO	broncopneumopatia crônica obstrutiva
BW	(reação de) Bordet-Wassermann
C	complemento
C1-INH	inibidor da C1 esterase
CA	câncer antígeno
Ca	cálcio
CBCG	supercrescimento bacteriano do intestino delgado
CBG	globulina fixadora de corticosteroide
CBP	cirrose biliar primária
CCMH	concentração de hemoglobina corpuscular média
CCP	peptídeo citrulinado cíclico
CD	classe de diferenciação
CDT	transferência deficiente de carboidrato
CFU	unidades formadas de colônia
CCMH	concentração de hemoglobina corpuscular
CIN	neoplasia intraepitelial cervical
CIVD	coagulação intravascular disseminada
CK	creatinoquinase
Cl	cloro
CLHP	cromatografia líquida de alta eficiência
CMB	concentração bactericida mínima
CMF	citometria de fluxo
CMH	complexo principal de histocompatibilidade
CMI	concentração mínima inibidora
CMV	citomegalovírus
CoA	coenzima A
CPK	creatinofosfoquinase
CRF	*Corticotropin Releasing Factor*
CRH	hormônio liberador de corticotrofina
CRP	proteína C-reativa
CSC	contagem sanguinea completa
CST	índice de saturação da transferrina

CSS	saturação da siderofilina
CT	calcitonina
CTAD	citrato, teofilina, adenina, dipiridamol
CTF	capacidade total de fixação
CTFT	capacidade total de fixação da transferrina
CTSS	saturação da siderofilina
Cu	cobre
DA	dopamina
DCP	decarboxiprotrombina
DFG	taxa de filtração glomerular
DHEA	desidroepiandrosterona
DICS	deficiência imunitária combinada severa
DNID	diabetes não insulinodependente
DSI	dose supostamente ingerida
E2	estradiol
EA	*early antigen*
EAL	investigação de uma anomalia lipídica
EBNA	*Epstein-Barr Nuclear Antigen*
EBV	Vírus Epstein-Barr
EAS	exame microscópico de urina
ECP	efeito citopatogênico
EDTA	ácido etilenodiaminotetracético
ELISA	*Enzyme-Linked Immunosorbent Assay*
EM	eritema crônico migratório
ENA	antígeno nuclear solúvel (*Extractible Nuclear Antigen*)
EPEC	*E. coli* enteropatogênica
ETEC	*E. coli* enterotoxinogênica
EULAR	*European League Against Rheumatism*
FAB	Franco-Americana-Britânica (classificação)
FAN	fator antinuclear
FCV	teste de Papanicolaou
FI	fator intrínseco
FISH	hibridização fluorescente *in situ*
FLU	cortisol livre urinário
FR	fator reumatoide
FSH	hormônio folículo-estimulante
FSH-RF	*FSH-Releasing Factor*
FT3	tri-iodotironina livre
FT4	tiroxina livre
FTA	teste com anticorpo fluorescente treponêmico

G	giga (10^9)
GEHT	grupo de estudos sobre a hemostasia e a trombose
GEU	gravidez ectópica
γ-GT	gamaglutamiltranspeptidase
GH	hormônio do crescimento
GH-RF	*GH Releasing Factor*
GH-RH	*GH Releasing Hormone*
G6PD	glicose 6-fosfato desidrogenase
GMSI	gamopatia monoclonal de significado indeterminado
GNMP	glomerulonefrite membranoproliferativa primitiva
GnRH	*Gonadotropin Releasing Hormone*
GR	glóbulo vermelho
GRF	fator liberador do hormônio do crescimento
GVH	*Graft Versus Host*
HAS	alta autoridade de saúde
HAV	*hepatitis A virus*
HB	hepatite B
Hb	hemoglobina
HbA1c	hemoglogina glicada
HBPM	heparina de baixo peso molecular
HBV	*hepatitis B virus*
HC	hepatite C
hCG	gonadotrofina coriônica humana
HCV	*hepatitis C virus*
HDL	lipoproteína de alta densidade
HDV	*hepatitis D vírus*
hGH	*human growth hormone*
HGPO	hiperglicemia provocada por via oral
HGPRT	hipoxantina guanina-fosforribosil-transferase
HHC	hipercalcemia humoral dos cânceres
HHI	hipogonadismo hipogonadotrófico idiopático
HIV	vírus da imunodeficiência humana
5-HIA	5-hidroxi-indolacético
HLA	antígeno linfocitário humano
HLM	hemácias-leucócitos por minuto
HnF	heparina não fracionada
HOP	hiperoxalúria primária
HPLC	cromatografia líquida de alta pressão
HPV	Papillomavírus humano
HTA	hipertensão arterial
HVA	ácido homovanílico

HVG	hipertrofia ventricular esquerda
IA	índice de avidez
IC	insuficiência cardíaca
ID	intradérmico
IDM	infarto do miocárdio
IEC	inibidor da enzima de conversão
IFI	imunofluorescência indireta
IFM	incompatibilidade feto-materna
Ig	imunoglobulina
IGF	fator de crescimento semelhante à insulina
IHA	inibição da hemaglutinação
IMAO	inibidor da monoaminocidase
INH	isoniazida
INR	*International Normalized*
IRA	insuficiência renal aguda
IRM	imagem por ressonância magnética
ISI	índice de sensibilidade internacional
LAL	leucemia linfoblástica aguda
LAM	leucemia mieloide aguda
LBA	lavagem broncoalveolar
LCAT	lecitina-colesterol aciltransferase
LCR	líquido cefalorraquidiano
LDH	desidrogenase láctica
LDL	lipoproteína de baixa densidade
LEAD	lúpus agudo disseminado
LED	lúpus eritematoso disseminado
LH	hormônio luteinizante
LLA	leucemia linfoblástica aguda
LLC	leucemia linfoide crônica
LMC	leucemia mieloide crônica
LMNH	linfoma maligno não Hodgkin
LP	liberação prolongada
MAO	monoaminoxidase
MDRD	*Modification of Diet in Renal Disease*
MGG	May Grünwald-Giemsa (corante)
mmHg	milímetro de mercúrio
MN	metanefrina (ou meta-adrenalina)
MNI	mononucleose infecciosa
MPO	mieloperoxidase
MST	doença sexualmente transmissível
N	normal

NA	noradrenalina
NCEP	*National Cholesterol Education Program*
NEFA	ácido graxo não esterificado
NEM	neoplasia endócrina múltipla
NIL/M	*Negative for Intraepithelial Lesion or Malignancy*
NMN	normetanefrina (ou noradrenalina)
NSE	enolase neuroespecífica
17-OHCS	17-hidroxi-corticosteroide
OAP	edema pulmonar agudo
OCT	ornitina carbamiltransferase
PA	pressão arterial
PAL	fosfatases alcalinas
PAPP-A	*Pregnacy-Associated Plasma Protein A*
PAS	aminossalicilato
p-ANCA	anticorpo anticitoplasma de neutrófilo perinuclear
PBD	reação de Paul-Bunnell-Davidsohn
PBG	porfobilinogênio
PBJ	proteína de Bence-Jones
PBS	poder bactericida do soro
PCR	reação da cadeia de polimerase
PCT	porfiria cutânea tardia
PDF	produto da degradação da fibrina
PDH	piruvato desidrogenase
PEC	porfiria eritropoiética congênita
PGT	pregnanetriol
pH	potencial hidrogeniônico
Pi	inibidor de proteinase
PIF	fator inibidor da prolactina
PL	punção lombar
PM	peso molecular
PN	polinuclear
PPE	protoporfirina eritrocitária
PPZ	protoporfirina ligada ao zinco
PR	poliartrite reumatoide
PR3	proteinase 3
PSA	antígeno prostático específico
PTH	paratormônio
PTHrP	peptídeo relacionado com o hormônio da paratireoide
PTI	púrpura trombopênica idiopática
PTT	púrpura trombótica trombocitopênica
PVC	biópsia das vilosidades coriônicas

RAA	reumatismo articular agudo
RAI	pesquisa de aglutininas irregulares
RAST	teste radioalergossorvente
RCH	retocolite hemorrágica
RCP	resumo das características do produto
RF	*Releasing factor*
RGB	reação biológica de gravidez
Rh	Rhésus
RH	hormônio liberador
RIA	radioimunoensaio
RIPA	radioimunoprecipitação
RIST	radioimmunosorbent Test
RNP	ribonucleoproteína
Rs-Tf	receptor solúvel da transferrina
R-Tf	receptor da transferrina
rT3	tri-iodotironina reversa
SA	semana de amenorreia
SAPL	síndrome dos anticorpos antifosfolipídicos
SCA	síndrome coronária aguda
SCS	síndrome de Churg e Strauss
S-DHEA	sulfato de desidroepiandrosterona
SGA	estreptococo do grupo A
SHBG	globulina de ligação de hormônios sexuais
SHU	síndrome hemolítica e urêmica
SIADH	síndrome de secreção inapropriada do hormônio antidiurético
SIDA	síndrome da imunodeficiência adquirida
STH	somatotrofina
T	tera
T3	Tri-iodotironina
T4	tetraiodotironina ou tiroxina
TA	hiato aniônico
TCA	tempo de tromboplastina parcialmente ativada
TCK	tempo de Kaolin-Cefalina
TCMH	volume corpuscular médio de hemoglobina
TCT	tirocalcitonina
TDR	teste de diagnóstico rápido
TEBG	*Testosterone Estradiol Binding Globulin*
TGA	transglutaminase
TGB	tiroglobulina
THC	tetraidrocanabinol
TIAC	toxinfecção alimentar coletiva

Tn	troponinas
TP	taxa de protrombina
t-PA	ativador do plasminogênio tecidual
TPHA	hemaglutinação do *Treponema Pallidum*
TPI	imobilização do *Treponema Pallidum*
TPO	tireoperoxidase
TQ	tempo de Quick (tempo de protrombina)
TRH	hormônio liberador de tireotropina
TRP	taxa de reabsorção tubular do fósforo
TRU	teste respiratório com ureia marcada
TS	tempo de sangramento
TSH	hormônio tireoestimulante
U	unidade
UFC	unidade formadora de colônias
UI	unidade internacional
VCA	antígeno do casídeo viral
VDRL	*Venereal Disease Research Laboratory*
VEMS	volume expiratório máximo por segundo
VIP	peptídeo vasoativo intestinal
VG	valor globular
VGM	volume globular médio
VGT	volume globular total
VIP	peptídeo vasoativo intestinal
VLDL	lipoproteína de densidade muito baixa
VMA	ácido vanilmandélico
VPN	valor preditivo negativo
VPP	valor preditivo positivo
VS	velocidade de sedimentação globular
VWF	fator Willebrand
WR	Waaler-Rose

Sumário

Exames de laboratórios comuns: valores normais   1

Sangue 3
Urina 5
Líquido cefalorraquidiano 5
Numeração globular normal (SI) 6
Numeração e fórmula sanguíneas em função da idade 7
Hormônios 8

250 exames de laboratório   9

Ácido Δ-aminolevulínico (ALA) urinário 11
Ácido hialurônico 13
Ácido láctico (lactato) 15
Ácido oxálico (oxalato) 18
Ácido úrico (urato) sanguíneo 21
Ácido úrico (urato) urinário 25
ACTH 26
Aglutininas frias 28
Albumina 30
Álcool (etanol) 33
Aldolase 35
Aldosterona 37
Alfa-1-antitripsina 40
Alfafetoproteína (AFP) 42
Amebíase 45
Aminoglicosídeo 47
Amônia plasmática – Amônio 49
Amônia urinária 51
Androstenediona (Δ4-androstenediona) 54
Antibiograma (antibiograma qualitativo de orientação) 57
Anticorpos anti-ADN nativo 59
Anticorpos anticitoplasma de neutrófilos (ANCA) 60
Anticorpos antifator intrínseco 63
Anticorpos antifosfolipídios (aPL) 65
Anticorpos antimitocôndrias (AMA2) 67
Anticorpos antimúsculo liso (ASMA) 69

xvii

Anticorpos antinucleares (AAN).......................... 70
Anticorpos antipeptídeos cíclicos citrulinados
(anti-CCP ou ACPA) 73
Anticorpos antirreceptores da TSH........................ 74
Anticorpos antitireoidianos............................... 76
Anticorpos antitransglutaminase (anti-tTG) 78
Antiepilépticos 80
Antígeno carcinoembrionário (ACE)....................... 81
Antitrombina... 83
Apolipoproteínas 85
Ascite 87
Aspergilose... 89
Atividade anti-Xa 91
Beta-2-microglobulina (β_2m)............................. 94
Bicarbonatos 96
Bilharzíases (Esquistosomose)............................ 101
Bilirrubina 102
BNP (fator natriurético de tipo B)........................ 106
BRCA1 e BRCA2 (mutação) 109
CA 15-3 110
CA 19-9 (GICA) 112
CA 125 e CA 72-4 114
Cálcio sanguíneo... 116
Cálcio urinário... 122
Calcitonina (CT)... 125
Cannabis 127
Cariótipo e FISH (*Fluorescent in situ hibridization*) 129
Catecolaminas... 134
Ceruloplasmina.. 137
Chikungunya 139
Chlamydia trachomatis................................... 141
Chumbo 143
Cistinúria 146
Citomegalovírus 148
Cloro.. 151
Colesterol 152
Colesterol – HDL-colesterol e LDL-colesterol 156
Coleta de saliva e teste de diagnóstico rápido (TDR).......... 159
Coleta de secreção feminina............................... 162
Coleta de secreção uretral masculina....................... 164

Complemento 166
Complexos solúveis. 170
Contagem sanguínea completa (CSC), hemograma 171
Coombs (teste de) 175
Coprocultura. 179
Corpos cetônicos. 182
Cortisol (composto F) plasmático e urinário (FLU) 184
Creatinoquinase (CK) ou creatinofosfoquinase (CPK). 188
Creatinina 190
C-reativa, proteína (CRP). 193
Crioglobulinas 195
Cromossomo Filadélfia (Ph1), transcrito BCR-ABL 197
D-dímeros 199
Decarboxiprotrombina (DCP). 201
Desidroepiandrosterona (sulfato de) (S-DHEA) 202
Eletroforese de lipoproteínas séricas ou lipoproteinograma 204
Eletroforese das proteínas séricas (EPS) 207
Enolase neuroespecífica (NSE) 211
Enzima conversora da angiotensina (ECA) 212
Eosinófilos (diagnóstico de hipereosinofilia) 214
Espermograma 217
Estradiol (17β-estradiol, 17-OH-progesterona) (E2). 219
Exame de urina citobacteriológico (ECBU) 223
Fator de von Willebrand. 227
Fator reumatoide. 229
Ferritina 231
Ferro sérico 235
Fibrinogênio 241
FibroTest 244
Filarioses 246
Folatos 248
Fosfatases alcalinas 250
Fósforo sanguíneo (fosfatemia) 254
Gamaglutamil transpeptidase (γ-GT) 258
Gasometria arterial 260
GH (hormônio do crescimento ou somatotrofina) 265
Glicopeptídeos. 267
Glicose sanguínea (hiperglicemia). 268
Glicose sanguínea (hipoglicemias nos adultos) 272
Glicose-6-fosfato desidrogenase eritrocitária (G6PD). 275

Grupos sanguíneos 277
Guthrie (teste) – teste do pezinho 280
Haptoglobina 281
hCG (hormônio coriônico gonadotrófico) e beta-hCG 282
Helicobacter pylori 286
Hematócrito 289
Hemocultura 292
Hemoglobina (Hb) 294
Hemoglobina (diagnóstico das anemias) 295
Hemoglobina (estudo da eletroforese da) 302
Hemoglobina glicosilada (HbA1c, glico-hemoglobina) 307
Hepatite A 309
Hepatite B 310
Hepatite C 315
HIV (vírus da imunodeficiência humana): carga viral 319
HIV (vírus da imunodeficiência humana): sorodiagnóstico 321
HLA (determinação do fenótipo HLA, grupagem HLA) 324
Hormônio antimülleriano 327
Hormônio foliculo-estimulante (FSH) e
hormônio luteinizante (LH) nas mulheres 329
Hormônio foliculo-estimulante (FSH) e
hormônio luteinizante (LH) nos homens 333
Imunoglobulinas 335
Imunoglobulinas E (IgE) 341
Inflamação (marcadores da) 344
Inibidor da C1 esterase (C1-INH) 345
INR (*International Normalized Ratio*):
razão internacional normalizada 347
Insulina 350
Iodo (iodúria) 352
Ionograma plasmático 354
Ionograma urinário 358
Isoniazida 361
Lactato desidrogenase (LDH) 362
Lavado broncoalveolar (LBA) 364
Legionelose (por *Legionella pneumophila*) 367
LH-RH (teste de) 369
Linfócitos (numeração dos) 371
Linfócitos (populações linfocitárias,
imunofenotipagem dos linfócitos) 374

Lipase 378
Lipídios nas fezes 380
Líquido cefalorraquidiano 382
Líquido pleural 386
Líquido sinovial 388
Lítio 391
Lyme (doença de) 392
Magnésio 394
Metopirona (teste de) 396
Microalbuminúria 398
Mielograma 399
Mioglobina 402
Mononucleose infecciosa 403
Neutrófilos polinucleares (granulócitos)
(interpretação da enolase neuroespecífica) 405
Óxido de carbono/monóxido de carbono (carboxiemoglobina) .. 409
Paludismo (malária) 411
Paracetamol (dosagem) 414
Paratormônio (PTH) (paratinina) 416
Peptídeo C (ou peptídeo de conexão) 420
Pesquisa de anticorpos irregulares antieritrocitários (RAI),
pesquisa de aglutininas irregulares 422
Plaquetas (diagnóstico de uma trombocitopenia) 424
Plaquetas (trombocitoses e trombopatias) 429
Plumbúria provocada 431
Poder bactericida do soro (PBS) 432
Porfobilinogênio (PBG) na urina, porfirinas 433
Potássio sanguíneo (caliemia) 436
Procalcitonina (PCT) 441
Progesterona (17-hidroxi) 443
Prolactina 445
Proteína C anticoagulante 448
Proteína C ativada (resistência à), fator V de Leiden 450
Proteína S anticoagulante 452
Proteinúria 454
PSA (*Prostate specific antigen*) – Antígeno específico da próstata ... 459
Receptor solúvel da transferrina 462
Renina 464
Reticulócitos 467
Rubéola 469

Salmoneloses 471
Serotonina 473
Sífilis 474
Sódio no sangue 477
T3 ou tri-iodotironina 482
T4 livre ou tiroxina livre (fT4, T4L) 483
Taxa de filtração glomerular (DFG) 487
Taxa de protrombina ou tempo de Quick –
Tempo de protrombina 489
Tempo de lise de euglobulina – Teste de von Kaulla 493
Tempo de tromboplastina parcial ativada (TTPa) 494
Teste de Papanicolaou (FCV) 498
Teste de supressão com dexametasona 500
Testosterona 502
Tireoglobulina 506
Toxoplasmose 508
Transaminases (ALAT/ASAT) 511
Transferrina carboidrato-deficiente ou transferrina
deficiente em carboidrato (CDT) 515
Triglicerídeos 516
Troponinas 518
TSH (TSH "ultrassensível") 520
Ureia sanguínea 524
Ureia urinária 526
Velocidade de hemossedimentação (VS) 528
Vitamina B12 530
Vitamina D (25-OH-D) 532
Xilose (teste de) 535

Índice Remissivo 537

250 exames de laboratório

Exames de laboratórios comuns: valores normais

Sangue

Parâmetro	Unidades tradicionais	Unidades SI
Ácido úrico (homem)	40 a 60 mg/L	240 a 360 µmol/L
ACTH (às 8 h da manhã)	< 50 pg/mL	10 µmol/L
Albumina	40 a 50 g/L	650 a 800 µmol/L
Amoníaco (sangue arterial)	< 0,5 mg/L	< 15 µmol/L
Amilase	10 a 45 UI/L	
Apolipoproteína AI	1,20 a 1,80 g/L	
Bicarbonatos (adulto)	22 a 26 mEq	ou mmol/L
Bilirrubina	< 12 mg/L	< 20 µmol/L
Cálcio	95 a 105 mg/L	2,2 a 2,6 mmol/L
Colesterol (adulto após 50 anos)	< 2 g/L	< 5 mmol/L
Cortisol (pela manhã)	50 a 200 ng/mL	0,15 a 0,7 µmol/L
Creatinina (homem adulto)	9 a 15 mg/L	80 a 120 µmol/L
Ferro (homem adulto)	65 a 180 µg/dL	12 a 30 µmol/L
Fibrinogênio	2 a 4 g/L	
FSH (fase folicular)	2 a 10 UI/L	
Gamma-GT	< 35 UI/L	
Gás do sangue (1 kPa = 7,5 torr)		
• PaO_2	90 a 100 torr (mmHg)	12 a 13,3 kPa
• SaO_2	95 a 98%	
• $PaCO_2$	35 a 45 torr (mmHg)	4,7 a 5,3 kPa
Glicose	0,60 a 0,9 g/L	3,5 a 5 mmol/L
Haptoglobina	0,5 a 1,5 g/L	6 a 18 mmol/L
Imunoglobulina IgG	8 a 16 g/L	
Imunoglobulina IgM	0,5 a 2 g/L	

Parâmetro	Unidades tradicionais	Unidades SI
Ionograma		
1) Ânions (155 mEq)		
• Cloretos	100 a 110 mEq/L	(ou mmol/L)
• Bicarbonatos	22 a 26 mEq/L	(ou mmol/L)
• Sulfatos e ânions orgânicos	16 mg/L	< 7 mEq/L
• Proteínas	75 mg/L	6 mEq/L
2) Cátions (155 mEq)		
• Sódio	137 a 143 mEq/L	(ou mmol/L)
• Potássio	3,5 a 4,5 mEq/L	(ou mmol/L)
• Cálcio	95 a 105 mg/L	2,2 a 2,6 mmol/L
LDH (adulto)	100 a 240 UI/L	100 a 240 UI/L
Magnésio (soro)	18 a 22 mg/L	0,75 a 0,9 mmol/L
pH (sangue arterial)	7,38 a 7,42	
Fosfatases alcalinas (adultos)	50 a 130 UI/L	
Fósforo (adulto)	25 a 50 mg/L	0,8 a 1,6 mmol/L
Proteínas séricas totais	60 a 80 g/L	
Proteínas séricas (eletroforese)		
• Albumina	60% (43 g/L)	
• α_1-globulinas	2,5 a 6% (3 g/L)	
• α_2-globulinas	6 a 10% (6 g/L)	
• β-globulinas	10 a 15% (9 g/L)	
• γ-globulinas	14 a 20% (12 g/L)	
Taxa de protrombina	80 a 100%	12 a 15 s
Transaminases		
• ASAT (TGO)	5 a 40 UI/L (a 30ºC)	
• ALAT (TGP)	5 a 35 UI/L (a 30ºC)	
Triglicerídeos (adulto)	< 1,30 g/L	< 1,6 mmol/L
VS após 1 hora	3 a 8 mm	

Urina

Parâmetro	Unidades tradicionais	Unidades SI
Ácido úrico (adulto)	0,200 a 0,650 g/L	1,5 a 4,8 mmol/24 h
Ácido vanilmandélico (adulto)	1 a 6 mg/24 h	5 a 30 mmol/24 h
Cálcio	0,100 a 0,250 g/24 h	2,5 a 6,5 mmol/24 h
Clearance da creatinina endógena		
• Homem	120 ± 20 mL/min	
• Mulher	115 ± 16 mL/min	
HLM		
• Hemácias	< 5.000	
• Leucócitos	< 5.000	
pH	4,6 a 8	
Potássio	40 a 100 mEq/24 h	40 a 100 mmol/24 h
Sódio	100 a 300 mEq/24 h	100 a 300 mmol/24 h
Ureia	15 a 30 g/24 h	250 a 500 mmol/24 h

Líquido cefalorraquidiano

Parâmetro	Valores normais
Citologia	< 3 a 5 células/mL
Glicose	A metade da glicemia
Proteínas (região lombar)	0,30 a 0,50 g/L

Numeração globular normal (SI)

Parâmetro	Valores normais
Hemácias	
• Homem	4,5 a 6 T/L
• Mulher	4 a 5,4 T/L
• Criança (> 1 ano)	3,6 a 5 T/L
Leucócitos	
• Homem	4 a 10 G/L
• Mulher	4 a 10 G/L
• Criança	4 a 12 G/L
Plaquetas	150 a 500 G/L

É possível encontrar na literatura valores ligeiramente diferentes dos propostos aqui, que correspondem a 95% da população geral.

Numeração e fórmula sanguíneas em função da idade

Parâmetro	Homem adulto	Mulher	Criança	Recém-nascido
Número de glóbulos vermelhos (10^{12}/L)	4,5 a 6	4 a 5,4	3,6 a 5	5 a 6
Hemoglobina (g/dL)	13 a 18	12 a 16	12 a 16	14 a 20
Hematócrito	0,40 a 0,54	0,37 a 0,47	0,36 a 0,44	0,44 a 0,60
VGM (μm^3)	85 a 98	85 a 98	70 a 86	100 a 110
CCMH (g/dL)	32 a 36	32 a 36	32 a 36	32 a 36
TCMH (pg)	27 a 32	27 a 32	25 a 32	29 a 37
Número de leucócitos (10^9/L)	4 a 10	4 a 10	4 a 12	10 a 25
P. neutrófilos (10^9/L)	1,5 a 7	1,5 a 7		
P. eosinófilos (10^9/L)	< 0,5	< 0,5	< 0,5	< 1
P. basófilos (10^9/L)	< 0,05	< 0,05	0	0
Linfócitos (10^9/L)	1 a 4	1 a 4	4 a 8	2 a 10
Monócitos (10^9/L)	0,1 a 1	0,1 a 1		
Número de plaquetas (10^9/L)	150 a 500	150 a 500	150 a 500	150 a 500

Hormônios

Parâmetro	Valores normais
FSH (mulher) fase folicular	< 10 UI/L
LH (mulher) fase folicular	< 5 UI/L
FSH LH (homem)	3 a 7 UI/L
Prolactina	< 20 ng/mL
Estradiol	
• Fase folicular	50 pg/mL
• Fase lútea	150 pg/mL
• Pic	250 pg/mL
Δ4-androstenediona (mulher)	< 3 ng/mL
Testosterona (mulher)	< 0,5 ng/mL
Testosterona (homem adulto)	4 a 8 ng/mL
T4 livre	8 a 28 pg/mL
TSH	0,4 a 4 mU/L
Cortisol plasmático (às 8 h da manhã)	50 a 200 ng/mL
FLU	20 a 50 µg/24 h
ACTH (às 8 h da manhã)	< 50 pg/mL

250 exames de laboratório

Ácido Δ-aminolevulínico (ALA) urinário

Quando da síntese hepática e medular da heme, uma Δ-aminolevulinato desidratase une duas moléculas de ácido Δ-aminolevulínico (ALA) em porfobilinogênio (PBG). Em caso de déficit da enzima (saturnismo) ou de uma das enzimas intervindo na síntese da hema (porfirias), o ALA se acumula e passa em grande quantidade na urina.

Objetivos da dosagem
- Procurar uma intoxicação por chumbo em meio profissional ou em uma criança mal abrigada.
- Frente a dores abdominais não explicadas, confirmar o diagnóstico (urgente) de crise de porfiria aguda.

Orientações sobre o exame
A urina é recolhida em HCl, ao abrigo da luz.

Valores de referência
Dosagem em HPLC.
- < 10 mg/24 h (7,5 μmol).
- < 6 mg/g de creatinina ou < 4,5 μmol/mmol de creatinina urinária.
- Fator de conversão: mg × 7,63 = μmol.

Clínica
Saturnismo laboral

A intoxicação por chumbo inibe a Δ-aminolevulinato desidratase, causando acumulação de ALA. Quando há suspeita de saturnismo laboral, o aumento de ALA na urina traduz uma impregnação de chumbo nas semanas anteriores à coleta da urina.

O quadro de doenças laborais nº 1 reserva para o diagnóstico de "síndrome biológica de saturnismo crônico" um ALA urinário > 15 mg/g de creatinina (12 μmol/mmol de creatinina urinária) associado a uma plumbemia > 800 μg/L (*ver* Plumbúria Provocada).

Porfirias hepáticas agudas
O ALA urinário e o porfobilinogênio aumentam massivamente durante crises que marcam as três porfirias hepáticas agudas:

- porfiria aguda intermitente (PAI), a mais frequente, sem sinal cutâneo;
- porfiria variegata (PV), com problemas cutâneos;
- coproporfiria hereditária (CH), rara.

Essa elevação (ALA > 20 mg/g de creatinina) permite reconhecer uma porfiria aguda em uma doente – as crises agudas atingem as mulheres em 80% dos casos – entre 20 e 40 anos que reclamam de dores abdominais intensas contínuas ou paroxísticas irradiando para os membros inferiores e/ou esteja confusa, angustiada, afetada por problemas de humor, cuja urina adquire uma cor púrpura quando exposta à luz por mais de 45 minutos (*ver* Porfirinas).

A constatação de uma concentração elevada de ALA num contexto de problemas abdominais ou psiquiátrico implica uma hospitalização imediata, pois as crises de porfirias hepáticas agudas são urgências que, na ausência de tratamento, evoluem para paralisias.

Tirosinemia hereditária

A tirosinemia hereditária de tipo I (tirosinose), doença autossômica recessiva excepcional, deve-se a um déficit de fumaril-acetoacetato-hidrolase (FAH), uma enzima que intervém na degradação da tirosina presente nos alimentos. O déficit inibe a Δ-aminolevulinato desidratatase e aumenta o ALA urinário. Sua dosagem contribui para o diagnóstico.

A doença se traduz por uma necrose hepatocelular antes da idade de 3 meses ou, mais tarde, por um raquitismo hipofosfatêmico resistente à vitamina D. Ela evolui, frequentemente, para um hepatocarcinoma. Um diagnóstico pré-natal é possível pela medição da atividade de FAH nas células amnióticas.

Em caso de dores abdominais sem causa evidente em uma mulher jovem angustiada e agitada:
- pensar em uma porfiria hepática aguda;
- dosar ALA e PBG urinários!

Ácido hialurônico

O ácido hialurônico é um polissacarídeo sintetizado pelos fibroblastos do tecido conjuntivo e, principalmente, catabolizado pelas células endoteliais dos sinusoides hepáticos.

Sua dosagem é utilizada na avaliação de doenças crônicas do fígado, pois sua elevação no soro traduz uma diminuição de sua *clearance* hepática.

Objetivos da dosagem
- Estimar o grau de fibrose hepática durante uma hepatite crônica.
- Fazer a avaliação de um mesotelioma pleural ou abdominal.

Orientações sobre o exame

Dosagem sanguínea

Exame sobre tubo seco ou heparinizado, em doente em jejum (indispensável), na ausência de doença inflamatória articular (PR), de injeção recente de ácido hialurônico intra-articular ou cutânea.

Líquido pleural ou ascite

Tubo seco.

Valores de referência

A título indicativo.
- No sangue, em adultos: < 60 µg/L.
- No líquido pleural ou na ascite < 80 mg/L.

Clínica

Fibrose das doenças crônicas do fígado

A fibrose hepática, cujo estado mais avançado é a cirrose, é suscetível de agravar todas as doenças crônicas do fígado. É classicamente reconhecida pela punção-biópsia hepática, exame invasivo, pouco renovável e não isento de críticas, sendo importante o uso de marcadores suscetíveis para substituí-la.

Há uma boa correlação entre a concentração sérica do ácido hialurônico e os escores histológicos de fibrose (*ver* FibroTest) durante hepatopatias crônicas. A concentração de ácido hialurônico entra na composição dos testes:

- *ELF escore* (ácido hialurônico, *Tissue Inhibitor of Metalloproteinase 1*, ou TIMP1, propeptídeo de tipo 3 procolágeno, ou PIIINP);

- fibrômetro (ácido hialurônico, plaquetas, TP, α_2-macroglobulina, ASAT, ureia);
- Hepascore (ácido hialurônico, α_2-microglobulina, bilirrubina, γ-GT).

O ácido hialurônico é, principalmente, um bom marcador negativo. Concentração < 60 µg/L permite descartar cirrose ou fibrose extensiva.

Mesoteliomas

Os cânceres da bexiga, da próstata, os mesoteliomas pleurais (tumores pleurais malignos, frequentemente secundários à exposição ao amianto) ou peritoneais secretam ácido hialurônico.

Em caso de mesotelioma, a elevação do ácido hialurônico é importante no líquido pleural ou na ascite, isolada ou associada à do ACE, mas pouco contribui para o diagnóstico que é feito por pleuroscopia, por biópsia (mesotelioma pleural) ou por *scanner* (mesotelioma peritoneal).

Outras afecções

A concentração de ácido hialurônico é aumentada na intoxicação por paracetamol, nos episódios de isquemia-reperfusão (transplantes, parada cardíaca, insuficiência renal aguda), de poliartrite reumatoide. Não é relevante.

Ácido láctico (lactato)

O lactato é a forma final da degradação anaeróbica da glicose presente nos músculos e nas hemácias. Essa reação é aumentada pela hipóxia; o lactato sanguíneo aumenta, então, em todas as hipóxias severas. Os íons-lactato são utilizados para a gliconeogênese; qualquer diminuição desta aumenta igualmente a lactatemia.

Objetivos da dosagem
- Procurar uma acidose láctica em caso de acidose matabólica importante mal explicada ou consequente a um choque, colapso ou de insuficiência respiratória aguda.
- Procurar acidose láctica em diabético tratado por metformina reclamando de dores musculares ou em um paciente HIV+, magro, cansado, dispneico.
- Estimar a gravidade de uma acidose metabólica.

Orientações sobre o exame

Coletar em jejum, em repouso há pelo menos um quarto de hora, pois a lactatemia aumenta após o esforço muscular e as refeições. Veia arterial (como para gasometria) ou, se necessário, punção venosa sem garrote. Utilizar um tubo contendo flúor antiglicolítico (se a glicólise não estiver bem inibida, a lactatemia aumenta). Transporte ao laboratório em gelo. Centrifugação e dosagem imediatas.

> **Valores de referência**
> Para adultos.
> ▶ Sangue arterial: < 1 mmol/L (90 mg/L).
> ▶ Sangue venoso: 0,5 a 2 mmol/L (50 a 180 mg/L).
> ▶ Ácido láctico se > 5 mmol/L.
> *Fator de conversão:*
> - mg/L × 0,011 = mmol/L.
> - mmol/L × 90,1 = mg/L.

Clínica

Acidoses lácticas por hipoperfusão tecidual e anoxia

A hiperlactatemia pode ser devida a uma hiperprodução por hipóxia. É o caso das insuficiências respiratórias agudas, dos colapsos prolongados, dos choques, dos estados de mal convulsivo durante os quais a acidose láctica é habitual. Raramente procurada de maneira sistemática, ela é evocada quando o ionograma sanguíneo evidencia um hiato aniônico importante. É um mau prognóstico.

Nessas circunstâncias, um déficit da gliconeogênese hepática contribui, com a hipóxia, para o aumento do lactato – é o caso, principalmente, no fígado de choque.

Acidoses lácticas por inibição da cadeia respiratória mitocondrial

Acidoses lácticas do diabético

A acidose láctica é uma complicação rara nos tratamentos com metformina. Ela é uma suspeita em caso de dores toracoabdominais ou musculares (ocasionadas pelo acúmulo de ácido láctico nos músculos). Esses sintomas implicam a suspensão da metformina e a dosagem da lactatemia.

A acidose confirmada se traduz por uma polipneia de Kussmaul, sem hálito cetônico e sem corpos cetônicos na urina. Os problemas de consciência são inconstantes e tardios. Uma agitação é frequente. A acidose é severa. No sangue, o pH é baixo, próximo a 7, o bicarbonato está inferior a 10 mmol/L, o hiato aniônico calculado está consideravelmente aumentado (frequentemente 35-50 mmol/L). A lactatemia é superior a 7 mmol/L, podendo chegar a 20 ou mesmo a 30 mmol/L.

Acidose láctica dos antirretrovirais

A acidose láctica é, igualmente, a complicação rara mais grave do tratamento da infecção por HIV pelos inibidores nucleosídeos da transcriptase reversa (INTI). Ela se anuncia por emagrecimento, dispneia e fadigabilidade excessiva. O quadro clínico constituído é o de uma alteração maior do estado geral, com falência hepatorrenal e cardíaca. Os lactatos são superiores a 5 mmol/L.

Hiperlactatemias moderadas são mais frequentes, assintomáticas ou manifestas por mialgias e dores abdominais num contexto de lipoatrofia. Uma hiperlactatemia superior a 2 mmol/L implica mudança de tratamento.

Acidoses lácticas congênitas

Glicogenose hepática

A lactatemia é aumentada e a glicemia diminuída na glicogenose hepática de tipo 1, ou doença de von Gierke. Essa afecção, transmitida no modo autossômico recessivo, deve-se a um déficit da glicose 6-fosfatase, enzima que transforma a glicose 6-fosfato em glicose. Ela se traduz, na primeira infância, por hipoglicemia crônica com hiperlactatemia, hepatomegalia (por acumulação de glicogênio) e nefromegalia. O diagnóstico consiste na identificação da ou das mutações do gene que codifica a glicose 6-fosfatase.

Acidose láctica por déficit mitocondrial em citocromo oxidase

O déficit congênito de citocromo oxidase provoca acúmulo de ácido láctico que se traduz por volta dos 3 a 6 meses de hipotonia muscular. A enzima pode ser dosada em uma biópsia do fígado ou da pele. Essa doença rara (exceto na região Saguenay-Lac-St-Jean, no Canadá, onde existe um foco endêmico) se transmite de modo recessivo. Em caso de gravidez, o gene defeituoso pode ser procurado no líquido amniótico ou em uma biópsia coriônica.

Ácido oxálico (oxalato)

O ácido oxálico provém, numa pequena parte, das ingestões alimentares (espinafre, ruibarbo, tomates, aspargos etc.) e, em sua maior parte, do metabolismo (do ácido ascórbico e da glicina). É um produto final eliminado na urina.

Objetivos da dosagem
- Procurar excesso de oxalato diante de litíase urinária ou uma nefrocalcinose na criança.
- Procurar excesso de oxalato diante de litíase urinária em adulto seguida de enteropatia com má absorção.

Orientações sobre o exame
Suspender a prescrição de vitamina C 48 horas antes da dosagem, pois o oxalato pode resultar da transformação parcial do ácido ascórbico.

Exame sanguíneo preferencialmente em jejum.

Urina de 24 horas examinada em 5 mL de HCl 10 N e conservada a + 4ºC durante a coleta para impedir a cristalização do oxalato.

Valores de referência

Variam de acordo com as técnicas. A título indicativo, para crianças acima de 15 anos e adultos.
▶ Sangue: < 33 µmol/L (< 3 mg/L).
▶ Urina: < 500 µmol/24 h (ou 45 mg).

Para crianças com menos de 15 anos os valores são em função da idade. Informar-se junto ao laboratório.

Fator de conversão:
- mg/L × 11 = µmol/L.
- µmol/L × 0,091 = mg/L.

Clínica
Hiperoxalúrias primárias ou endógenas
São raras, de transmissão autossômica recessiva.

Hiperoxalúria de tipo 1
A hiperoxalúria primária de tipo 1 (HOP1), ou oxalose, deve-se a um déficit hepático de alanina-glioxilato aminotransferase (AGT). Daí resulta uma hiperprodução de oxalatos eliminados na urina sob forma pouco solúvel. A afecção se revela, depois da infância, por uma litíase renal oxalato-cálcica se-

vera bilateral com nefrocalcinose que provoca uma insuficiênca renal. Quando esta aparece, a oxalúria diminui e o oxalato se deposita em vários órgãos (coração, retina, pele, nervos), de forma que o único tratamento curativo nesse estado é o transplante duplo hepático e renal. Para cerca de um terço dos pacientes, um tratamento com forte dose de vitamina B6 (piridoxina), que é a coenzima do AGT, desacelera a evolução.

Frente a qualquer litíase ou nefrocalcinose numa criança, uma dosagem da oxalúria é sistematicamente realizada, permitindo diagnóstico precoce caso a oxalúria ultrapasse as normas da idade. A hiperoxalúria, geralmente muito importante, superior a 1.200 µmol/24 h, podendo chegar a 6 mmol/24 h, associada a aumento massivo da excreção urinária de ácido glicólico e glioxílico confirma, definitivamente, o diagnóstico.

Hiperoxalúria de tipo 2

A hiperoxalúria primária de tipo 2 (HOP2), ou acidúria L-glicérica, deve-se a um déficit em outra enzima, a D-glicerato desidrogenase. Ela se traduz por litíase renal menos severa, sem depósito generalizado de oxalato. O oxalato urinário aumenta, assim como o L-glicerato, sem elevação de ácido glicólico e glioxílico.

Hiperoxalúrias exógenas (excesso de ingestão ou de absorção intestinal, mucoviscidose)

São bem mais frequentes.

Uma hiperoxalúria moderada (< 800 µmol/24 h) pode ser causada por consumo excessivo de alimentos ricos em oxalato: espinafre, rubarbo, beterraba, chá e, principalmente… chocolate.

A hiperoxalúria entérica resulta do aumento da absorção intestinal do oxalato relacionado com enteropatia com má absorção das gorduras: resseção ileal, *bypass* gástrico destinado a tratar a obesidade, doença de Crohn etc. A diminuição da absorção das gorduras provoca fixação do cálcio nos ácidos graxos e não mais sobre o oxalato, que, ficando livre no lúmen intestinal, é absorvido de modo excessivo. A doença se traduz por uma litíase renal oxálica recidiva. A oxalúria passa de 1.000 µmol (1 mmol)/24 h e é acompanhada por hipocalciúria e hipermagnesúria.

A mucoviscidose evolui, em cerca de 10% dos casos, para uma litíase oxalato cálcica em relação à insuficiência pancreática exócrina.

Hiperoxalemias

A hiperoxalemia é uma complicação da insuficiência renal crônica terminal na origem das antropatias microcristalinas e da nefrocalcinose. Ela é reduzida pela diálise.

A ingestão de etilenoglicol (acidental ou numa tentativa de suicídio) provoca uma acidose metabólica grave com hiato aniônico muito aumentado. A oxalemia é muito elevada – o oxalato é o ponto alto do metabolismo do etilenoglicol –, mas raramente dosada. Na urina podem-se ver cristais de oxalato no microscópio. O diagnóstico biológico se baseia na dosagem do etilenoglicol por cromatografia em fase gasosa.

> Ainda que 60 a 70% dos cálculos renais sejam cálculos de oxalato, uma hiperoxalúria franca raramente é identificada durante as litíases do adulto. É possível, todavia, que algumas entre elas sejam ocasionadas por hiperoxalúrias moderadas, intermitentes, desconhecidas (consumo irregular de alimentos ricos em oxalato).

Ácido úrico (urato) sanguíneo

O ácido úrico é o ponto alto do catabolismo das purinas (guanina, hipoxantina e xantina). As purinas provêm, em parte, da alimentação e, na maior parte, da síntese endógena de purinas, que resulta do catabolismo dos ácidos nucleicos durante a destruição e a renovação celular.

Está presente no plasma sob a forma de urato, no estado livre, não ligado às proteínas.

Objetivos da dosagem
- Acompanhamento de numerosas afecções: gota, insuficiência renal crônica, síndrome da lise, síndromes mieloproliferativas, toxemia gravídica etc.
- Controle de numerosos tratamentos: pela pirazinamida ou alopurinol, quimioterápicos ou radioterápicos etc.

Orientações sobre o exame
A uricemia aumenta após as refeições, os excessos alcoólicos e os esforços físicos significativos: é preciso examinar o paciente em jejum, em repouso. Evitar dosar o ácido úrico pouco depois de uma crise de gota durante a qual a uricemia diminui, muitas vezes transitoriamente.

Coleta do sangue em tubo seco ou heparinado (sem oxalato ou flúor, que alteram as dosagens).

Se o paciente é tratado por perfusão de urato oxidase (para prevenir uma insuficiência renal aguda durante quimioterapias intensivas), enviar, imediatamente, o exame ao laboratório, em gelo.

Valores de referência
▶ Homem: 40 a 60 mg/L (240 a 360 µmol/L).
▶ Mulher: 30 a 50 mg/L (180 a 300 µmol/L).
▶ Criança: 20 a 40 mg/L (120 a 240 µmol/L).
Fator de conversão:
- mg/L × 5,95 = µmol/L.

Clínica

Hiperuricemias (> 70 mg/L ou 416 µmol/L)
As hiperuricemias são:
- ou primárias: a principal é a gota;
- ou secundárias: as principais são as insuficiências renais e as proliferações celulares.

Hiperuricemias primárias

Gota primitiva

A mais frequente das hiperuricemias *primárias* é a *gota primitiva*.

O diagnóstico de gota aguda se baseia em:
- predisposição: homem (10 vezes mais frequente do que a mulher), com mais de 35 anos, em um terço dos casos pertence a uma família com mais pacientes com gotas;
- características de acessos, localizados inicialmente no dedão do pé, bruscamente inflamatório e doloroso, acalmando no fim da noite (*"sub canto galli"*) e sensíveis à colquicina;
- presença de microcristais de ácido úrico no líquido sinovial;
- hiperuricemia > 420 µmol/L (< 70 mg).

Com o tempo, a gota se torna crônica. Aparecem:
- tofos (depósitos de uratos subcutâneos) no pavilhão da orelha, no cotovelo, na mão, no tendão do calcâneo;
- artropatias uráticas atingindo as metacarpofalangeanas e as metatarsofalangeanas.

A dosagem da uricemia auxilia no acompanhamento dos pacientes tratados. Em caso de gota crônica, o tratamento visa a reduzir a uricemia abaixo de 60 mg/L (355 µmol/L).

> Retrato biológico da gota:
> - uricemia (dosada distante a uma crise) > 70 mg/L (420 mmol/L);
> - presença, no líquido sinovial, de cristais de ácido úrico com aspecto de longas agulhas, pontiagudas nos dois extremos, birrefringentes em luz polarizada, intra e extracelulares, dissolvidos pela uricase.

Deficiência de HGPRT

As deficiências de HGPRT são formas hereditárias raras de gota severa.

A síndrome de Lesch-Nyhan, causada por uma deficiência hereditária de hipoxantina-guanina fosforribosiltransferase (HGPRT), ligada ao X (atingindo só meninos), provoca hiperuricemia maior com hiperuricuria e litíase renal. Ela se manifesta a partir da primeira infância por retardo mental, coreoatetose e, um pouco mais tarde, por automutilações.

A deficiência incompleta de HGPRT, igualmente ligada ao X, se traduz por litíase úrica muito precoce e gota no período próximo à puberdade. Não há retardo mental nem automutilação. A uricemia é muito elevada, superior a 100 mg/L.

Hiperuricemias secundárias

Insuficiência renal crônica

Durante a insuficiência renal crônica, a hiperuricemia é habitual, mas não é constante. Ela provoca a procura por um hipercatabolismo (infecção, câncer) ou erro alimentar. Só é tratada por hipouricemiantes quando ultrapassa 600 µmol/L.

A poliquistose renal e a nefropatia saturnina se parecem por serem particularmente hiperuricemiantes.

Hipercatabolismos dos ácidos nucleicos (síndromes mieloproliferativas e de lise)

A hiperuricemia é um sintoma comum a todas as síndromes mieloproliferativas (leucemia mieloide crônica, doença de Vaquez, esplenomegalia mieloide, trombocitemia essencial).

Uma hiperuricemia (causada pelo catabolismo das purinas) associada a acidose metabólica, hiperfosfatemia e hipercaliemia caracteriza a síndrome de lise tumoral, que se observa quando da quimioterapia de leucemias agudas linfoblásticas hiperleucocitárias, de linfomas não hodgkinianos de grau elevado, de tumores com taxa de proliferação elevada. Essa síndrome – potencialmente letal – é tratada com urgência por uricolíticos (rasburicase) e hidratação.

> Sintomas cardíacos da síndrome de lise tumoral:
> - hiperuricemia +++: 475 µmol/L;
> - hipercaliemia;
> - hiperfosfatemia;
> - hipocalcemia.
>
> Sua maior complicação é a insuficiência renal aguda.

Diminuições da eliminação renal do ácido úrico (Pirilène®, *gravidez*)

A pirazinamida (Pirilène®) causa, constantemente, uma hiperuricemia (habitualmente sem consequência clínica) que serve, por vezes, de controle da observação terapêutica.

Ao longo de uma gravidez patológica com hipertensão, um aumento da uricemia acima de 330 µmol/L (60 mg/L) é um sinal de alerta fundamental, evocando uma toxemia, precedendo os sintomas clínicos. (Uma gravidez normal é acompanhada por hipouricemia.)

Hipouricemia (< 25 mg/L ou 150 µmol/L)

A hipouricemia não tem qualquer consequência clínica, mas sua descoberta fortuita pode ajudar a identificar uma afecção desconhecida até então.

A hipouricemia tem três causas:
- tratamento medicamentoso inibindo a síntese do ácido úrico (alopurinol) ou aumentando sua *clearance* (fenilbutazona), caso mais frequente;
- diminuição da síntese do ácido úrico relacionada com insuficiência hepatocelular severa ou com deficiência hereditária de xantina oxidase (muito raro);
- aumento da excreção urinária do ácido úrico, como ao longo de uma gravidez normal ou de certas tubulopatias (síndrome de Fanconi) ou de formas idiopáticas familiares.

> A hiperuricemia assintomática é frequente: 15% dos sujeitos masculinos normais têm uricemia > 70 mg/L (416 µmol/L), 5% têm uricemia > 80 mg/L (480 mol/L) e 0,5% uricemia > 90 mg/L (535 mol/L).

Ácido úrico (urato) urinário

O ácido úrico é eliminado principalmente na urina (em torno de 2/3), mas também nas fezes (1/3), onde é submetido à ação das bactérias intestinais. Sua excreção na urina pode entrar em competição com os corpos cetônicos, os lactatos. O pH ácido da urina tende a fazê-lo precipitar sob a forma de cálculos.

> **Valores de referência**
> ▶ No adulto: 200 a 650 mg/24 h (1,5 a 4 mmol/24 h).
> ▶ Na criança: 0,2 a 2 mmol/24 h.

Clínica

A uricúria não tem qualquer valor diagnóstico, mas pode ser dosada para avaliar o risco de litíase.

Litíase úrica

Cerca de 10% dos cálculos urinários são cálculos de ácido úrico (radiotransparentes, mas ecogênicos e visíveis ao *scanner*). A litíase úrica atinge um terço dos pacientes com gota e aproximadamente metade dos pacientes que sofrem de síndrome mieloproliferativa.

Ela é favorecida por:
- pH urinário baixo < 5 ou 6 ao longo de todo o nictêmero;
- uricúria elevada > 800 mg/24 h, ou 4,8 mmol/24 h (750 mg na mulher);
- baixo volume urinário, aumentando a concentração de ácido úrico.

Síndromes de Fanconi

A hiperuricúria é habitual nas síndromes de Fanconi da criança (idiopáticas ou no quadro de uma cistinose) e do adulto (tóxica ou em relação com uma imunoglobulina anormal). A uricemia é normal.

Para as síndromes de Fanconi: *ver* Bicarbonatos.

ACTH

O ACTH (hormônio adrenocorticotrófico) é sintetizado pelas células corticotróficas hipofisárias estimuladas pela *Corticotropin Releasing Hormone* (CRH), ou corticoliberina hipotalâmica, e retroinibidas pelos glicocorticoides, principalmente o cortisol plasmático.

Objetivos da dosagem
- Reconhecer insuficiência suprarrenal, seja primária ou secundária.
- Procurar a causa de síndrome de Cushing.

Orientações sobre o exame

Para dar conta do ritmo circadiano da secreção, o exame é feito pela manhã, entre as 6 h e 8 h, quando a secreção de ACTH está em seu máximo. O sangue, coletado num tubo em vidro siliconado ou em plástico EDTA, refrigerado, deve ser imediatamente enviado ao laboratório. Assegurar a ausência de corticoterapia nos dois meses anteriores à dosagem.

> **Valores de referência**
> A serem estabelecidos pelo laboratório. A título indicativo.
> ▶ Às 8 h da manhã: < 50 pg/mL (< 10 pmol/L).
> ▶ À noite: < 20 pg/mL (< 4 pmol/L).
> *Fatores de conversão:*
> - pg/mL × 0,22 = pmol/L.
> - pmol/L × 4,54 = pg/mL.

Clínica

Insuficiência suprarrenal primária (doença de Addison)

Em caso de insuficiência suprarrenal primária, suprarrenal, o desaparecimento do retrocontrole negativo do cortisol causa aumento da secreção de ACTH (reconhecível clinicamente na existência de melanodermia). A concentração plasmática de ACTH é sempre elevada, abaixo de 100 pg/mL (22 pmol/L). É o principal sintoma de insuficiência suprarrenal primária, presente mesmo quando esta é apenas parcial.

Insuficiência suprarrenal secundária

Por outro lado, as insuficiências suprarrenais secundárias (tumores da hipófise, corticoterapias prolongadas etc.) são marcadas por uma concentração de ACTH baixa, ou normal, mas inadaptada.

Síndrome de Cushing

A Síndrome de Cushing se reconhece por obesidade da metade superior do corpo, um aspecto inchado e vermelho no rosto, estrias, hirsutismo, aumento do cortisol sanguíneo ou salivar por minuto. A dosagem do ACTH permite precisar o mecanismo da síndrome de Cushing:
- se o ACTH plasmático é inferior a 10 pg/mL (2,2 pmol/L), a síndrome de Cushing é devida a um hipercortisolismo primário suprarrenal (que retroinibe a produção do ACTH pela hipófise). Ela é "ACTH-independente", mais frequentemente tumoral;
- se o ACTH plasmático é > 20 pg/mL (4,4 pmol/L), a síndrome de Cushing é secundária a uma produção exagerada de ACTH: é "ACTH-dependente". A supressão da dexametasona em dose alta (*ver* Teste de supressão com dexametasona) distingue, então:
  - a doença de Cushing, causada por adenoma da hipófise no qual persiste uma regulação parcial (o teste é positivo);
  - e os tumores malignos, principalmente brônquicos, que secretam o ACTH escapando de qualquer regulação (o teste é negativo).

Aglutininas frias

As aglutininas frias são autoanticorpos que se fixam sobre os glóbulos vermelhos entre 0 e 4°C e os aglutinam para 20-25°C, provocando uma anemia hemolítica e obstruções vasculares. São, essencialmente, imunoglobulinas de classe IgM.

Objetivos da dosagem

- Procurar doença das aglutininas frias em um paciente com mais de 60 anos sofrendo de acrocianose.
- Procurar aglutininas frias em paciente cujo teste de Coombs, positivo, é de tipo anti-complemento, principalmente se ele sofrer de proliferação linfocitária B.

A existência de aglutininas frias pode ser uma suspeita quando certos resultados são surpreendentes, como:
- VGM muito elevado > 110 fl (pois as aglutininas frias provocam uma anemia muito grave com reticulocitose);
- CCMH muito superior a 35 g/dL (pois, contando com pouco volume de hemácias, os autômatos diminuem o hematócrito, que é o denominador da relação hemoglobina sobre-hematócrita que define a CCMH).

Valores de referência

As aglutininas frias são procuradas e classificadas por um teste de Coombs direto (ver Coombs):
▶ Valor individual: > 1/64.

Clínica

Doenças virais

Aglutininas frias podem ser produzidas durante infecções por EBV ou CMV sem ter tradução clínica. Constituem um dos sintomas biológicos da pneumonia por micoplasma.

Doença das aglutininas frias

A doença crônica das aglutininas frias é uma anemia causada pela produção, pelos linfócitos B, de autoanticorpos frios em grandes quantidades. Ela se traduz por acrocianose provocada pelo frio, em decorrência da aglutinação dos glóbulos vermelhos nos capilares cutâneos, e por crises invernais de hemólise. Está, quase sempre, ligada a uma proliferação de baixo porte do linfócito B.

Formas agudas se observam na criança com menos de 5 anos, após primoinfecção por EBV, infecção por CMV ou micoplasma. Podem ser severas, mas são superadas geralmente sem sequelas.

Aglutininas irregulares *ver* Pesquisa de aglutininas irregulares (RAI)

ALAT *ver* Transaminases

Albumina

Sintetizada pelo fígado, a albumina sérica serve como transportadora para numerosas ligandinas (bilirrubina, cálcio, hormônios, vitaminas, medicamentos etc.) e tem papel fundamental na manutenção da pressão oncótica do plasma. É, de longe, a proteína mais abundante no soro (60% das proteínas séricas).

Objetivos da dosagem

- Testar a hemoconcentração em caso de perda de peso, de hipotensão, frente à constatação de uma ruga cutânea, de ressecamento das mucosas.
- Procurar uma hemodiluição em caso de repulsa à água, de ganho de peso, de edemas.
- Em função da concentração de albumina, corrigir o valor de uma calcemia (*ver* Cálcio) ou o valor do hiato aniônico, normalmente constituído, em dois terços, pela forma aniônica da albumina (*ver* Ionograma).
- Investigar insuficiência hepatocelular quando da supervisão de uma doença crônica do fígado.
- Diagnosticar síndrome nefrótica após a descoberta de proteinúria.
- Fazer o *check-up* de uma doença inflamatória intestinal.

Valores de referência
No adulto e na criança com mais de 1 ano: 40 a 50 g/L (650 a 800 µmol/L).

Clínica

Hipoalbuminemias

Uma hipoalbuminemia é um excelente sintoma de **hemodiluição**. Senão, ela demonstra ou uma insuficiência de síntese ou um exagero das perdas protídicas.

Insuficiências de síntese ou de ingestão

A síntese hepática da albumina é muito sensível a qualquer alteração hepática. Também a hipoalbuminemia é, com a baixa dos fatores do complexo protrombina, o melhor sintoma de insuficiência hepatocelular. O grau de hipoalbuminemia determina a sua gravidade.

Uma insuficiência hepatocelular se reconhece por hipoalbuminemia com transaminases elevadas, uma queda do TP e do fator V, uma relação ALAT/PAL > 5.

A hipoalbuminemia é, por vezes, causada por insuficiência de ingestão de ácidos aminados (desnutrição), integrando-se a um quadro policarencial. É rara no Ocidente.

Perdas de albumina

Síndromes nefróticas

As perdas urinárias de albumina caracterizam a síndrome nefrótica. Definida por albuminemia < 30 g/L e proteinúria > 3 g por dia (50 mg/kg por dia na criança), uma síndrome nefrótica é fácil de reconhecer. A eletroforese das proteínas tem aspecto em banda dupla com elevação das α_2-globulinas, das β-globulinas e diminuição das γ-globulinas. À baixa da albumina se associa hiperlipidemia com colesterolemia da ordem de 3 a 5 g/L (8 a 13 mmol/L), cuja importância é inversamente correlacionada com a diminuição da albuminemia.

As síndromes nefróticas da criança são devidas, principalmente, à "nefrose lipídica" ou glomerulonefrite com lesões glomerulares mínimas (ou com uma hialinose segmentar e focal). No adulto, a causa mais frequente de síndrome nefrótica é a glomerulonefrite extramembranosa.

Uma síndrome nefrótica comporta um risco de tromboses venosas ligado, em parte, à perda urinária da antitrombina e da proteína S que acompanha a da albumina. Esse risco se torna difícil de gerir quando a albuminemia é < 20 g/L.

Retrato biológico de uma síndrome nefrótica:
- proteinúria > 3 g/24 h ou 50 mg/kg por dia;
- hipoprotidemia < 60 g/L;
- hipoalbuminemia < 30 g/L;
- colesterolemia > 8 mmol/L.

Enteropatias exsudativas

As perdas digestivas de albumina caracterizam as enteropatias exsudativas. A hipoalbubinemia é acompanhada por uma baixa das imunoglobulinas, da transferrina e da ceruloplasmina. Enteropatias exsudativas são devidas tanto a uma alteração do epitélio intestinal quanto a uma obstrução linfática.

Todas as doenças inflamatórias intestinas (Crohn, RCH), a doença de Whipple, as enterites virais (VIH) ou parasitárias (giardíase), a doença dos canais alfa, alteram o epitélio intestinal.

A obstrução linfática pode ser causada por câncer digestivo ou pancreático, carcinose peritoneal, mesenterite retrátil. A linfangiectasia intestinal primitiva (doença de Waldmann) atinge as crianças e os jovens adultos e se revela por linfoedemas e diarreia.

Perdas cutâneas

Perdas de albumina podem ser causadas por queimaduras extensas, escaras.

Hiperalbuminemia

Só há uma causa para a hiperalbuminemia, a hemoconcentração.

Albumina urinária
ver Microalbuminúria *e* Proteinúria

Álcool (etanol)

O álcool é responsável por intoxicações agudas, nem sempre evidentes, que a dosagem de etanol ajuda a reconhecer.

A dosagem é efetuada pelo método de Cordebard (decreto de 27 de setembro de 1972), ou por cromatografia gasosa (decreto de 6 de março de 1986) ou, ainda, por método enzimático, um pouco menos sensível do que os anteriores, porém rápido e mais simples. Este último só é regulamentarmente validado se o biólogo que o fizer tiver experiência nos tribunais.

Objetivos da dosagem
- Descartar uma intoxicação alcoólica aguda.

> A dosagem de etanol – de muito interesse para a prática medicinal de urgência – deveria ser solicitada com maior frequência.

Orientações sobre o exame

Colocar 5 mL de sangue sobre fluoreto de sódio. Em caso de exame médico-legal, 20 mL divididos em dois frascos selados (sendo um reservado a uma eventual contestação).

A pele não deve ser higienizada com álcool, éter ou tintura de iodo, mas com um antisséptico em solução aquosa.

Valores de referência
- ▶ A alcoolemia é nula em um sujeito que não absorveu álcool.
- ▶ Valores < 0,30 g/L (6,5 mmol/L) são considerados habituais no adulto na França.
- ▶ Máximo autorizado para dirigir: 0,50 g/L (10,8 mmol/L).

Fator de conversão:
- g/L × 21,7 = mmol/L.
- mmol/L × 0,046 = g/L.

Clínica

Dirigir com alcoolemia superior a 0,5 g/L é um delito[1].

---

[1] Atentar que o limite de alcoolemia é considerado delito na França e em outros países europeus (Alemanha, Itália e Espanha). No Brasil, a Lei Seca (n⁰ 11.275/08) alterou o artigo 165 do Código de Trânsito (Lei n⁰ 9.503/97) e estabelece que o condutor que ingerir qualquer quantidade de álcool já está passível a uma infração de trânsito.

A absorção de um litro de vinho comum ou de seu equivalente em álcool eleva a alcoolemia a cerca de 1 g/L (21,7 mmol/L) na hora seguinte.

Entre 1 e 3 g/L (21,7 e 65,15 mmol/L), os sintomas de embriaguez são mais ou menos marcados de acordo com a idade, o grau de costume, a ingestão eventual de medicamentos e a suscetibilidade individual.

Acima de 3 g/L (65,15 mmol/L), coma alcoólico é possível, com hipoglicemia ou acidocetose.

Para lembrar

O teor alcoólico (título) de uma bebida é a porcentagem de etanol puro contido nela. Na prática, 1 L de bebida alcoólica contém tanto cL de álcool puro quanto seu título em graus (1 L de vinho com 12º contém 12 cL de álcool). A densidade do álcool é de 0,8.

Não existe "digestão" do álcool. Todo o álcool bebido é absorvido (principalmente em jejum) e passa, integralmente, para o sangue. A alcoolemia máxima é atingida em meia hora e, em jejum, em três quartos de hora se o álcool for ingerido durante uma refeição. A metabolização do álcool é 90% garantida pelo fígado; ela é lenta, sendo a diminuição da alcoolemia da ordem de 0,15 g/h em média, mas existem grandes variações individuais.

Aldolase

As aldolases, que separam a frutose-difosfato em duas trioses-fosfatos, estão presentes nos tecidos onde se produz uma glicólise (ou uma glicogenólise), principalmente nos músculos (aldolase A), no fígado (aldolase B), no cérebro (aldolase C). No soro, a aldolase é, majoritariamente, de tipo A: muscular.

Objetivos da dosagem
- Evidenciar um sofrimento muscular e definir, assim, o diagnóstico de miopatia ou de polimiosite.

Orientações sobre o exame
Examinar um sujeito em jejum e em repouso há pelo menos 30 minutos a fim de evitar aumentos ligados à atividade muscular. Sendo as hemácias ricas em aldolases, a menor hemólise altera a dosagem.

Os corticoides aumentam a aldolase sérica ($\times 2$); os estrógenos a diminuem.

Valores de referência
Variáveis de acordo com os laboratórios.
▶ No adulto: 2 a 8 U/L com o método recomendado pela Sociedade Francesa de Biologia Clínica (a 37°C).
▶ Na criança:
  - com menos de 3 anos: 10 a 25 U/L;
  - entre 3 e 10 anos: 5 a 15 U/L.

Clínica
A atividade aldolásica do soro aumenta em afecções muito diversas, como o infarto do miocárdio, cânceres brônquicos, hepatites agudas, triquinose, anemias megaloblásticas, mas sua dosagem não é utilizada nessas patologias.

Miopatias
A aldolase é particularmente elevada (mais de 10 vezes a normal) na miopatia de Duchenne ou distrofia muscular de Duchenne (DMD). A doença, causada pela ausência de distrofina, é recessiva ligada ao X. Ela começa próximo aos 2-3 anos de idade, por quedas que traduzem a fraqueza dos músculos dos membros inferiores e se traduz, em seguida, pelo acometimento progressivo dos músculos esqueléticos, uma escoliose, acometimento cardíaco e res-

piratório. O diagnóstico consiste na biópsia muscular, que tem por objetivo a ausência de distrofina, e na identificação de anomalias do gene *DMD*. As aldolases podem ser aumentadas em mães portadoras.

A elevação da aldolase é menos marcada na doença de Landouzy-Dejerine, ou distrofia muscular facioescapuloumeral, doença familiar de transmissão autossômica dominante, se traduzindo por fraqueza dos músculos do rosto e da cintura escapular (chupar, assobiar, fechar os olhos é difícil) e projeta os ombros para a frente, fazendo sobressair as escápulas. A intensidade do acometimento varia bastante de uma pessoa a outra (penetrância incompleta). O diagnóstico consiste na identificação de um encurtamento do braço longo do cromossomo 4 ligado a uma deleção de fragmentos repetidos.

Miosites

A atividade aldolásica é igualmente aumentada durante doenças disimunitárias dos músculos estirados, polimiosites, dermatomiosites e miopatias por inclusão. Essas afecções se manifestam por déficit motor doloroso da cintura com, adicionalmente, em caso de dermatomiosite, eritema periorbitário circular, edema escamoso do contorno das unhas. A dosagem da aldolase permite acompanhar a evolução sob tratamento.

Nas afecções musculares, a elevação das aldolases é paralela à da creatinofosfoquinase (CPK), cuja dosagem é mais frequente (*ver* Creatinoquinase ou creatinofosfoquinase).

Aldosterona

Secretada pela zona glomerulosa da corticossuprarrenal, a aldosterona aumenta a reabsorção tubular do sódio, provoca excreção urinária de potássio e de íons de hidrogênio. Participa, também, da regulação da TA e é por esse motivo que é dosada.

Sua secreção é dependente do sistema renina-angiotensina (SRA); portanto sua dosagem é conjunta à da renina.

Objetivos da dosagem
- Procurar a causa de uma hipertensão arterial, principalmente se acompanhada por hipocalemia. A aldosterona é o "hormônio da hipertensão".
- Definir o diagnóstico biológico de insuficiência suprarrenal.

Orientações sobre o exame

Verificar se o paciente seguiu corretamente o regime prescrito, normossódico (natriurese < 150 mmol) e rico em potássio (caliemia > 3,6 mmol/L).

Certificar a interrupção de betabloqueadores há 1 semana, de diuréticos, IEC e ARAII há 15 dias, diuréticos antialdosterona há 6 semanas.

Realizar dois exames de 5 mL de sangue sobre heparina ou EDTA: o primeiro às 8 h da manhã, num sujeito deitado há pelo menos 1 hora; o segundo após 1 hora de caminhada. Solicitar que sejam dosadas aldosterona e renina plasmática nos dois exames.

Valores de referência
A título indicativo.
▶ Em média, em regime normossódico (natriurese > 100 mEq por dia):
- sujeito deitado: 20 a 140 pg/mL (55 a 380 pmol/L);
- sujeito em pé: 60 a 200 pg/mL (145 a 540 pmol/L).

▶ Na urina: 2 a 18 µg/24 h (para uma creatininúria compreendida entre 7 e 30 mmol/24 h).

▶ Renina ativa:
- sujeito deitado: 10 a 15 pg/mL;
- sujeito em pé: 15 a 40 pg/mL.

Clínica

Hiperaldosteronismos

Hiperaldosteronismos primários (aldosterona elevada, renina baixa)

Ainda que raro (no máximo 1% das hipertensões), o hiperaldosteronismo primário é procurado frente a uma hipertensão arterial com hipocalemia

(< 3,6 mmol/L), alcalose e caliurese conservada (> 30 mmol/24 h), eventualmente diante de uma hipertensão sem hipocalemia, mas desde o início severa e resistente ao tratamento, ou precocemente manifestada antes dos 40 anos.

Se a aldosterona está aumentada (aldosteronemia > 180 pg/mL ou 500 p mol/L e/ou aldosteronúria > 23 µg/24 h ou 63 nmol/24 h) e a renina baixa (menos de 10 pg/mL em posição deitada), o diagnóstico de hiperaldosteronismo primário é bastante provável. A autonomia da produção de aldosterona é confirmada pelo aumento da relação aldosterona sobre renina (AP/ARP). Essa relação difere de uma técnica de dosagem a outra. (Informar-se junto ao laboratório.)

O hiperaldosteronismo primário pode ser causado por adenoma unilateral da corticossuprarrenal (síndrome de Conn) curável por cirurgia, ou por hiperplasia estimulável e controlável de duas glândulas suprarrenais, dependendo de um tratamento médico. A distinção entre adenoma e hiperplasia é difícil, assegurada pelos serviços especializados por meio de testes dinâmicos e exames de imagem específicos.

Hiperaldosteronismos secundários (aldosterona elevada, renina elevada)

Aldosterona aumentada e renina elevada estimulável pelo ortostatismo traduzem hiperaldosteronismo secundário. Os hiperaldosteronismos secundários são bem mais numerosos do que os primários e se devem à hipovolemia (depleção sódica, hipoalbunemia, insuficiência cardíaca, cirrose ascítica). A aldosterona não é dosada nessas situações.

Se hiperaldosteronismo secundário é detectado no quadro de hipertensão arterial, deve-se procurar:

- excesso de diurético e de restrição sódica;
- hipertensão renovascular por estenose da artéria renal (ateromatosa ou fibrosa);
- excepcionalmente, um tumor renal produtor de renina.

Síndrome de Bartter

Esta síndrome, ligada a uma anomalia genética da reabsorção do cloro na alça de Henle, caracteriza-se por hipocalemia com alcalose, renina e aldosterona elevadas. Em sua forma clássica, ela se traduz por poliúria-polidipsia desde a infância, hipotensão, retardo estatural, surdez (tipo IV) e hipocalcemia (tipo V) em certos casos. O diagnóstico é baseado na identificação de anomalias de genes que codificam as proteínas implicadas na reabsorção do cloro no ramo ascendente da alça de Henle.

Hipoaldosteronismos

Insuficiências corticossuprarrenais (aldosterona baixa, renina elevada)

Uma diminuição da aldosteronemia com renina elevada se observa nas insuficiências suprarrenais lentas (doença de Addison), onde a aldosterona é inferior a 10 pg/mL em posição deitada. O hipoaldosteronismo não é estritamente necessário ao diagnóstico biológico, que se baseia na associação de uma hipocortisolemia e uma elevação do ACTH.

A aldosterona é normal nas insuficiências suprarrenais de origem alta, hipofisária.

Pseudo-hiperaldosteronismo (aldosterona baixa, renina baixa)

Quando a aldosterona está baixa, a renina muito baixa e, todavia, observam-se sintomas de hipermineralocorticismo (pseudo-hiperaldosteronismo), deve-se procurar uma atividade mineralocorticoide causada por outro hormônio que não a aldosterona. Pode ser o cortisol (síndrome de Cushing) ou a desoxicorticosterona (tumor secretor de DOC), ambos possuindo efeito "aldosterona-*like*".

Pode-se tratar, também, de uma intoxicação pelo ácido glicirrizínico (contido no regoliz e nas bebidas sem álcool), que bloqueia a transformação de cortisol ativo em cortisol inativo.

Para lembrar

- Aldosterona alta, renina baixa = hiperaldosteronismo primário:
  - por adenoma unilateral da corticossuprarrenal (Conn);
  - por hiperplasia bilateral das corticossuprarrenais.
- Aldosterona alta, renina alta = hiperaldosteronismo secundário:
  - por hipovolemia;
  - por estenose da artéria renal.
- Aldosterona baixa, renina alta = insuficiência corticossuprarrenal.
- Aldosterona baixa, renina baixa = pseudo-hiperaldosteronismo:
  - por efeito "aldosterona-*like*" dos corticoides (Cushing);
  - por tubulopatia: síndrome de Liddle.

Alfa-1-antitripsina

Essa glicoproteína, sintetizada pelo fígado, é inibidora da elastase liberada nos pulmões pelos granulócitos neutrófilos durante infecções e tendendo a destruir os alvéolos pulmonares. A α_1-antitripsina protege, então, os pulmões.

Objetivos da dosagem

Procurar déficit de α_1-antitripsina:
- em caso de enfisema familiar, de doença hepática mal explicada;
- nos filhos e pais assintomáticos de paciente com deficiência de α_1-antitripsina.

> O déficit de α_1-antitripsina é, por vezes, reconhecido na eletroforese padrão das proteínas frente à ausência de α_1-globulinas (a α_1-antitripsina representa 90% das α_1-globulinas plasmáticas).

Orientações sobre o exame

Examinar na ausência de qualquer infecção que possa aumentar a concentração de α_1-antitripsina.

Valores de referência
- ▶ 0,9 a 2 g/L (no soro).
- ▶ Valores-limite:
  - < 0,5 g/L (11 µmol/L) em nefelometria;
  - < 0,8 g/L em imunodifusão radial.

Clínica

Déficits de α_1-antitripsina

Uma concentração de α_1-antitripsina inferior a 0,8 g/L aumenta o risco de ocorrência de enfisema, sobretudo no caso de fatores de risco associados (cigarro). Ela implica procurar uma variante da enzima. Essa procura se efetua nos centros especializados por fenotipagem ou por genotipagem (único modo de identificar alelos nulos).

A α_1-antitripsina comporta, na verdade, mais de 100 variantes, inicialmente classificadas em função de sua mobilidade eletroforética: F (*fast*), M (*medium*), S (*slow*) e Z (muito lenta). Essas variantes dependem do sistema genético chamado Pi (de *Protease inhibitor*), cuja transmissão é autossômica codominante (como para os grupos sanguíneos).

O alelo normal é o alelo M e a homozigotia MM é encontrada, na França, em 90% da população em geral. Corresponde a uma taxa normal de α_1-antitripsina. Dois alelos deficientes são os mais frequentemente encontrados: o alelo S (7% dos europeus) e o alelo Z (3%).

Mutação S

A mutação S é a mais comum. Ela provoca uma diminuição de metade da concentração de α_1-antitripsina nos homozigotos Pi*SS sem problema aparente, mas com risco aumentado de enfisema.

Mutação Z

A mutação Z é mais severa: a α_1-antitripsina é muito baixa (< 0,30 g/L ou 5 µmol/L, ou mesmo nula) nos homozigotos Pi*ZZ ou nos heterozigotos compósitos Pi*ZS, e o risco de um enfisema pulmonar antes dos 40 anos é considerável. A mutação impede a secreção de α_1-antitripsina dos hepatócitos para o plasma. A α_1-antitripsina se acumula nos hepatócitos, onde é visível sob a forma de voluminosos grânulos PAS$^+$.

Em cerca de 20% das crianças homozigotas ZZ, essa acumulação provoca uma hepatite colestática neonatal que pode evoluir, em um terço dos casos, para uma cirrose antes dos 20 anos de idade, necessitando de transplante hepático na adolescência.

Aumentos da α_1-antitripsina

Inflamações

A α_1-antitripsina faz parte das "proteínas da inflamação". Uma infecção, uma inflamação pode, então, esconder um déficit moderado.

Enteropatias exsudativas

Nas enteropatias exsudativas, a *clearance* fecal da α_1-antitripsina é aumentada (> 10 mL por 24 horas) proporcionalmente às perdas proteicas. Sua medida é utilizada, por vezes, para acompanhar a evolução dessas afecções (*ver* Albumina).

Alfafetoproteína (AFP)

Primeiro marcador tumoral descoberto, a alfafetoproteína (AFP) é uma glicoproteína do soro fetal (daí seu nome) que desaparece ao nascimento. Sua reaparição no soro marca os cânceres do fígado e do testículo. Ao longo da gravidez, o aumento da concentração do AFP indica uma malformação fetal do tubo neural. Sua diminuição é utilizada para investigar uma trissomia 21.

Objetivos da dosagem

- Investigar e acompanhar carcinomas hepatocelulares, tumores testiculares germinativos.
- Supervisionar a gravidez de mulher com mais de 35 anos, diabética ou cujo histórico familiar comporta abortos de repetição.
- Fazer o diagnóstico pré-natal de trissomia 21.

Valores de referência
- ▶ No adulto: < 10 ng/mL (ou 8 UI/mL).
- ▶ Na criança: 10.000 a 100.000 ng/mL ao nascimento. Decrescimento muito rápido em algumas semanas. As taxas de adulto são atingidas no fim do primeiro ano.
- ▶ Na mulher grávida:
    - entre 15 e 18 semanas: entre 34 e 58 ng/mL (28 e 28 UI/mL);
    - na 34ª semana: 200 ng/mL (160 UI/mL);
    - no líquido amniótico, a concentração máxima é atingida por volta da 15ª semana (20-50 µg/mL).

Fator de conversão:
- 1 UI = 1,12 ng.

Clínica

Carcinoma hepatocelular (CHC)

A AFP é um marcador de carcinoma hepatocelular.

Esse câncer se desenvolve excepcionalmente no fígado saudável: complica 9 em 10 vezes uma cirrose. Ao longo do acompanhamento da cirrose, uma concentração de AFP superior a 400 ng/mL na presença de nódulo hepático detectado com ecografia confirma o diagnóstico de CHC. A AFP tem uma sensibilidade medíocre (em 40% dos CHC, a AFP é inferior a 200 ng/mL); assim, essa dosagem é abandonada por certos autores. Em todo caso, não deve ser utilizada sozinha, mas sempre conjunta à ecografia.

Após exérese do tumor, a normalização em menos de 20 dias do AFP (< 10 ng/mL) é garantia de eficácia. O limiar de recorrência clínica é de 100 ng/mL.

Na criança com tirosinemia de tipo 1, a dosagem da AFP pode estar elevada na ausência de qualquer câncer. A AFP não permite investigar os carcinomas hepatocelulares, que constituem a complicação mais perigosa dessa doença.

Cânceres do testículo

A AFP é, com o β-hCG e o LDH, um dos três marcadores dos tumores germinativos testiculares (95% dos cânceres do testículo). Os tumores germinativos testiculares compreendem:
- seminomas (tumores germinativos seminomatosos, TGS);
- tumores germinativos não seminomatosos (TGNS): coriocarcinomas, teratomas etc.

Os tumores não seminomatosos do testículo se caracterizam por elevações da AFP superiores a 200-400 ng/mL. A dosagem regular da AFP (assim como a de β-hCG e LDH) é um elemento do acompanhamento dos cânceres tratados, seja por cirurgia sozinha, quimioterapia ou radioterapia. Após orquiectomia, a AFP deve retornar ao normal (meia-vida da AFP: 5 a 7 dias). Uma elevação persistente indica a presença de metástases (micro ou macroscópicas).

Os seminomas puros (compostos de um único contingente celular seminomatoso) não secretam AFP.

Outros cânceres

A AFP é elevada (geralmente de maneira moderada) em numerosos cânceres: teratocarcinomas ovarianos, principalmente, mas também metástases hepáticas, cânceres do pâncreas, do estômago ou dos brônquios.

Investigação de malformações fetais ao longo da gravidez

A AFP foi utilizada, por muito tempo, como marcador de malformações do tubo neural (anencefalia, espinha bífida aberta). Essas anomalias provocam *aumento* da AFP moderado (2 ou 3 N) no soro materno, muito importante no líquido amniótico. Sua dosagem hoje é suplantada pela ecografia.

Em caso de trissomia 21 (síndrome de Down), a concentração de AFP é diminuída, assim como a de estriol não conjugado, enquanto a fração livre de hCH aumenta. A dosagem dos marcadores entre a 15ª e 18ª semana de amenorreia confrontada aos resultados da ecografia (à procura de um aumento de claridade nucal) permite avaliar o risco de trissomia. Esse risco é calculado graças a um *software*, levando em conta, além dos valores encontrados, a idade da mulher, seu peso, tabagismo. Quando é igual ou superior a 1/250, uma amniocentese é proposta.

A diminuição da AFP pode, igualmente, levantar a suspeita de toxemia, retardo de crescimento ou tumor placentário.

Amebíase

Essa parasitose estritamente humana causada pela *Entamoeba histolytica* se contrai, principalmente, em países tropicais, onde é muito frequente. É uma "doença das mãos sujas".

Clínica

A "disenteria amebiana" se caracteriza por uma diarreia banal sem febre, dores abdominais com cólica e tenesmo retal. As fezes são fecais, mucossanguinolentas, "salivas retais".

A evolução é rapidamente favorável graças ao tratamento. Problemas funcionais intestinais por vezes sucedem a amebíase aguda.

É raro que se produza uma disseminação para o fígado. A amebíase hepática se traduz por febre elevada a 40°C e hepatomegalia dolorosa. Com abcessos, é visível na ecografia. Uma pleuropneumopatia da base direita por contiguidade pode complicá-la.

Diagnóstico

Exame parasitológico das fezes

O exame microscópico, em platina aquecedora, de fezes recém-emitidas no laboratório, permite distinguir as formas "*histolytica*" (*E. histolytica histolytica*), móveis em apenas uma direção, contendo hemácias mais ou menos digeridas (hematófagas), patógenos, e distingui-las das formas "*minuta*" (*E. histolytica minuta*), móveis por pseudopodos e não hematófaga, encontradas em portadores saudáveis ou em caso de amebíase insuficientemente tratada.

Em fezes mais tardias, técnicas de concentração permitem investigar a presença de quistos. A distinção entre quistos de *E. histolytica* e *E. dispar*, espécie muito próxima, mas não patogênica, pode-se fazer por meio de anticorpos monoclonais específicos.

Sorologia

O diagnóstico sorológico da amebíase que utiliza várias técnicas (imunofluorescência indireta, hemaglutinação, aglutinação de partículas de látex, ELISA) é de grande valor nas localizações extraintestinais, porque, nesse estado tardio, *Entamoeba histolytica* só é encontrada nas fezes em 1 a cada 10 vezes e muito raramente no líquido de punção de um abcesso amebiano. Os anticorpos aparecem precocemente a títulos significativos. Sua diminuição é indício de cura, seu aumento, sinal de recidiva.

Este sorodiagnóstico não é interessante para as formas intestinais, pouco produtoras de anticorpos.

Aminoglicosídeo

Os aminoglicosídeos são antibióticos bactericidas que perturbam a síntese proteica das bactérias, fixando-se no ribossomo 30 S, o que bloqueia a tradução do ARN. Elas compreendem amicacina, gentamicina, netilmicina, tobramicina.

Espectro bacteriano

Os aminoglicosídeos são eficazes contra:
- os bacilos gram-negativos: enterobactérias (*Pseudomonas aeruginosa*, *Acinetobacter* sp.);
- os bacilos gram-positivos, como *listeria monocytogenes*;
- alguns cocos gram-positivos, essencialmente os estafilococos metil-sensíveis.

São ineficazes contra os estreptococos, os meningococos, as anaeróbias.

Farmacocinética

Os aminoglicosídeos produzem uma bactericidia rápida concentração-dependente. Exercem efeito pós-antibiótico, se traduzindo por uma persistência do efeito bactericida, durante várias horas após a desaparição do antibiótico.

Seu volume e distribuição são fracos, com uma difusão medíocre no LCR, nas vias respiratórias superiores. Não sao metabolizados e eliminados sob forma inalterada na urina. A meia-vida de eliminação é de cerca de duas horas quando a função renal está normal.

As concentrações no rim e na orelha interna são muito superiores às concentrações plasmáticas; daí uma nefrotoxicidade renal (reversível) e auditiva (irreversível e inaparelhável).

Supervisão do tratamento

Os aminoglicosídeos são administrados em uma dose única diária por perfusão IV de 30 minutos, para uma duração inicial inferior a 5 dias – além desse período, risco aumentado de toxicidade renal e auditiva.

Sua concentração plástica é medida:
- no pico (Cmax), 30 minutos após o fim da perfusão, o que permite avaliar a eficácia bactericida;
- no declínio (Cmin), após, 48 horas, pelo menos, de tratamento, o que permite avaliar a toxicidade.

O efeito terapêutico é máximo se a relação Cmax/CMI $\geq$ 8 a 10 (os picos de concentração devem ser ao menos 10 vezes a CMI).

- A dosagem da concentração máxima é aconselhada após a primeira injeção em caso de infecção grave.
- A da concentração residual é recomendada em caso de tratamento superior a 5 dias.

Objetivos de concentração

Os objetivos de concentração são os seguintes (dose única diária):
- para gentamicina, netilmicina, tobramicina:
  - pico (Cmax): 30 a 40 mg/L;
  - declínio (Cmin): < 0,5 mg/L;
- para amicacina:
  - pico (Cmax): 60 a 80 mg/L;
  - declínio (Cmin): < 2,5 mg/L.

Amônia plasmática – Amônio

A amônia nasce durante a desaminação das proteínas no intestino e nos músculos. É incorporada dentro da glutamina, que garante seu transporte até o fígado. No fígado, a glutamina é transformada em ureia (ciclo da ureia), o que permite eliminar a amônia. No pH do sangue, a amoniemia é 98% em forma ionizada NH_4^+; a amônia (NH_4) representa apenas 2%.

Objetivos da dosagem
Procurar uma hiperamonemia tóxica em caso:
- de grande insuficiência hepatocelular;
- de hemorragias causadas por hipertensão portal;
- frente a uma enzimopatia do ciclo da ureia.

Orientações sobre o exame
O sangue, arterial ou venoso, coletado sobre anticoagulante (sem heparinato de amônio), evitando qualquer hemólise, deve ser transportado em gelo ao laboratório. A dosagem é realizada na meia hora seguinte. Evitar qualquer contato com a fumaça do tabaco, que contém quantidades relevantes de NH_4^+ e as contaminações por suor.

> **Valores de referência**
>
> ▶ Sangue venoso:
>   - na criança e no adulto: 15 a 40 µmol/L (0,3 a 0,7 mg/L);
>   - no bebê: 40 a 60 µmol/L;
>   - no recém-nascido: 40 a 100 µmol/L.
> ▶ Os valores obtidos no sangue arterial ou capilar são mais elevados do que os obtidos com sangue venoso (+ 25%).
> ▶ O amoníaco é tóxico para o cérebro quando sua concentração sanguínea excede 50 µmol/L.
>
> *Fator de conversão:*
>   - mg/L × 58,7 = µmol/L.
>   - µmol/L × 0,01 / = mg/L.

Clínica

Insuficiências hepatocelulares e hipertensão portal
A hiperamoniemia é a causa de grandes insuficiências hepatocelulares da fase terminal das cirroses ou das hepatites graves, virais ou tóxicas.

A segunda causa de hiperamoniemia é a hemorragia digestiva secundária a uma hipertensão portal. Nesse caso, as proteínas do sangue presente no intestino são transformadas em amoníaco pela flora bacteriana. O amoníaco passa diretamente na grande circulação com ajuda das anastomoses portocavais criadas pela hipertensão portal, causando curto-circuito no fígado e deixando-o inapto para examinar a amônia na veia porta para desintoxicá-la. A hiperamonemia, que pode ser muito elevada (200 a 300 µmol/L), desencadeia encefalopatia hepática.

Enzimopatias do ciclo da ureia

Essas afecções hereditárias resultam de um déficit genético em uma das seis enzimas do ciclo da ureia, cujo mais frequentemente relatado (1 em 100.000 nascimentos) sendo o déficit de *ornitina carbamil transferase* (OCT). Sua transmissão é autossômica recessiva, exceto no déficit em OCT de transmissão parcialmente dominante ligada ao X.

Elas se revelam no período neonatal por encefalopatia hiperamonêmica (letargia, recusa para mamar, perda de consciência), de evolução frequentemente fatal.

Na infância, elas se traduzem por episódios de anorexia, de asco a proteínas, de déficits motores transitórios, confusão ou problemas do comportamento acompanhados de vômitos.

No adulto são evocadas frente à encefalopatia mal explicada com marcadores hepáticos normais e com hiperamoniemia associada a uma alcalose respiratória (a amônia deprime os centros respiratórios).

O diagnóstico é definido por cromatografia dos aminoácidos sanguíneos e urinários, a dosagem do ácido orótico urinário. A procura em biologia molecular da mutação do gene que contém a enzima deficiente é feita no sangue (ADN) e por biópsia (ARN).

Amônia urinária

A amoniogênese renal é a via predominante de excreção dos prótons H^+ (dois terços do débito urinário dos íons H^+). O amoníaco NH_3 é formado na célula tubular distal a partir da glutamina. Ele se difunde na luz tubular, onde fixa os íons H^+ secretados pela célula tubular proximal. Os cátions NH_4^+ formados assim são eliminados na urina.

Objetivos da dosagem

A amoniúria é dosada, ao mesmo tempo que os outros parâmetros do equilíbrio ácido-básico (bicarbonatos, acidez titulável, pH urinário etc.) quando de uma prova de acidificação da urina, após carga em cloreto de amônia *per os* (0,1 g/kg de peso) ou cloridrato de arginina por via venosa praticada em um ou três dias em serviços especializados para definir o diagnóstico de acidose tubular renal.

Sendo difícil de dosar a amoniúria, é mais frequente aproximá-la pela medida do hiato aniônico urinário, pois o principal cátion eliminado na urina é a amônia NH_4^+, que é *excretada com o cloro* sob forma de $NH_4^+Cl^-$. Normalmente, na urina, a medida do cloro reflete, então, a de NH_4.

O hiato aniônico urinário é calculado assim:
Hiato aniônico urinário (TAU) = $(Na^+ + K^+) - Cl^-$.

Se o rim responde normalmente à acidose metabólica pelo aumento da síntese de NH_4, então $(Na^+ + K^+) < Cl^-$, o hiato aniônico urinário é negativo. Se é positivo, é porque o rim produz amoníaco de modo insuficiente, e existe uma acidose tubular renal.

Orientações sobre o exame

A urina deve ser recolhida em HCl decinormal.

> **Valores de referência**
> ▶ Amônia urinária: 1 mmol/kg/24 h.
> ▶ Hiato aniônico urinário negativo.

Clínica: diminuições da amoniúria → acidoses tubulares renais

As acidoses tubulares se caracterizam por acidose metabólica hiperclorêmica. Distingue-se em quatro: acidose tubular proximal (tipo II), acidose tubular distal clássica (tipo I) e acidose tubular distal hipercaliêmica (tipo IV), e uma forma mista (tipo III) muito rara. A amoniúria é diminuída – o hiato aniônico urinário é positivo – nas duas acidoses tubulares distais: de tipo IV hipercaliêmica, principalmente, de tipo I clássico num grau moderado.

Acidose tubular distal de tipo I (AT1)

É causada por um déficit de secreção dos prótons H^+ no tubo distal e se caracteriza pela impossibilidade de acidificar as urinas abaixo de um pH de 5,5.

Na criança, a AT1 pode ser secundária à uropatia obstrutiva, mas frequentemente é genética, ligada a mutações de diferentes genes intervindo nas células do túbulo distal. A maior parte dessas formas é transmitida de modo autossômico recessivo, em decorrência de mutações de genes que também se exprimem na orelha interna; então, uma surdez pode ser apresentada. As formas dominantes são mais raras, não se acompanham de surdez, mas, por vezes, de uma ovalocitose. A doença se manifesta por problemas digestivos, um retardo estaturoponderal.

No adulto a AT1 se observa durante doenças autoimunes (Sjogren, CBP etc.). Ela se revela por litíase urinária, nefrocalcinose, osteomalacia.

A semiologia biológica associa uma bicarbonatemia muito baixa < 10 mmol/L e uma hipocalemia habitual. Uma hipercalciúria – causada pela liberação do cálcio pelos ossos sob efeito da acidose – é a regra, acompanhada de hipocitratúria e favorecendo as litíases urinárias.

Acidose tubular distal de tipo IV (AT4)

Resulta de um déficit combinado de excreção de íons H^+ e do potássio. Caracteriza-se por uma hipercaliemia persistente e acidose metabólica moderada com bicarbonatos por volta de 18 mmol/L.

Pode estar ligada a hipoaldosteronismo (a aldosteronemia está baixa) ou à resistência à aldosterona (a aldosteronemia está elevada).

O hipoaldosteronismo é ocasionado por hiporreninemia (nefropatia diabética, HIV), a uma insuficiência suprarrenal primária (doença de Addison).

As resistências à aldosterona são, em geral, medicamentosas (espironolactona, triamterena, amilorida, pentamidina etc.).

Para lembrar
- Frente à acidose metabólica hiperclorêmica sem diarreia, pensar em acidose tubular renal.
- Se o hiato aniônico é positivo, evocar uma acidose tubular distal.
- Se esta for de tipo IV, hipercalêmica, é causada por déficit em aldosterona (hiporreninismo, insuficiência suprarrenal) ou por resistência à aldosterona (Bactrim®, Pentacarinat®, Aldactone®, Modamine® etc.).
- Se é de tipo I, hipocalêmica, com bicarbonatos sanguíneos muito baixos, um pH urinário elevado e fixo, frequentemente é secundária a um Sjögren (SSp) no adulto, primária na criança.

Androstenediona (Δ4-androstenediona)

É um andrógeno que circula no sangue sob forma livre, não ligada às proteínas, a uma *clearance* metabólica constante; sua concentração plasmática reflete exatamente a taxa de produção. É de origem suprarrenal no homem, de origem principalmente ovariana (2/3), mas também suprarrenal (1/3), na mulher. É o "andrógeno do ovário".

Objetivos da dosagem
- Contribuir no diagnóstico dos hirsutismos aliando a dosagem de androstenediona à da testosterona.

Orientações sobre o exame
Examinar, de preferência, no laboratório, ou transportar o exame ao laboratório em gelo. Examinar de manhã (ciclo nictemeral), preferencialmente no início do ciclo (pois esses valores são mais elevados na fase lútea).

> **Valores de referência**
> ▶ Na mulher: < 3 ng/mL (10 nmol/L).
> ▶ Após a menopausa: < 1 ng/mL (3 nmol/L).
> ▶ No homem: 0,5 a 3 ng/mL (1,7 a 10,5 nmol/L).
> Os valores, elevados ao nascimento para os dois sexos, abaixam até se tornarem muito fracos ao longo do primeiro ano e só aumentam na puberdade, momento onde atingem os valores do adulto.
> *Fator de conversão:*
> - ng/mL × 3,5 = nmol/L.
> - nmol/L × 0,286 = ng/mL.

Clínica: hirsutismos
- Se a androstenediona está aumentada, o hirsutismo é ovariano ou corticossuprarrenal.
- Se a androstenediona está normal, o hirsutismo é "idiopático".

Hirsutismos ovarianos
Nesse caso, a Δ4-androstenediona está elevada (> 4 ng/mL), assim como a testosterona e a DHA livre.

Se a testosterona estiver > 2 ng/mL, pode-se tratar de um tumor ovariano, principalmente se o hirsutismo apareceu repentinamente, com sinais de virilização associados à amenorreia. É raro.

Se a testosterona está pouco elevada, compreendida entre 0,8 e 2 ng/mL, com uma LH plasmática aumentada sem pico ovulatório, o hirsutismo é causado por distropia ovariana (ovários policísticos). O diagnóstico dessa doença frequente é provável se coexistirem espaniomenorreia antiga e/ou sinais de hiperandrogenia: seborreia, acne, hirsutismo. A ecografia mostra dois grandes ovários microcísticos.

Hirsutismos corticossuprarrenais

Nesse caso, o sulfato de desidroepiandrosterona (SDHEA) é elevado (> 3.600 ng/mL).

Se a testosterona total é > 2 ng/mL, um tumor corticossuprarrenal (adenoma ou corticossuprarrenaloma) deve ser procurado por exame de imagem. Em caso de tumor, a DHA frequentemente é muito elevada e acompanhada pela secreção de outros esteroides.

Se a testosterona está normal ou pouco elevada, a DHA pouco elevada, uma hiperplasia suprarrenal congênita de revelação tardia, pré-pubertária, é evocada. Ela é devida:
- ou a um déficit congênito em 21-hidroxilase (traduzindo-se por uma elevação da 17-OH-progesterona, estimulável pelo Sinacthène®: *ver* Progesterona [17-hidroxi-]), caso mais frequente (75% dos casos);
- ou a um déficit em 11-hidroxilase (com elevação do 11-desoxicortisol).

O acompanhamento das crianças tratadas para hiperplasia suprarrenal congênita se efetua, frequentemente, dosando a androstenediona.

Hirsutismos idiopáticos

O hirsutismo idiopático está ligado a uma sensibilidade exagerada do folículo piloso aos andrógenos produzidos em quantidade anormal. Nesse caso, a Δ4-androstenediona plasmática é normal ou moderadamente aumentada, e a testosterona é normal.

O diagnóstico pode ser confirmado pela medida do 3α-androstenediol, que reflete a atividade da 5α-redutase cutânea e cuja elevação testemunha um consumo excessivo de andrógenos pelos folículos filossebáceos.

Para lembrar

- Δ4-androstenediona > 4 ng/mL:
  - testosterona elevada > 2 ng/mL: tumor ovariano;
  - testosterona pouco elevada < 2 ng/mL: policistose ovariana.
- Δ4-androstenediona > 4 ng/mL + DHEA elevado:
  - testosterona elevada > 2 ng/mL: tumor corticossuprarrenal;
  - testosterona pouco elevada < 2 ng/mL: hiperplasia sobrerrenal congênita.
- Δ4-androstenediona < 3 ng/mL + testosterona normal: hirsutismo idiopático.

A Δ4-androstenediona é fortemente diminuída nas insuficiências suprarrenais primárias (doença de Addison).

Androstenediona-delta 4
(*ver* Androstenediona)

Antibiograma (antibiograma qualitativo de orientação)

O antibiograma tem por objetivo medir a sensibilidade de uma bactéria aos antibióticos. Indispensável mesmo quando a infecção é pouco grave, o antibiograma não deve ser sistemático. Em muitos casos, uma antibioterapia fundamentada em critérios epidemiológicos e adaptada ao perfil clínico permite um tratamento precoce e eficaz.

Concentração mínima inibidora de um antibiótico (CMI)

A CMI de um antibiótico é definida como a mais fraca concentração de antibióticos que provoca a inibição do crescimento de um inóculo bacteriano de alguns milhares de bactérias (10^5 UFC/mL), visível a olho nu (em meio líquido ou gelificada), após 24 h de estufa a 36°C.

Para determinar essa inibição do crescimento (bacteriostase), o inóculo é posto na presença de concentrações crescentes de um determinado antibiótico em progressão geométrica de razão 2. O meio de cultura (líquido ou sólido) é o meio de Mueller-Hinton em pH 7,2.

Esse método pode ser realizado em microplacas, o que permite sua automatização.

Antibiograma padrão, ou "método dos discos"

Método

A partir da cultura bacteriana é realizada uma inundação com suspensão de bactérias (10^6 bactérias/mL) sobre uma placa de Pétri contendo ágar de Mueller-Hinton, eventualmente adicionada de sangue. Discos impregnados de uma dose definida de antibiótico são, em seguida, depositados na superfície do ágar e o total é colocado na incubadora. A partir dos discos, o antibiótico se espalha no ágar e sua concentração fica mais fraca conforme se afasta do centro do disco.

Após 24 horas de incubação a 37°C, cada disco é cercado por uma zona de inibição do crescimento bacteriano cujo diâmetro é maior ou menor segundo o antibiótico considerado. O diâmetro da zona intacta de colônia bacteriana, medido em milímetros, é traçado de modo linear à CMI: quanto maior o diâmetro, menor é a CMI; quanto menor, mais a CMI está elevada.

Resultados

A cepa bacteriana é, em seguida, qualificada como sensível (S), intermediária (I) ou resistente (R), comparando as CMI deduzidas da medida de diferentes diâmetros de inibição com concentrações "críticas" retidas pelo CA-SFM (Comité Antibiótico da Sociedade Francesa de Microbiologia) em função de critérios farmacológicos (concentrações séricas e teciduais obtidas com posologias usuais) e bacteriológicas (marcadores de resistência).

Segundo o Comitê do antibiograma da Sociedade francesa de microbiologia:
- uma cepa sensível é uma cepa para a qual a probabilidade de sucesso terapêutico é forte com um tratamento com a posologia recomendada no resumo das características do produto (RCP);
- a CMI é < às concentrações *in vivo*. Uma cepa resistente é uma cepa para a qual a probabilidade de fracasso terapêutico é forte, qualquer que seja a dose de antibiótico utilizada;
- a CMI é > às concentrações *in vivo*. Uma cepa de sensibilidade intermediária é uma cepa para a qual o sucesso terapêutico é imprevisível. Essa categoria intermediária é heterogênea; e agrupa as bactérias:
  - em que algumas são dotadas de um mecanismo de resistência cuja expressão é fraca *in vitro*, mas forte *in vivo*;
  - e outras dotadas de um mecanismo de resistência cuja expressão é suficientemente fraca para que possam ser atingidas por aumento das doses por via geral ou concentração particular do antibiótico *in situ*.

Em suma, o antibiograma é apenas uma predição de sucesso ou de fracasso terapêutico para determinado antibiótico.

Autômatos

Hoje os laboratórios utilizam cada vez mais autômatos de identificação e de antibiograma. São incubadoras-leitoras capazes de, ao mesmo tempo, realizar a identificação das bactérias e determinar sua resistência aos antibióticos.

Comportam galerias miniaturizadas para a identificação, que consistem em várias dezenas de caracteres bioquímicos, e que são, portanto, confiáveis. O resultado da identificação fica disponível antes do resultado do antibiograma, frequentemente a partir da 4ª hora, permitindo uma primeira orientação diagnóstica.

A resistência aos antibióticos é obtida em seguida, medindo a inibição de crescimento (em menos de 6 horas para certos antibióticos). O antibiograma é interpretado com a ajuda de *softwares* especializados que levam em conta os caracteres da bactéria estudada.

Anticorpos anti-ADN nativo

Os autoanticorpos anti-ADN nativo (bicatenário)[1] são fortemente associados ao lúpus eritematoso sistêmico.

Três métodos permitem identificá-los:
- o teste radioimunológico de Farr, método de referência mas com necessidade de um produto radioativo, o ADN marcado, que tende a ser abandonado;
- a imunofluorescência sobre *Crithidia luciliae*;
- os testes ELISA (resultados em Ul/mL).

Objetivos da dosagem
- Diagnosticar lúpus eritematoso agudo disseminado (LEAD).

Valores de referência

Os limites de sensibilidade diferem segundo o método utilizado.
- ▶ Teste de Farr: > 10 Ul/mL ou > 20% de ADN precipitado.
- ▶ IFI sobre *Crithidia*: > 1/20 (em diluição de soro utilizado).
- ▶ ELISA: dependente do reagente; em geral > 6 Ul/mL.

Clínica: LEAD

Os anticorpos anti-ADN nativos bicatenários estão presentes no soro de 50 a 80% dos pacientes que sofrem de lúpus sistêmico. Figuram entre os critérios de diagnóstico do lúpus do *American College of Rheumatology*. São menos específicos do que os anticorpos anti-Sm, porém mais frequentes.

Os títulos mais elevados frequentemente estão associados a uma citopenia e hipocomplementemia e correspondem às formas poliviscerais; os títulos menos elevados, às formas articulares e cutâneas. O teste é negativo no lúpus medicamentoso.

Muito raro no sujeito saudável, os anticorpos anti-ADN nativos se observam em outras doenças autoimunes além do lúpus: poliartrite reumatoide, síndrome de Gougerot-Sjögren primitivo, principalmente hepatites crônicas autoimunes.

---

1 Anti-dsDNA dos anglo-saxões (*anti-double-stranded DNA antibody*).

Anticorpos anticitoplasma de neutrófilos (ANCA)

Os anticorpos anticitoplasma de neutrófilos, ou ANCA (*Anti-Neutrophil Cytoplasmic Antibodies*), são autoanticorpos que reconhecem antígenos do citoplasma dos polinucleares neutrófilos. São encontrados durante vasculites necrosantes sistêmicas, afecções severas atingindo particularmente o pulmão e o rim.

São de dois tipos:
- citoplasmáticos, ou c-ANCA (c de citoplasma), induzindo fluorescência citoplásmica difusa e dirigidos contra a proteinase 3 (PR3);
- perinucleares, ou p-ANCA (p de perinuclear), induzindo uma fluorescência perinuclear e dirigidos contra a mieloperoxidase (MPO).

Observam-se p-ANCA atípicos em doenças inflamatórias intestinais.

Objetivos da dosagem
- Frente a uma rinite atrófica, sinusite com surdez, nódulos pulmonares escavados na radiografia torácica, asma recentemente agravada com eosinofilia > 1.500, púrpura vascular, proteinúria e hematúria reveladoras de uma glomerulonefrite rapidamente progressiva, procurar vasculite necrosante sistêmica.
- Frente à diarreia prolongada associada a dores abdominais e alteração do estado geral, distinguir doença de Crohn de uma retocolite hemorrágica.

Valores de referência

Os anticorpos são procurados por IFI. As especificidades anti-PR3 e anti-MPO são, em seguida, determinadas por ELISA.
- ▶ Limiar de positividade em IFI: 1/20.
- ▶ Unidades arbitrárias em ELISA, dependendo do reagente utilizado pelo laboratório.

Clínica

As vasculites necrosantes sistêmicas são doenças autoimunes que provocam inflamação da parede dos pequenos vasos. Traduzem por sinais gerais (febre, emagrecimento, mialgias e poliartralgias, síndrome inflamatória) e consequências respiratórias diferentes segundo o tipo de angiite: rinites, sinusites, nódulos pulmonares escavados, asma grave, hemorragias intra-alveolares. Elas evoluem de glomerulonefrite rapidamente progressiva com crescentes extracapilares à punção-biópsia renal (mas pauci-imune, sem depósitos imunes de IgC).

Três vascularites necrosantes sistêmicas são associadas a autoanticorpos anticitoplasma dos polinucleares neutrófilos.

Granulomatose necrosante idiopática (GNI), ou granulomatose com poliangiite (antigamente doença de Wegener)

A granulomatose de Wegener se revela por volta dos 40-50 anos por uma rinite atrófica e ulcerosa, sinusite prolongada, espitaxes ou sinais pulmonares: dispneia, dores torácicas, hemoptises. A radiografia mostra nódulos pulmonares com parede espessa, escavados na metade dos casos, infiltrados. Ela evolui em 80% dos casos de uma glomerulonefrite necrosante com proliferação extracapilar.

ANCAs antiperoxidase 3 (c-ANCA) estão presentes em 95% dos casos, suscetíveis de desaparecer sob a influência do tratamento e de reaparecer em caso de recidiva, estando seu título correlacionado à gravidade da doença.

Granulomatose eosinofílica com poliangiite (antigamente Síndrome de Churg e Strauss)

A granulomatose eosinofílica com poliangiite se revela, por volta dos 30-40 anos, por asma severa, febril, hipereosinofilia superior a 1.000/µL com elevação dos IgE séricos, depois aparecem complicações sistêmicas: infiltrado pulmonar, consequências cardíacas (pericardite, insuficiência coronária) e nervosa (polinevrites), mas raramente renais.

Anticorpos antimieloperoxidase (p-ANCA) estão presentes em 60 a 80% dos casos.

Poliangiite microscópica (PAM)

A poliangiite microscópica é uma doença próxima da periarterite nodosa que se traduz, como ela, por febre, emagrecimento, glomerulonefrite. Diferentemente da periarterite nodosa, ela atinge os vasos de pequeno calibre (arteríolas, capilares e vénulas) e evolui de uma afecção pulmonar sob a forma de alveolite hemorrágica (dispneia, hemoptises, anemia).

Anticorpos anti-MPO de tipo p-ANCA estão presentes em cerca de 80% dos casos.

Para lembrar

- Anticorpos anti-PR3 (c-ANCA) = Granulomatose com poliangiite (Wegener).
- Anticorpos anti-MPO (p-ANCA) = Poliangiite microscópica (PAM).
- Anticorpos p-ANCA >>> c-ANCA = Granulomatose eosinofilica com poliangiite (Churg e Strauss).
- Não há ANCA na periarterite nodosa.

Doenças inflamatórias intestinais

P-ANCA atípicos, conferindo ao IFI um aspecto vizinho ao dos p-ANCA, ditos *x*-ANCA ou NANA (*Nuclear-Associated Neutrophil Antibodies*), sem especificidade anti-MPO ou anti-PR3 em ELISA, estão presentes durante doenças inflamatórias crônicas intestinais (MICI).

Durante essas afecções, são igualmente identificados anticorpos anti-*Saccharomyces cerevisiae* (ASCA), dirigidos contra um antígeno da parede da levedura da cerveja (*Saccharomyces cerevisiae*). São procurados por imunofluorescência e por ELISA, que permite o reconhecimento dos isótopos IgG e IgA.

Valores de referência

Valores limítrofes:
▶ ASCA IgA: 1/100.
▶ ASCA IgG: 1/1.000.

Na retocolite hemorrágica estão presentes ANCAs, evocando *x*-ANCA; não há ASCA.

A presença de anticorpos anti-*Saccharomyces cerevisiae* evoca uma doença de Crohn; não há *x*-ANCA (exceto em caso de forma cólica).

Para lembrar

- Anticorpos anti-*Saccharomyces cerevisiae* (ASCA) = doença de Crohn.
- *x*-ANCA (sem especificidade anti-MPO nem anti-PR3) = retocolite hemorrágica.

ANCAs podem ser observados nas infecções (endocardites, infecções por HIV), após a ingestão de certos medicamentos (antitireoidianos de síntese) ou de cocaína. P-ANCA de especificidade não definida (negativos em ELISA ou *x*-ANCA) são detectados na colangite esclerosante, na poliartrite reumatoide. ASCAs podem estar presentes na doença celíaca, na cirrose biliar primitiva, na espondiloartrite anquilosante.
A presença de ANCA e/ou ASCA na imunofluorescência deve sempre ser interpretada em função do contexto clínico.

Anticorpos antifator intrínseco

O fator intrínseco gástrico é uma glicoproteína secretada pelas células da parte alta do estômago (*fundus*). Ao serem combinados com a vitamina B12 contida nos alimentos, formam um complexo que se fixa sobre receptores específicos do íleo, o que permite a absorção da vitamina B12. Está ausente na doença de Biermer, que é uma gastrite atrófica autoimune durante a qual a infiltração linfocitária da mucosa provoca o aparecimento de anticorpos antifator intrínseco.

Objetivos da dosagem
- Procurar uma doença de Biermer.

Valores de referência

▶ Os autoanticorpos antifator intrínseco, presentes no suco gástrico e no soro, são de dois tipos:
  - os anticorpos de tipo I, ou anticorpos bloqueantes, inibem a fixação do fator intrínseco sobre a vitamina B12;
  - os anticorpos de tipo II, ou anticorpos precipitantes, ligam-se ao complexo fator intrínseco-vitamina B12 que solubilizam, impedindo sua fixação sobre o receptor ileal; só são encontrados se existirem anticorpos bloqueantes, o que justifica sua importância.

▶ O valor limítrofe é determinado pelo laboratório em função do reagente utilizado.

Clínica: doença de Biermer

A doença de Biermer é uma gastrite autoimune de predominância fúndica, responsável pela má absorção da vitamina B12. Atinge, preferencialmente, as mulheres acima de 50 anos, se revelando por sinais de anemia e secura das mucosas (clássica glossite de Hunter). Sua prevalência seria, na Europa, da ordem de 2% nas mulheres acima de 70 anos.

Biologicamente, caracteriza-se por:
- anemia macrocitária (VGM até 140 fl), normocítica, arregenerativa com leucopenia e trombopenia, hipersegmentação dos granulócitos. O mielograma (que não é indispensável ao diagnóstico) mostra intensa megaloblastose (medula azul);
- no soro, uma baixa da vitamina B12 < 10 ng/L e a presença de autoanticorpos antifator intrínseco bloqueantes, de tipo I, cuja especificidade é elevada (98%); são igualmente presentes no soro anticorpos anticélulas parietais gástricas (anti-CPG) de especificidade fraca (50%);
- numa biópsia gástrica, gastrite fúndica atrópica inflamatória na ausência de *Helicobacter pylori*.

A doença pode evoluir de neuropatias e tumores endócrinos a células enterocromafins, que é preciso remover. O risco de adenocarcinoma gástrico é igualmente aumentado. Associações a doenças endócrinas autoimunes são frequentes (30% dos casos); tireoidite, doença de Basedow, diabetes melito de tipo 1, Sjögren. O tratamento consiste em injeções IM regulares de vitamina B12.

Anticorpos antifosfolipídios (aPL)

Os anticorpos antifosfolipídios são autoanticorpos dirigidos contra os fosfolípidios das membranas plaquetárias, os fosfolipídios aniônicos que intervêm na hemostase, ou contra proteínas associadas aos fosfolipídios (protrombina, β_2-glicoproteína 1). *In vitro*, estendem um ou mais testes de coagulação dependendo dos fosfolipídios, mas *in vivo* são trombogenes, pois aumentam a aderência e a agregação plaquetária. A princípio descritos em pacientes com lúpus eritematoso disseminado ou com doenças autoimunes, podem acontecer isoladamente, na ausência de qualquer infecção subjacente.

Três são procurados rotineiramente: os anticorpos anticardiolipina (aCL), os anticorpos anti β_2-glicoproteína 1 (anti-β_2-GP1) e o anticoagulante circulante de tipo lúpico (aCC).

Objetivos da dosagem

- Confirmar o diagnóstico de síndrome dos anticorpos antifosfolipídios, suspeita levantada frente a tromboses arteriais ou venosas recidivantes, abortos espontâneos repetitivos, um *livedo reticularis* de padrão largo não infiltrado, ulcerações cutâneas múltiplas.

Orientações sobre o exame

Sangue venoso sem anticoagulante para os aCL e os anti-β_2-GP1. Cuidados habituais para um teste da hemostase para os anticorpos de tipo lúpico.

Valores de referência

Anticorpos anticardiolipina, anti-β_2-GP1

Os anticorpos anticardiolipina IgG ou IgM, os anticorpos anti-β_2-GP1 são detectados por ELISA. Os resultados são expressos em unidades MPL (IgM) ou GPL (IgG) não padronizadas.
▶ Valores-limite habituais: > 10 U-GPL ou MPL.

Anticoagulante circulante de tipo lúpico

Um anticoagulante de tipo lúpico é reconhecido frente a um alongamento do tempo de coagulação dependendo dos fosfolipídios (como o TCA, o tempo de veneno de víbora Russel diluído), não corrigido pela adição de um plasma normal e normalizado pela adição de fosfolipídios (*ver* Tempo de tromboplastina parcial ativada). O resultado é, por vezes, obtido sob forma de um índice de Rosner:

$$\text{Rosner} = \frac{\text{TCA}_{(controle+paciente)}/\text{TCA}_{(controle)} \times 100}{\text{TCA}_{paciente}}$$

▶ Valor-limite: > 15%.

Clínica: síndrome dos anticorpos fosfolipídios (SAPL)

Anticorpos antifosfolipídios podem ser descobertos em um paciente assintomático, durante um *check-up* de hemostase (pré-operatório, por exemplo) ou frente a uma sorologia sifilítica dissociada: VDRL positivo, TPHA negativo – a cardiolipina, complexo de diferentes fosfolipídios e de cálcio, serve de antígenos para o VDRL e um teste VDRL positivo isolado detecta, de fato, a presença de ACL.

Se não, os anticorpos antifosfolipídios são procurados frente a complicações tromboembólicas que evoquem uma síndrome dos anticorpos antifosfolípidos: flebites atingindo mais frequentemente os membros inferiores e evoluindo de embolias pulmonares, tromboses arteriais cerebrais suscitando infartos cerebrais superficiais múltiplos, tromboses coronárias, retinianas, capilares (cutâneas) ou placentárias (abortos espontâneos, mortes fetais).

O diagnóstico de SAPL é baseado:
- em critérios clínicos: ao menos trombose arterial ou venosa profunda, ou ao menos morte fetal ou parto prematuro;
- na presença, no sangue, em duas coletas distantes em pelo menos 12 semanas, ou de anticorpos anticardiolipina e/ou anti-β_2-glicoproteína 1, ou de um anticoagulante circulante de tipo lúpico.

Um SAPL pode ser primitivo ou acontecer num quadro de um lúpus sistêmico (cerca de um terço dos casos), de uma doença autoimune ou infecciosa.

Para lembrar

Em caso de abortos espontâneos repetitivos, flebites reincidentes nos membros inferiores, infartos cerebrais superficiais múltiplos, abortos repetitivos:
- pensar em "síndrome dos anticorpos antifosfolipídios"!
- procurar anticorpos anticardiolipina, anti-β_2-licoproteína, um anticoagulante circulante de tipo lúpico.

Anticorpos anti-HLA *ver* HLA

Anticorpos antimitocôndrias (AMA2)

Os anticorpos antimitocôndrias são autoanticorpos que reagem com constituintes da membrana mitocondrial. Compreendem vários subtipos classificados de M1 a M10. Na prática corrente, somente os anticorpos de tipo M2 (AMA2) são investigados, pois são característicos da cirrose biliar primitiva.

Os anticorpos anti-M2 são dirigidos contra o componente E2 da piruvato desidrogenase (PDH) presente na membrana interna das mitocôndrias. São pesquisados em imunofluorescência indireta sobre triplo substrato (estômago, fígado, rim) de rato ou em células Hep-2. Um resultado positivo é confirmado por ELISA ou por imunoblot, técnicas mais sensíveis que utilizam antígenos mitocondriais ativos ou recombinantes.

Objetivos da dosagem

Investigar uma cirrose biliar primitiva (CBP) em uma mulher:
- se aproximando dos cinquenta anos, sofrendo de fadiga ou de prurido;
- ou naquela cujos exames sistemáticos evidenciaram uma colestase com aumento dos PAL e dos γ-GT.

> **Valores de referência**
> ▶ Na imunofluorescência: < 1/40.
> ▶ Na ELISA: unidades arbitrárias dependendo do reagente utilizado.
> ▶ No imunoblot: negativo.

Clínica: cirrose biliar primária (CBP)

A presença de anticorpos antimitocondriais de tipo anti-M2/PDH é sugestiva de cirrose biliar primitiva (CBP).

A cirrose biliar primitiva é uma hepatite crônica autoimune da mulher de idade madura. É devida à inflamação destrutora dos canais biliares de pequeno calibre, e evolui para fibrose e cirrose.

A afecção permanece inaparente durante muitos anos, iniciando, normalmente, pela fadiga e pelo prurido. Traduz-se por hepatomegalia com icterícia. A fase terminal é caracterizada por hiperbilirrubinemia > 100 μmol/L e cirrose. Fenômenos autoimunes extra-hepáticos (Gougerto-Sjögren, esclerodermia de tipo CREST, tireoidite de Hashimoto) podem acompanhar a doença ou precedê-la.

Os testes hepáticos são precocemente alterados, mostrando uma colestase (PAL > 1,5 N, γ-GT > 3N), evocando o diagnóstico a uma fase assintomática. As transaminases são normais ou pouco elevadas. A concentração do colesterol e dos IgM (> 4 g/L) são aumentadas. Anticorpos antinucleares ou antimúsculo liso frequentemente são encontrados.

Anticorpos antimitocondriais de tipo M2 estão presentes precocemente em 95% dos pacientes mesmo assintomáticos. Seu título permanece estável durante a evolução da doença e não está correlacionado à atividade da doença, que é muito variável e se avalia sobre a concentração da bilirrubina (desfavorável quando > 100 µmol/L).

Retrato biológico de uma cirrose biliar primitiva (CBP):
- colestase com PAL > 1,5 N e γ-GT > 3N;
- sem anomalia ecográfica das vias biliares;
- transaminases normais ou pouco elevadas;
- anticorpos antimitocondriais de tipo 2 (AMA2) > 1/40;
- aumento dos IgM séricos > 2 N;
- aumento do colesterol concernindo HDL e LDL-colesterol.

Anticorpos AMA2 podem estar presentes durante linfomas de Hodgkin, dismielopoieses, diversas doenças autoimunes (esclerodermia, CREST, poliartrite).

Anticorpos antimúsculo liso (ASMA)

Os anticorpos antimúsculo liso (*Anti-Smooth Muscle Antibodies*, ASMA) são autoanticorpos, de classe IgC, pouco específicos; só são procurados os anticorpos dirigidos contra a actina.

Objetivo da dosagem
- Confirmar o diagnóstico de hepatite crônica autoimune de tipo 1.

> **Valores de referência**
> ▶ Na imunofluorescência sobre substrato triplo (estômago, fígado, rim) de rato: limiar de positividade 1/80.
> ▶ No ELISA: se informar junto ao laboratório.

Clínica

Hepatite autoimune

A hepatite autoimune (HAI) de tipo 1 – a antiga "hepatite lupoide" – é uma afecção rara que predomina na mulher, podendo ser observada na criança. Ela é evocada frente a uma elevação flutuante e crônica das transaminases dosadas sistematicamente ou na ocasião de uma fadiga inexplicada.

Os anticorpos antimúsculos lisos são presentes em títulos > 1/160 em 80% dos casos, associados a anticorpos antinucleares (presentes em 40 a 60% dos casos), dando uma fluorescência mais frequentemente homogênea (por vezes salpicada), assim como uma elevação das imunoglobulinas G. Anticorpos ditos anti-SLA (para *Soluble Liver Antigen*) podem, igualmente, ser detectados por ELISA. A biópsia hepática mostra lesões características (*piecemeal necrosis*).

Outras afecções

Anticorpos antimúsculo liso são encontrados em um título > 1/160 em 50% das cirroses biliares primitivas.

Anticorpos antinucleares (AAN)

Os anticorpos antinucleares (AAN, ou ANA para *Antinuclear Antibodies*) são autoanticorpos que reconhecem antígenos presentes nos núcleos celulares. São heterogêneos, pouco específicos de órgãos, mas presentes no soro de indivíduos com diversas doenças autoimunes.

Objetivo da dosagem
- Confirmar o diagnóstico de uma doença autoimune sistêmica como o lúpus eritematoso disseminado, a esclerodermia sistêmica, a hepatite crônica autoimune, a polimiosite-dermatomiosite, a síndrome de Gougerot-Sjögren isolada, a síndrome de Sharp (doença mista do tecido conjuntivo).

Detecção dos anticorpos antinucleares

Os AAN são procurados por imunofluorescência indireta (IFI), geralmente, sobre células Hep-2 cujo núcleo contém a maior parte dos antígenos nucleares humanos. A forte fluorescência obtida tem um aspecto diferente segundo a natureza dos antígenos nucleares. Ainda que seja operador-dependente, esse aspecto é definido no resultado: fluorescência periférica (anticorpos anti-ADN nativo), homogênea ou salpicada (anticorpos anti-ENA), nucleolar (anticorpos anti-ARN).

A procura por AAN pode ser facilitada por um androide que realiza as incubações, as lavagens, a diluição dos soros e mede a intensidade da fluorescência.

> **Valores de referência**
> ▶ Valor limítrofe: 1/80.
> ▶ Positividade moderada: 1/160.
> ▶ Título elevado: > 1/320.

A prevalência dos anticorpos antinucleares aumenta com a idade. Após 60 anos, títulos superiores a 1/80 são possíveis em pacientes ilesos de qualquer afecção autoimune.

Identificação dos principais anticorpos antinucleares

Em caso de pesquisa positiva em IF, o tipo dos anticorpos é definido por testes específicos, mais frequentemente por ELISA. A escolha da técnica, pela iniciativa do biologista, depende da orientação clínica e do aspecto em fluorescência.

Anticorpos anti-ADN nativo

O soro de 90% dos pacientes com LED contém anticorpos antinucleares a um título superior a 1/160 em IF. A fluorescência é homogênea (*ver* Anticorpos anti-ADN nativo).

Anticorpos antiantígenos solúveis (anticorpos anti-ENA)

Os anticorpos dirigidos contra os antígenos nucleares solúveis (ou ENA para *extractible Nuclear Antigen*) reconhecem compostos solúveis do núcleo. Dão uma fluorescência salpicada. Sua nomenclatura, muito heterogênea, é baseada ou na composição química do antígeno contra o qual são dirigidos (anticorpos antirribonucleoproteínas ou anti-RNP), ou na doença à qual são associados (anticorpos anti-SSA ou anti-SSB), ou no nome do paciente que permitiu descrevê-los (anticorpos anti-Sm).

Para detectá-los, os laboratórios utilizam painéis de vários antígenos. Os resultados são apresentados em termos qualitativos (positivo/negativo) quando os anticorpos são procurados por imunodifusão ou *western-blot* ou em unidades, dependendo do reagente utilizado (ELISA).

Anticorpos anti-histones

Esses anticorpos, que dão uma fluorescência homogênea, podem ser encontrados, em títulos elevados, em doenças autoimunes específicas de órgãos, como as hepatites autoimunes, a CBP, ou sistêmicas, como a poliartrite reumatoide, a esclerodermia, a síndrome de Sjörgren.

Estão presentes, principalmente, nos lúpus induzidos por medicamentos – há cerca de cinquenta: betabloqueadores, isoniazida, interferon, hidantoína, minociclina etc. Um título elevado de anticorpos anti-histone contrastando com um título baixo ou ausência de anticorpos anti-ADN nativo evoca um lúpus medicamentoso.

Anticorpos anticentrômeros

Definidos por seu aspecto particular em IFI, os anticorpos anticentrômeros são específicos da esclerodermia sistêmica cutânea limitada.

O quadro abaixo indica as principais afecções associadas aos anticorpos mais investigados.

Anticorpos	Doença associada
Anti-ADN nativo Anti-Rib-P	Lúpus eritematoso disseminado (LED) +++
Anti-Sm	LED (anticorpos muito específicos, mas pouco sensíveis, afetando 10 a 20% dos pacientes)
Anti-SSA (Ro)	Síndrome de Sjögren, lúpus cutâneo subagudo, lúpus neonatal
Anti-SSB (La)	Síndrome de Sjögren (80%), LED
Anti-RNP	Doença mista do tecido conjuntivo, LED
Anti-centrômeros	Esclerodermia sistêmica cutânea limitada (CREST)
Anti-Scl70 (topoisomerase I)	Esclerodermia sistêmica difusa
Anti-Jo1, PL-7, PL-12 (anticorpos citoplasmáticos antissintetases)	Miosites inflamatórias
Anti-histones	Lúpus induzido

Situações clínicas diversas

AAN podem estar presentes em um título não ultrapassando 1/80, durante numerosas situações clínicas onde não têm significado particular e nas quais a investigação não é indicada:
- hepatites virais, infecção por HIV, endocardites, mononucleose infecciosa;
- linfomas;
- medicamentos indutores (betabloqueadores, isoniazida, interferon, clorpromazina);
- gravidez.

Anticorpos antipeptídeos cíclicos citrulinados (anti-CCP ou ACPA)

Os anticorpos anti-CCP (para *Anti-Cyclic Citrullinated Peptides*), ou ACPA, reconhecem epítopos "citrulinados" que aparecem em diversas proteínas da articulação sinovial sob influência da inflamação. Esses autoanticorpos são produzidos durante a poliartrite reumatoide (PR) pelos plasmócitos sinoviais. São detectados por meio de testes ELISA de segunda geração.

Objetivos da dosagem
- Diagnosticar precocemente uma poliartrite reumatoide.

Valores de referência
O valor limite depende do reagente utilizado pelo laboratório.
▶ Grande probabilidade de PR se > 50 U/mL.
▶ Em geral: 6 U/mL.

Clínica: poliartrite reumatoide (PR)

A PR, doença inflamatória crônica sistêmica que afeta as sinoviais, frequente na mulher com mais de 50 anos, se caracteriza por uma inflamação das articulações dos dedos (exceto as interfalangeanas distais), do pulso, mais raramente das articulações grossas (joelhos, tornozelos), nunca da coluna, se traduzindo no exame de imagem por erosões nos ossos, deformando, progressivamente, as articulações atingidas e limitando sua mobilidade. As formas mais severas (cerca de 20% dos casos) suscitam deficiências significativas.

A PR suscita a formação de dois tipos de autoanticorpos:
- o fator reumatoide (*ver* Fator reumatoide);
- os autoanticorpos anti-CCP (ACPA), que são muito específicos da PR (> 95%) e são detectáveis precocemente, antes dos primeiros sintomas clínicos (o que mostra que a reação imunológica está presente antes da aparição dos sintomas clínicos). Para os critérios de diagnóstico da poliartrite reumatoide, *ver* Fator reumatoide.

Combinados aos outros marcadores de prognóstico (sexo, número de articulações atingidas, presença de erosões articulares, positividade do fator reumatoide etc.), têm valor preditivo, estando seu título correlacionado com a gravidade da destruição osteoarticular.

Anticorpos antirreceptores da TSH

Esses autoanticorpos de classe IgG são dirigidos contra os receptores da TSH presentes na superfície das células tireoidianas. A maior parte se comporta como anticorpos estimulantes, imitando a ação da TSH. Mais raramente, têm atividade bloqueadora, suscitando hipotireoidismo com bócio.

Objetivos da dosagem

- Determinar o diagnóstico etiológico de hipertireoidismo e relacioná-lo com uma doença de Basedow.
- Avaliar a qualidade da remissão antes de suspender o tratamento médico de uma doença de Basedow.
- No terceiro trimestre de gravidez de mulher com antecedentes tireoidianos, avaliar o risco de hipertireoidismo do feto.

Valores de referência

Os anticorpos antirreceptores da TSH são procurados em radioimunologia pela medida da inibição da ligação de uma TSH radiomarcada por receptores porcinos nativos ou humanos recombinantes.
Valores-limite:
▶ Receptor porcino: > 15 UI/L.
▶ Receptor humano: > 1,5 UI/L.
Métodos recentemente lançados utilizam anticorpos monoclonais muito específicos: informar-se junto ao laboratório.

Clínica

Doença de Basedow

A doença de Basedow é uma doença autoimune ao longo da qual são sintetizados anticorpos que ativam os receptores da TSH. Na presença de hipertireoidismo (ver T4 livre), o diagnóstico de doença de Basedow consiste na associação de um bócio homogêneo difuso, indolor e vascular, de uma exoftalmia com retração da pálpebra superior, por vezes de um mixedema pré-tibial raro mais específico e na presença de anticorpos anti-TSH.

O título desses anticorpos não está correlacionado à intensidade do hipertireoidismo e estão ausentes em 10 a 20% dos casos. Seu desaparecimento no fim do tratamento não é um critério absoluto de cura, mas sua persistência é um marcador preditivo de recidiva, mais precoce quanto mais elevado o título.

Gravidez

Os anticorpos antirreceptores da TSH atravessam a barreira placentária e podem provocar hipertireoidismos passivos do feto e neonatais, necessitando de tratamento precoce. A titulação dos anticorpos anti-TSH é indicada, então, no terceiro trimestre da gravidez, nas mulheres com antecedentes tireoidianos (doença de Basedow, hipertireoidismo descoberto durante a gravidez, tireoidite de Hashimoto etc.).

Anticorpos antitireoidianos

Esses autoanticorpos são dirigidos contra diversas substâncias secretadas pela tireoide:
- a tireoglobulina (Tg), uma proteína iodada presente na substância coloide das vesículas tireoidianas;
- a tireoperoxidase (TPO), uma enzima chave da biossíntese tireoidiana. São dosados por ELISA.

Objetivos da dosagem
- Confirmar o diagnóstico de tireoidite de Hashimoto em mulher portadora de bócio ou que apresente sintomas de hipotireoidismo inicial.
- Garantir a ausência de disfunção tireoidiana durante gravidez ou tratamento por amiodarona, lítio, interleucinas.

Valores de referência
A título indicativo para o adulto:
▶ Anti-TPO < 35 UI/mL.
Anticorpos antitireoidanos se apresentam em títulos baixos em 5 a 10% dos sujeitos normais. Sua prevalência aumenta com a idade.

Clínica

Anticorpos antitireoperoxidase (anti-TPO)

Tireoidite de Hashimoto

Anticorpos anti-TPO, de classe IgG, são detectados durante uma tireoidite autoimune de Hashimoto, que é devida a uma invasão linfocitária massiva da tireoide, produzindo anticorpos e linfocinas que destroem o tecido tireoidiano.

A tireoidite de Hashimoto atinge a mulher (90% dos casos) entre 30 e 60 anos, frequentemente com antecedentes pessoais ou familiares de distireoidia, frequentemente de grupo HLA B8 e DR5. Revela-se por bócio moderado, não inflamatório, homogêneo, indolor, não compressivo. A ecografia mostra uma hipofixação heterogênea com zonas hipoecogênicas disseminadas alternadamente no corpo tireoide. A doença evolui lentamente para insuficiência tireoidiana definitiva.

Desde o início da doença os anticorpos anti-TPO estão presentes num título muito elevado (podendo ultrapassar 1/10000), correlacionado com a importância da infiltração linfocitária da tireoide.

Doença de Basedow

Anticorpos anti-TPO são detectados em 80% das doenças de Basedow, mas é a dosagem dos anticorpos anti-TSH que é utilizada para confirmar e acompanhar a evolução de uma doença de Basedow.

Gravidez

Na mulher, a descoberta de anticorpos anti-TPO é preditiva de hipotireoidismo materno durante a gravidez ou de uma tireoidite do *post-partum*. Conduz a procurar por anticorpos antirreceptores da TSH a fim de prevenir uma distireoidia neonatal (*ver* Anticorpos antirreceptores da TSH).

Doenças autoimunes não tireoidianas

Os anticorpos anti-TPO são pouco específicos. Sua presença é observada nas doenças autoimunes não tireoidianas (LED, diabetes), na hepatite crônica C, na sarcoidose, no câncer de mama e em pacientes que tenham antecedentes familiares de tireoidite autoimune.

Anticorpos antitireoglobulina (anti-Tg)

A procura de anticorpos antitireoglobulina não é mais indicada, pois esses anticorpos, excepcionalmente, estão presentes de maneira isolada, e os anticorpos anti-TPO, que são mais bem detectados, aparecem mais precocemente.

Uma exceção, no entanto: em caso de câncer tireoidiano, a titulação de anticorpos anti-TgB é necessária à validação da dosagem da tireoglobulina que serve para detectar as recidivas após tireoidectomia. Um anticorpo anti-TgB é, de fato, suscetível de interferir nessa dosagem (*ver* Tireoglobulina).

Para lembrar

Os dois polos de autoimunidade tireoidiana:
- doença de Hashimoto: anticorpos antitireoperoxidase (TPO), hipotireoidismo;
- doença de Basedow Graves: anticorpos antirreceptores da TSH (RTSH), hipertireoidismo.

Anticorpos antitransglutaminase (anti-tTG)

Esses anticorpos são marcadores da doença celíaca. Os primeiros marcadores da doença celíaca foram os anticorpos IgA antiendomísio (Em-IgA) que têm uma especificidade próxima de 100%. Eles têm o inconveniente de serem investigados em imunofluorescência em cortes de esôfago símico, o que torna sua procura difícil e os resultados operador-dependentes.

Quando a transglutaminase apareceu como sendo o antígeno reconhecido pelos autoanticorpos antiendomísio, um teste ELISA, confiável e mais simples, reconhecendo os anticorpos antitransglutaminase tecidual (t-TG) foi definido.

Objetivos da dosagem
- Reconhecer e acompanhar uma doença celíaca.

Orientações sobre o exame
As imunoglobulinas IgA são sempre dosadas conjuntamente, pois um déficit em IgA se observa em 3 a 11% das doenças celíacas e invalida o teste.

Valores de referência

Anticorpos anti-tTG-IgA
▶ Valores-limite: > 10 U/mL (unidades arbitrárias) em ELISA.
Anticorpos antiendomísio
▶ Valores-limite: > 1/10 em IFI.

Clínica: doença celíaca
A doença celíaca é uma doença intestinal autoimune provocada por um antígeno alimentar, a gliadina do glúten contida nos cereais. Ela é caracterizada por atrofia vilositária na origem de uma má absorção reversível sob regime sem glúten. Sua prevalência não é negligenciável (0,5 a 1% da população geral) e muitas formas paucissintomáticas seriam desconhecidas. Os pacientes são quase todos HLA DQ2 (95% dos casos) – 40% da população geral é DQ2 ou DQ8.

A doença se revela ou na infância, entre 6 meses e 2 anos, após a introdução do glúten alimentar, ou na idade adulta, mais frequentemente entre 20 e 40 anos. Na criança, se manifesta por diarreia crônica, inchaço abdominal e retardo no crescimento. Mais frequentemente, ela é descoberta à ocasião de sintomas menos característicos: retardo estatural ou pubertário, constipação rebelde, aftose bucal, aumento das transaminases.

No adulto, os sintomas mais habituais são dores abdominais, meteorismo, diarreia crônica, por vezes problemas gerados pela má absorção: emagrecimento, osteoporose, astenia. Anomalias biológicas são frequentes:
- anemia ferropriva, déficit de folatos;
- déficit em fatores de coagulação (II, VII, X);
- hipoalbuminemia.

Quando se suspeita da doença, os exames de primeira intenção são a dosagem dos IgA e a procura por anticorpos IgA antitransglutaminase. Se esta última for positiva, uma biópsia do intestino grosso é discutida. Ela exibe:
- aumento dos linfócitos intraepiteliais (> 30 para 100 enterócitos);
- hiperplasia crítica;
- atrofia vilositária.

Se os IgA estão diminuídos, é preciso procurar anticorpos anti-tTG de classe IgG.

Quando esses testes sorológicos são negativos, o diagnóstico de doença celíaca não se sustenta. Não há necessidade de procurar os anticorpos anti-gliadina de tipo IgA (positivos se > 25 UI/mL) que têm especificidade fraca.

A titulação dos anticorpos contribui no controle da eficácia do tratamento. Os títulos dos anticorpos diminuem alguns meses após a introdução do regime e os anticorpos não são mais distinguíveis após 12 a 24 meses. O regime deve ser seguido por toda a vida.

Retrato biológico de uma doença celíaca:
- anticorpos anti-tTG A > 10 × N;
- anticorpos anti-EM A > 1/10;
- HLA DQ2 ou DQ8.

Antiepilépticos

Os antiepilépticos mais comuns (Depakine®, Di-Hydan®, Gardenal®, Tegretol®) são dosados rotineiramente no soro.

Valores de referência

Admitem-se, geralmente, os valores seguintes para o adulto (taxa residual ao estado de equilíbrio).

Antiepilépticos

	Concentração terapêutica	Limite de toxicidade
Carbamazepine (Tegretol®)	4 a 12 mg/L 5 a 50 µmol/L	15 mg/L 60 µmol/L
Fenobarbital (Gardenal®)	15 a 40 mg/L 65 a 175 µmol/L	60 mg/L 175 µmol/L
Fenitoína (Di-Hydan®)	10 a 20 mg/L 40 a 80 µmol/L	20 mg/L 80 µmol/L
Valproato de sódio (Depakine®)	50 a 100 mg/L 350 a 700 µmol/L	200 mg/L 1.300 µmol/L
Primidona (Misoline®)	5 a 10 mg/L 23 a 45 µmol/L	15 mg/L 70 µmol/L
Clonazepam (Rivotril®)	10 a 50 µg/L	100 µg/L
Etosuximida (Zarontin®)	40 a 100 mg/L 280 a 700 µmol/L	150 mg/L 1.000 µmol/L

A medida das concentrações de antiepilépticos é indicada:
- para ajustar a posologia quando o estado de equilíbrio (cinco meias-vidas) foi atingido;
- para controlar a adesão ao tratamento;
- em caso de suspeita de superdosagem;
- em caso de adjunções terapêuticas arriscando modificar o metabolismo dos medicamentos.

Em caso de crises ocorrendo a despeito do tratamento, uma concentração baixa evoca má observância, mas não dispensa procurar outra causa, eventualmente grave, na origem do retorno das crises (uma lesão cerebral, por exemplo).

Antígeno carcinoembrionário (ACE)

O antígeno carcinoembrionário (ACE) é uma proteína fetal sintetizada nos seis primeiros meses da gestação. Após o nascimento, ela é encontrada no polo apical das células epiteliais do tubo digestório mas sua concentração se torna muito fraca no soro. Sua sobre-expressão em caso de câncer colorretal é, de fato, um marcador desse câncer.

Objetivos da dosagem

Marcar os cânceres:
- câncer colorretal, principalmente;
- mas também cânceres da mama (associado ao CA 15-3), do ovário (associado ao CA 125), adenocarcinomas brônquicos.

Valores de referência

▶ No adulto: < 5 ng/mL.
▶ Um pouco mais (7,5 ng/mL) em tabagistas frequentes.

Clínica

Câncer colorretal

A concentração do ACE aumenta nos cânceres colorretais, onde um valor superior a 25ng/mL é muito frequente (até 90% dos pacientes em certas séries).

Essa elevação é bastante correlacionada ao grau de extensão do câncer, de forma que a dosagem pré-operatória do ACE pode ser útil para distinguir, entre os pacientes sem invasão ganglionar, os que têm alto risco de recidiva. No entanto, mesmo que essa dosagem tenha valor prognóstico, nenhum dado da literatura sugere seu interesse para decidir um tratamento adjuvante (Anaes).

Associado à ecografia hepática, o ACE é um marcador sensível para a detecção das metástases hepáticas dos cânceres colorretais. Uma ecografia hepática normal com concentração sérica aumentada do ACE é indicação para investigações complementares (Liga contra o câncer).

Outros cânceres

O ACE não é específico do câncer colorretal. Elevações superiores a 25 ng/mL se observam em outros adenocarcinomas do tubo digestório (esôgafo, estômago), em cânceres dos brônquios, dos ovários, da mama, no câncer medular da tireoide.

Afecções benignas

Concentrações inferiores a 10 ng/mL são encontradas em doenças inflamatórias intestinais, hepatites crônicas, pancreatites.

Antitrombina

A antitrombina sintetizada pelo hepatócito e pela célula endotelial é um inibidor fisiológico da coagulação. Ela neutraliza a trombina e essa neutralização é fortemente acelerada pela heparina. Um déficit hereditário ou adquirido em antitrombina (anteriormente chamada antitrombina III ou AT III) pode estar na origem de tromboses e/ou de uma ineficiência da heparina.

Objetivos da dosagem

Procurar um déficit em antitrombina:
- em paciente apresentando doença tromboembólica antes dos 45 anos ou doença tromboembólica após os 50 anos, sem fator que favoreça;
- frente a qualquer doença tromboembólica reincidente ou de origem insólita;
- em caso de resistência à heparina;
- antes de qualquer tratamento estroprogestativo, se existirem antecedentes familiares de trombose antes dos 50 anos.

Orientações sobre o exame

Dosagem no plasma respeitando as precauções necessárias para qualquer exame da hemostase (*ver* Taxa de protrombina).

Examinar de preferência antes de qualquer heparinoterapia ou 10 dias após sua suspensão.

Valores de referência
- ▶ Antitrombina antígena (dosagem ponderada por método imunoquímico): 0,22 a 0,39 g/L.
- ▶ Antitrombina atividade (dosagem biológica): 80 a 120% da atividade de um *pool* de plasmas normais.

A taxa de antitrombina é diminuída pela metade no recém-nascido, normalizando-se aos 6 meses de idade.

Clínica

Déficit constitucional de antitrombina

Déficit hereditário, transmitido de modo autossômico dominante com penetração variável, é observado cerca de 1 vez em cada 5.000 na população geral. Revela-se antes dos 40 anos por tromboses venosas de repetição, cm cerca de um terço dos casos derivados de embolias pulmonares. A heparina é ineficaz e deve ser associada a concentrados de antitrombina.

Os déficits quantitativos onde antígeno e atividade diminuem de maneira paralela são os mais frequentes (80% dos casos).

Os déficits qualitativos onde a dosagem ponderada é normal e a atividade diminuída são de três tipos distinguidos por laboratórios especializados.

Déficits adquiridos de antitrombina

Diminuições da antitrombina se observam durante insuficiências hepatocelulares e síndromes nefríticas.

A antitrombina é consumida de maneira excessiva nos CIVD, a ponto de sua dosagem ser proposta como teste de diagnóstico precoce. O reforço de antitrombina faz parte do tratamento dos CIVD (*ver* Fibrinogênio).

Os estrogênios de síntese causam uma diminuição inconstante e moderada (cerca de 10%) da atividade antitrombina, suscetível, no entanto, de aumentar o risco de trombose nas mulheres predispostas utilizando contracepção oral. Essa baixa é reversível com a suspensão dos contraceptivos.

Apolipoproteínas

Sintetizadas pelo fígado, as apolipoproteínas são a fração proteica das lipoproteínas que asseguram o transporte dos lipídios no sangue. São compostas de diferentes polipeptídeos diversamente associados formando cerca de 20 apolipoproteínas conhecidas atualmente (Apo A, B, C, E etc.).

Na prática médica corrente, são estudadas apenas as apolipoproteínas A1, que se encontram na superfície dos HDL (*High Density Lipoproteins*), e as apolipoproteínas B, constituintes, principalmente, dos LDL (*Low Density Lipoproteins*), mas também dos VLDL (*Very Low Density Lipoproteins*) e dos quilomícrons.

Objetivos da dosagem

- Avaliar o risco cardiovascular: ele aumenta quando a concentração de apolipoproteína A1 diminui e quando a apolipoproteína B aumenta.

Orientações sobre o exame

Examinar em tubo seco (a dosagem no plasma não é recomendada) após 12 h de jejum, com distância de uma infecção, de acidente vascular e de gravidez.

Valores de referência

Variáveis segundo às técnicas de dosagem. A título indicativo, no adulto.
Apolipoproteína A1
- Homem: 1,20 a 1,80 g/L.
- Mulher: 1,30 a 2,10 g/L.

Apolipoproteína B
- Homem: 0,50 a 1,30 g/L.
- Mulher: 0,40 a 1,20 g/L.

Limites de risco cardiovascular
- Apolipoproteína B > 1,35 g/L.
- Apolipoproteína A1 < 0, 90 g/L.

Clínica

Apolipoproteínas A1 (Apo A1)

A elevação da lipoproteína A1 atesta uma boa eliminação do colesterol e constitui uma garantia contra a aterosclerose. A apolipoproteína A1 é aumentada pelo exercício físico prolongado (maratona) e pelo consumo moderado de álcool.

Uma isoforma da apolipoproteína A1 está aumentada nas hiper alfa-lipoproteínas familiares. O HDL-colesterol, nesse caso, é superior a 0,7 g/L no homem, a 0,8 g/L na mulher. Essas hipercolesterolemias familiares não são perigosas. Convém acompanhá-las.

A diminuição da Apo A1 é um fator inconstante de risco cardiovascular. Existe um déficit de Apo A1 na doença de Tangier (grandes amídalas laranjas, opacidades corneanas, polinevrites) e no déficit de LCAT (lecitina-colesterol aciltransferase) ou *fish-eye disease*, caracterizada por opacidades corneanas e insuficiência renal. Não há aterosclerose na primeira; a aterosclerose é precoce na segunda.

Na ausência dessas afecções excepcionais, a Apo A1 é diminuída nas hipertrigliceridemias, no hipotireoidismo, no diabetes e em caso de fibrose hepática.

Apolipoproteínas B (Apo B)

A elevação acima de 1,30 g/L da apolipoproteína B constitui um fator de risco de doença coronariana (consenso ARCOL). Esse aumento é a causa de sobrecargas ponderais, hiperlipoproteinemias (tipos IIa, IIb, III), do diabetes.

A Apo B é muito baixa ou nula durante a abetalipoproteinemia, uma doença rara caracterizada por ataxia, retinite pigmentária, acantocitose e má absorção. Colesterol e triglicerídeos estão muito baixos.

Outras apolipoproteínas

As outras apolipoproteínas raramente são dosadas.

O déficit familiar de apolipoproteína C II com hiperquilomicronemia (doença excepcional) se traduz por pancreatites de repetição desde a infância ou na idade adulta.

> Em prática corrente, a dosagem da apolipoproteína A1 e da apolipoproteína B total não é mais informativa do que a dosagem do colesterol-HDL e o cálculo do LDL-colesterol. Não se justifica no quadro da supervisão de uma hiperlipemia tratada.

ASAT *ver* Transaminases

Ascite

O líquido da ascite se observa em numerosas afecções peritoneais: sua punção exploratória é sistemática.

Objetivos do exame
- Conhecer a causa de uma ascite ou investigar uma complicação.

Características do líquido

Aspecto
O líquido pode ser citrino, hemorrágico (hemático se há mais de 10000 hemácias/µL, sanguíneo se não contém mais de 100.000/µL), puriforme ou quiloso.

Química
A dosagem das proteínas permite opor as ascites transudativas contendo menos de 20 g/L de proteínas e as ascites esxudativas contendo mais de 30 g/L de proteínas.

> - Ascite exsudativa evoca uma carcinose peritoneal (principalmente se há mais de 40 g de paróticlas/L), uma infecção tuberculosa (mais de 30 g/L) ou germes banais, uma ascite pancreática ou devida a uma pericardite crônica constritiva.
> - Ascite transudativa é, praticamente, sempre causada por cirrose, excepcionalmente a uma insuficiência cardíaca.

A concentração em lipídios é superior a 3 g/L (e, frequentemente, 5 g/L) em caso de ascite quilosa. As ascites quilosas são provocadas por cânceres ganglionares (linfomas ou metástases) ou digestivos. A antiga distinção entre ascite quiliforme (lipídios inferiores a 3 g/L) e quilosa (lipídios superiores a 5 g/L) não é mais mantida.

Citobacteriologia
A predominância linfocitária de um exsudato orienta para uma tuberculose ou uma patologia tumoral.

A riqueza em polinucleares neutrófilos de uma ascite sustenta o diagnóstico de infecção, mesmo se o exame bacteriológico for negativo.

A cultura do líquido de ascite deve ser sistemática, à procura de germes banais e de bacilos tuberculosos. Seu resultado pode ser tardio.

Clínica

Ascite cirrótica

O líquido da ascite cirrótica é amarelo, claro, transparente. Contém de 5 a 20 g de proteínas/L (exceto após punções repetidas onde as proteínas podem chegar a 30 g/L).

A infecção do líquido de ascite, suspeita levantada em caso de febre, dores abdominais e/ou agravação da cirrose, só é rigorosamente confirmada quando um germe é isolado por cultura. É raro, e é por isso que outros sintomas – indiretos – devem ser procurados. Contrariamente aos derrames pleurais, a composição química dos líquidos de ascite se modifica pouco em caso de infecção: não há aumento das LDH além da taxa sérica, a baixa da relação glicose em ascite/glicemia é modesta, a diminuição do pH (inferior a pelo menos 0,10 no pH arterial) moderada. É também o número de polinucleares na ascite que é, habitualmente, tomado como o melhor sinal de infecção quando ultrapassa 75/µL.

A evolução para um carcinoma hepatocelular se traduz por um líquido sanguíneo rico em parótidas e/ou contendo uma taxa elevada de alfafetoproteína (*ver* Alfatetoproteína).

Ascite cancerosa

A ascite carcinomatosa pode ser citrina, hemorrágica ou quilosa. Muito rica em proteínas (mais de 40 g/L), frequentemente contém muitas hemácias (mais de 10.000/mm) e leucócitos (mais de 1.000/µL). Podem-se encontrar células carcinomatosas. A fibronectina é aumentada.

As três grandes causas de ascites neoplásicas são os tumores do ovário, os carcinomas hepatocelulares e os cânceres digestivos.

Ascite tuberculosa

A ascite da tuberculose peritoneal é clara, rica em proteínas (mais de 30 g/L). As células que contêm são, principalmente (mais de 70%), linfócitos; as hemácias são raras. O BK raramente é identificado tanto pelo exame direto quanto pelas culturas, de onde surge o interesse de sua procura por PCR e do diagnóstico histológico.

Ascite pancreática

A ascite das pancreatites pode ser clara, turva, hemorrágica ou quilosa. A concentração da amilase, que é muito aumentada, orienta o diagnóstico.

Aspergilose

Aspergillus são cogumelos filamentosos, saprófitos, termotolerantes (mofos), muito disseminados no ambiente. Existem mais de 300 espécies conhecidas, mas apenas cerca de 10 são patógenas para o homem. A espécie *A. fumigatus* é a mais frequentemente isolada (90% dos casos). Ela é responsável por afecções respiratórias, sendo seus esporos de tamanho pequeno inalados distalmente.

Os esporos estão presentes na poeira das casas, nas matérias orgânicas (carpete, folhas mortas), no solo. Sua concentração no ar aumenta pelo calor e pelas obras.

A tradução clínica da aspergilose depende, essencialmente, do hospedeiro (+++): aspergilose broncopulmonar alérgica no asmático, colonização das vias aéreas em caso de mucoviscidose, aspergiloma sobre a cavidade pulmonar contendo massa arredondada, aspergilose pulmonar invasiva no imunodeprimido.

Aspergiloses imunoalérgicas

Aspergilose broncopulmonar alérgica (ABPA)

A aspergilose broncopulmonar alérgica acontece no asmático, mas também em pacientes atingidos por mucoviscidose, se traduzindo por uma asma febril com hipereosinofilia.

O diagnóstico se baseia em:
- positividade dos testes cutâneos para *A. fumigatus*;
- concentrações elevadas de IgE monoespecíficos para *A. fumigatus*.

Alveolite alérgica extrínseca

Essa alveolite linfocitária se produz após inalação massiva dos esporos em pacientes não atópicos, frequentemente num contexto profissional (pulmão do agricultor). Revela-se por crises agudas pseudogripais com tosse febril, que se renovam a cada contato com o alergênico.

O diagnóstico se baseia:
- na presença na expectoração de filamentos micelianos, divididos, ramificados a 45°, visíveis no exame direto após coloração ao azul lático ou impregnação argêntica;
- na sorologia, evidenciando anticorpos precipitantes por dupla difusão em ágar ou eletrossinerese (mais rápida) ou ELISA automatizado. Os resultados duvidosos devem ser confirmados com imunoeletroforese.

Aspergilomas

O aspergiloma é secundário à colonização (não invasiva) de uma cavidade pulmonar contendo massa arredondada por um conglomerado de filamentos de resíduos celulares e muco. Caracteriza-se por hemoptises e febre resistente aos antibióticos.

O diagnóstico é feito graças ao *scanner*, que mostra a trufa aspergilar sob a forma de opacidade redonda coberta por um crescente contraste gasoso.

Aspergilose pulmonar invasiva (API)

Essa forma grave de aspergilose atinge os imunodeprimidos: os pacientes enxertados (transfusão de medula), transplantados (pulmonares), submetidos a quimioterapias invasivas, tratados para leucemia aguda ou LMC, neutropênicos, infectados por HIV.

Toma a forma de uma broncopneumopatia severa com dores torácicas, hemoptises, febre resistente aos antibióticos. O *scanner* frequentemente mostra imagens significativas nodulares com sinal do halo, traduzindo uma hemorragia perialveolar lesional, e crescente gasoso.

Frequentemente é difícil apresentar uma confirmação biológica neste quadro:
- as hemoculturas são negativas;
- a cultura das expectorações ou de um líquido de lavagem alveolar sobre cultura de Czapek mostra em 2 a 8 dias colônias esverdeadas; no microscópio, filamentos compactos e cabeças aspergilares nem sempre fáceis de analisar;
- a análise sorológica só é possível nos pacientes imunocompetentes;
- no imunodeprimido, a procura por ELISA de antígenos solúveis galactomanana (componente da parede) presentes, principalmente, no LBA é sensível, precocemente positiva, específica a despeito de alguns falso-positivos com as penicilinas semissintéticas (ampicilina, cloxacilina...);
- uma PCR *Aspergillus fumigatus* pode ser praticada no soro.

Atividade anti-Xa

Quando as heparinas padrão não fracionadas (HnF) têm uma atividade antifator Xa (FXa) e uma atividade de antitrombina (IIa) equivalentes, as heparinas de baixo peso molecular (HBPM) têm uma atividade anti-Xa predominante sobre a atividade anti-IIA (em uma relação variando de 2 a 4).

Os heparinoides de muito baixo peso molecular, como o fondaparinux (*Arixtra*®) ou o danaparoide (Orgaran®), e dois dos coagulantes diretos (AOD) – ou novos coagulantes orais (NACO) –, o rivaroxabana (Xarelto®) e o apixaban (Eliquis®), têm uma atividade anti-Xa quase exclusiva.

A medição da atividade anti-Xa permite controlar a ação dos anticoagulantes que têm atividade anti-Xa predominante (mas pode, também, medir a ação das HnF).

Objetivos da dosagem

- Em alguns pacientes, regular um tratamento curativo com uma HBPM (Fragmin®, Fraxiparina®, Fraxodil®, Innohep®, Lovenox®).

Orientações sobre o exame

Respeitar as regras de exame para testes da hemostase. Definir no laboratório o nome do medicamento e a posologia (os reativos diferem de acordo com os anticoagulantes).

Valores de referência

Os resultados de uma medição da atividade anti-Xa são expressos: em unidades internacionais (UI) de atividade anti-XA por mL para as HnF, as HBPM e o danaparoide (Orgaran®); em µg de produto/mL para os medicamentos de síntese como o fondaparinux (Arixtra®), o rivanoxaba (Xarelto®) e o apixaban (Eliquis®).

Valores procurados no preventivo
▶ HBPM: de 0,1 a 0,3 UI anti-XA/mL, 0,5 se o risco é muito alto.

Valores procurados no curativo:
▶ HnF: 0,3 a 0,6 UI/mL.
▶ HBPM:
  - 0,5 a 1 UI/mL (HBPM necessitando de duas injeções por dia);
  - < 1,8 UI/mL (uma só injeção por dia).
▶ Fondaparinux: 1 a 1,4 µg/mL.

Clínica

Tratamentos preventivos da doença venosa tromboembólica

A utilidade de medir a atividade antifator Xa ao longo dos tratamentos preventivos de trombose pelas HBPM ou pelo fondaparinux não foi estabelecida.

Tratamentos curativos

A fim de despistar eventual trombocitopenia induzida por heparina (TIH), acidente grave que impõe a suspensão imediata do tratamento, a contagem de plaquetas é indicada, antes do tratamento, duas vezes por semana durante um mês, após, uma vez por semana, para qualquer tratamento por heparina padrão não fracionada e para tratamento por heparina de baixo peso molecular num contexto cirúrgico ou traumático ou em caso de morbidade importante (câncer).

Heparinas de baixo peso molecular

Ao longo dos tratamentos curativos de tromboses venosas ou da embolia pulmonar com uma HBPM, a medição da atividade anti-Xa não é necessária: a posologia é deduzida do peso do paciente e não da atividade anti-Xa. Ela só é útil em casos de situações de risco:
- pesos extremos: obesos cujo IMC é > 30; desnutridos pesando menos de 40 kg;
- insuficientes renais cujo *clearance* da creatinina está compreendido entre 30 mL/min e 60 mL/min (as HBPM são contraindicadas quando o *clearance* da creatinina é < 30);
- alto risco hemorrágico.

O exame deve ser realizado no pico da atividade, ou seja, 4 horas após a injeção para a maior das HBPM, 4 a 6 horas após a injeção para Innohep® e Fraxodi®, 6 horas após a injeção para Orgaran®. Os valores procurados vão de 0,5 a 1 UI/mL.

Heparinas não fracionadas

No caso de tratamentos com heparinas não fracionadas (HnF), prescritas quando o *clearance* da creatinina é < 30 ou para pacientes suscetíveis de sofrerem intervenções que necessitem de uma suspensão temporária do tratamento com heparina, a medição da atividade anti-XA (objetivo: entre 0,3 e 0,6 UI/mL) pode ser preferida à do TCA (objetivo: 2 vezes o *pool* de referência) ou associada a ela para regrar a heparinoterapia.

Novos anticoagulantes orais

A prescrição de rivaroxaban (Xarelto®) ou de apixaban (Eliquis®) não precisa seguir a atividade anti-XA rotineiramente. É apenas em certas circunstâncias (hiperdosagem, acompanhamento de uma hemorragia, indicação de uma intervenção cirúrgica urgente) que a medição da atividade anti-Xa pode ser útil, completada, eventualmente, por outros testes de hemostase.

Balanço eletrolítico sanguíneo (BES) ver Ionograma plasmático

Balanço fosfocálcico ver Fósforo, Cálcio, Paratormônio, Vitamina D

Balanço lipídico (EAL, exploração de uma anomalia lipídica) ver Colesterol, Triglicerídeos

Beta-2-microglobulina (β_2m)

Essa pequena proteína ("micro") está presente na superfície das células nucleicas do organismo, principalmente os linfócitos, associada às moléculas HLA do complexo principal de histocompatibilidade, cuja cadeia leve ela constitui.

Moléculas de β_2m são lançadas no espaço extracelular, sob a influência do interferon γ, durante certas proliferações celulares ou ativação do sistema imunológico.

A β_2m é filtrada pelo gromérulo, degradada pelas células do túbulo proximal.

Objetivos da dosagem
- Acompanhar os pacientes infectados pelo HIV, os pacientes que sofrem de proliferações linfocitárias B, de doenças inflamatórias crônicas ou transplantados renais.

Valores de referência

No plasma, no adulto
▶ < 2,5 mg/L.

Na urina
▶ < 370 µg/24 h.
▶ < 300 µg/g creatinina (34 µg/mmol creatinina).

Clínica

Doenças linfoproliferativas

A β_2m sérica é um marcador de proliferação linfocitária durante um mieloma, linfomas B (linfomas foliculares em particular), doença de Waldenstrom, leucemias linfoides crônicas.

Conjuntamente à da albumina, a concentração de β_2m é usada pelo sistema internacional de estadiamento (SSI) do mieloma múltiplo.

> **M**ieloma múltiplo: sistema internacional de estadiamento (SSI)
> - Estágio 1: β_2m < 3,5 mg/L e albumina > 35 g/L.
> - Estágio 2: β_2m < 3,5 mg/L e albumina < 35 g/L.
>
> *Ou*: β_2m entre 3,5 e 5,5 mg/L.
> - Estágio 3: β_2m > 5,5 mg/L.

Infecção por HIV

Nos pacientes infectados por HIV, a β_2m aumenta quanto a multiplicação viral está ativa. Ainda que sua concentração seja moderadamente correlacionada com a dos CD4, seu aumento marca uma evolução para o estágio de AIDS. Sua dosagem regular faz parte do acompanhamento.

Transplantes renais

Após transplante renal, a β_2m aumenta, em seguida retorna ao normal no 4º dia. A persistência de um valor elevado no 8º dia evoca uma rejeição.

Afecções diversas

A concentração de β_2m aumenta durante hepatites virais crônicas, cirrose biliar primitiva, afecções cólicas inflamatórias, certas doenças autoimunes como a síndrome de Gougerot-Sjögren.

Tubulopatias

Na urina, a β_2m é um marcador de afecção tubulária, as tubulopatias, suscitando uma falha na reabsorção das proteínas de baixa massa molecular e elevação da concentração e da eliminação da β_2m urinária, mas sua dosagem é pouco utilizada em prática corrente para o diagnóstico de tubulopatias em razão de sua instabilidade em pH ácido.

Beta-hCG *ver* hCH (hormônios coriônicos gonadotrofos)

Bicarbonatos

Os bicarbonatos plasmáticos (HCO_3^-), principais constituintes, com o cloro, da colônia de ânions do ionograma sanguíneo, constituem o tampão extracelular mais importante. Comportam-se "como uma esponja" capaz de absorver e, em seguida, eliminar os íons hidrogênio H^+: combinando-se com os íons hidrogênio, formam o ácido carbônico (H_2CO_3) suscetível de se dissociar para fornecer dióxido de carbono (CO_2) e água.

Objetivos da dosagem

A dosagem dos bicarbonatos é incluída no ionograma sanguíneo e na medida dos gases do sangue. Prestar atenção à sua concentração permite reconhecer e avaliar as acidoses e as alcaloses metabólicas, pois a bicarbonatemia reflete, principalmente, a parte metabólica das desordens ácido-básicas.

Valores de referência
▶ 22 a 26 mmol/L (ou mEq/L).

Clínica

Acidoses metabólicas (hipobicarbonatemias): pH < 7,38 e bicarbonatos plasmáticos < 22 mmol/L

A acidose metabólica é caracterizada por diminuição do pH ligada a uma diminuição dos bicarbonatos.

Sintomas

O sintoma clínico mais habitual da acidose metabólica é a "dispneia" de Kussmaul, ou hiperventilação compensatória *sine materia* (com exame clínico e radiológico pulmonar normal), que não passa despercebida por um examinador precavido.

A gasometria a confirma, evidenciando uma diminuição da $PaCO_2$, função da bicarbonatemia. A $PaCO_2$ resultante de uma hiperventilação adaptada é dada pela fórmula: $PaCO_2 = 1{,}5 \times (Bicarbonatos) + 8$. Se a $PaCO_2$ é superior, é porque existe uma acidose respiratória associada (que é preciso tratar)[1].

---

1 Pode-se também estimar rapidamente a $PaCO_2$ atingida tomando os dois últimos dados do pH. Se o pH é de 7, 30, então a $PaCO_2$ atingida é de 30 mmHg.

O quadro clínico das acidoses metabólicas é estreitamente ligado à causa da acidose. Nos casos severos ou prolongados, torpor e confusão são frequentes. Uma hipercalemia pode complicar a acidose e obscurecer seu prognóstico.

Causas

A acidose metabólica pode ser devida tanto a um consumo dos tampões bicarbonatos durante uma sobrecarga ácida quanto a uma perda de bicarbonatos (digestiva ou renal). Para distinguir essas duas situações, é clássico calcular o "hiato aniônico" (TA), ou diferença entre os cátions e os ânions dosados: (Na^+ + K^+) − (HCO_3^- + Cl^-). Seu valor normal é de 16 mmol/L (ver Ionograma):
- mais elevada, ela aponta para um consumo;
- mais baixa ou normal, ela aponta para uma perda de bicarbonatos.

O íon aniônico não tem realidade fisiológica. É um instrumento de classificação útil, ainda que, em clínica, a causa de uma acidose metabólica seja frequentemente evidenciada pelo contexto.

Acidoses por sobrecargas ácidas (hiato aniônico elevado, > 16 mmol/L)

Nessas acidoses, o hiato aniônico é elevado porque se acumula nos organismos íons H^+ que "consomem" tampões bicarbonato, bem como ânions não clorados indosáveis. Esses ânions x são trazidos por via exógena ou gerados pelo organismo.

As principais acidoses metabólicas com hiato aniônico elevado são urgências hospitalares:
- acidose láctica habitualmente ligada a um choque, a uma hipoxemia, uma insuficiência hepática grave, tratamento por biguanidas ou por inibidores da transcriptase reversa, situações durante as quais o íon lactato se acumula entre os ânions (ver Ácido láctico);
- acidocetose do diabetes, do álcool ou do jejum, onde se acumula beta-hidroxibutirato, que constitui, então, o principal ânion não medido (ver Corpos cetônicos);
- insuficiência renal aguda ou crônica durante a qual aumentam os sulfatos e fosfatos não medidos na colônia dos ânions, enquanto diminui a produção de amoníaco, o que dificulta a eliminação urinária dos íons H^+ (ver Creatinina);
- intoxicações por salicilato, por metanol, por etileno glicol.

Seu diagnóstico em geral é evidente, em contexto clínico.

Se uma acidose severa (pH < 7,2) não tem causa evidente, pensar em ingestão de etileno glicol ou de metanol, em seguida em uma acidose láctica (ver Ácido láctico).

Acidoses por perdas de bicarbonatos (hiato aniônico normal, < 16 mmol/L)

Quando a acidose está ligada a perdas de bicarbonatos, estes são substituídos por cloro na coluna dos ânions. O hiato aniônico permanece normal e essa forma de acidose metabólica é dita "hiperclorêmica".

Perdas digestivas

A perda de bicarbonatos pode ser digestiva, infrapilórica, quando as secreções pancreáticas, biliares ou do intestino delgado, ricas em bicarbonatos, não são mais reabsorvidas pelo cólon em razão de doença inflamatória do intestino, uma fístula intestinal ou jejunal.

Perdas renais: acidoses tubulares renais

A perda de bicarbonatos pode ser renal, em decorrência de *acidose tubular renal*. Esse diagnóstico deve ser evocado frente a qualquer acidose hiperclorêmica sem diarreia ou frente a uma litíase urinária reincidente.

As acidoses tubulares proximais são devidas a uma fuga urinária dos bicarbonatos que não são reabsorvidos no túbulo proximal. Nas acidoses proximais, a urina pode se acidificar se a baixa dos bicarbonatos for significativa. Na criança, geralmente são de origem genética, se inscrevendo mais frequentemente no quadro de uma síndrome de Fanconi (glicosúria normoglicêmica, aminoacidúria, hiperfosfatúria) testemunhando a perda de várias funções do tubo proximal. No adulto, são toxicomedicamentosas.

As acidoses tubulares distais são devidas a uma falha na secreção dos prótons na urina terminal (estimada pela dosagem da amônia). O pH da urina não desce jamais abaixo de 5,5, mesmo em caso de acidose profunda. Na criança elas são congênitas, de transmissão autossômica recessiva ou devidas a uma uropatia obstrutiva. No adulto, elas se encontram na síndrome de Sjögren, nos mielomas com excreção de cadeias leves, nas doenças autoimunes com hiperimunoglobulinemia (*ver* Amônia). Pensar em uma acidose tubular renal pode ser "um bom negócio": o tratamento dessas acidoses é simples (bicarbonato per os) e eficaz.

	Acidose renal	Acidose extrarrenal
pH	> 5,5	< 5,5
Hiato aniônico urinário	> 0	< 0
Amoniúria	Baixa	Aumentada

Para lembrar
- A acidose metabólica se define por um pH < 7,38 e bicarbonatos < 22 mmol/L. A $PaCO_2$ é diminuída por uma hiperventilação compensatória.
- Se o hiato aniônico plasmático é > 16 mmol/L, então a acidose é devida a um **consumo** de bicarbonatos tampão por um excesso de ion H^+:
  - endógeno: acidocetose, acidose láctica, insuficiência renal;
  - exógeno: metanol, etilenoglicol, salicílicos.
- Se o hiato aniônico é normal com uma hipercloremia, então a acidose é causada por **perda** de bicarbonatos:
  - digestiva: infrapilórica (drenagens biliares, fístulas intestinais, doenças inflamatórias do intestino);
  - renal: acidose tubular renal primária ou secundária (Sjögren, mieloma, nefropatias intersticiais).
- A hipercaliemia é uma complicação maior da acidose metabólica.

Alcaloses metabólicas (hiperbicarbonatemias): pH > 7,42 e bicarbonatos plasmáticos > 26 mmol/L

A alcalose metabólica é caracterizada pelo aumento do pH ligado à retenção de bicarbonatos.

Sintomas

A alcalose metabólica é mais frequentemente assintomática; apenas quando a alcalose é muito importante (pH > 7,5) podem acontecer parestesias peribucais, confusão, mioclonias, tetania hipocalcêmica. Está associada a hipercapnia moderada compensatória e, frequentemente, à hipocaliemia, que constitui seu risco principal (alterações do ritmo cardíaco).

Causas

Em contexto cirúrgico ou de reanimação, a alcalose pode se constituir após perfusões excessivas de bicarbonatos ou transfusões massivas. Se não, ela se observa em duas circunstâncias bem diferentes:
- perda de cloro de origem gástrica ou renal;
- acúmulo de bicarbonatos por diminuição da capacidade renal de excretar os bicarbonatos na urina.

Alcaloses com déficit clorado, ou clorossensíveis ou de contração (frequentes)

As alcaloses metabólicas são quase sempre ligadas a perdas de cloro devidas ou a vômitos ou aspirações gástricas, ou à ingestão de diuréticos cloruréticos.

As perdas gástricas de HCl suscitam a perda concomitante de Cl e de íons H$^+$. Este último equivale a um consumo de bicarbonatos (íons sendo produzidos no polo vascular das células gástricas).

Os diuréticos clorouréticos, principalmente os diuréticos de alça (a furosemida é o principal), enriquecem a urina em cloro e empobrecem em bicarbonatos.

Essas duas causas (perdas gástricas e diuréticas) provocam uma contração do volume extracelular que suscitam a alcalose.

Alcaloses sem déficit clorado, ou clororresistentes (raras)

Raramente a alcalose metabólica traduz uma perda de íons H$^+$ pelo túbulo contornado distal e reabsorção concomitante de bicarbonatos em relação com:
- excesso de mineralocorticoides (hiperaldosteronismo primário ou secundário, intoxicação por alcaçuz);
- ou hiper-reninemia (estenose da artéria renal, hipertensão maligna).

Essas situações têm em comum uma hipocalemia: o volume extracelular é normal ou aumentado (*ver* Aldosterona e Renina).

Para lembrar
- A alcalose metabólica se define por um pH > 7,42 e bicarbonatos > 26 mmol/L. O PaCO$_2$ é moderadamente aumentado por uma hipoventilação compensatória.
- A alcalose metabólica é quase sempre ligada a um déficit clorado devido:
  - a vômitos, uma aspiração gástrica prolongada;
  - ao uso de diuréticos clorouréticos.
- As alcaloses metabólicas sem déficit clorado são raras: hiperaldosteronismos, hiper-reninismos, depleções potássicas profundas.
- A hipocalemia é uma complicação maior da alcalose metabólica.

Bilharzíases (Esquistosomose)

As bilharzíases, "doenças dos pés descalços", contraídas nas águas doces e paradas das zonas intertropicais, são muito disseminadas (terceira endemia parasitária mundial, depois do paludismo e da amebíase).

A bilharzíase urinária causada por *Schistosoma haematobium* e revela-se por hematúrias, provocando esclerose do aparelho urinário. Ela é devastadora na África.

A bilharzíase intestinal é devida a quatro outras espécies. Ela se revela por diarreia crônica e provoca hepatoesplenomegalias com hipertensão portal. *Schistosoma mansoni* atinge a África e as Américas (Caraíbes, Brasil), *S. intercalatum*, a África equatorial, *S. japonicum*, China e Filipinas, e *S. mekongi*, o Camboja e o Laos.

Procura pelos ovos

O diagnóstico de bilharzíase é baseado na descoberta de ovos de bilharzias:
- ou nas fezes (formas intestinais e hepáticas);
- ou na urina centrifugada recolhida após esforço (formas urinárias);
- ou, ainda, em uma biópsia renal (formas digestivas e urinárias).

Os ovos só são descobertos na fase de estado, 2 a 3 meses após a infestação. Sua emissão é inconstante com detecção por vezes difícil.

Sorologia

O diagnóstico sorológico é mais precoce, utilizável a partir da 3ª semana e mais constante. Utiliza antígenos extraídos de *S. mansoni* e recorre a várias técnicas: ELISA, *western-blot*, imunoeletroforese, imunofluorescência indireta. Os títulos obtidos não têm relação com a data ou a intensidade da infestação. São mais elevados nas bilharzíases hepáticas.

Algumas bilharzíases muito recentes ou muito antigas (urinárias, principalmente) permanecem sorologicamente negativas ainda que evolutivas.

O tratamento frequentemente suscita em 30 dias em elevação do título dos anticorpos, considerada por alguns como prova da eficácia terapêutica. Os anticorpos (IgC) diminuem em seguida durante 18 meses sem desaparecer completamente.

Bilirrubina

A bilirrubina é o produto da degradação da hemoglobina nos macrófagos da medula óssea. Liberada no plasma, é transportada para o fígado ligada à albumina, onde é conjugada com o glicuronato, o que a torna solúvel na água. Após isso, a bilirrubina é excretada na bile para o intestino. No intestino, as bactérias degradam a bilirrubina em urobilinogênio, do qual 80% é eliminado nas fezes, o que contribui na sua coloração. O restante é reabsorvido e excretado na bile e na urina (ciclo êntero-hepático).

Qualquer problema no metabolismo da hemoglobina provoca uma hiperbilirrubinemia e icterícia quando a concentração da bilirrubina ultrapassa 50 µmol/L. A dosagem da bilirrubina total confirma o diagnóstico de icterícia. A de seus componentes precisa seu mecanismo: um aumento da degradação da hemoglobina (hemólise) suscita uma hiperbilirrubinemia não conjugada; uma perturbação da excreção da bilirrubina posteriormente à sua conjugação intra-hepatocitária provoca hiperbilirrubinemia conjugada.

A bilirrubina não conjugada, liberada pela destruição das hemácias e presente no sangue, é dita "indireta". A bilirrubina conjugada no fígado, solúvel na água e presente nas vias biliares, é dita "direta".

Objetivos da dosagem
- Detectar colestase (bilirrubina conjugada) ou hemólise (bilirrubina livre).

Orientação sobre o exame
Evitar a estase venosa. Descartar as coletas quando o garrote estiver colocado há mais de um minuto. Evitar a exposição da coleta à luz (a bilirrubina se oxida na luz). Na pediatria, utilizar, preferencialmente, frascos âmbar ou envelopadas de papel de alumínio.

Valores de referência
- ▶ Bilirrubina total < 12 mg/L (20 µmol/L).
- ▶ Bilirrubina não conjugada < 10 mg/L (18 µmol/L).
- ▶ Bilirrubina conjugada < 1 mg/L (2 µmol/L).

Uma icterícia é clinicamente distinguível quando a bilirrubina total ultrapassa 50 µmol/L (30 mg/L).

Alguns recém-nascidos apresentam icterícia "fisiológica" causada por imaturidade hepática. A bilirrubinemia pode atingir 200 µmol/L no 3º dia. A icterícia desaparece rapidamente e no 5º dia a bilirrubinemia é inferior a 35 µmol/L.

Clínica

Hiperbilirrubinemias conjugadas (as urinas são escuras, as fezes pálidas)

Sintomas

A bilirrubina conjugada (diferentemente da bilirrubina livre) é hidrossolúvel; ela pode passar na urina após regurgitação do fígado para o sangue. A hiperbilirrubinemia conjugada se reconhece pela presença de urina escura, com bilirrubina detectável por meio de tira reagente.

Causas

À exceção dos muito raros déficits de transporte da bilirrubina conjugada (síndromes de Dubin-Johnson e de Rotor (ver quadro) a hiperbilirrubinemia conjugada é sempre causada por *colestase*, o que significa um obstáculo ao fluxo biliar "do hepatócito à ampola de Vater".

Em caso de colestase, bilirrubina, fosfatases alcalinas, γ-GT e 5-nucleotidase são aumentadas no sangue.

Uma colestase pode ser extra ou intra-hepática. A distinção é feita por exame de imagem conforme as vias biliares estejam dilatadas (colestase extra-hepática) ou não (colestase intra-hepática).

Colestases intra-hepáticas

Quando uma colestase é intra-hepática, as fosfatases alcalinas e as transaminases estão elevadas. A taxa de protrombina é mais ou menos diminuída segundo a gravidade da insuficiência hepática. Os exames de laboratório (sorologia das hepatites, por exemplo, ou testes genéticos com a criança) determinam a causa da icterícia.

No adulto, a colestase intra-hepática está ligada a uma hepatite, medicamentosa ou viral ou alcoólica, a uma granulomatose ou ainda a uma cirrose biliar primitiva (CBP).

Na criança pode ser causada pela síndrome de Alagille (hipoplasia biliar intra-hepática), déficit em α_1-antitripsina, mucoviscidose, colestase intra-hepática progressiva familiar.

Colestases extra-hepáticas

Se uma colestase é extra-hepática, as fosfatases alcalinas são proporcionalmente mais elevadas do que as transaminases. A taxa de protrombina, diminuída é corrigida pela vitamina K. Os exames de imagem determinam a causa da colestase.

No adulto, trata-se, mais frequentemente, de litíase ou de tumor (pancreático ou das vias biliares).

Na primeira infância, é provocada por uma atresia das vias biliares (causa mais frequente), uma colangite esclerosante, mais raramente um obstáculo das vias biliares extra-hepáticas.

Hiperbilirrubinemias não conjugadas (a urina é clara, as fezes normais)

Sintomas

Hiperbilirrubinemia é dita não conjugada (livre) quando constituída de 80% ou mais de bilirrubina livre ("indireta"). A icterícia, então, é discreta. A bilirrubina raramente ultrapassa 100 µmol/L. As fezes são coloridas, escurecidas pela presença de bilirrubina no intestino. Os exames funcionais hepáticos são normais.

Causas

À exceção dos déficits em glicuroconjugação (doença de Gilbert, ver quadro), a hiperbilirrubinemia livre não conjugada é devida à *hemólise*: a anemia é regenerativa. A haptoglobina é diminuída, a LDH é aumentada.

Todas as hemólises aumentam a bilirrubina:
- as anemias hemolíticas corpusculares (esferocitose hereditária, déficit de G6PD, anomalias da hemoglobina etc.);
- as anemias hemolíticas tóxicas, parasitárias, mecânicas;
- as anemias hemolíticas imunológicas (autoimunes ou aloimunes).

No recém-nascido afetado por hemólise por incompatibilidade materno-fetal, a produção de bilirrubina ultrapassa a possibilidade de depuração, fraca nessa idade. A bilirrubina não conjugada, que é lipossolúvel, se dispersa nos tecidos ricos em lipídios e impregna os núcleos cinzentos centrais do cérebro. Essa "icterícia nuclear" pode ser mortal ou deixar graves sequelas neurológicas. A dosagem da hemoglobina (ou sua medição por via transcutânea) é uma urgência.

Ictericias familiares

A síndrome de Dubin-Johnson (como a síndrome de Rotor), causada por anomalia do transportador canalicular da bilirrubina, traduz-se por icterícia familiar do adulto, crônica e isolada, de bilirrubina conjugada (70%). Os testes hepáticos são normais. A curva de eliminação da BSP mostra uma reascensão secundária característica após 45 minutos, a biópsia hepática, um pigmento marrom nos hepatócitos centrilobulares.

A doença de Gilbert (colemia familiar), ocasionada pela déficit parcial em glutamiltransferase, traduz-se por icterícia familiar crônica, moderada, isolada, geralmente detectada próxima aos 15 anos de idade. Os testes hepáticos são normais. A bilirrubinemia (que deve ser dosada após um jejum prolongado) é exclusivamente não conjugada e não ultrapassa 50 mg/L (85 mmol/L).

As duas doenças são totalmente benignas.

BNP (fator natriurético de tipo B)

O fator natriurético de tipo B ou BNP (*Brain Natriuretic Peptide*) – inicialmente isolado a partir do cérebro de porco (de onde seu nome) – é um peptídeo sintetizado pelos cardiomiócitos.

É secretado sob a forma de um proBNP secundariamente partido em BNP, a molécula ativa, e em NT-proBNP, fragmento N-terminal do proBNP, inativo. A dosagem de uma ou da outra forma fornece dados equivalentes, mas como a meia-vida do NT-proBNP é de 3 a 4 vezes mais longa do que a do BNP, a concentração do NT-proBNP circulante é superior à do BNP.

O BNP é rapidamente degradado nas células do endotélio; a eliminação do NT-proBNP é renal.

A concentração do BNP e do NT-proBNP aumenta em caso de insuficiência cardíaca, sob efeito do estiramento das fibras miocárdicas.

Objetivos da dosagem
- Contribuir no diagnóstico de uma insuficiência cardíaca, principalmente em caso de dispneia aguda.
- Avaliar a gravidade de uma embolia pulmonar, de infarto do miocárdio.

Orientações sobre o exame
Recolher sobre EDTA ou tubo plástico (para o BNP), em tubo seco ou heparinado (para NT-proBNP), e examinar rapidamente, principalmente em caso de dosagem do BNP mais instável.

> **Valores de referência**
>
> A concentração plasmática de BNP se eleva com a idade e em caso de insuficiência renal. É mais elevada na mulher.
> A título indicativo, no adulto (vários métodos de dosagem).
> *BNP*
> ▶ Após 55 anos:
>   - < 50 ng/L no homem;
>   - < 75 ng/L na mulher.
> ▶ Após 75 anos:
>   - < 75 ng/L no homem;
>   - < 95 ng/L na mulher.
> *NT-proBNP*
> ▶ Após 55 anos:
>   - < 125 ng/L no homem;
>   - < 200 ng/L na mulher.
> ▶ Após 75 anos: < 300 pg/mL.
> *Insuficiência cardíaca*
> Valores – limite:
> ▶ Limite de exclusão: BNP: 100 pg/mL; NT-proBNP: 300 pg/mL.
> *Fator de conversão*
>   - Alguns laboratórios exprimem os resultados em pmol/L: 1 pg/mL = 0,29 pmol/L.

Clínica

Auxílio ao diagnóstico de insuficiência cardíaca

BNP e NT-proBNP são, com *performance*s idênticas, marcadores da insuficiência cardíaca. Sua dosagem é útil em pacientes que apresentem sintoma pouco específico, como dispneia.

Seu interesse reside em seu excelente valor preditivo negativo. De fato, um BNP inferior a 100 pg/mL (ou um NT-proBNP < 300 pg/mL) permite excluir o diagnóstico de insuficiência cardíaca (valor preditivo negativo de 98%).

Por outro lado, um BNP superior a 400 ng/L (ou o NT-proBNP > 450-1 800 ng/L conforme a idade) tem forte valor preditivo positivo de insuficiência cardíaca.

Entre o limite inferior, aquém do qual a insuficiência cardíaca é improvável, e o limite superior, além do qual a insuficiência cardíaca é bastante provável, se estende uma "zona cinza", em que a dosagem não permite concluir formalmente. Uma ecografia é indicada, o que determinará a função sistólica e diastólica ventricular esquerda, e as pressões arteriais pulmonares.

O valor superior do NT-proBNP é função da idade, evoluindo entre 450 ng/L antes dos 50 anos e 1.800 ng/L após os 75 anos. Em caso de insuficiência renal (DFG < 30 mL/min), o valor do limite de exclusão segue em 300 ng/L.

O quadro seguinte resume essas noções.

	Limite de exclusão de insuficiência cardíaca	Zona cinza	Forte probabilidade de insuficiência cardíaca
BNP (ng/L)	< 100	100-400	> 400
NT-proBNP (ng/L)	< 300	300-450 (< 50 anos) 300-900 (50 a 75 anos) 300-1.800 (> 75 anos)	> 450 (< 50 anos) > 900 (50-75 anos) > 1.800 (> 75 anos)

Valor prognóstico

Insuficiência cardíaca crônica

BNP e NT-proBNP são marcadores prognósticos da insuficiência cardíaca esquerda crônica, qualquer que seja a causa. São preditivos do agravamento da insuficiência cardíaca de riscos de nova hospitalização e de óbito. No entanto, não é demonstrado que sua elevação indique uma modificação do tratamento. O HAS não recomendou a dosagem de BNP para adaptar o tratamento da insuficiência cardíaca em medicina ambulatória (2010).

Síndromes coronárias agudas (SCA)

A concentração de BNP ou de NT-proBNP é elevada nas síndromes coronárias agudas. O pico de BNP/NT-proBNP é observado 24 horas após a aparição dos sintomas e retorna ao normal em 4 a 5 semanas. A amplitude do aumento do BNP/NT-proBNO é um marcador de mau prognóstico, permitindo identificar pacientes com risco de disfunção ventricular esquerda e de óbitos, independentemente da idade e dos antecedentes cardiovasculares (risco aumentado se BNP > 80 pg/mL).

Arritmia completa por fibrilação atrial

O aumento do BNP ou do NT-proBNP é um fator independente de risco de reincidência a 1 ano de fibrilação atrial.

> O BNP é sintetizado, em parte, pelo ventrículo direito: uma sobrecarga volumétrica do ventrículo direito secundário a embolia pulmonar, BPCO, HTAP, aumenta o BP e o NT-proBNP.
> Um sepse ou inflamação importante induzem a produção de citoquinas, que aumentam o BNP e o NT-proBNP na ausência de qualquer insuficiência cardíaca.

BRCA1 e BRCA2 (mutação)

Os genes *BRCA1* e *BRCA2* (para *BReast-CAncer*), localizados nos cromossomos 17 (*BRCA1*) e 13 (*BRCA2*), são genes supressores de tumores.

Na mulher, as mutações alterando esses genes aumentam o risco de desenvolver câncer de mama e, em caso de mutação no gene *BRCA1*, câncer de mama e/ou ovário. Sua transmissão se faz de modo autossômico dominante com penetração incompleta. As alterações dos genes *BRCA1 e BRCA2* seriam responsáveis por 5% dos cânceres de mama e 10% dos cânceres do ovário. Esses cânceres são precoces, acontecendo antes da menopausa, e agressivos.

No homem, as mutações do *BRCA2* aumentam o risco de câncer de mama e da próstata.

Objetivos da dosagem

- Avaliar o risco de câncer de mama e/ou do ovário em pacientes que tenham predisposição familiar a esses tumores.

Valores de referência

600 mutações de *BRCA1* e uma centena de mutações de *BRCA2* foram repertoriadas. Várias técnicas de biologia molecular (PCR quantitativo, CGH *array*...) permitem detectá-las. Os resultados do exame geralmente são entregues em 5 a 6 semanas.

Clínica

O risco de alterações de *BRCA1* ou *BRCA2* é mais elevado nas famílias em que:
- muitos ascendentes desenvolveram câncer de mama ou de ovário;
- ao menos um parente foi vítima de câncer de mama antes dos 50 anos;
- câncer de mama e câncer de ovário se desenvolveram na mesma pessoa;
- membros da família tiveram câncer de mama bilateral;
- um homem teve câncer de mama.

Nesses casos, a consulta junto a uma equipe especializada em oncogenética pode ser aconselhada. O HAS recomenda a preparação de uma investigação específica quando o escore de Eisinger (escore obtido após análise da árvore genealógica e do histórico familiar) é > 3.

A maioria dos cânceres de mama hereditários está ligada a mutações *BRCA*, mas se conhecem outras mutações e, atualmente, os oncogeneticistas tendem a estudar painéis de genes que comportem, principalmente, *PALB2, ATM, BRIPI* etc. Mutações do gene *PALB2* seriam responsáveis por 2,4% dos cânceres familiares de mama.

CA 15-3

O CA (*Carbohydrate Antigen*, frequentemente chamado de *Cancer Antigen*) 15-3 é um marcador sérico do câncer de mama. É uma glicoproteína de superfície cujo domínio peptídico é de tipo "mucina-*like*" e que é reconhecida por dois anticorpos monoclonais diferentes analisados para sua dosagem.

> **Valores de referência**
> ▶ < 30 U/mL (unidades arbitrárias).

Clínica

Câncer de mama

O CA 15-3 não é nem muito sensível (só aumenta em 30% dos cânceres de mama não metastasiados), nem suficientemente específico (cf. *infra*) para poder servir à investigação do câncer de mama.

Quando do exame inicial de um câncer de mama, o aumento da concentração de CA 15-3 acima de 50 U/mL geralmente é reconhecido como fator de prognóstico desfavorável; mas sua independência não foi estabelecida em relação a outros elementos, determinando a estratégia terapêutica.

A dosagem do antígeno contribui na supervisão de um câncer de mama tratada. Ele se eleva em 75 a 90% dos casos de reincidências ou de metástases, sendo sua sensibilidade mais elevada em caso de metástases ósseas ou pulmonares do que de reincidências locais.

> Na supervisão de cânceres tratados, a **cinética** do marcador escolhido é mais sensível e mais pertinente do que a noção de limite. Uma reincidência biológica é, então, definida pela elevação exponencial do marcador em três dosagens sucessivas, mesmo inferiores ao limite. *Softwares* de cinética permitem a representação gráfica (automática) em coordenadas semilogarítmicas da evolução das concentrações séricas do marcador (com o eixo das concentrações em escala logarítmica e o eixo do tempo em escala aritmética); indicam a concentração inicial, a meia-vida aparente do marcador, o nadir de concentração, seu tipo de crescimento, e são bons indicadores da eficácia ou do fracasso dos tratamentos.

Durante o tratamento de uma reincidência ou de uma metástase, a baixa do CA 15-3 é um dos elementos de avaliação da eficácia terapêutica.

Outros tumores

Concentrações muito elevadas (> 100 U/mL) de CA 15-3 são observadas em cânceres do ovário, dos pulmões e do fígado; concentrações elevadas, mas geralmente inferiores a 50 U/mL, nas hepatites crônicas, nas afecções endócrinas autoimunes.

CA 19-9 (GICA)

O antígeno CA (*Carbohydrate Antigen*) 19-9 é um marcador do câncer do pâncreas, denominado, igualmente, GICA (*GastroIntestinal Carbohydrate Antigen*). É uma glicoproteína cujo domínio peptídico é de tipo "mucina-*like*".

O epítopo reconhecido pelo anticorpo monoclonal utilizado para sua dosagem é um sacarídeo do antígeno do grupo sanguíneo Lewis. Os sujeitos desprovidos de genes *Lewis* (Lewis-negativos), que constituem 5 a 7% da população em geral, não podem sintetizar o CA 19-9. Eles não o possuem no sangue.

Valores de referência
▶ < 37 U/mL (unidades arbitrárias).

Clínica

Cânceres do pâncreas

O antígeno CA 19-9 é um marcador de câncer do pâncreas.

Pouco sensível e não específico, não pode ser utilizado para sua investigação, mas contribui para o prognóstico na avaliação inicial, sendo o aumento da concentração de CA 19-9 correlacionado ao volume do tumor (e sua ressecabilidade). Valores superiores a 1000 U/mL evocam metástase.

Associado ao CA 19-9, um novo marcador, a proteína PAM4, aumentaria certamente a sensibilidade da dosagem nas formas de adenocarcinoma ductal (90% dos cânceres do pâncreas).

Associado ao exame de imagem, a dosagem do antígeno contribui na supervisão de um câncer de pâncreas tratado. Aumenta em caso de reincidência ou metástase, frequentemente antes da aparição de sintomas clínicos (*ver* CA 15-3).

Outros cânceres

O antígeno CA 19-9 também é um marcador de cânceres colorretais, mas sua sensibilidade sendo mais fraca do que a do ACE, a dosagem do CA 19-9 não é recomendada na supervisão dos cânceres cólicos – pode ser dosado, no entanto, no caso onde o ACE está pouco ou nada aumentado. É, igualmente, a dosagem do ACE que deve ser utilizada nos pacientes Lewis-negativos.

O antígeno CA 19-9 é, junto com o ACE (*ver* Antígeno carcinoembrionário) o marcador dos cistoadenocarcinomas mucosos do ovário, que pode ser utilizado para a supervisão após tratamento cirúrgico e quimioterapia.

Ele é aumentado nos carcinomas hepatocelulares, mas sua sensibilidade enquanto marcador desses tumores é mais fraca do que a do AFP.

Outras afecções

O CA 19-9 também se eleva em caso de pancreatite crônica e, principalmente, em caso de litíase do colédoco oriunda de angiocolite (até vários milhares de unidades).

CA 125 e CA 72-4

O CA (*Carbohydrate Antigen*, frequentemente chamado de *Cancer Antigen*) 125 e o CA 72-4 são marcadores dos carcinomas epiteliais do ovário.

O CA 125 é uma glicoproteína expressa pelo epitélio celômico embrionário, pelos cistoadenocarcinomas *serosos* e reconhecida por um anticorpo monoclonal.

O CA 72-4, ou TAG-72 (*Tumor-Associated Glycoprotein*), é uma glicoproteína cujo domínio peptídico é de tipo "mucina-*like*", expressa pelos cistoadenocarcinomas *mucinosos* e reconhecida por dois anticorpos monoclonais.

> **Valores de referência**
>
> ▶ CA 125: < 35 U/mL (unidades arbitrárias).
>
> ▶ CA 72-4: < 4 U/mL (unidades arbitrárias).

Clínica

Cistoadenocardinomas séricos

O CA 125 é o marcador dos cistoadenocarcinomas séricos do ovário.

Sua especificidade é fraca. Valores elevados também são observados:

- em afecções ginecológicas benignas: endometrioses, cistos ovarianos, fibromas, infecções pélvicas;
- em cânceres não ovarianos, do endométrio, da mama, do pulmão, do fígado;
- em cirroses ascíticas (pode chegar a 1.000 U/mL), derrames peritoneais e pleurais não cancerosos.

Por outro lado, sua grande sensibilidade a torna um elemento de supervisão dos cistoadenocarcinomas séricos ovarianos.

Ao longo do tratamento (cirúrgico seguido de quimioterapia na maioria dos casos), sua diminuição atesta uma regressão das lesões. Uma diminuição tardia, após o 4° ciclo de quimioterapia, pode incitar a prolongar o tratamento.

Após o tratamento, sua dosagem regular contribui na investigação das reincidências a partir de sua cinética (*ver* nota em CA 15-3).

Cistoadenocarcinomas mucinosos

O CA 72-4 é, como o ACE e o CA 19-9, um marcador dos cistoadenocarcinomas mucinosos do ovário.

Sua especificidade é fraca. É também um marcador do adenocarcinoma gástrico (++) e do câncer colorretal.

Associado, mais frequentemente, à dosagem do ACE e do CA 19-9, compete ao acompanhamento dos cistoadenocarcinomas mucinosos ovarianos, tumores cujo prognóstico permanece medíocre.

Cálcio sanguíneo

O cálcio plasmático representa apenas uma fração mínima do capital cálcico, pois a quase totalidade (99%) do cálcio se encontra no esqueleto. Mas ele intervém como ativador de numerosas enzimas e, nesse título, exerce um papel importante no automatismo cardíaco, na contração dos músculos lisos e estriados, na condução nervosa. A manutenção da calcemia normal resulta do jogo conjugado de três hormônios: a vitamina D, o paratormônio e a calcitonina.

Objetivos da dosagem
- Procurar hipercalcemia frente a sintomas pouco específicos, como fadiga, dores articulares ou musculares, poliúria, anorexia, prurido.
- Procurar hipocalcemia frente a sintomas de tétano ou na presença de insuficiência renal crônica.

Na maior parte das vezes a dosagem é sistemática, seja para completar um ionograma, seja no âmbito de uma avaliação fosfocálcica.

Orientações sobre o exame
Examinar em tubo seco ou heparinado. Prescrever EDTA, citrato, oxalato. Paciente deitado, em jejum, evitando a estase venosa (a posição em pé, o período pós-prandial e o garrote aumentam o cálcio total). Dosagem sempre conjunta à da albumina sanguínea.

> **Valores de referência**
> ▶ 2,20 a 2,60 mmol/L (90 a 105 mg/L).
>
> *Fator de conversão:*
> - mg/L × 0,025 = mmol/L.
> - mmol/L × 40 = mg/L.
>
> A interpretação da calcemia deve dar conta da albuminemia, pois uma parte do cálcio plasmático está ligada às proteínas plasmáticas. Muitas fórmulas calculam a calcemia corrigida. Por exemplo:
> Calcemia corrigida (mg/L) = Calcemia (mg/L) + 0,8 × [40 − Albuminemia (g/L)]

Clínica

Hipercalcemias (calcemia > 105 mg/L, 2,60 mmol/L)

Sintomas

A hipercalcemia é, frequentemente, assintomática e muitas hipercalcemias são descobertas de modo fortuito. Acima de 3 mmol/L, astenia, sonolência, náuseas, dores musculares, poliúria podem aparecer. A hipercalcemia (que diminui QT no eletrocardiograma) pode provocar alterações do ritmo e parada cardíaca.

Hipercalcemia superior a 3 mmol/L (120 mg/L) é uma **emergência**.

> *Para lembrar*
> - Hipercalcemia leve: < 2,88 mmol/L.
> - Hipercalcemia média: entre 2,88 e 3,5 mmol/L.
> - Hipercalcemia severa: > 3,5 mmol/L (risco de coma e de parada cardíaca).
> Recomendar hospitalização em emergência a cada vez que a calcemia estiver > 3 mmol/L!

Causas

As causas da hipercalcemia são múltiplas (mais de vinte), mas as duas principais são os cânceres ósseos e o hiperparatireoidismo (95% dos casos).

Cânceres

As hipercalcemias neoplásicas, que são causadas por metástases osteolíticas, são as mais frequentes. Elas causam poucos problemas de diagnóstico, pois, quando acontecem, o câncer geralmente é conhecido, o paciente fatigado e álgico, as metástases visíveis em radiografias ou cintigrafias. A hipercalcemia coexiste com uma hiperfosforemia (+++) A PTH é baixa.

O câncer em questão é um câncer brônquico epidermoide (um terço dos casos), câncer de mama (um quarto dos casos), câncer do rim, mieloma.

Excepcionalmente, a hipercalcemia provocada pela secreção pelo tumor (um câncer brônquico anaplásico, frequentemente) de um peptídeo imitando a atividade da PTH (*PTH-related peptide*, PTHrp). O quadro biológico é, então, diferente: hipofosfatemia (como no hiperpartireoidismo), elevação marcada das fosfatases alcalinas, hipercalcemia muito forte, mas – sintoma fundamental – a PTH é baixa ou indosável.

Hiperparatireoidismo

Quando a hipercalcemia não complica um câncer, é preciso, inicialmente, evocar uma hiperparatireoidismo primário. O contexto clínico é muito diferente do da hipercalcemia neoplásica. Mais frequentemente, a hipercalcemia é moderada < 2,75 mmol/L, estável, assintomática, descoberta durante exame sistemático (nesse caso, atinge duas vezes mais as mulheres entre 45 e 65 anos do que os homens) ou durante exame de uma litíase urinária.

O diagnóstico se baseia na associação de calcemia elevada e hipofosfatemia inferior a 0,9 mmol/L (27 mg/L) (+++). O paratormônio (PTH) é elevado > 50 pg/mL (80% dos casos) ou normal (20% dos casos), mas sempre inapropriado à hipercalcemia.

Um aumento dos marcadores da remodelagem óssea (fosfatases alcalinas, hidroxiprolina urinária) é possível. A calciúria é normal ou elevada, > 150 mg/24 h, o que exclui uma hipercalcemia hipocalciúrica familiar, ou síndrome de Marx.[1]

O exame de imagem (principalmente a cintilografia de substração e a ecografia) permite localizar em 80 a 85% dos casos um adenoma paratireoidiano benigno, único, ressecável cirurgicamente.

Se não, o hiperparatireoidismo é causado por hiperplasia das quatro paratireoides. Nesse caso, é preciso procurar uma neoplasia endocriniana múltipla (NEM) autossômica dominante: NEM1 (síndrome de Wermer) ou NEM2A (síndrome de Sipple). A primeira associa uma afecção "dos 3 P" (Pâncreas, Paratireoide, glande Pituitária), a segunda um feocromocitoma, um câncer medular da tireoide e hiperparatireoidismo.

Retrato biológico de hiperparatireoidismo primário:
- hipercalcemia PTH normal ou elevada > 50 pg/mL;
- hipofosfatemia < 0,9 mmol/L;
- calciúria normal ou elevada > 150 mg/24 h.

Outras causas de hipercalcemias

Após essas duas causas principais, cânceres e hiperparatireoidismo primário, vêm as granulomatoses onde a hipercalcemia é ocasionada pela produção anormal pelos macrófagos de uma grande quantidade de 1α-hidroxilase e de calcitrol (vitamina D ativa) (ver Vitamina D): sarcoidose sobretudo, mas também histoplasmose, linfoma de Hodgkin, a se procurar sistematicamente frente a uma hipercalcemia com fosfatemia normal.

Os outros casos são muito raros – imobilização prolongada (paraplegias, tetraplegias do sujeito jovem), hipervitaminose D – ou desapareceram (síndrome dos bebedores e leite e de alcalinas).

Nesses 3 casos: granulomatose, hipervitaminose D, imobilização muscular, a PTH é normal.

---

[1] Em razão da mutação inibidora do gene do "receptor sensível ao cálcio" CaSR (*Calcium Sesing Receptor*), permitindo a adaptação da secreção de PTH à calcemia, a síndrome de Marx é caracterizada por hipercalcemia com PTH normal e franca hipocalciúria.

Hipocalcemias (calcemia < 90 mg/L, 2,20 mmol/L)

Sintomas

A hipocalcemia, assintomática no adulto, pode-se manifestar no recém-nascido e na criança por convulsões. Seus dois riscos são as alterações do ritmo cardíaco – atenção se o espaço QT é alongado no eletrocardiograma sistemático – e o espasmo da laringe (+++).

Causas

Ela reconhece três causas, a insuficiência renal crônica, o déficit de vitamina D e a hipoparatireoidismo.

Insuficiência renal crônica (IRC)

A IRC é a causa mais habitual de hipocalcemia. A hipocalcemia, constante ao longo do IRC, é causada por hiperfosfatemia e diminuição da produção de calcitrol. Ela provoca hiperparatireoidismo secundário deletério, que tende a corrigi-la (*ver* Paratormônio).

A hipocalcemia do IRC é tratada por ingestão de sais cálcicos e de vitamina D hidroxilada em 1α ou 1,25α – enquanto a fosforemia é < 2 mmol/L.

Hipovitaminose D

O déficit de vitamina D é a segunda causa de hipocalcemia. Pode-se tratar:
- de carência de ingestão na sequência de déficit de exposição solar (causa habitual), de regime pobre em carnes, ovos, peixes gordos, ou de má absorção (doença celíaca, sobretudo, também afecção biliar, pancreatite crônica);
- de anomalia da 25α-hidroxilação hepática, em caso de cirrose evoluída ou da 11-hidroxilação, como se vê na insuficiência renal crônica, presente também no raquitismo vitamínico-dependente de tipo 1 (de Prader).

Retrato biológico de uma hipovitaminose D:
- hipocalcemia PTH normal ou elevada > 50 pg/mL;
- hipofosfatemia < 0,9 mmol/L;
- fosfatases alcalinas elevadas.

Hipoparatireoidismo

O hipoparatireoidismo é muito mais raro do que os dois cânceres precedentes. Por vezes causado por ablação desfavorável das paratireoides durante uma tireoidectomia, ela também pode ser secundária a uma doença autoimune poliglandular, a hemocromatose, a hipomagnesemia severa (< 0,4 mmol/L) provocada por alcoolismo crônico, má absorção, tratamento pelos derivados da platina. Permanece frequentemente idiopática.

Em caso de hipoparatireoidismo, a hipocalcemia se associa à fosforemia elevada, a PTH é baixa ou subnormal.

Pseudo-hipoparatireoidismo

Os pseudo-hipoparatireoidismos são afecções excepcionais causadas por uma resistência dos tecidos-alvo à PTH: a síntese do PTH é normal, mas não há ação periférica. O quadro é o de um hipoparatireoidismo com hipocalcemia, mas o PTH está elevado, o que traduz uma resistência à ação do PTH.

A mais conhecida é a osteodistrofia de Albright isolada ou acompanhada por resistências hormonais múltiplas. É uma doença familiar de transmissão autossômica dominante. Os sujeitos são de baixa altura, obesos, com uma bradimetacarpia.

A exploração dos pseudo-hipoparatireoidismos se faz em serviços especializados, pela medição da AMP cíclico nefrogênico (que não aumenta após administração de PTH sintética), dosagem dos fosfatos urinários antes e após injeção de PTH e procura por anomalia do gene que codifica a proteína Gs compositora do receptor da PTH.

Deleção 22q11.2

A hipocalcemia é um dos sintomas da deleção 22q11.2 (del 22q11), ou síndrome velocardiofacial.

Sua tradução fenotípica é muito variável. A mais conhecida é a síndrome de Di George (SDG) associando cardiopatia conotruncal (tipo Fallot), fisionomia particular (boca pequena, nariz tubular, malformação menor da orelha), déficit linfocitário T, responsável por infecções de repetição e uma hipocalcemia. O diagnóstico geralmente é feito antes dos 2 anos de idade, frente a uma cardiopatia com hipocalcemia.

Frente a uma hipocalcemia, dosar a creatininemia e a fosfatemia:
- em caso de hiperfosfatemia:
  - se a creatinina é elevada, trata-se de uma insuficiência renal;
  - se a creatinina é normal, trata-se de um hipoparatireoidismo (muito mais raro);
- em caso de hipofosfatemia: trata-se de uma carência de vitamina D.

O cálcio plasmático existe sob duas formas: uma forma ligada às proteínas plasmáticas (dita não ultrafiltrável), uma forma difusível (ultrafiltrava), cuja maior parte (95%) é ionizada. Apenas essa fração ionizada é fisiologicamente ativa e regulada.

As variações do cálcio ionizado são paralelas à do cálcio total, exceto em caso de anomalias protídicas (hipoalbubinemia ou aumento da concentração das imunoglobulinas) ou de alteração da regulação ácido-básica (o cálcio ionizado aumenta em caso de acidose e diminui em caso de alcalose).

Não há interesse em dosar o cálcio ionizado fora dessas duas situações.

Valores de referência: a metade do cálcio total, ou seja, 1,10 a 1,30 mmol/L. Examinar de manhã, sem garrote, para evitar as variações do pH.

Cálcio urinário

O cálcio é eliminado pela urina (as perdas fecais ou ligadas ao suor são negligenciáveis). A perda urinária do cálcio depende uma parte de sua concentração no glomérulo (ela mesma em relação às ingestões alimentares e à intensidade da reabsorção óssea), e outra parte da reabsorção tubular (sob a ação do paratormônio). Não há secreção tubular.

Objetivos da dosagem

- Objetivo principal: procurar, num litisíaco, hipercalciúria que aumenta o risco de litíase reincidente.
- Também procurar hipercalciúria em caso de osteoporose antes dos 50 anos, durante uma exploração de alteração mal compreendida do metabolismo fosfocálcico, durante a prescrição de uma suplementação cálcica.

Orientações sobre o exame

Amostra de urina de 24 horas, recolhidas num bocal sem cálcio fornecido pelo laboratório.

Examinar com distância (de ao menos um mês) de um gesto urológico, de uma cólica nefrótica ou de uma fratura, na ausência de tratamento cálcico, de ingestão de vitamina D ou de tratamento pelos corticoides, a furosemida.

Se a enquete alimentar faz suspeitar de excesso de cálcio alimentar, repetir a dosagem de calciúria após uma semana de regime pobre em protídeos, em sal, em laticínios, em águas minerais ricas em cálcio.

> **Valores de referência**
>
> Num sujeito gozando de ingestão cálcica normal (1 g por dia).
> ▶ Mulher: 100 a 250 mg/24 h (2,5 a 6,5 mmol/24 h).
> ▶ Homem: 100 a 300 mg/24 h (2,5 a 7,5 mmol/24 h).
> ▶ Seja: menos de 4 mg/kg por dia ou de 0,1 mmol/kg por dia.
> ▶ Ou: Cálcio urinário/creatinina urinária < 0,36.
> *Fator de conversão:*
> - mg/L × 0,025 = mmol/L.
> - mmol/L × 40 = mg/L.

Clínica

Interpretação

Uma calciúria é sempre difícil de interpretar, pois depende da capacidade de filtração glomerular e da alimentação (alimentação cálcica, sódica ou protídica exagerada aumenta a calciúria).

Para interpretar corretamente uma calciúria, é preciso dispor da creatininemia, mas também da natriurese, da eliminição da ureia urinária, da creatininúria:
- uma natriurese > 150 mmol por dia traduz ingestão cotidiana de sal próxima aos 10 g, que aumenta a calciúria;
- uma eliminação da ureia urinária > 5 mmol/kg por dia evoca um regime rico em protídeos;
- a dosagem da creatinina urinária julga a qualidade da concentração urinária: creatininúria em mmol/dia = peso em kg × (0,2 no homem; 0,15 na mulher).

Litíases urinárias

Quando a **concentração** urinária do cálcio ultrapassa 4 mmol/L, o risco de litíase aumenta.

A hipercalciúria primitiva ou "idiopática" do homem jovem é sua causa habitual (50 a 70% dos casos). Ela é sistematicamente procurada em caso de litíase cálcica reincidente com hipercalciúria e calcemia normal. Sua fisiopatologia é desconhecida, sem dúvida multifatorial (hiperabsorção intestinal do cálcio, déficit de reabsorção renal).

Uma concentração urinária de cálcio muito elevada pode ser diminuída por simples hiper-hidratação ("urinar bastante") ou por diuréticos tiazídicos.

Hipercalciúrias

A hipercalciúria é definida como aumento da eliminação urinária do cálcio, superior a 4 mg/kg/24 h (> 0,1 mmol/kg/24 h).

A hipercalcemia é a causa habitual das hipercalciúrias.

Qualquer hipercalcemia, seja devida a metástases ósseas, a hiperparatireoidismo, à sarcoidose, à superdosagem de vitamina D etc., é acompanhada por hipercalciúria, que é inútil dosar.

Na ausência de hipercalcemia, pensar numa corticoterapia prolongada ou numa acidose tubular.

Hipocalciúrias

A hipocalciúria é definida como uma excreção urinária do cálcio < 100 mg/24 h (2,5 mmol/24 h).

É, habitualmente, o reflexo de uma hipocalcemia, cujas causas principais são:
- a insuficiência renal;
- o déficit de vitamina D.

Uma hipocalciúria pode, igualmente, ser observada:
- em caso de ingestão prolongada de diuréticos tiazídicos ou de regimes com restrição de sódio estritos;
- nas hipomagnesemias familiares primitivas;
- no quadro de uma alcalose hipocalêmica;
- no quadro de uma hipercalcemia hipocalciúrica familiar (síndrome de Marx, *ver* Cálcio sanguíneo).

Calcitonina (CT)

A calcitonina (antiga tirocalcitonina) é sintetizada pelas células C da tireoide e por células neuroendócrinas presentes em diversos tecidos (pulmão, fígado, intestino delgado, bexiga, paratireoides etc.). É um marcador do câncer medular da tireoide.

> **Valores de referência**
> ▶ Forma monomérica: < 10 pg/mL.
> ▶ Após injeção IV lenta de 5 µg/kg de pentagastrina (Peptavlon®): < 30 pg/mL.

Objetivos da dosagem

- Otimizar o diagnóstico precoce e o acompanhamento de um câncer medular da tireoide.

Clínica

Cânceres medulares da tireoide (CMT)

Os cânceres medulares da tireoide (5 a 10% dos tumores malignos da tireoide) derivam não das células foliculares, como os outros cânceres da tireoide, mas das células C, parafoliculares, oriundas da crista neural. Eles secretam CT e, por vezes, antígeno carcinoembrionário (ACE).

São reconhecidos frente a um nódulo tireoidiano, por vezes uma diarreia crônica ou ondas de calor. A calcitonina é elevada, superior a 35 pg/mL. A dosagem sistemática da calcitonina frente a qualquer nódulo tireoidiano permite um diagnóstico precoce e um tratamento rápido, garantia de melhor prognóstico.

Após tireoidectomia, a CT se torna indetectável e permanece < 0 mg/L após estimulação pela pentagastrina. Sua reascensão indica reincidência.

Em 30% dos casos, o câncer medular da tireoide é um câncer familiar de transmissão autossômica dominante que pode tanto ser isolado quanto surgir num quadro de uma neoplasia endócrina múltipla de tipo 2 (NEM2) ligada a uma mutação do proto-oncogene *RET* de tipo 2. A análise do gene *RET* frente a qualquer câncer medular da tireoide permite fazer o diagnóstico de uma forma familiar e um acompanhamento precoce dos parentes em risco.

> **F**ormas familiares do câncer medular da tireoide
> - Neoplasia endócrina de tipo 2A (NEM2A), ou síndrome de Sipple (60% dos casos): câncer medular da tireoide + feocromocitoma + hiperparatireoide.
> - Neoplasia endócrina de tipo 2B, ou síndrome de Gorlin (5% dos casos): câncer medular da tireoide + anomalias musculoesqueléticas (cifoescoliose) e, por vezes, feocromocitoma.
> - Câncer medular da tireoide isolado (35% dos casos).

Outras afecções

A CT não é específica do câncer medular da tireoide. Elevações, geralmente inferiores a 35 ng/L, são encontradas em afecções tireoidianas benignas: tireoidites, hipertireoidismo, em tumores carcinoides, em cânceres brônquicos com pequenas células, em mielomas, em cânceres de mama.

Para lembrar
- Calcitonina (CT) = marcador do câncer medular da tireoide.
- Procalcitonina (PCT) = marcador de sepse e de infecção sistêmica.

Cannabis

A dosagem do *cannabis* é praticada, principalmente, no contexto da legislação concernente à direção ou processos penais, mais raramente em medicina do trabalho.

Seja fumada ou ingerida, a *cannabis* libera no organismo canabinoides que passam para o sangue. Entre eles, o agente psicoativo maior é o Δ9-*trans*-tetra-hidrocanabinol, geralmente abreviado como tetra-hidrocanabinol ou THC. O 11-hidroxi-tetra-hidrocannabinol (11-OH-THC) é igualmente psicoativo, mas em grau menor.

THC e 11-OH-THC deixam rapidamente o sangue para se fixar em tecidos ricos em lipídios, particularmente o encéfalo, de modo que suas concentrações sanguíneas decrescem muito rapidamente após a ingestão de *cannabis*. O pico plasmático do THC é da ordem de 6-8 minutos.

O THC é em seguida oxidado em carboxi-tetra-hidrocanabinol (THC-COOH), principal metabólito encontrado na urina.

Quando é ingerido, o *cannabis* é mais lento para produzir efeitos, mas estes duram por mais tempo do que quando é fumado. As concentrações sanguíneas são duas a três vezes mais fracas. No sangue predomina o 11-OH-THC.

Investigação na urina

O produto procurado na urina é o THC-COOH. Esse derivado segue presente na urina por muitos dias após o consumo: uma semana nos utilizadores ocasionais, de 15 a 30 dias nos fumantes regulares. Permite, então, identificar os consumidores.

Valores-limite
▶ O valor-limite na urina fixado pela União Europeia é de 50 ng/mL.

A urina é recolhida no laboratório (um tubo para a dosagem, um ou dois tubos para os controles) em tubos em plástico ou em vidro sililado.

Os fumadores de haxixe empregam métodos diversos, bem conhecidos pelos laboratórios, para tentar diminuir a concentração real ou dosável do *cannabis* na urina. Eles não podem ser sempre prevenidos...

As investigações rotineiras, previstas pelo decreto de 5 de setembro de 2001, utilizam tiras que bastam embeber de algumas gotas de urina. São puramente qualitativos. Alguns *kits* permitem exames múltiplos (anfetaminas, benzodiazepinas, cocaína, *ecstasy* etc.).

Dosagem no sangue

As dosagens sanguíneas são privilegiadas pelos *experts* judiciários, pois, diferentemente das dosagens urinárias, dão indicativos que permitem dizer se o sujeito estava sob influência de *cannabis* no momento do exame. São reservados a cerca de trinta laboratórios certificados, validados a cada ano.

> **Valores-limite**
>
> São dosados o THC, o 11-OH-TCH, que desaparecem rapidamente da circulação, o THC-COOH, que segue presente no sangue muitas horas após o consumo de *cannabis* (e na urina por várias semanas).
> ▶ O valor-limite no sangue geralmente mantido na França para o THC é de 1 ng/mL.

A interpretação dos resultados distingue três casos:

Presença de THC numa concentração > 1 ng/mL, eventualmente 11-OH-THC (qualquer que seja a concentração > 0,2 ng/mL)

A presença de derivados de *cannabis* no sangue indica que o sujeito consumiu *cannabis* recentemente.

Se a concentração de THC é superior à de 11-OH-THC, a *cannabis* foi inalada.

Se a concentração de 11-OH-THC é superior à de THC, foi ingerida.

Presença de THC-COOH (concentração > 0,2 ng/mL) e ausência de THC e de 11-OH-THC

A presença de THC-CHOOH indica um consumo de *cannabis*, mas a ausência de THC e de 11-OH-THC mostra que esse consumo aconteceu há mais de 6 horas antes do exame.

Se a concentração de THC-COOH é pouco elevada (< 20 ng/mL), o sujeito não estava mais sob influência de *cannabis* no momento do exame.

Se a concentração de THC-COOH é elevada, o sujeito não estava sob influência da *cannabis* no momento do exame, mas consome *cannabis* habitualmente.

Concentrações muito elevadas de THC ou de THC-COOH

Uma concentração muito elevada de THC (> 20 ng/mL) não significa que o sujeito inalou uma dose forte, mas é sintoma de um consumo bem recente: nos minutos que precederam o exame.

Uma concentração muito elevada de THC-COOH (> 40 ng/mL) não implica um consumo recente, mas mostra que o sujeito é um "grande" consumidor.

Cariótipo e FISH (*Fluorescent in situ hibridization*)

Chama-se cariótipo o estudo citológico dos cromossomos humanos.

Objetivos do exame
- Investigar anomalias constitucionais presentes em todas as células (cariótipo constitucional).
- Reconhecer anomalias adquiridas, limitadas a um clone celular (cariótipo tumoral).

Exame

Para o diagnóstico congênito
As células utilizadas frequentemente são as células do líquido amniótico recolhido por amniocentese e rapidamente colocadas em cultura (a partir de 15 SA), por vezes as das vilosidades coriais examinadas por coriocentese (a partir de 12 SA) ou, excepcionalmente, os linfócitos do sangue fetal obtidos por cordocentese (a partir de 20 SA).

Após o nascimento, o cariótipo é efetuado em linfócitos do sangue periférico (tubo heparinizado).

Para o diagnóstico tumoral
Em caso de hemopatia maligna, examina-se de preferência a medula óssea; em caso de impossibilidade, os linfócitos. Para o estudo dos linfomas, examina-se um fragmento de gânglio ou a medula, se ele está infestado, para o dos cânceres, fragmentos de tecidos tumorais.

Técnica
Um cariótipo é uma fotografia dos cromossomos tirada no momento onde eles estão visíveis, isto é, durante a mitose. Esta é provocada pela adjunção de um mitógeno no meio ou são cultivadas as células analisadas.

As células em mitose são bloqueadas no estado de metáfase com o uso da colquicina, após isso, submetidas e um choque hipotônico, espalhadas e fixadas.

Os cromossomos são, em seguida, marcados de modo a visualizar em seu núcleo bandas claras e escuras, cuja topografia contribui para a identificação de cada um deles. São fotografados, impressos em papel, recortados, classificados por par segundo seu tamanho decrescente e a posição do centrômero segundo um programa de informática.

Cariótipo

A análise de um cariótipo humano menciona, a princípio, o número de cromossomos (46 normalmente), depois o sexo cromossômico, depois as anomalias morfológicas constatadas. No sujeito normal: 46,XX (mulher) ou 46,XY (homem).

> **Cariótipo: terminologia**
> - Cada cromossomo é constituído de duas cromátides religadas por um centrômero; daí dois braços: o curto (designador por p), o outro longo (q).
> - Anomalias de número:
>   – perda de um cromossomo: monossomia;
>   – ganho de um cromossomo: trissomia.
> - Anomalias de estrutura:
>   – deleção: del;
>   – duplicação: dup;
>   – inserção: ins;
>   – inversão: inv;
>   – translocação: t;
>   – translocação recíproca: trcp.
> - Translocação: o primeiro parêntese indica os cromossomos translocados; o segundo parêntese indica os pontos de quebra. Exemplo: translocação entre os cromossomos 4 e 11, em 21 e 23 dos braços longos: t(4;11) (q21;q23).

O cariótipo reconhece:

- as anomalias de *número* dos cromossomos, que resultam da má segregação de um cromossomo inteiro: trissomias (cromossomos de um par em três exemplares no lugar de dois) como a trissomia 21 (47,XY + 21: três cromossomos 21 no lugar de dois) ou a síndrome de Klinefelter (47,XXY, um cromossomo Y com dois cromossomos X no lugar de um), e monossomias (um só cromossomo no lugar de um par) como a síndrome de Turner (45, X, um só X);
- as anomalias de *estrutura* de um cromossomo que resultam de quebra, eventualmente seguidas de rearranjos: translocação (troca de fragmentos entre dois pares diferentes), anomalia mais frequente, fusão (cariótipo com 45 cromossomos) deleção (perda de um segmento de cromossomo).

Doenças do sangue

As anomalias cromossômicas contribuem para a classificação e condicionam o prognóstico das hemopatias malignas.

A anomalia mais conhecida é a translocação entre cromossomo 9 e cromossomo 22, que origina o "cromossomo Filadélfia", com presença do gene quimérico *BRC-ABL* muito característico da leucemia mieloide crônica (*ver* Cromossomo Filadélfia).

A análise citogenética das leucemias agudas mieloides revela anomalias cromossômicas que são levadas em conta na classificação OMS de 2008 das LAM, que considera modificações citogenéticas definidas, como a translocação (15;17), induzindo o bloqueio da diferenciação celular no estado de promielócito na LAM[3].

Anomalias cromossômicas clonais são igualmente encontradas nas leucemias agudas linfoblásticas (LAL):
- as LAL com cromossomo Filadélfia (40% das LAL do adulto) são LAL pré-B com uma translocação t(9;22);
- as LAL de tipo Burkitt sobre-expressam o oncogene *c-MYC* (situado no cromossomo 8) na sequência de uma translocação t(8;14) ou t(8;22).

Anomalias citogenéticas são presentes nos linfomas não Hodgkins (LNH):
- nos linfomas de Burkitt, a translocação t(8;14) ou t(8;22);
- nos linfomas foliculares, a translocação t(14;18), que sobre-expressa o gene *bcl-2*;
- nos linfomas da manta, a translocação t(11;14).

As síndromes mielodisplásicas comportam em mais da metade dos casos de deleções sobre os cromossomos 5 ou 7. Essas anomalias citogenéticas são levadas em conta na estratificação do risco e nas indicações terapêuticas (OMS, 2008).

A procura de anomalias citogenéticas faz parte do acompanhamento terapêutico, pois permite avaliar a doença residual. As anomalias cromossômicas desaparecem quando a evolução é favorável e reaparecem (idênticas ou diferentes) em caso de reincidência.

Doenças genéticas

O cariótipo tem por objetivo procurar uma anomalia genética:
- durante a gravidez, quando há suspeita de uma síndrome má formativa;
- em caso de retardo intelectual, de uma associação de retardo mental e dismorfia facial, ou de malformações ou de um retardo estatural, de hipogonadismo ou, ainda, de anomalia da diferenciação sexual numa criança;
- no adulto, no contexto de uma pesquisa genética conduzida na ocasião da descoberta de anomalia cromossômica num membro da família, ou em caso de azoo oligospermia, de abortos de repetição.

Serviu particularmente para detectar as anomalias do número de cromossomos: trissomia 21, Klinefeter, síndrome de Turner.

O cariótipo tem alguns inconvenientes: necessita de uma cultura celular, por vezes longa, e um bloqueio em metáfase nem sempre bem realizado. Sobretudo, ele dificilmente evidencia as anomalias de pequeno porte. Sua resolução (número de bandas por grupo haploide, isto é, para 23 cromossomos) é de 300 a 350 bandas (400 bandas para os amniócitos).

Certas técnicas ditas de "alta resolução" permitem ir até 800 bandas, mas sob o risco de uma técnica e de interpretação delicadas. São utilizadas em segunda intenção principalmente para procurar uma microrreorganização quando a clínica é muito indicativa e o cariótipo normal.

Citogenética molecular

Técnicas de citogenética molecular, como a hibridação *in situ* com ajuda de sondas moleculares marcadas por fluorocromos que se hibridam em sua sequência complementar, ou FISH (*Fluorescence in Situ Hybridization*), dominam os inconvenientes do cariótipo em matéria de déficit congênito.

A FISH tem uma resolução melhor do que o cariótipo tradicional; pode ser feita em células em metáfase, mas também em núcleos interfásicos, o que não necessita de cultura celular (de onde uma resposta mais rápida); ela pode ser automatizada.

Ela permite descobrir anomalias do número de cromossomos, reorganizações de pequeno porte, microdeleções que o cariótipo padrão não detecta.

O resultado é dado na sequência do cariótipo padrão (se este foi feito), separado por um ponto. É precedido da sigla "ish" (*in situ hybridization*) se a hibridação acontece em células em metáfase, da sigla "nuc ish" (*nuclear in situ hybridization*) se foi feita em núcleos interfásicos.

O resultado é da forma: "46,XY.ish" ou "46,XY.nuc ish" + nome do cromossomo e da região analisada (nome da sonda × número de sinais obtidos).

Uma FISH pode ser praticada:
- em segunda intenção para confirmar uma anomalia descoberta pelo cariótipo;
- em primeira intenção:
  - quando há suspeita de uma trissomia (hibridação de sondas específicas de *locus* dos cromossomos 21, 13, 18);
  - quando a clínica evoca uma microdeleção.

Diversas sondas são empregadas pelos geneticistas, que permitem confirmar as síndromes clínicas em relação com uma microdeleção como:
- a síndrome de Di George (del22q11.2);
- a síndrome de Kallmann (delXp16.3);
- a síndrome de Williams (malformação cardíaca, retardo psicomotor, dismorfia facial por del7q11.23);

- a síndrome de Wolf-Hirschhorn (anomalia facial, retardo de crescimento e déficit psicomotor por del4p16.3);
- a doença do grito do gato (del5p15.2) etc.

> A hibridação genômica comparativa, ou CGH (*Comparative Genomic Hybridization*) sobre rede (*microchips*) de ADN (CGH *array*), por vezes por grandes fragmentos de ADN (BAC ou PAC), permite testar por hibridação competitiva um número elevado de regiões do genoma e detecta anomalias muito localizadas. Ela tende a substituir o cariótipo para a investigação de crianças que sofram de um déficit intelectual ou de uma malformação congênita. Ela é muito utilizada em oncogenética.

Catecolaminas

As catecolaminas compreendem a adrenalina (A) de origem suprarrenal, a noradrenalina (NA), a dopamina (DA), sintetizadas pelos neurônios do sistema simpático e pela medula suprarrenal.

Adrenalina e noradrenalina são metabolizadas em derivados metoxilados, as metanefrinas: metanefrina (MN) (ou metadrenalina), normetanefrina (NMN) (ou normetadrenalina), 3MT (derivado da dopamina), depois em metabólitos ácidos: o ácido vanilmandélico (VM) e o ácido homovanílico (HVA). O catabolismo da dopamina conduz ao HVA.

As catecolaminas são dosadas no sangue, mas essa dosagem representa apenas um instantâneo, pois sua duração de vida é muito breve: sua sensibilidade é fraca. É utilizado no contexto de testes de desaceleração (clonidina). As dosagens urinárias medem as catecolaminas em sua forma livre (a dosagem global das catecolaminas urinárias é obsoleta).

Objetivo da dosagem

Detectar um tumor neuroendócrino:
- feocromocitoma;
- neuroblastoma.

Orientações sobre o exame

Catecolaminas plasmáticas

Examinar em tubo contendo EDTA em um paciente que não esteja em jejum (a hipoglicemia aumenta as catecolaminas), que não tenha tomado café, que não tenha fumado, em regime normossódico há 48 horas, com distância de qualquer tratamento anti-hipertensor ou que intervenha no sistema simpático.

Posicionar um cateter após repouso prolongado de uma hora antes de uma primeira coleta. Segunda coleta após uma hora de deambulação.

Coletar um volume suficiente de sangue (a concentração das catecolaminas é fraca). Enviar imediatamente ao laboratório em gelo.

Catecolaminas urinárias

Recolher as urinas de 24 horas em ácido clorídrico 12 N a fim de obter um pH de 2 a 3 e conservá-las a 4°C. Repetir os exames urinários 3 dias em seguida dadas as variações da secreção tumoral.

> **Valores de referência**
>
> A título indicativo, no adulto.
>
> *Catecolaminas livres plasmáticas*
> ▶ Adrenalina plasmática: < 200 pg/mL (< 1 nmol/L).
> ▶ Noradrenalina plasmática: < 600 pg/mL (< 4 nmol/L).
>
> *Catecolaminas livres urinárias*
> ▶ Adrenalina: < 20 µg/24 h (< 0,1 µmol/24 h).
> ▶ Noradrenalina: < 80 µg/24 h (< 0,5 µmol/24 h).
> ▶ Dopamina: < 450 µg/24 h (3 µmol/24 h).
>
> *Metanefrinas livres urinárias*
> ▶ Nometanefrina: < 400 µg/24 h (2 µmol/24 h).
> ▶ Metanefrina: < 200 µg/24 h (1 µmol/24 h).
>
> *VMA e HVA*
> ▶ < 8 mg/24 h.
>
> Os valores mais elevados na criança estão relacionados com a taxa de creatinina e dependentes da idade. Informar-se junto ao laboratório.

Clínica

Feocromocitomas

Os feocromocitomas são tumores suprarrenais (benignos, em sua maioria) da medula em 90% dos casos, abdominais ou torácicos ("paragangliomas") em 10% dos casos. São procurados em caso de hipertensão arterial paroxística (30% dos casos), de hipertensão rebelde a uma triterapia bem observada, no contexto de uma investigação familiar (doença de Recklinghausen, neuroangiomatose de von Hippel-Lindau, NEM de tipo 2) ou, ainda, na ocasião da descoberta fortuita por ecografia ou IRM de um tumor suprarrenal (incidentalomas suprarrenais), uma situação cada vez mais frequente.

O aumento das catecolaminas na urina (acima de 250 µg/24 h) e das metanefrinas livres dosadas separadamente (conjunto metanefrina + normetanefrina > 700 µg/24 h ou 3,7 µmol/24 h), assim como o VMA (> 10 mg/24 h), assegura quase sempre o diagnóstico (especificidade próxima de 100%).

> Os feocromocitomas merecem ser procurados, pois podem ser mortais na sequência de uma crise de hipertensão paroxística e representam uma causa curável de hipertensão. Convém, no entanto, manter em mente que são tumores excepcionais. Antes de solicitar dosagens das catecolaminas, é útil procurar, preliminarmente, a tríade clássica: suores profundos, cefaleias, palpitações. Está presente em 90% dos casos. Sua ausência torna o diagnóstico pouco provável.

Neuroblastomas

Os neuroblastomas (ou simpatomas) são tumores malignos da criança jovem (entre 3 meses e 5 anos) desenvolvidos a partir dos gânglios simpáticos abdominais (60% dos casos) ou torácicos (30%). São tumores graves de rápida metástase.

Em caso de suspeita de neuroblastoma (descoberta de um tumor retroperitoneal ou do mediastino posterior), o aumento da dopamina urinária, associado ao do VMA e do HVA, é forte indício do diagnóstico.

Ceruloplasmina

Essa glicoproteína (azul) de origem hepática assegura o transporte do cobre no plasma.

Objetivos da dosagem
- Contribuir para o diagnóstico de doença de Wilson ou de doença de Menkes.

> **Valores de referência**
>
> Ceruloplasmina
> - No adulto: 0,20 a 0,60 g/L.
> - Na primeira infância: 0,10 a 0,30 g/L.
> - No recém-nascido: as concentrações são muito fracas (imaturidade hepática); os valores normais do adulto só são atingidos por volta de um ano.
>
> A ceruloplasmina aumenta com a inflamação e diminui com a hipoproteinemia.
>
> Cobre
> - Cupremia total: entre 13 e 20 µmol/L.
> - Cuprúria: < 0,8 µmol por dia (50 µg).

Clínica

Doença de Wilson

A doença de Wilson, ou degenerescência hepatolenticular, é uma afecção genética rara de transmissão autossômica recessiva. Resulta de mutações do gene *ATP7B* portado pelo cromossomo 13, que codifica uma proteína garantindo o transporte do cobre ao centro do hepatócito e sua excreção biliar.

O cobre se acumula no fígado, provocando uma hepatite crônica, após isso, cirrose. Quando extrapola a capacidade do fígado, o cobre se infiltra nos núcleos cinzentos centrais, olhos e ossos.

A doença se revela entre 5 e 35 anos, numa idade média de 15 anos, por uma hepatite crônica com fígado grande. Uma síndrome extrapiramidal aparece por volta dos 20 anos, associada a alterações psíquicas (frequentemente depressivas).

O diagnóstico é baseado na presença de um anel de Kayser-Fleischer verde, em decorrência do acúmulo de cobre na borda da córnea, nas anomalias cerebrais visíveis na IRM e na biologia:
- diminuição da ceruloplasminemia abaixo de 0,20 g/L;
- aumento da cuprúria acima de 1,5 µmol por dia (100 µg), sintoma fundamental;

- cobre hepático dosado num fragmento de biópsia hepática muito elevado, superior a 4 µmol/g de tecido seco.

O tratamento da doença de Wilson consiste na utilização, por toda a vida, seja de quelatos, eliminando o cobre na urina, seja de zinco, que diminui a absorção do cobre. Às vezes é necessário recorrer a um transplante de fígado.

> **Investigação da doença de Wilson**
>
> Uma investigação biológica compreendendo ceruloplasminemia, cupremia e uma cuprúria das 24 horas é sistematicamente proposta aos irmãos do paciente, após a idade de 3 anos, a fim de diagnosticar e tratar as formas pré-sintomáticas da doença.
>
> Dois tipos de análise genética são utilizados:
>
> - a análise de ligação, ou análise indireta, possível quando há um caso de doença de Wilson na família. Ela tem a vantagem de poder ser efetuada rapidamente, pois não necessita que se conheçam as duas mutações;
> - a análise direta, que consiste em procurar as mutações causais no gene que codifica o ATP7B no cromossomo 13. Ela se torna difícil pelo número de mutações (mais de 350) e sua diversidade.

Doença de Menkes

A doença de Menkes é uma doença genética recessiva ligada ao cromossomo X, em razão das mutações do gene *ATP7A* (Xq21.1) que codifica uma proteína de transporte do cobre.

Ela se manifesta desde o período neonatal por icterícia prolongada, retardo estaturoponderal, dificuldades de alimentação. Por volta dos 6 meses de idade, chama atenção o aspecto dos cabelos, que são raros, torcidos, quebradiços, descoloridos. Após isso, acontecem deterioração motora progressiva, comicialidade, retardo mental. O prognóstico é sombrio e o óbito acontece, em geral, antes dos 5 anos.

O diagnóstico conforte pela diminuição da cupremia e da ceruloplasminemia consiste na análise molecular.

Aceruloplasminemia

A aceruloplasminemia recentemente descrita é uma doença autossômica recessiva, manifestando-se por volta dos 30 anos por síndrome extrapiramidal, diabetes açucarada e demência.

A biópsia hepática mostra um conteúdo em cobre normal e uma sobrecarga de ferro. A ceruloplasmina e a cupremia são baixas, o cobre urinário normal.

Chikungunya

Essa virose endêmica na Ásia do Sul, na África e na Índia, tornou-se atual após as epidemias atingindo as Ilhas de Reunião em 2005, a Itália na região de Ravenne em 2007, atingindo a França (no Var) em 2010. Ela é epidêmica nas Antilhas francesas desde 2013.

Ela é devida a um arbovírus pertencente à família dos Togaviridae, como o que é responsável pela dengue. O mosquito que a transmite, ou "mosquito tigre", pertence ao gênero *Aedes*.

Clínica

A incubação é de 2 a 10 dias. A doença se traduz por febre elevada, acompanhada por intensas artralgias tocando as extremidades dos membros (pulsos, tornozelos, falanges), mas também a coluna (*chikungunya* significa "que anda curvado para a frente"), mais raramente os quadris ou os ombros, mialgias, cefaleias. Uma erupção maculopapular facial-troncular parecida com a rubéola é observada em mais da metade dos casos. Conjuntivite e hemorragias menores (gengivorragias) são possíveis. Nas crianças, as dores articulares são raras; a doença se parece com uma gripe.

A evolução se faz, habitualmente, com melhora rápida, a febre desaparecendo em 1 a 10 dias, as artrites em algumas semanas. As dores articulares podem persistir durante vários meses, principalmente nas pessoas de idade, atingindo particularmente as articulações fragilizadas (fraturas antigas, artroses).

Cerca de 10% dos casos são assintomáticos. Ao contrário, complicações neurológicas graves (meningoencefalites, polirradiculoneurite de Guillain-Barré, neuropatias) foram descritas quando da epidemia nas Ilhas de Reunião em pessoas de idade e recém-nascidas.

A taxa de mortalidade estimada é de 1 para 1.000 pela HAS (2013).

Diagnóstico biológico

O diagnóstico se baseia no RT-PCR que evidencia o ARN viral e na sorologia.

A RT-PCR não é positiva e só deve ser realizada nos sete dias seguintes aos primeiros sintomas clínicos.

Após isso, apenas as sorologias por IgM ou IgG são úteis ao diagnóstico. Os IgM são pouco específicos (falso positivos). Os IgG, que aparecem a partir do 15° dia e persistem por anos, sao específicos. Uma segunda sorologia de confirmação é necessária no máximo 10 dias após o primeiro exame.

Indicações respectivas da RT-PCR e da sorologia:

- até 5 dias após o início dos sintomas (D5): teste direto RT-PCR;
- entre D5 e D7: teste direto RT-PCR e sorologia;
- após D7: sorodiagnóstico unicamente (IgG e IgM).

O *chikungunya* é uma doença de declaração obrigatória.

Chlamydia trachomatis

Chlamydia trachomatis sorotipos D a K provoca infecções sexualmente transmissíveis que são frequentes (os sorotipos A, B, C estão na origem do tracoma, os sorotipos L1, L2, L3 estão ligados à doença de Nicolas-Favre ou linfogranuloma venéreo).

Objetivos do exame
- Procurar uma infecção assintomática na mulher com menos de 25 anos, no homem com menos de 30 anos, "em risco".
- Procurar a causa de uma uretrite no homem, de uma vaginite ou de uma salpingite na mulher.
- Confirmar o diagnóstico de síndrome de Reiter (síndrome óculo-uretro conjuntivo associado, após uma uretrite, conjuntivite e poliartrite assimétrica dos membros inferiores).

Métodos
A cultura celular em células Mac Coy com tipagem de inclusões citoplásmicas por meio de anticorpos monoclonais, antigo método de referência, não é mais praticada, pois é difícil de realizar (laboratórios especializados) e necessita de uma coleta rica em células (escova endocervical em plástico), dolorosa.

A sorologia não permite datar a infecção (os anticorpos persistem por muito tempo), ela fornece reações cruzadas entre as três espécies do gênero *Chlamydia* (*C. pneumoniae*, *C. psitaci* e *C. trachomatis*). Ela é sujeita a falhas nas infecções genitais baixas onde a resposta dos anticorpos é fraca.

Assim o método de escolha é a busca direta pelo ADN da bactéria por amplificação gênica (PCR ou método próximo). Diferentes técnicas foram desenvolvidas, que têm uma sensibilidade superior à cultura celular e uma especificidade elevada, próxima de 100%.

Exames
- Na mulher:
  - sintomática: exame endocervical com espéculo e escova endocervical;
  - assintomática: autoexame vaginal.
- No homem, coleta do primeiro jato de urina (10 mL) pelo menos duas horas após a última urinada.
- Nos dois sexos, esfregaço anal e/ou faríngal.

> **Valores de referência**
>
> PCR Chlamydia trachomatis
> ▶ Negativo.
>
> Sorologia
> ▶ Valor-limite: > 1/64.
> A sorologia (titulagem dos IgG por meio de um peptídeo recombinante específico) é reservada ao diagnóstico:
> ▶ de uma infecção alta;
> ▶ de uma proctite evocando uma linfogranulomatose;
> ▶ de uma síndrome de Reiter.

Clínica

Infecção urogenital por *Chlamydia*

A infecção urogenital por *Chlamydia trachomatis*, serovars D a K, é:
- frequente, bem mais frequente do que a infecção por *N. gonorrhoeae*;
- muito contagiosa;
- na maior parte das vezes silenciosa (80% dos casos).

Quando ela é sintomática, ela se traduz:
- no homem: por uma uretrite paucissintomática com urina clara que suscita em 5% dos casos uma orquiepididimite;
- na mulher: por uma vaginite ou uma disúria evocando falsamente uma infecção urinária que pode se propagar para as trompas, provocando uma salpingite dolorosa e febril, origem de gravidez extrauterina e de esterilidade tubária ulteriores;
- nos dois sexos: por uma proctite e/ou uma faringite.

Linfogranulomatose venérea (LGV), doença de Nicolas e Favre

A LGV se observa nos homossexuais masculinos infectados pelo HIV, nos viajantes entrando em zonas de endemia (tropicais). Se traduz por adenopatias inguinais-crurais, unilaterais, indolores, acontecendo 2 a 6 semanas após a lesão infectante.

Diagnóstico: por PCR *Chlamydia trachomatis*.

Chumbo

O chumbo ainda é utilizado na indústria, tanto puro quanto na forma de ligas metálicas (carburantes, baterias chumbo-ácidas, copos de cristais de chumbo, sondagem etc.).

Absorvido por via digestiva (mãos sujas) ou respiratória passa para o sangue, fixando-se nas hemácias, depois é distribuído nos rins, no sistema nervoso e, sobretudo, no esqueleto. Este concentra 90% do chumbo do organismo. No esqueleto, o chumbo permanece armazenado durante muito tempo (sua meia-vida é cerca de 20 anos). É, eliminado principalmente, pela urina.

A plumbemia é um bom marcador de exposição ao chumbo nas semanas imediatamente anteriores (a meia-vida no sangue é cerca de um mês), mas ela mede mal a quantidade total de chumbo presente no organismo.

Precauções de coleta

A coleta deve ser feita em tubos especiais fornecidos pelo laboratório e ter atenção particular para evitar qualquer contaminação da amostra (pedir ao sujeito que entre em contato com o laboratório). Coleta com heparina ou EDTA para dosagem do sangue total, o chumbo sendo transportado a 90% pelas hemácias.

As coletas efetuadas no contexto de uma observação de trabalhadores expostos devem ser endereçadas a um laboratório certificado pelo Ministério do Trabalho. As coletas destinadas à eliminação de suspeita de saturnismo infantil têm uma ficha especial, preenchida pelo responsável, que será enviada pelo laboratório ao centro de assistência toxicológica regional com o resultado da dosagem.

> **Valores de referência**
>
> Na população em geral, a plumbemia não é nula, pois o chumbo é bastante difundido na natureza desde a Revolução Industrial. Na França, os valores a seguir podem ser considerados usuais.
> ▶ Nos homens: < 90 µg/L.
> ▶ Nas mulheres: < 70 µg/L.
> ▶ Nas crianças: < 100 µg/L.
> ▶ Na urina: < 25 µg/g creatinina.
>
>   O consumo excessivo de vinho ou cerveja, o tabagismo, alguns *hobbies*, como a prática de tiro, aumentam as concentrações de chumbo.
>   Nas indústrias onde há exposição ao chumbo, a regulamentação impõe um acompanhamento médico reforçado em caso de plumbemia > 200 µg/L para os homens ou > 100 µg/L para as mulheres (decreto de 23 de dezembro de 2003).
>   É proibido atribuir à mulher grávida ou à lactante trabalhos que a exponham ao chumbo.
>   O limite biológico de exposição (LBE) ou limiar da plumbemia que não deve ser ultrapassado é 400 µg/L em homens e 300 µg/L em mulheres.
>   De acordo com a conferência de 2003, a mulher pode estar autorizada a amamentar se a plumbemia for < 100 µg/L.
> *Fator de conversão:*
> - µg × 0,0048 = µmol.
> - µmol × 207 = µg (1 µmol/L = 200 µg/L).

Clínica

Saturnismo profissional

Clínica

A intoxicação por chumbo – ou saturnismo – traduz-se por dores abdominais (cólicas de chumbo), hipertensão, nefropatia intersticial, paralisias periféricas, anemia.

O diagnóstico de saturnismo se baseia em:
- elevação da plumbemia, o que atesta uma exposição ao chumbo;
- aumento do saturnismo provocado por EDTA, que mede a impregnação do organismo (*ver* Plumbúria provocada);
- elevação das protoporfirinas eritrocitárias (PPE) e do ácido Δ-aminolevulínico (ALA) que atestam a inibição da síntese de heme pelo chumbo.

Disposições regulamentares

O quadro nº 1 das doenças profissionais ("Afecções causadas pelo chumbo e seus componentes") exige:

- para considerar, como doença profissional, as manifestações agudas do saturnismo:
  - plumbemia > 400 µg/L;
  - e uma concentração ALA > 15 mg/g de creatinina ou uma concentração de protoporfirina eritrocitária > 20 µg/g de hemoglobina;
- para considerar, como doença profissional, uma síndrome biológica:
  - plumbemia > 800 µg/L;
  - e concentração urinária de ALA > 15 mg/g de creatinina ou concentração de protoporfirina eritrocitária > 20 µg/g de hemoglobina.

Saturnismo infantil

As crianças entre 6 meses e 6 anos de idade são particularmente sensíveis à intoxicação por chumbo. Na França, a cada ano, cerca de 500 casos de saturnismo infantil são rastreados nas crianças de locais desfavorecidos, ambientes deteriorados nos quais pinturas com chumbo descascam. A plumbemia é o índice escolhido para rastrear o saturnismo infantil.

Recomendações em matéria de observação da criança de acordo com a conferência de novembro de 2003.

Plumbemia (µg/L)	Recomendações
< 100	Ausência de intoxicação
	Plumbemia de 6 meses a 1 ano se a criança pertencer a um grupo de risco
100 a 249	Controle da plumbemia a cada 6 meses
	Declaração obrigatória
250 a 449	Controle da plumbemia a cada 3 meses
	Encaminhamento da criança para uma estrutura capaz de avaliar o nível da intoxicação e de discutir uma terapia de quelação
> 450	Encaminhamento urgente da criança para estrutura capaz de avaliar o nível da intoxicação e de tratá-la imediatamente

O Haut Conseil de la Santé Publique (HCSP) preconizou a redução do limite de exposição ao chumbo que consta nessas recomendações para 50 µg/L. Ele sugeriu, também, a instauração de um "nível de vigilância" para as plumbemias inferiores ou iguais a 25 µg/L (julho de 2014).

Cistinúria

A cistina é um ácido aminado enxofrado presente no plasma, mas integralmente reabsorvido após sua filtração, então normalmente ausente da urina.

A cistinúria causada pela deficiência hereditária de reabsorção tubular da cistina expõe à formação de cálculos cistínicos, sendo a cistina pouco solúvel na urina.

Orientações sobre o exame

Recolher a urina de 24 horas em ácido sulfossalicílico.

> **Valores de referência**
> ▶ No adulto: < 23 mg/24 h seja < 100 µmol/24 h (< 80 µmol de cistina (20 mg) por grama de creatinina urinária de 24 horas).
> ▶ Na criança de menos de 2 anos: < 30 µmol/24 h.
> ▶ Fatores de conversão:
>   • mg/L × 4,56 = µmol/L.
>   • µmol/L × 0,24 = mg/L.

Clínica

Litíase cistínica

A cistinúria é uma tubulopatia hereditária, autossômica recessiva, caracterizada por deficiência da reabsorção tubular proximal dos ácidos aminados dibásicos cistina, arginina, lisina, ornitina, cuja eliminação urinária está aumentada.

A única tradução clínica é uma litíase cistínica reincidente da criança ou do adulto jovem, tendo antecedentes de litíase familiar. A radiografia simples do abdome revela os cálculos que são de pequeno volume, radiopacos, muito ecogênicos. Por vezes, o que chama atenção é o exame do resíduo urinário, que apresenta cristais hexagonais característicos.

A reação de Brand ao nitroprussiato de sódio, realizada na urina fresca da manhã, dá uma coloração vermelha quando a cistinuria é > 300 µmol/L. A cromatografia urinária revela, além de aumento massivo de lisina, concentração urinária de cistina muito elevada, da ordem de 200 µmol/L nos heterozigotos e atingindo 1.200 a 4.000 µmol nos homozigotos.

Litíase oxálica

Em certos pacientes que tenham uma litíase oxalacética, a reação de Brand é positiva. Parece se tratar de formas heterozigotas de cistinúria.

> A cistinúria é diferente da cistinose, uma doença familiar que se transmite de modo autossômico recessivo, em razão de deficiência do transportador da cistina, que se acumula em diferentes órgãos e, principalmente, nos rins. Em sua forma mais grave, ela se revela na primeira infância por uma síndrome de Fanconi (a cistinose é a primeira causa de Fanconi). Na ausência de tratamento, evolui para insuficiência renal antes do 12º ano. O diagnóstico se baseia na dosagem de cistina intraleucocitar e/ou na descoberta de deleção no cromossomo 17.

Citomegalovírus

O citomegalovírus (CMV) é um herpes-vírus estritamente humano, infectando na França cerca da metade dos adultos. Contrai-se por contato direto, salivar e sexual.

A primoinfecção é habitualmente assintomática; após ela, o CMV, como os outros vírus herpes, persiste em estado latente no organismo, por vezes excretado na saliva, na urina, nas secreções genitais.

A infecção sintomática por CMV, quer se trate de uma primoinfecção ou de uma reativação, é característica dos imunodeprimidos. Ela se tornou frequente com o desenvolvimento dos transplantes de órgãos e a expansão da infecção por HIV.

Identificação do vírus

Em função da clínica, o CMV pode ser procurado nos linfócitos do sangue, na urina, nos líquidos de lavagem alveolar, no LCR, no humor aquoso ou no líquido amniótico. Em razão da fragilidade do vírus, recomenda-se colocar os exames num meio de transporte adequado, refrigerados, e encaminhá-los rapidamente ao laboratório.

A cultura do vírus é fácil, sobre fibroblastos embrionários humanos (MRC5). O efeito citopatógeno ocorre a longo prazo (2 a 4 semanas), mas a infecção das culturas pode ser reconhecida a partir da 48ª hora por exame imunocitológico em IF por meio de anticorpos monoclonais específicos.

A identificação dos antígenos virais pp65 pode ser feita nos leucócitos em imunofluorescência indireta (exame em heparina). O limite de positividade é de 50 núcleos. Ela tem a vantagem de dar uma resposta rápida.

A detecção do genoma viral por PCR, rápida, sensível, quantificável, é cada vez mais utilizada e dá melhores resultados quando o exame provém de um compartimento fechado: LCR, humor aquoso, líquido amniótico.

Sorologia

Os anticorpos anti-CMV são identificados em ELISA ou imunocaptura (para os IgM). Os IgM aparecendo com a primoinfecção marcam um pico no primeiro mês e desaparecem após 16 a 20 semanas. Os IgG são objeto de soroconversão identificada por dois exames sucessivos.

As reinfecções e as reativações se traduzem por ascensão dos IgG com frequente reaparição dos IgM.

A medida da avidez dos IgG para o antígeno viral é útil para datar a primoinfecção: uma avidez fraca indica infecção de menos de 3 meses, uma avidez forte indica uma primoinfecção antiga.

Avidez: fraca < 50%; forte > 65%.

Clínica

Primoinfecções

Na criança ou adolescente imunocompetente, a primoinfecção por CMV é assintomática.

Ela se traduz, por vezes, por uma síndrome mononucleósica com reação de Paul e Bunel negativa, mais raramente por hepatite citolítica, anemia hemolítica com anticorpos frios. O diagnóstico biológico, raramente útil, convoca a sorologia: descoberta de anticorpos IgM específicos e soroconversão a IgG em dois exames sucessivos.

Imunodepressões

Nos imunodeprimidos (transplantes, hemopatias malignas, cânceres, infecção por HIV), recorrências da infestação por CMV são frequentes e marcadas por febre prolongada, hepatite, pneumonia instersticial ou, ainda, retinite necrosante.

Comprovar uma infecção ativa por CMV no imunodeprimido pode ser difícil, pois nele uma excreção viral, mesmo prolongada e sem significado patológico e a sorologia, é difícil de interpretar. O diagnóstico é baseado, sobretudo, nos sintomas clínicos e no exame de imagem, eventualmente na identificação por PCR da disseminação da infecção em vários órgãos (sangue, exames oculares, LCR...).

Gravidez, doença das inclusões citomegálicas

Cerca de 60% das mulheres grávidas não são imunizadas; uma primoinfecção por CMV durante a gravidez pode contaminar gravemente o feto. A infecção materna (1% das gestações) se faz, habitualmente, por contato com criança de pouca idade. As transmissões são mais frequentes durante o terceiro trimestre, mas menos graves do que no primeiro.

O diagnóstico de primoinfecção materna é evocado frente a qualquer febre um pouco prolongada na mulher grávida, principalmente se a NFS mostra síndrome mononucleósica, e as transaminases, uma citólise hepática. Ele é baseado na detecção de IgM anti-CMV, na soroconversão dos IgG e na medida do índice de atividade dos IgG. Se ele é confirmado, uma procura pelo ADN viral no líquido amniótico por PCR na 20 SA e pelo menos seis semanas após a primoinfecção é indicada, que confirmará ou não ter atingido o feto.

No recém-nascido, o isolamento de um CMV por cultura ou PCR a partir da urina, ou da saliva nas duas primeiras semanas de vida, demonstra a infecção: 90% dos recém-nascidos infectados são assintomáticos; entre eles, cerca de 10% desenvolvem complicações neurossensoriais, mais frequentemente surdez bilateral.

A doença das inclusões citomegálicas do recém-nascido, a tradução mais severa de uma infecção por CMV, felizmente é rara (10 a 15% das crianças infectadas *in utero*). Se traduzindo por uma afecção polivisceral (hepática, pulmonar) e microcefalia. Frequentemente é mortal ou deixa sequelas neuropsíquicas e auditivas graves.

Clearance de creatinina *ver* Déficit de filtração glomerular (DFG)

Cloro

O cloro é o principal ânion do líquido extracelular. No sangue, variações do cloro e dos bicarbonatos de uma parte, do cloro e do sódio de outra parte são ligadas. A dosagem do cloro é de pouco interesse na medicina corrente.

> **Valores de referência**
> ▶ 100 a 105 mmol/L (100 a 105 mEq/L).

Clínica

Hipercloremias (cloremia > 110 mmol/L)

A cloremia aumenta proporcionalmente à natremia nas hipernatremias (para o significado dessas hipernatremias, *ver* Sódio sanguíneo).

Hipercloremia sem hipernatremia é observada na acidose metabólica quando o cloro substitui, na coluna dos ânions, o bicarbonato diminuído na sequência de perdas digestivas (acidoses das diarreias) ou urinárias (acidoses tubulares renais). Nessas acidoses ditas hiperclorêmicas, o hiato aniônico é normal (*ver* Amônia e Bicarbonatos).

Na alcalose ventilatória crônica originada por situações muito diversas (ansiedade, febre, esporte, alta altitude), tendo em comum uma hiperventilação, a hipercloremia – modesta – compensa, na coluna dos ânions, a baixa discreta dos bicarbonatos.

Hipocloremias (cloremia < 90 mmol/L)

A cloremia diminui proporcionalmente à natremia nas hiponatremias (para o significado dessas hipocloronatremias, *ver* Sódio sanguíneo).

Hipocloremia sem hiponatremia é observada na alcalose metabólica quando ela é ligada a perdas de cloro devidas a vômitos ou aspirações gástricas, ou por ingestão de diuréticos cloruréticos (*ver* Bicarbonatos).

Na acidose ventilatória crônica causada pela retenção de CO_2 por hipoventilação alveolar (*ver* Gasometria arterial), uma hipocloremia contrabalança, na coluna dos ânions, o aumento dos bicarbonatos de origem renal, que tende a compensar a acidose.

Colecalciferol *ver* Vitamina D

Colesterol

O colesterol provém, uma parte, dos alimentos, mas principalmente da biossíntese hepática. No sangue ele é transportado por proteínas: 70% pelas lipoproteínas de baixa densidade ou LDL. A LDL entrega o colesterol aos tecidos por intermédio de um receptor que permite sua entrada nas células.

Objetivos da dosagem
Procurar um fator maior de risco de arterosclerose: a hipercolesterolemia.

Orientações sobre o exame
Coleta em tubo seco ou heparinizado.

As refeições têm pouca influência sobre a colesterolemia, mas no contexto de uma "exploração de uma anomalia lipídica" (EAL), que comporta a dosagem dos triglicerídeos, é imperativo examinar após 12 horas de jejum.

O colesterol diminui em caso de febre ou nas semanas seguintes a um acidente cardiovascular, e aumenta durante as últimas semanas da gravidez (até 40%). Evitar examinar nessas situações.

Valores de referência

Colesterol total (CT)
▶ No adulto, antes dos 50 anos: < 5 mmol/L (2 g/L).
Os valores dependem da idade (fracos ao nascimento, aumentam, em média, de 0,50 mmol/L a cada 10 anos, de 30 a 60 anos) e do sexo (mais baixos na mulher).

Fator de conversão:
- g/L × 2,58 = mmol/L;
- mmol/L × 0,387 = g/L.

HDL-colesterol (CHDL)
▶ No homem: 1 mmol/L (0,40 g/L).
▶ Um pouco mais na mulher: > 1,3 mmol/L (0,50 g/L).

LDL-colesterol (CLDL)
▶ No adulto, antes dos 50 anos: < 4,1 mmol/L (1,6 g/L).

Clínica

Hipercolesterolemias (colesterol > 5,5 mmol/L) primitivas

Aspectos genéticos

Hipercolesterolemias monogênicas

Certas hipercolesterolemias são familiares, monogênicas. São raras, mas graves.

Na maior parte dos casos, ocorre por mutação do gene que codifica o receptor celular da LDL (o receptor do Apo B100), graças ao qual as LDL circulantes são internalizadas nas células. Em caso de déficit dos receptores, completo (formas homozigotas) ou parcial (heterozigotos), a LDL acumula-se no sangue e nas paredes arteriais; hipercolesterolemia e aterosclerose são precoces.

Na forma homozigota, depósitos cutâneos e tendinosos de colesterol acontecem desde a infância (xantomatose cutaneotendinosa, hipercolesterolêmica familiar). Os acidentes coronarianos se produzem antes dos 20 anos. O LDL-colesterol ultrapassa 5 g/L.

Na forma heterozigota, a doença é menos severa. Traduz-se uma a cada duas vezes por xantomas tendinosos dos tendões e dos extensores dos dedos (xantomatose tendinosa hipercolesterolêmica familiar). Ela se origina entre 40 e 50 anos no homem, na menopausa na mulher, de aterosclerose coronariana. O LDL-colesterol é compreendido entre 2 e 4,5 g/L.

Mais raramente, a anomalia genética se situa não no receptor, mas na apolipoproteína B100. Sua tradução clínica é a mesma que a hipercolesterolemia familiar por mutação do gene do receptor dos LDL, no entanto, com xantomas menos numerosos e mais tardios. A elevação do LDL colesterol se situa entre 2 e 2,8 g/L.

Hipercolesterolemias poligênicas

A grande maioria das hipercolesterolemias é poligênica. Não têm caráter familiar, resultando da interaçao de múltiplos genes com fatores ambientais, o que conduz a uma superprodução de LDL. Os xantomas tendinosos são ausentes, mas um xantelasma e/ou um arco corneano são possíveis. A elevação do colesterol é média ou moderada (entre 5,5 e 9 mmol/L).

São aterogênicas, as complicações acontecem numa idade mais ou menos tardia de acordo com o grau de elevação do colesterol.

Aspectos fenotípicos

A hipercolesterolemia pode ser pura ou associada a uma elevação dos triglicerídeos.

Hipercolesterolemia pura (tipo IIA na classificação de Fredrickson)
É devida a uma elevação exclusiva da LDL.
O soro é sempre claro.
A hipercolesterolemia é isolada, 6 mmol/L sem elevação dos triglicerídeos < 1,5 mmol/L, fixo no tempo.
O LDL-colesterol está muito elevado. O HDL-colesterol e a apolipoproteína A1 estão normais ou diminuídos.

> A intensidade e a precocidade do risco de aterosclerose são proporcionais à colesterolemia.

Hipercolesterolemia com hipertrigliceridemia ou mista (tipo IIB na classificação de Frederickson)
É devida a uma elevação da LDL e da VDL associada à hipertrigliceridemia endógena (à pré-betalipoproteína).
O soro é tanto claro quanto lactescente, pois a hipertrigliceridemia flutua de um exame a outro.
A hipercolesterolemia se associa a uma elevação dos triglicerídeos.
O LDL-colesterol está moderadamente elevado. O HDL-colesterol está diminuído.

> Essa forma se associa, frequentemente, a uma hiperglicemia com insulinorresistência. É muito aterogênica.

Hipercolesterolemias secundárias

Hipotireoidia
Uma hipercolesterolemia > 8 mmol/L é habitual durante hipotireoidia; ela estaria, frequentemente, na origem da descoberta de uma hipotireoidia primária na mulher. O colesterol total é elevado, bem como a LDL-lipoproteína. A anomalia é parcialmente reversível após tratamento substitutivo (HAS).

Síndrome nefrótica
Durante a síndrome nefrótica, uma elevação significativa do colesterol total se associa à elevação das LDL-lipoproteínas, proporcional à baixa da albumina. O HDL-colesterol está diminuído. Esse perfil aumenta o risco cardiovascular.

Colestase
A colestase crônica causa hipercolesterolemia quando é muito prolongada, como na cirrose biliar primitiva. A hipercolesterolemia é acompanhada

por aumento das lipoproteínas LDL e HDL. Quando da progressão da doença, pode aparecer uma lipoproteína X rica em fosfolípidios e colesterol, mas pobre em triglicerídeos. O risco cardiovascular não parece aumentado, sem dúvida em razão do aumento simultâneo das LDL e HDL.

Hipocolesterolemias (colesterol < 3,5 mmol/L)

Secundárias (frequentes)

A hipocolesterolemia se observa em insuficiências hepáticas, em má absorções e hipertireoidismo.

Familiares (excepcionais)

A doença de Tangier é uma doença muito rara, transmitida de modo recessivo, causada por mutações do gene *ABCA1*, que suscita diminuição significativa do HDL-colesterol sanguíneo (< 0,1 g/L). Ela associa uma catarata, aumento do volume das tonsilas de cor alaranjada e, apesar da hipocolesterolemia, aterosclerose severa – razão pela qual ela foi muito estudada.

A síndrome de Smith-Lemli-Opitz é uma doença genética rara, transmitida de modo recessivo em relação com déficit de 7-desidrocolesterol redutase, uma enzima necessária à última etapa da síntese do colesterol. As principais anomalias são um retardo mental, dismorfia facial, anomalias genitais e dos membros.

Colesterol – HDL-colesterol e LDL-colesterol

No sangue, o colesterol circula no centro de lipoproteínas classificadas de acordo com sua densidade na ultracentrifugação analítica, em lipoproteínas de alta densidade ou HDL (*High Density Lipoprotein*), de baixa densidade ou LDL (*Low Density Lipoprotein*), de muito baixa densidade ou VLDL (*Very Low Density Lipoprotein*). A epidemiologia mostra que o aumento das lipoproteínas leves (LDL, VLDL) é um fator de ateroma e que, ao contrário, a elevação das lipoproteínas pesadas (HDL) é um fator antiaterogênico.

Objetivos da dosagem

Melhor avaliar o risco cardiovascular, em pacientes com antecedentes cardíacos pessoais ou familiares ou apresentando um ou mais fatores de risco (tabagismo, hipertensão, obesidade androide, diabetes).

A dosagem é praticada no âmbito de uma EAL, ou exploração de anomalia lipídica.

Exploração de anomalia lipídica (EAL)

A EAL (exploração de anomalia lipídica) comporta o exame do aspecto do soro, a dosagem do colesterol total (CT), dos triglicerídeos (TG), do HDL-colesterol (CHDL) e o cálculo da concentração do LDL-colesterol (CLDL) pela fórmula de Friedwald, se a trigliceridemia é inferior a 3,4 g/L (3,9 mmol/L):

- CLDL (g/L) = CT (g/L) – CHDL (g/L) – TG (g/L)/5.
- CLDL (mmol/L) = CT (mmol/L) – CHDL (mmol/L) – TG (mmol/L)/2,2.

(Se os TG são > 3,4 g/L, a fórmula é inutilizável. É preciso dosar o LDL-colesterol por método direto enzimático).

Uma EAL normal dá os seguintes resultados.

Avaliação lipídica normal
- ▶ Colesterol total < 2 g/L (5 mmol/L).
- ▶ LDL-colesterol ≤ 1,6 g/L (4,1 mmol/L).
- ▶ HDL-colesterol > 0,40 g/L (1 mmol/L).
- ▶ Triglicerídeos < 1,5 g/L (1,7 mmol/L).

Uma avaliação patológica deve ser confirmada com um segundo exame obtido após jejum estrito de 12 horas.

De acordo com o HAS, é inútil refazer um exame lipídico antes dos 45 anos de idade no homem, 55 na mulher, exceto em caso de sintomas clínicos de aterosclerose ou de agravamento de fatores de risco cardiovascular. A *American Heart Association* (AHA) recomenda uma dosagem a cada 4 ou 6 anos a partir dos 20 anos de idade.

HDL-colesterol

Valores de referência
- Homem: 0,4 g/L (1 mmol/L).
- Mulher: > 0,5 g/L (1,3 mmol/L).

Fator de conversão:
- g/L × 2,58 = mmol/L.
- mmol/L × 0,387= g/L.

Clínica

Hipo-HDL colesterolemia

Na população em geral, há uma correlação inversa entre a concentração de HDL-colesterol e a incidência de cardiopatias isquêmicas tanto no homem quanto na mulher. HDL-colesterol inferior a 0,35 g/L (35 mg/dL) é um fator de risco que deve ser levado em conta qualquer que seja o LDL-colesterol.

Esse fator de risco é, muitas vezes, associado a hipertrigliceridemia, diabetes tipo 2, obesidade, HTA, alterações atualmente reagrupadas sob o nome de "síndrome metabólica" (*Metabolic Syndrome* ou MetS).

A "síndrome metabólica" é definida pela presença de ao menos três dos critérios seguintes (*National Education Program Adult Treatement Panel III*, NCEP ATPIII):
- HDL-colesterol < 0,40 g/L no homem, < 0,50 g/L na mulher;
- triglicerídeos > 1,50 g/L;
- glicemia > 1,10 g/L;
- pressão arterial (PA) > 130/85 mmHg;
- circunferência da cintura > 102 cm no homem e > 88 cm na mulher.

A síndrome metabólica predispõe à aterosclerose e suas complicações. Sua fisiopatologia ainda é objeto de discussões.

Hiper-HDL colesterolemia

Observa-se em hiperalfalipoproteinemias (HALP), geralmente familiares, cujo gene segue desconhecido. O HDL-colesterol é superior a 0,7 g/L no homem, a 0,8 g/L na mulher. Os VLDL-lipoproteínas e os triglicerídeos estão baixos. Essas hipercolesterolemias não são perigosas: ao contrário, garantem um risco menos elevado de complicações cardiovasculares.

LDL-colesterol

> **Valores de referência**
> No adulto
> ▶ Antes dos 50 anos, < 1,60 g/L (4,1 mmol/L).
> ▶ Após os 60 anos, < 2 g/L (5,2 mmol/L).
> *Fator de conversão:*
> - g/L × 2,58 = mmol/L.
> - mmol/L × 0,387 = g/L.

Clínica

O LDL-colesterol é aterogênico. Assim, o tratamento visa a baixar essa fração.

A AFSSAPS propôs, em 2005, adaptar o tratamento (uma estatina, quase sempre) a cinco níveis "alvos" de LDL-colesterol.

Fatores de risco	Objetivo terapêutico
Nenhum	= 2,20 g/L (5,7 mmol/L)
Apenas um	= 1,90 g/L (4,9 mmol/L)
Dois	= 1,60 g/L (4,1 mmol/L)
Mais de dois	= 1,30 g/L (3,4 mmol/L)
Antecedentes cardiovasculares	= 1 g/L (2,6 mmol/L)

Os objetivos gerais de tratamento para os pacientes com alto risco cardiovascular (pacientes em prevenção secundária e pacientes diabéticos) são os seguintes.

Objetivos gerais de tratamento para os pacientes com alto risco cardiovascular:
- PA < 130/80 mmHg;
- colesterol total < 4,5 mmol/L (1,75 g/L);
- colesterol-LDL < 2,5 mmol/L (1 g/L) ou 2 mmol/L (0,80 g/L), se possível;
- glicemia em jejum < 6 mmol/L;
- HbA1c < 6,5%.

Coleta de saliva e teste de diagnóstico rápido (TDR)

A coleta de saliva é altamente recomendável.

Técnica de coleta de saliva

Dois *swabs* estéreis são utilizados para recolher material da parede posterior da faringe e das duas tonsilas (ou do pilar tonsilar anterior, caso estas tenham sido retiradas); eventualmente, da língua e da face interna das bochechas (em caso de suspeita de *Candida*).

Um dos *swabs* é espalhado na lâmina enquanto o outro é reservado à cultura.

Os dois devem ser enviados ao laboratório em estojo preferencialmente munido de meio de transporte (tipo Portagerm® AMIES etc.).

Clínica

Tonsilite (anginas eritematosas)

As anginas eritematosas podem ser virais (rinovírus, coronavírus, VSR, adenovírus, vírus influenza...) ou causadas por um estreptococo β-hemolítico do grupo A (SGA): *Streptococcus pyogenes*. No adulto, 20% das amigdalites têm origem pelo estreptococo, 40% nas crianças. Apenas as tonsilites estreptocócicas exigem o tratamento por antibiótico.

Uma tonsilite estreptocócica pode ser identificada pela coleta de saliva clássica seguida por cultura ágar sangue, sem inibidor, incubada por pelo menos 24 horas.

É mais fácil recorrer a um **teste de diagnóstico rápido** (TDR-SGA) evidenciando antígenos polissacarídicos da parede de *Streptococcus pyogenes*. Os testes de diagnóstico rápido contêm uma fita reagente e um reativo, o resultado é legível em cinco minutos. Em laboratório, eles têm cerca de 95% de precisão, sua sensibilidade varia de 80 a 98% conforme a técnica de cultura a que são confrontados.

É recomendável não tratar uma amigdalite por antibioterapia antes de haver confirmação de sua origem estreptocócica por meio de TDR-SGA nas crianças maiores de 3 anos e nos adultos em que a escala de Mac Isaac > 2 (Afssaps, 2005).

Escala de Mac Isaac (2000)

	Pontuação
Temperatura > 38°C	1
Ausência de tosse ou rinite	1
Gânglios cervicais dolorosos	1
Tonsilite ou exsudato tonsilar	1
Idade do paciente entre 3 a 14 anos	1
Idade do paciente > 45	–1

Apenas um TDR positivo confirma que a tonsilite é causada por estreptococo do grupo A e justifica a prescrição de antibióticos.

Um TDR negativo não justifica o controle suplementar por cultura ou tratamento com antibióticos.

Outras anginas

Angina de Vincent

Diante de uma angina unilateral, pouco dolorosa, levemente febril, em que apenas uma das tonsilas está ulcerada, em um paciente cujo estado bucodentário está deteriorado e o hálito fétido, o exame de esfregaço da coleta com Gram confirma facilmente o diagnóstico de angina de Vincent, caso mostre uma grande quantidade de bacilos gram-negativos fusiformes (*Fusobacterium necrophorum* e *Fusobacterium nucleatum*) associados a espiroquetas saprófitas (*Treponema vincenti*). Nesse caso, a cultura é inútil.

Difteria

Há cerca de 10 anos, vários casos de difteria – todos de origem externa – foram relatados na França. No caso de uma angina com falsa membrana, é prudente fazer uma coleta de saliva enquanto uma sorologia da mononucleose é realizada (*ver* Mononucleose infecciosa).

A cultura exige um meio seletivo. Qualquer fonte de *Corynebacterium* do grupo *diphteriae* deve ser encaminhado ao Centro Nacional de Referência (Instituto Pasteur, Paris) para identificação e detecção do gene *tox* (codante da toxina) por PCR.

Gonorreia

A gonorreia faríngea é assintomática em quase 85% dos casos. Assim sendo, é apenas no contexto de uma busca sistemática por doença sexualmente transmissível (DST), que a coleta de saliva a detecta. Deve-se tomar cuidado com a fragilidade de *Neisseria Gonorrhoeae*. Fazer a cultura em ágar chocolate. Incubar em CO_2.

> A coleta de saliva é inútil em caso de:
> - angina em criança com menos de 3 anos de idade, pois as anginas são virais nessa idade;
> - fleimão da tonsila, pois a infecção está contida nela;
> - síndrome de Lemierre (rara): a busca pelo *Fusobacterium necrophorum* é feita por hemocultura.

Coleta de secreção feminina

O estudo bacteriológico é indispensável ao reconhecimento e tratamento de uma infecção genital feminina.

Técnica

O exame é feito após a suspensão de uma eventual antibioticoterapia local ou geral e sem a higienização do local no dia do exame. Após a colocação do espéculo, as coletas são feitas no centro das lesões, no fundo de saco de Douglas, no exocolo, cada vez com um *swab* diferente.

Quando se nota um corrimento purulento (orifício de uma glândula de Bartholin, orifício uretral externo etc.), ele é coletado com pipeta.

No canal endocervical: coleta com a espátula.

O exame inclui uma análise das lâminas após a coloração de gram e de May-Grünwald-Giemsa e uma ou mais culturas.

Clínica

A flora bacteriana normal é composta por anaeróbios gram-positivos.

Vaginites

As vaginites são causadas por *Trichomonas vaginalis*, *Candida albicans* e *Gardnerella vaginalis*.

Vaginite por *Trichomonas*

A vaginite por *Trichomonas* se traduz por leucorreias abundantes, esverdeadas, espumosas e malcheirosas; também é pruriginosa. O exame da secreção vaginal na lâmina, com microscópio ótico, mostra os *Trichomonas* na forma de protozoário piriforme, flagelado, muito móveis. Eles podem ser fixados e coloridos com May-Grünwald-Giemsa.

Vaginite por *Candida*

A vaginite por *Candida* é favorecida pelo diabetes, a contracepção oral e os antibióticos. Ela causa leucorreias brancas espessas, granulosas, chamadas de "leite coalhado". A *Candida* é reconhecida no microscópio após a adição de uma gota de solução azul de cresil ou de toluidina. Ao mesmo tempo, é indispensável a realização de uma cultura no meio de ágar Sabouraud ou ágar sangue. As colônias crescem em alguns dias.

Vaginite por *Gardnerella*

A vaginite por *Gardnerella* se manifesta por perdas brancas escamosas (como na vaginite por *Trichomonas*), malcheirosas. O cheiro de peixe que elas liberam evidencia a associação com anaeróbios. A vaginite é identificada pela mistura de uma gota de coleta vaginal com uma gota de potássio a 10%.

No esfregaço colorido com Gram, percebem-se células epiteliais de contornos fluidos recobertas de bactérias (*clue cells*) e de pequenos bacilos gram-negativos de aspecto granuloso: *Gardnerella vaginalis*.

Vaginose

O desaparecimento da flora vaginal normal (que é composta, principalmente, pelos bacilos de Doderlein – grandes bacilos gram-positivos –, os lactobacilos), substituída por uma flora multibacteriana, caracteriza a vaginose. Esta se traduz por perdas malcheirosas. Não é pruriginosa.

Cervicites

As cervicites são causadas por *Neisseria gonorrhoeae*, por *Chlamydiae*.

Os sintomas são os mesmos das vaginites. Em 50% dos casos, elas são assintomáticas. São descobertas quando o parceiro masculino tem uma uretrite e no exame, o colo uterino está inflamado.

A gonorreia feminina é sempre endocervical – onde, portanto, deve ser procurada. Fazer a cultura em ágar chocolate e incubar em CO_2.

Os *Chlamydiae* são identificados após a coleta endocervical com *swab*, por meio de busca direta de ADN da bactéria por amplificação gênica (PCR ou método similar) (*ver Chlamydia Trachomatis*).

Coleta de secreção uretral masculina

O estudo bacteriológico é indispensável ao diagnóstico de uretrite ou de úlcera genital, pois nenhuma delas pode ser tratada sem a identificação da fonte em questão.

Técnica

O exame deverá ocorrer de manhã, preferencialmente antes da primeira micção.

Quando existe um corrimento uretral, o pus ou a serosidade que escorre é recolhido do orifício uretral em uma lâmina porta-objeto ou em um *swab*. Um pouco da urina da primeira micção é conservado. Diante da ausência de corrimento evidente, um *swab* de algodão é introduzido no primeiro centímetro da uretra.

O laboratório faz exame sobre a lâmina após a coloração de Gram para precisar a forma e as características das bactérias e com May-Grünewald-Giemsa a fim de identificar a natureza das células reacionais, a presença de levedura ou de micélios. As urinas e o *swab* são postos em cultura.

Clínica

Uretrites

Uretrites gonocócicas

Os gonococos são reconhecidos desde o exame direto que mostra diplococos gram-negativos – semelhantes a grãos de café – intra ou extracelulares. Caso contrário, a cultura do *swab* em ágar chocolate incubado com CO_2 dá o diagnóstico. É necessário um antibiograma automatizado levando em consideração resistências de *N. gonorrhoeae* surgidas recentemente.

Uretrites por *Chlamydiae*

Os *Chamydiae* são identificados após coleta com *swab* ou, de forma mais simples, no primeiro jato de urina, por uma busca direta do ADN bacteriano em amplificação genética (PCR ou método similar) (*ver Chlamydia Trachomatis*).

Cancros

Cancro sifilítico

Em caso de cancro presumidamente sifilítico, os treponemas devem ser procurados na serosidade da "segunda leva" depositada em lâmina e imediatamente examinada no microscópio de fundo escuro.

Cancro mole

Em caso de cancro mole, a exposição da serosidade coletada das bodas do cancro mostra, após a coloração com Giemsa, os bastonetes característicos do bacilo de Ducrey. A cultura é delicada. Ela pode ser prejudicada se o contexto clínico for evocador (trópicos, cancro não endurecido, pruriginoso, adenopatia inflamatória).

Prostatites

O exame microscópico de urina (EAS) frequentemente é positivo nas prostatites agudas, mostrando colibacilo (80% dos casos), *Proteus*, *Klebsiella*, estafilococo. O EAS é indispensável, pois permite a revisão do tratamento probabilístico inicial.

Às vezes propõe-se um exame das secreções liberadas após massagem prostática, associado ao EAS, em casos de prostatites crônicas. Os resultados são podem induzir ao equívoco.

Complemento

O complemento (C) é um conjunto de cerca de 30 proteínas, circulantes e membranares (receptoras de diferentes frações), implicadas na defesa contra as infecções. Elas se ativam em cascata, de maneira bastante comparável às proteínas da coagulação, e provocam, assim, diversos fenômenos, como a lise dos agentes infecciosos, a estimulação dos granulócitos ou a eliminação dos complexos imunes.

O sistema do complemento compreende duas vias, a via clássica (descoberta a primeira), ativada pelos complexos antígeno-anticorpos, e a via alternativa, desencadeada pelos polissacarídeos bacterianos e constituindo uma primeira linha de defesa, agindo antes da aparição dos anticorpos. As duas vias culminam na formação de um complexo terminal comum, o complexo lítico.

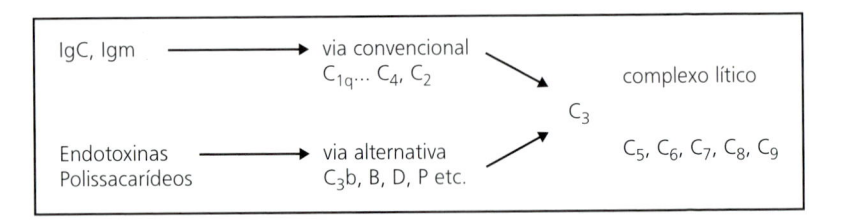

```
IgC, Igm  ─────►  via convencional
                  $C_{1q}$... $C_4$, $C_2$                    complexo lítico
                                        ╲
                                         $C_3$
                                        ╱           $C_5$, $C_6$, $C_7$, $C_8$, $C_9$
Endotoxinas ─────► via alternativa
Polissacarídeos    $C_3$b, B, D, P etc.
```

As proteínas da via clássica e do complexo lítico são designadas numericamente de C1 a C9, na ordem de sua descoberta. C1 é formada de três subunidades C1q, C1r, C1s.

As proteínas da via alternativa são designadas por letras capitais P (properdina), fator D, fator B etc.

Quando um componente se divide em dois, o fragmento "a" é o menor, o fragmento "b" é o maior.

A ativação do complemento é controlada por vários inibidores. Entre eles figuram o inibidor de C1 ou C1-INH1.

Objetivos da dosagem

- Procurar um (raro) déficit hereditário do complemento frente a infecções precoces e reincidentes por piogenes, meningites, uma síndrome hemolítica e urêmica atípica ou um angioedema.
- Procurar um consumo do complemento evocando lúpus sistêmico ou glomerulonefrite membranoproliferativa.

Orientações sobre o exame

Examinar em EDTA para evitar a ativação do complemento em tubo seco, se possível sem garrote. Enviar sem demora ao laboratório, no gelo.

Dosagem

Medida da atividade global: CH50

O complemento total é medido por um método "funcional" que mede a quantidade de soro necessária para lisar 50% das hemácias de uma suspensão padronizada (em imuno-hemólise radial ou por analisador ótico automatizado).

Dosagem das frações

A dosagem ponderal de diferentes frações do complemento (por imunofelometria, imunodifusão radial ou em ELISA) é realizada rotineiramente para C1q, C3 e C4, C1-INH. Os resultados frequentemente são expressos em porcentagem do valor normal: fala-se de queda do C3 ou C4 para valores inferiores a 50% do normal.

Uma interpretação correta de um déficit complementar necessita da dosagem conjunta do CH50, de frações C3 (o fragmento mais estável de C3 dosado por nefelometria) e C4.

Laboratórios especializados dosam os produtos de ativação do complemento (C4a, C3a, C3d) e o complexo terminal C5b-9.

Valores de referência

Os valores normais variam em função das técnicas utilizadas. A título indicativo.
▶ Complemento total: CH50 = 40 U/mL ou entre 70 e 120%.
▶ C1q = 0,1 a 0,25 g/L.
▶ C3 = 0,5 a 1,5 g/L; é a fração mais abundante.
▶ C4 = 0,2 a 0,5 g/L.
▶ C1-INH = 0,15 a 0,35 g/L.
A síntese das proteínas do complemento é feita no fígado. Uma insuficiência hepática diminui esses valores.

Clínica

A síntese do complemento é aumentada em qualquer doença inflamatória, e a hipercomplementemia faz parte da síndrome inflamatória. Em clínica, só é procurada uma diminuição do complemento, que testemunha a formação de complexos imunes, frequentemente encontrados nas doenças autoimunes.

Consumos do complemento

Glomerulonefrites

Durante glomerulonefrites agudas pós-infecciosas (pós-estreptocócicas) marcadas pela aparição brutal de edemas com hematúria, proteinúria e HTA, a baixa do complemento total e de C3c é precoce, mas transitória, a cura é acompanhada por um retorno ao normal do complemento (6 a 8 semanas). Uma hipocomplementemia mais durável deve fazer reconsiderar o diagnóstico.

Uma baixa do complemento é observada nas glomerulonefrites crônicas membranoploriferativas primitivas (GNMP):
- nas GNMP de tipo I, a queda do complemento é moderada e intermitente, dizendo respeito ao C3 e aos componentes precoces C1q e C4;
- nas GNMP de tipo II, a baixa do C3c é isolada e profunda; no soro, um anticorpo, o fator nefrítico (C3NeF), ativa a via alternativa.

Lúpus eritematoso disseminado (LED)

O complemento total e C4 são abaixados no lúpus, particularmente nas glomerulonefrites lúpicas, por ativação da via clássica por complexos imunes. A concentração de C3c permanece normal.

Déficits hereditários

Déficits em fatores

Os déficits homozigotos em componentes *precoces* da via clássica (C1q, C2, C3) são raros, responsáveis por síndromes lúpicas com significativas lesões cutâneas.

Os déficits homozigotos de componentes *terminais* (C7 sobretudo, mas também C5, C6, C8) provocam infecções reincidentes por *Neisseria* (*N. meningitidis* e *N. gonorrheae*) e, em grau moderado, por *Streptococcus pneumoniae* (CH50 é muito baixo, C3 e C4 são normais). *Um CH50 muito baixo enquanto C3c e C4 são normais impõe uma dosagem dos fatores da via final, comum num laboratório especializado.*

Déficits de C1-INH

Um déficit de C1-INH é observado no angioedema por bradicinina (antigamente angioedema neurótico hereditário, termo abandonado). Essa doença rara se traduz por edemas da face, dos membros ou por dores abdominais. Ela é grave em razão do risco de edema mortal da glote que ela comporta. Ela geralmente é hereditária (transmissão autossômica dominante), mas pode ser adquirida (linfomas, doenças autoimunes).

O diagnóstico é confirmado pela dosagem de C4, que é claramente baixa, e pela dosagem ponderal e funcional do C1-INH (*ver* Inibidor da C1 esterase).

Complexos solúveis

Em caso de coagulação vascular disseminada, a trombina produzida em excesso pela ativação da coagulação, fende o fibrinogênio e libera monômeros de fibrina. Esses monômeros de fibrina, em vez de se polimerizarem para formar um coágulo, se associam ou ao fibrinogênio ou aos produtos da degradação do fibrinogênio (PDF), formando complexos solúveis e reversíveis no plasma.

Os complexos solúveis podem ser identificados ou adicionando etanol ao plasma (teste de etanol) ou procurando a aglutinação de hemácias sensibilizadas por monômeros de fibrinogênio. Sua presença é sinônimo de presença de monômeros de fibrina.

Objetivos da dosagem
- Confirmar o diagnóstico de coagulação vascular disseminada (CIVD).
- Acompanhar a evolução de uma CIVD.
- Distinguir uma CIVD de uma fibrinólise aguda primária.

Orientações sobre o exame
Examinar em citrato de sódio a 3,9% e observar a ausência de qualquer ativação da coagulação no tubo, que conferiria um resultado falsamente positivo. Dosar o mais rápido possível após a coleta.

> **Valores de referência**
> ▶ Ausência de complexos solúveis.
> (O resultado da dosagem é qualitativo: ausência ou presença).

Clínica
A presença de complexos solúveis indica a presença de monômeros de fibrina, formados a partir da molécula de fibrinogênio pela trombina produzida em excesso. É um sintoma de coagulação intravascular disseminada (CIVD) (*ver* Fibrinogênio).

Para lembrar
- Coagulação intravascular disseminada: complexos solúveis positivos.
- Fibrinólise aguda primária (rara): complexos solúveis negativos.

Contagem sanguínea completa (CSC), hemograma

Exame mais pedido na prática cotidiana, fornecendo informações de domínios que ultrapassam amplamente o da hematologia, a contagem sanguínea completa (ou hemograma) compreende a contagem dos elementos figurados no sangue, a dosagem da hemoglobina, a determinação do hematócrito, a contagem global e diferencial de leucócitos (contagem sanguínea). É realizado por máquinas precisas, rápidas e confiáveis.

Objetivos do exame
- O exame pode visar à descoberta da causa de uma fadiga, palidez, febre, púrpura, poliadenopatia, ao monitoramento de quimioterapia...

Precauções de coleta
Coleta de sangue venoso com EDTA (um anticoagulante seco, o que permite evitar os erros de contagem decorrentes da diluição do sangue por excesso de anticoagulante líquido como a heparina) em adultos ou de sangue capilar em microtubos (ponta do dedo, calcanhar) em lactentes.

Não é necessário que o paciente esteja em jejum; é certo que a digestão provoca leucocitose, mas ela é muito discreta (< 5%). Em contrapartida, ele deve estar em repouso, pois o esforço físico intenso pode provocar hiperleucocitose.

Glóbulos vermelhos (eritrócitos)
A concentração de hemoglobina é expressa em g/dL (raramente em µmol/L), o hematócrito (porcentagem do volume sanguíneo ocupado pelos glóbulos vermelhos) em fração de litro.

Valores de referência
Glóbulos vermelhos, hemoglobina, hematócrito

	Glóbulos vermelhos (T/L)	Hemoglobina (g/dL)	Hematócrito (L/L)
Homem	4,5 a 6,2	13 a 18	0,40 a 0,54
Mulher	4 a 5,4	12 a 16	0,35 a 0,47
Criança (um ano)	3,6 a 5	12 a 16	0,36 a 0,44
Recém-nascido	5 a 6	14 a 20	0,44 a 0,60

Constantes eritrocitárias

Os índices globulares, ou constantes eritrocitárias, são calculados a partir do número de glóbulos vermelhos, da taxa da hemoglobina e do hematócrito. Esses índices são fornecidos por contagem automática, mas também podem ser facilmente calculados por métodos manuais (em caso de urgência, por exemplo).

O volume globular médio (VGM) expressa em fentolitros (fL = 10^{-15} litros) o volume dos glóbulos vermelhos:

VGM = hematócrito/número de glóbulos vermelhos.

A concentração de hemoglobina corpuscular média (CHCM) exprime em g/dL (ou em%) a concentração de hemoglobina dos glóbulos vermelhos:

CHCM = hemoglobina/hematócrito.

O teor de hemoglobina corpuscular média (HCM) expressa em pg/célula (1 pg = 10^{-12} g) a quantidade de hemoglobina contida em um glóbulo vermelho:

HCM = hemoglobina/número de glóbulos vermelhos.

Valores de referência

Valores normais das constantes eritrocitárias

	VGM (fL)	CHCM (g/dL)	HCM (pg)
Adulto	85 a 95	32 a 36	27 a 32
Criança (> 1 ano)	70 a 85		24 a 31
Recém-nascido	100 a 110		29 a 37

Em adultos, VGM inferior a 85 fL caracteriza microcitose. Valor superior a 95 fL, indica macrocitose.

Uma CHCM inferior a 32 g/dL traduz hipocromia; uma CHCM situada entre 32 e 36 g/dL, normocromia (não existe hipercromia).

Menos usual do que a CHCM, a HCM é mais sensível para julgar uma hipocromia.

Reticulócitos

Os reticulócitos são os precursores imediatos dos glóbulos vermelhos ainda capazes de sintetizar a hemoglobina. Em circulação há menos de 48 horas, eles são identificados no retículo (*reticulcitoso*) onde, providos da coloração azul de cresil, tornam-se visíveis no esfregaço. Eles são contados em citometria de fluxo.

A taxa normal dos reticulócitos é de 25 a 100 G/L (é sempre expressa em número absoluto). Quando uma anemia é regenerativa, a reticulocitose é > 120 G/L (hemorragias, anemias hemolíticas); ela é inferior a 60 G/L no caso de uma anemia não regenerativa.

Glóbulos brancos (leucócitos)
Contagem

A contagem de glóbulos brancos, assegurada pelos aparelhos que reconhecem as células nucleadas, fornece os seguintes resultados.

Valores de referência

Contagem globular normal (Sistema Internacional de Unidades)

	Hemácias (T/L)	Leucócitos (G/L)
Homem	4,5 a 6,2	4 a 10
Mulher	4 a 5,4	4 a 10
Criança (> 1 ano)	3,6 a 5	4 a 12
Recém-nascido	5 a 6	10 a 25

Fórmula sanguínea (fórmula leucocitária)

A contagem dos elementos figurados do sangue é completada por fórmula sanguínea que dá o número de todas as categorias de leucócitos por unidade de volume.

A fórmula pode ser estabelecida no microscópio em lâmina de sangue ou – o que é melhor – por aparelho que integre a fórmula sanguínea ao circuito da contagem.

A interpretação de uma fórmula sanguínea deve se fazer a partir dos números absolutos; as porcentagens são fonte de confusão (possíveis "inversões" da fórmula sanguínea).

Valores de referência

Fórmula sanguínea normal em adultos

Tipos de leucócitos	Valores absolutos (G/L ou 10^9/L)
Polinucleares neutrófilos	1,5 a 7
Polinucleares eosinófilos	< 0,5
Polinucleares basófilos	< 0,05
Linfócitos	1 a 4
Monócitos	0,1 a 1

No recém-nascido, a fórmula sanguínea é similar à do adulto com, todavia, uma hiperleucocitose de polinucleares neutrófilos (6 a 25 G/L), que desaparece em algumas semanas. Na criança, produz-se linfocitose fisiológica podendo chegar até 10 G/L. O retorno à fórmula do adulto se faz entre 6 e 10 anos.

Coombs (teste de)

O teste de Coombs, ou teste com antiglobulina, procura identificar anticorpos fixados na superfície das hemácias e suscetíveis de provocar hemólises imunológicas. Trata-se, mais frequentemente, de autoanticorpos.

Teste de Coombs direto

O teste de Coombs direto – assim chamado porque é feito em um só tempo, sendo as hemácias postas *diretamente* em contato com a antiglobulina – identifica anticorpos (imunoglobulinas) fixados na superfície das *hemácias* por uma reação de aglutinação realizada por meio de antiglobulinas humanas (anticorpos antianticorpos): uma antiglobulina polivalente, uma antiglobulina anti-IgC e uma antiglobulina anticomplemento (C3d). O anticorpo é titulado por diluições crescentes do soro antiglobulinas.

Uma reação positiva é, comumente, de tipo IgG ou IgG + complemento. Em caso de resultado negativo, anticorpos da classe IgA (raros), IgM, ou dirigidos contra outras frações do complemento podem ser investigados em um segundo exame por meio de outras antiglobulinas específicas.

O teste é realizado por autômatos utilizando técnicas de aglutinação com filtração em gel ou sobre partículas poliméricas.

Teste de Coombs indireto

Este teste tem como objetivo identificar anticorpos antieritrocitários no *soro* do doente. Ele é chamado de indireto porque é feito em dois tempos:
- num primeiro momento, o soro do paciente é posto na presença de um "painel" de hemácias, de fenótipo conhecido, a fim de que os anticorpos se fixem sobre aquelas que possuam o antígeno de membrana correspondente;
- num segundo momento, é realizado um teste de Coombs direto como precedentemente.

O teste de Coombs indireto é utilizado para a procura de aglutininas irregulares (RAI) em caso de transfusões ou de aloimunização (*ver* Pesquisa de anticorpos irregulares antieritrocitários, pesquisa de aglutininas irregulares [RAI]).

Objetivos do teste

Procurar anemia hemolítica imunológica, autoimune na maior parte dos casos (AHAI).

Orientações sobre o exame

Examinar em citrato ou EDTA, evitando hemólise. Para uma procura de aglutininas frias, conservar o exame a 37°C. Evitar fazer um teste de Coombs nos dias seguintes a uma transfusão.

Clínica

O teste de Coombs permite reconhecer as anemias hemolíticas "imunológicas", em razão da presença de anticorpos na superfície das hemácias, o que provoca sua destruição. São de três ordens: aloimunes, autoimunes e imunoalérgicas.

Anemias hemolíticas aloimunes

As hemólises pós-transfusionais são causadas pelos aloanticorpos adquiridos na sequência de transfusões anteriores. Sua detecção é realizada por um teste de Coombs indireto.

A doença hemolítica do recém-nascido é ligada à imunização de uma mãe Rh negativo contra as hemácias fetais Rh positiva (contendo o antígeno d). O diagnóstico se baseia num Coombs direto positivo na criança e um Coombs indireto positivo na mãe.

(*Ver* Pesquisa de anticorpos irregulares antieritrocitários, pesquisa de aglutininas irregulares [RAI].)

Anemia hemolíticas autoimunes (AHAI)

O diagnóstico de anemia hemolítica autoimune se baseia:
- na natureza hemolítica da anemia, que é normo/macrocitária regenerativa, sendo acompanhada por uma elevação da bilirrubina livre, dos LDH e por uma baixa da haptoglobina;
- na positividade de um teste de Coombs direto, que prova a existência de um anticorpo na superfície das hemácias e especifica sua classe: IgG com ou sem complemento, IgM.

Segundo a temperatura onde se produz a aglutinação durante o teste de Coombs, se distinguem:
- anticorpos "quentes", ativos entre 37 e 40°C, IgG em geral;
- anticorpos "frios", ativos a menos de 30°C, IgM na maior parte.

AHAI de autoanticorpos quentes (75% das AHAI)

As anemias hemolíticas autoimunes de anticorpos "quentes", as mais frequentes, são reveladas por um teste de Coombs de tipo IgG ou IgG + complemento.

Na metade dos casos, elas suscitam:
- uma doença autoimune sistêmica (lúpus, principalmente) ou de órgãos (tireoidite, hepatite autoimune) no sujeito jovem;
- uma proliferação linfocitária B de baixo grau (linfoma, leucemia linfoide crônica, doença de Waldenström) no sujeito com mais de 60 anos.

A outra metade permanece idiopática.

AHAI de autoanticorpos frios

As anemias hemolíticas autoimunes de autoanticorpos "frios" são procuradas quando o teste de Coombs é de tipo completamente isolado.

Podem ser agudas, acontecendo na criança durante infecções virais: rubéola, primoinfecção por EBC ou CMV, rinofaringite, no adulto após uma pneumonia por micoplasma. Elas são então pouco marcadas, muitas vezes assintomáticas, de evolução transitória favorável.

As anemias hemolíticas com autoanticorpos frios crônicas, que atingem o adulto com mais de 60 anos, são descritas sob o nome de "doença das aglutininas frias" (*ver* Aglutininas frias). Elas são causadas pela imunoglobulina monoclonal, de classe IgM *kappa*, tendo uma atividade anticorpos anti-hemácias e secretada, em 70% dos casos, durante uma hemopatia linfoide B (doença de Waldenström, principalmente). O título das aglutininas frias é muito elevado, em geral superior a 1/1.000.

Anemias hemolíticas imunoalérgicas medicamentosas

Numerosos medicamentos (penicilina e ampicilina, a maior parte das cefalofosforinas de segunda e terceira gerações, a rifampicina, certos AINS, a levodopa, a fludarapina etc.) podem provocar uma anemia hemolítica.

Dois mecanismos:
- no primeiro, complexos anticorpos-medicamentos vêm se fixar nas hemácias e ativam o complemento; o anticorpo geralmente é de classe IgM; a hemólise, intravascular, é aguda;
- no segundo, o medicamento-alergênico é absorvido na membrana da hemácia; o anticorpo é de classe IgG; a hemólise, intratecidual, é progressiva.

Para lembrar

Anemia hemolíticautoimune (AHAI) = anemia regenerativa com aumento da bilurrubina não conjugada e dos LDH e teste de Coombs positivo (de tipo IgG ou IgG + complemento).
- A AHAI com anticorpos quentes (70% dos casos) é observada:
  – no jovem, no contexto de uma doença autoimune;
  – no homem com mais de 60 anos, no contexto de uma proliferação B.
- A AHAI com anticorpos frios é observada:
  – na criança, durante uma infecção viral;
  – no homem com mais de 60 anos, no contexto de uma "doença das aglutininas frias" durante uma proliferação B.

Coprocultura

A coprocultura tem como objetivo identificar, dentro de uma flora fecal anaeróbica e complexa, a bactéria responsável por uma diarreia infecciosa. A maior parte das diarreias agudas curam espontaneamente em menos de 3 dias. A maioria é viral (rotavírus, norovírus, calicivírus). Significa que a coprocultura tem indicações limitadas.

Indicações do exame

- Procurar uma causa microbiana de diarreia aguda com duração de mais de 5 dias ou grave, repercutindo no estado geral (desidratação), ou muito febril (> 39°C) ou acompanhada por sinais de invasão mucosa (mucos ou sangue nas fezes) ou inscrita no âmbito de uma toxi-infecção alimentar coletiva (TIAC).
- Identificar colibacilo durante uma epidemia de creche.
- Procurar um portador assintomático dentro de uma equipe de restaurante.

> *Salmonellas*, *shigelas*, *Campylobacter* e *Yersinia* são procuradas sistematicamente pelo laboratório. Os outros germes devem ser objeto de uma solicitação específica: por exemplo *E. colli* enteropatogênico (EPEC) na criança com menos de 3 anos, *Clostridium difficile* em caso de antibioticoterapia atual ou recente.

Orientações sobre o exame

As fezes são recolhidas num recipiente próprio. Nele é recolhido, imediatamente, uma pequena quantidade que é colocada num tubo esterilizado hermético de uso único e levado rapidamente ao laboratório (ou, no máximo, guardada por menos de 12 horas a + 4°C). Na criança pequena, pode bastar um esfregaço retal.

Clínica

Diarreias agudas secretorias toxinógenas

O quadro clínico é o de uma síndrome coleriforme, feito de uma diarreia aquosa profusa desidratante.

E. coli enterotoxinogene (ETEC)

E. coli enterotoxinogene é o agente habitual do "turista". Pode ser procurado nas fezes quando um paciente sofre de uma diarreia anormalmente prolongada no retorno de um país em via de desenvolvimento.

Estafilococo

As toxi-infecções alimentares por estafilococo se traduzem por uma diarreia precoce (2 a 4 horas após a ingestão) não febril. São causadas por uma toxina presente no alimento contaminado. A coprocultura não tem indicação: é no alimento suspeito que se deve procurar o estafilococo responsável – visto que a presença do estafilococo nas fezes é frequente em sujeitos saudáveis.

Vibrião colérico

É responsável pela cólera que atinge a África e a Índia. É identificado no exame direto das fezes, que mostra um bacilo gram-positivo e se traduz por uma diarreia aquosa particularmente abundante e desidratante.

Diarreias agudas invasivas

O quadro clínico é o de uma disenteria com fezes disformes mucossanguinolentas ou de uma bacteriemia (salmoneloses).

Shigelose

Em caso de diarreia sanguinolenta ou febril, a coprocultura permite reconhecer uma shigelose (*S. dysenteriae, S. sonei* ou *S. flexnerii*), ou, no adulto jovem entre 15 e 25 anos, uma infecção por *Campylobacter*, duas infecções que só são identificadas pela coprocultura, as hemoculturas sendo constantemente negativas.

Salmonellas

As *Salmonellas* ditas "menores" (*S. typhi murium, S. enteriditis, S. Wien* etc..) são a primeira causa de toxi-infecções alimentares. Elas se traduzem por uma diarreia acontecendo tardiamente após a ingestão (12 horas), frequentemente febril.

Um porte assintomático pode persistir até 4 semanas após a cura clínica. É útil investigar esses portadores nos profissionais da alimentação.

Escherichia coli êntero-hemorrágica (EHEC)

Escherichia coli êntero-hemorrágica (EHEC), recentemente chamada *E. coli* produtor de toxinas shiga (STEC), produz toxinas chamadas de toxinas shiga, em razão de sua semelhança com as de *Shigella dysenteriae*. Na criança de menos de 3 anos, este colibacilo provoca diarreias sanguinolentas após ingestão de leite cru ou de carne bovina (os bovinos são hospedeiros de EHEC) malcozida. Está na origem da síndrome hemolítica e urêmica, primeira causa de insuficiência renal aguda na criança. A coprocultura identifica na maior parte das vezes, *E. coli* O157:H7 ou O104:H4. A toxina responsável pode ser identificada por amplificação gênica por PCR.

Diarreia pós-antibioticoterapia

Os antibióticos – o ácido clavulânico, principalmente – causam, frequentemente, uma diarreia moderada sem febre nem dor. Uma coprocultura não é necessária.

As infecções por *Clostridiium difficile* (um bacilo anaeróbico, gram-positivo, não invasivo, secretor de duas toxinas A e B) dificultam todos os tratamentos antibióticos, mas particularmente os tratamentos pelas beta-lactaminas, as fluoroquinolonas, a clindamicina.

Elas se traduzem por colite pseudomembranosa. Esta última se revela por uma diarreia febril e dolorosa feita de fezes cremosas esverdeadas. É confirmada pela endoscopia cólica, que mostra as falsas membranas amarelas. Pode ser suscitada de um megacólon tóxico, de choque séptico.

A cultura do germe é feita em anaerobiose sobre meio seletivo. As colônias têm um aspecto opaco de "vidro não polido estrelado" e emitem um odor de bosta de cavalo. A cultura deve ser seguida pela identificação da toxina B num filtrato de fezes depositado em uma cultura celular (confere um efeito citopatogênico).

Hoje em dia, o diagnóstico de infecção por *Clostridium difficile* é baseado na identificação, nas fezes, das toxinas A e B e da glutamato desidrogenase (GDH, uma enzima específica de *C. difficile*) microbianas. Os testes imunoenzimáticos (ELISA) de segunda geração permitem essas três identificações em menos de uma hora. Eles têm o inconveniente de serem relativamente pouco sensíveis (da ordem de 80%).

O PCR em tempo real, método sensível específico e rápido (resultados em 2 horas) para detectar a toxina B, é cada vez mais utilizado.

Valores de referência

- A presença nas fezes de *Salmonella*, de *shigella*, de *Campylobacter*, de *Yersina enterocolitica* é sempre patogênica.
- Em caso de suspeita de diarreia por estafilococo, o germe é procurado no alimento, não nas fezes.
- *Escherichia coli* êntero-hemorrágica (*E. coli* produtor de toxinas *shiga*, ou STEC) pode provocar uma grave síndrome hemolítica e urêmica na criança.
- Em caso de diarreia crônica, uma coprocultura nunca é indicada.
- Frente a uma diarreia pós-antibiótica, pensar em *Clostridium difficile*: identificar o gene de sua toxina por PCR.

Corpos cetônicos

Os corpos cetônicos (a acetona, o ácido acetoacético e o ácido β-hidroxibutírico) são o produto do metabolismo intra-hepático de certos ácidos aminados ditos "cetoformadores" e de ácidos graxos liberados pela lipólise do tecido adiposo. São substratos energéticos utilizáveis pelos músculos e pelo cérebro, que controlam os déficits em glicose (jejum, carência de insulina).

No pH do plasma, esses ácidos são totalmente ionizados: assim, quando a produção de corpos cetônicos é muito significativa e ultrapassa as possibilidades de eliminação renal, é produzida uma inundação do organismo pelos íons H^+: uma acidose.

Os corpos cetônicos são investigados:
- na urina por meio de comprimido ou tiras sensíveis: Acetest®, Ketodiastix®, Ketodiabur®, que procuram a acetona e o ácido acetoacético;
- numa gota de sangue capilar por meio de aparelhos de autossupervisão.

Objetivos do exame

Procurar cetose:
- em diabético de tipo 1 ou tratado com insulina, possivelmente desequilibrado;
- em paciente não diabético, mas alcoólatra ou sofrendo de vômitos incoercíveis;
- ou ainda numa criança febril e vomitando ou com suspeita de doença metabólica.

> **Valores de referência**
>
> *Urina*
> ▶ Normalmente a urina não contém corpos cetônicos.
> As reações positivas são expressas em "+". As correspondências entre "+" e milimols são as seguintes (*resultados expressos em ácido acetoacético*):
> - Reação positiva (+): 0,10 a 0,30 g/L (1 a 3 mmol).
> - Reação positiva (++): 0,30 a 0,80 g/L (3 a 8 mmol).
> - Reação positiva (+++): > 0,80 g/L (8 mmol).
>
> *Sangue capilar* (3β-OHB)
> ▶ Cetonemia capilar < 0,2 mmol/L.

Clínica

Diabetes açucarada

No diabético, a presença de corpos cetônicos na urina (e/ou no sangue) traduz carência de insulina. A procura por corpos cetônicos é importante no acompanhamento do diabético tipo 1. Ela se impõe em caso de dores abdominais, de náuseas (sintomas precursores de acidocetose), em caso de estresse, antes de uma intervenção cirúrgica, e a cada vez que a glicemia (medida no laboratório ou com um aparelho de autossupervisão) ultrapassa 14 mmol/L (2,5 g/L).

A associação entre glicemia > 14 mmol/L e cetonemia capilar > 0,6 mmol/L implica a injeção suplementar de insulina rápida ou de um análogo rápido da insulina, depois disso, o aumento das doses diárias de insulina. É preciso, também, assegurar uma ingestão suficiente de carboidratos durante as refeições. Cetonemia > 3 mmol/L indica acidocetose e impõe hospitalização de urgência.

A acidose diabética é uma acidose metabólica com hiato aniônico elevado, associada à desidratação extracelular significativa ligada à diurese osmótica e a perdas hidrossódicas digestivas. No sangue, a hiperglicemia é elevada, superior a 20 mmol/L. O pH arterial é baixo, abaixo de 7,30, chegando próximo a 7 nas formas graves. Os bicarbonatos plasmáticos são muito baixos (em média 6 mmol/L), o hiato aniônico é superior a 16 mmol/L. A natremia normalmente é baixa. A caliemia é elevada proporcionalmente à acidose. A osmolalidade plasmática medida é sempre elevada. A creatinina é elevada de modo artefatual, pois os corpos cetônicos interferem com sua dosagem pelos autômatos.

Cetose de jejum

Jejum prolongado, um regime tipo Dukan seguido, estritamente, por síndrome de abstinência de álcool num paciente desnutrido, aumenta a produção de corpos cetônicos e pode estar na origem de uma cetose. É o ácido beta-hidroxibútrico (β-OHB) que predomina na urina. As tiras reativas (que detectam mal o ácido β-OHB) podem subestimar a cetonúria. A glicemia é normal.

Vômitos acetônicos da criança

Nas crianças cujas reservas glicogênicas estão reduzidas, o jejum, os vômitos repetidos, os estados febris aumentam a oxidação dos ácidos graxos e provocam cetose (vômitos acetônicos da criança). A cetonemia é elevada e acompanhada por cetonúria, mas a glicemia é normal.

Doenças metabólicas

Cetoses estão presentes durante diversas doenças metabólicas congênitas, principalmente as acidoses lácticas primitivas (déficit de piruvato carboxilase, alterações da neoglicogênese, doenças mitocondriais).

Cortisol (composto F) plasmático e urinário (FLU)

O cortisol (ou composto F) é o principal hormônio glicocorticoide. Sua secreção pela zona fasciculada da suprarrenal é regulada por um retrocontrole implicando a CRH hipotalâmica e o ACTH hipofisário.

A maioria do cortisol circulante está ligado a uma proteína específica, a transcortina ou CBG (*Cortisol Binding Globulin*).

Um por cento do cortisol não é metabolizado e é eliminado tal qual na urina. Esse cortisol livre urinário, ou FLU (composto F livre urinário), medido em 24 horas, é um bom reflexo da produção diária de cortisol e não depende de eventuais variações da concentração das proteínas portadoras (+++).

A secreção de cortisol segue um ritmo nictemeral: ela fica, no mínimo, à meia-noite, no máximo de manhã, entre 6 h e 8 h.

Objetivos da dosagem
- Confirmar o diagnóstico de hipercorticismo metabólico ou de insuficiência suprarrenal clinicamente evocados.

Orientações sobre o exame

Cortisol sanguíneo
Examinar com distância de qualquer ingestão de corticoides (última ingestão de um corticoide oral na manhã do dia anterior). Examinar às 8 h da manhã ou à meia-noite. Enviar o exame ao laboratório muito rapidamente.

Cortisol livre urinário
Recolher a urina de 24 horas em ácido, pois o cortisol é frágil em meio alcalino. Medir a creatininúria a fim de controlar a validade da coleta urinária.

Cortisol salivar
O cortisol salivar é um bom reflexo do cortisol livre plasmático. Ele é interessante de dosar em caso de aumento da CBG.

> **Valores de referência**
>
> *Cortisol (F)*
> Cortisol (F) no soro ou no plasma (os valores plasmáticos são ligeiramente mais elevados do que os do soro).
> ▶ Às 8 h da manhã: 50 a 200 ng/mL (140 a 550 nmol/L).
> ▶ De noite, ou melhor, à meia-noite:
>   • a metade dos valores da manhã: 25 a 100 ng/mL (70 a 275 nmol/L);
>   • na criança de menos de 10 anos: 50 a 150 ng/mL.
>
> *Fração livre plasmática*
> ▶ 10 a 20 ng/mL.
> (Raramente dosada em prática corrente, reservada a laboratórios especializados).
>
> *Fração livre urinária (FLU)*
> ▶ 20 a 50 µg/24 h (45 a 140 nmol/24 h).
> ▶ Na criança: 25 µg/24 h (70 nmol/24 h).
>
> *Fração livre salivar (a título indicativo)*
> ▶ Às 8 horas, 1 a 5 ng/mL (14 nmol/L).
> ▶ À meia-noite < 1 ng/mL (3,3 nmol/L).
> *Fator de conversão:*
>   • ng/mL × 2,76 = nmol/L.
>   • nmol/L × 0,362 = ng/mL.

Clínica

Hipercorticismos (síndromes de Cushing)

A síndrome de Cushing se reconhece por obesidade da metade superior do corpo, com aspecto inchado e vermelho do rosto, estrias, hirsutismo, hipertensão arterial, espaniomenorreia ou impotência.

> Em caso de hipercortisolismo:
> • o ciclo nictemeral do cortisol desaparece: a cortisolemia é constantemente elevada, o cortisol da noite (20 h ou, melhor, meia-noite), plasmático ou salivar, medido três vezes, não é inferior ao da manhã (8 h);
> • a produção diária de cortisol é aumentada, como demonstra a elevação do cortisol livre urinário (CLU) acima de 150 µg/24 h;
> • o hipercortisolismo não é suprimível; o teste de supressão pelo Decrancyl® é inoperante e o cortisol plasmático permanece > 50 nmol/L (18 ng/mL).

Em caso de hipercortisolismo, o ACTH é dosado a fim de saber se o hipercorticismo é:
• *ACTH-dependente* (85% dos casos), em razão da secreção do ACTH por tumor benigno da hipófise (doença de Cushing) ou, muito mais raramente,

devido a uma secreção ectópica de um produto ACTH-*like* por um tumor maligno;
- ACTH-*independente*, em decorrência da secreção de cortisol por um tumor suprarrenal, benigno (1/3 dos casos) ou maligno.

Quando o ACTH está muito baixo, < 10 pg/mL (2,2 pmol/mL):
- o hipercortisolismo é ACTH-independente: se está na presença de um tumor suprarrenal (adenoma ou corticossuprarrenaloma);
- se impõe um *scanner* das suprarrenais.

Quando o ACTH está elevado, > 20 pg/mL (4,4 pmol/L):
- o hipercortisolismo é ACTH-dependente: se está na presença de adenoma hipofisário ou de tumor secretor de ACTH-*like*. O exame de imagem nem sempre permite a distinção, pois os dois tipos de tumores são, muitas vezes, de pequeno porte.
- de onde o interesse dos exames de laboratório:
  – o ACTH é pouco aumentado em caso de adenoma hipofisário, muito elevado em caso de secreção ectópica por tumor maligno (> 200 pg/mL);
  – após supressão forte com dexametasona (*ver* Teste de supressão com dexametasona), a secreção de cortisol é suprimida (teste positivo) em caso de adenoma hipofisário, não suprimida em caso de tumor secretor de ACTH;
  – o teste por metopirona é explosivo em caso de adenoma hipofisário corticotropo (*ver* Metopirona [teste de]).

Hipocorticismos

Insuficiência renal baixa, primária (doença de Addison)

Sintomas

A doença de Addison se traduz por uma fadiga constante, vesperal, mal-estares relacionados com hipotensão.

A existência de uma melanodermia, predominante nas dobras, nas cicatrizes, nas partes descobertas, tradução clínica da hipersecreção de ACTH, confirma o diagnóstico.

Em caso de insuficiência suprarrenal primária:
- no sangue, o cortisol matinal é baixo, inferior a 50 ng/mL (140 nmol/L) e permanece baixo ao longo do dia; na urina, o FLU é diminuído;
- a concentração de base do ACTH medida às 8 h é elevada (> 100 pg/mL);
- a aldosterona plasmática baixa contrasta com uma atividade renal plasmática (ARP) muito elevada (mas a dosagem não é necessária para o diagnóstico);
- uma hiponatremia traduz o diabetes insípido.

> Uma prova de estimulação pelo Sinactene® (cortisol < 200 ng/mL uma hora após Synactene®) antigamente era reservada aos casos duvidosos. Ela não é mais aplicável hoje em dia em razão de rupturas de fabricação desse produto.

Causas

A doença de Addison é causada mais frequentemente (80% dos casos) a uma retração cortical autoimune. A retração cortical atinge as mulheres de idade mediana, se associando, muitas vezes, a uma tireoidite autoimune (síndrome de Schmidt), menopausa precoce ou diabetes. Autoanticorpos anti-21-hidroxilase ou anticorticossuprarrenal estão presentes no início da doença. No *scanner*, as duas suprarrenais estão atróficas.

A segunda causa de insuficiência suprarrenal primária é a tuberculose (nos transplantados, nos imunodeprimidos).

Na criança, a causa mais frequente de insuficiência suprarrenal é a hiperplasia congênita das suprarrenais por déficit de 21-hidroxilase (ver Progesterona [17-hidroxi-]).

Insuficiência suprarrenal alta por hipopituitarismo

Sintomas

A insuficiência suprarrenal alta, corticotropa, é clinicamente menos severa (a secreção de aldosterona sendo preservada) traduzindo-se, unicamente, pela fadiga. Não há melanodermia, substituída por palidez.

Renina e aldosterona são normais e a concentração de base do ACTH é baixa ou paradoxalmente normal, inferior a 50 pg/mL.

Causas

A insuficiência corticotropa pode estar ligada a um tumor da região hipotálamo-hipofisária, a ser procurada por IRM, à hipofisite, à sarcoidose...

Mas a mais frequente causa é a interrupção de uma corticoterapia prolongada (mais de 1 mês) com dose suprafisiológica (geralmente > 7 mg de prednisona) tendo suspendido o eixo hipófise-suprarrenal.

A suprarrenal não pode ser explorada desde a interrupção do tratamento. Recomenda-se, então, substituir o corticoide por hidrocortisona e dosar o cortisol 2 ou 3 meses após o fim do tratamento:
- quando o cortisol segue inferior a 100 µg/L (270 nmol/L), as suprarrenais não recuperaram suas funções;
- se ele é superior a 100 µg/L (270 nmol/L), é preciso, a princípio, fazer um teste com Sinactene® imediato. A corticoterapia pode ser finalizada se o cortisol for > 210 ng/mL (600 mmol/L) após Sinactene®.

Creatinoquinase (CK) ou creatinofosfoquinase (CPK)

A creatinoquinase (CK) é muito disseminada no músculo, no miocárdio e no cérebro. O fígado, por outro lado, contém pouco.

Ela é formada de duas subunidades codificadas por genes diferentes: M (*muscle*) e B (*brain*), que estão na origem de três isoenzimas: MM (músculo esquelético), BB (cérebro), MB (miocárdio). Essas isoenzimas diferem por sua distribuição no organismo e sua mobilidade eletroforética.

Orientações sobre o exame

Exame em tubo seco preferível a um tubo heparinizado. Ainda que os glóbulos vermelhos não tenham CK, evitar a hemólise que, liberando o ATP, adultera a dosagem. Fazer a dosagem na hora seguinte à coleta, pois a atividade enzimática é muito lábil.

Atenção!
Uma injeção intramuscular é suscetível de multiplicar por 2 ou por 3 os valores normais. O mesmo acontece para esforços físicos significativos precedendo o exame.

Valores de referência

Dosagem da CK total (cinética enzimática a 37°C)
▶ Na mulher: 60 a 140 UI/L.
▶ No homem: 80 a 200 UI/L.

CK MB (imunometria)
▶ < 2 µg/L.
As CK são muito aumentadas no recém-nascido e permanecem altas até 1 ano.

Clínica

Doenças musculares

Miopatia de Duchenne

Na miopatia de Duchenne, ou distrofia muscular de Duchenne (DM), as CK MM são muito aumentadas (50 a 100 vezes o normal).

A doença é recessiva, ligada ao X. Inicia na idade de 2-3 anos por quedas. Ela se traduz por fraqueza dos músculos esqueléticos, depois por afecções cardíacas e respiratórias.

A elevação das CK é precoce, mas não é necessária ao diagnóstico, que se baseia clinicamente e é confirmado pela biópsia muscular que mostra a ausência de distrofina e na identificação de anomalias do gene *DMD*.

Miopatia de Landouzy-Déjerine

A elevação das CK é menos marcada na doença de Landouzy-Déjerine, ou distrofia muscular facioescapuloumeral, doença familiar de transmissão autossômica dominante, que se traduz por fraqueza dos músculos do rosto e da cintura escapular, diminuindo a mobilidade facial (soprar, assobiar, fechar os olhos é difícil) e projeta os ombros para a frente, fazendo sobressaírem as escápulas. A gravidade da afecção varia muito de pessoa a outra (penetração incompleta). O diagnóstico se baseia na identificação de um encurtamento do braço longo do cromossomo 4 ligado a uma deleção de fragmentos repetidos.

Miosites

Durante doenças musculares inflamatórias, polimiosite e dermatomiosites, os CK são claramente aumentados e sua dosagem permite acompanhar a evolução sob tratamento. As polimiosites se manifestam por déficit doloroso da cintura. As dermatomiosites se traduzem, além disso, por um eritema periorbitrário circular, um eritema doloroso e escamoso do contorno das unhas ou da face de extensão das articulações.

Supervisão de um tratamento pelas estatinas

As estatinas podem provocar mialgias, miosites, excepcionalmente rabdomiólises. A dosagem dos CK auxilia na prevenção desse risco.

Dosar, sistematicamente, os CK antes de qualquer tratamento por uma estatina num paciente assintomático não é recomendado. Por outro lado, convém dosá-las em todo paciente com mais de 70 anos, nos sujeitos acompanhados em razão de insuficiência renal, alcoolismo, ou tendo antecedentes pessoais ou familiares de doença muscular. CK elevadas ($> 3 \times N$) em duas dosagens com uma semana de intervalo contraindicam o tratamento.

A aparição de mialgias, de cãibras ou de fraquezas musculares num paciente tomando estatinas impõe, igualmente, dosagem das CK e a interrupção do tratamento se elas estiverem elevadas ($> 3 \times N$) na ausência de esforços musculares significativos recentes.

Insuficiência coronária

As CPK totais e MB não são mais utilizadas como marcadores da insuficiência coronária.

Numerosas situações patológicas podem elevar:

- as CPK MM: traumatismos musculares, quedas, *delirium tremens*, crise comicial generalizada, hipotireoidia, exercício físico extremo;
- as CPK MB: desfibrilação, cirurgia;
- as CPK BB: embolias e tromboses cerebrais.

Creatinina

A creatinina é um catabólito da creatinina muscular. Em determinado indivíduo, a produção cotidiana de creatinina é notavelmente fixa, dependendo da massa muscular do sujeito. Como a creatinina é eliminada pelo rim quase unicamente por filtração e não é nem reabsorvida nem secretada (ou muito pouco) pelo túbulo, a concentração plasmática de creatinina é correlacionada com o fluxo de filtração glomerular.

Objetivos da dosagem

- Reconhecer e avaliar insuficiência renal.
- Modular a posologia de um medicamento de eliminação renal.
- Julgar a qualidade de uma coleta de urina dosando sua creatinina urinária.

Valores de referência

Creatinina plasmática
- ▶ No homem: 80 a 120 µmol/L (9 a 13 mg/L).
- ▶ Na mulher: 60 a 100 µmol/L (7 a 11 mg/L).
- ▶ Na criança com menos de 5 anos: 20 a 40 µmol/L (2 a 4,5 mg/L).

Fator de conversão:
- mg/L x 8,8 = µmol/L.
- µmol/L x 0,11 = mg/L.

Durante a gravidez, em razão da elevação fisiológica do fluxo sanguíneo renal, a creatinina plasmática diminui aquém de 50 µmol/L.
Em decorrência da diversidade das técnicas utilizadas, é desejável se dirigir ao mesmo laboratório em caso de dosagens repetidas.

Creatinina urinária
- ▶ No homem adulto: 1.200 a 2.000 mg por dia (10,5 a 18 mmol).
- ▶ Na mulher adulta: 900 a 1.800 mg por dia (8 a 16 mmol).

Creatinina urinária em mmol/dia = peso em kg × (0,2 no homem, 0,15 na mulher).

Clínica

Insuficiência renal crônica (IRC)

A creatininemia permite acompanhar o progresso de uma insuficiência renal crônica (definida por diminuição permanente do DFG, *ver* Taxa de filtração glomerular).

A relação entre taxa de filtração glomerular (DFG) e creatinina é uma hipérbole (a creatinina estando em abscissa), de modo que a creatinina detecta mal a insuficiência renal inicial: a diminuições já fortes da filtração glomerular correspondem aumentos modestos da creatininemia. Por outro lado, em caso de insuficiência renal avançada, qualquer redução, mesmo modesta, da filtração glomerular se traduz por elevação marcada da creatinina plasmática.

Durante a insuficiência renal crônica, a elevação da creatinina plasmática é acompanhada por anemia normocrômica, normocítica, arregenerativa (testemunhando a baixa produção de eritropoietina), e hipocalcemia (ligada à carência de vitamina D ativa hidroxilisada) que confirmam o diagnóstico.

Insuficiência renal aguda (IRA)

O diagnóstico de insuficiência renal aguda não é baseado em critérios de diurese, pois a insuficiência renal aguda pode ser anúrica (< 100 mL de urina), oligoanúrica (de 100 a 500 mL) ou de diurese conservada. Ele se baseia:
- na elevação rápida da creatinina, avaliada em dois exames sucessivos, que objetiva a insuficiência renal;
- e em três sintomas mostrando que a insuficiência renal é aguda.
  - os rins são de tamanho normal na ecografia ou radiografia simples do abdome;
  - não há anemia;
  - sem hipocalcemia.

IRA pode ser pré-renal ou funcional (cerca de 25% dos casos), parenquimatosa ou orgânica (65% dos casos), pós-renal ou por obstáculo (10% dos casos).

Principais causas de insuficiência renal aguda

IRA funcional ou pré-renal	IRA parenquimatosa ou orgânica
Desidratações extracelulares	Choques sépticos, hipovolêmicos, cardiogênicos
Hipovolemia eficaz, da insuficiência cardíaca, das cirroses descompensadas, das síndromes nefróticas	Tubulopatias: produtos de contraste, aminosídas, depósitos de cadeias leves...
Estados de choque iniciais	Nefrites intersticiais agudas
	Glomerulonefrites agudas ou rapidamente progressivas

Insuficiência renal obstrutiva é reconhecida por exame de imagem – a ecografia mostra uma dilatação litiásica bilateral das cavidades pielocaliciais ou secundária a um câncer pélvico.

A distinção entre IRA pré-renal ou funcional e IRA parenquimatosa orgânica é julgada pelo contexto clínico. Geralmente é fácil; em caso de dificuldades, pode-se apoiar em diversos parâmetros.

Em caso de IRA "funcional", os rins respondem a uma perfusão insuficiente por uma intensa reabsorção do sódio e da água. A ureia filtrada, pequena molécula muito difusível, é reabsorvida passivamente com a água e o sódio:
- a concentração urinária de Na é baixa, inferior a 20 mmol/L;
- a relação ureia sanguínea/creatininemia em expressão molar (normalmente da ordem de 50) ultrapassa 100.

Em caso de necrose tubular, as capacidades de reabsorção tubular são alteradas; o sódio e a ureia são mal reabsorvidos:
- a concentração urinária do sódio é elevada e ultrapassa 40 mmol/L;
- a relação ureia sanguínea/creatininemia é inferior a 100.

O quadro seguinte resume essas noções.

IRA pré-renal funcional *versus* IRA parenquimatosa orgânica

	IRA orgânico	IRA funcional
Na urinário (mmol/L)	> 40	< 20
Fração de excreção do sódio (%)*	> 2	< 1
Ureia sanguínea/Creat. sanguínea	50 (expressão molar)	> 100 (expressão molar)

*Fração de excreção do sódio: Clearance do sódio/Clearance da creatinina × 100 = (U/P Na^+)(U/P Creatinina).

Os riscos maiores do IRA são a acidose e a hipercaliemia.

Rabdomiólise

Toda rabdomiólise, por pouco que seja suficientemente marcada, aumenta transitoriamente a creatininemia independentemente de sua eventual retenção renal.

C-reativa, proteína (CRP)

Essa proteína, sintetizada pelo fígado sob a ação de citoquinas pro-inflamatórias, é liberada no sangue num estado muito precoce da reação inflamatória (menos de 24 horas). Ela aumenta então no soro, para retornar à concentração normal com o fim da inflamação.

Objetivos da dosagem
- Procurar uma inflamação aguda
- Distinguir infecção bacteriana de infecção viral.
- Avaliar o risco cardiovascular.

> **Valores de referência**
>
> ▶ < 6 mg/L.
>
> *Valores limite de risco cardiovascular* (CRPus)
> ▶ Baixo risco: < 1 mg/L.
> ▶ Risco moderado: 1-3 mg/L.
> ▶ Alto risco: > 3 mg/L.
> O tabaco, a gravidez, aumentam a CRP.

Clínica

Inflamações

A elevação da CRP acima de 10 mg/L é sintoma de inflamação, qualquer que seja a causa. Ela pode ser multiplicada por 30 em certas reações inflamatórias (Horton). É um marcador muito sensível, permitindo acompanhar bem de perto a evolução de um estado inflamatório e o primeiro a normalizar quando a reação inflamatória termina.

A CRP aumenta mais em caso de infecção bacteriana (N × 10) do que em viral (N × 3). Isto é particularmente verdadeiro para meningites.

A dosagem da CRP permite distinguir infecção urinária alta (CRP elevada) de infecção urinária baixa (CRP pouco aumentada). Em caso de suspeita de pielonefrite aguda na criança (afecção frequente), admite-se que uma CRP normal deve fazer questionar o diagnóstico e diferenciar ou modificar a antibioticoterapia probabilista.

Na criança febril, uma CRP > 80 mg/L é indicativa de infecção severa.

A CRP se eleva pouco durante crises do lúpus sistêmico, exceto em caso de infecção concomitante ou de localização pleuropulmonar.

Nos cânceres, uma concentração elevada de CRP, constatada fora de infecção, é considerada mau prognóstico.

A CRP não está implicada na velocidade de sedimentação das hemácias. Uma velocidade de sedimentação muito elevada associada à CRP normal deve iniciar a pesquisa por mieloma.

Doenças cardiovasculares

A CRP está presente nas placas de ateroma, ligada ao colesterol-LDL. Assim, fora de crises inflamatórias, a concentração de CRP se transformou num indicador de risco cardiovascular que a utilização de dosagens ultrassensíveis ("CRPus" ou "hsCRP", em língua inglesa) permite apreciar.

O risco de desenvolver uma doença cardiovascular seria fraco para uma CRPus inferior a 1 mg/L, moderado para uma CRP compreendida entre 1 e 3 mg, elevado se a CRPus ultrapassar 3 mg/L, sobretudo se, conjuntamente, o LDL-colesterol estiver elevado.

No obeso, parece existir uma correlação entre a elevação da CRPus e o risco de diabetes melito de tipo 2.

Crioglobulinas

As crioglobulinas são imunoglobulinas que se precipitam no frio, entre 0 e 22°C, e se solubilizam de novo no calor. Não existem no soro dos sujeitos normais. Só estão presentes no soro de certos doentes.

Distinguem-se:
- as crioglobulinas monoclonais, ou de tipo I, compostas de uma imunoglobulina monoclonal única (25 a 35% do total das crioglobulinemias);
- as crioglobulinas mistas, que são complexos imunes crioprecipitantes:
  – as crioglobulinas mistas de tipo II são feitas de um componente monoclonal (autoanticorpo), IgM, mais frequentemente, e de um componente IgG policlonal (antígeno);
  – as crioglobulinas mistas de tipo II são feitas de dois Ig policlonais: IgM e IgG policlonais em geral.

Técnica de procura

Procurar uma crioglobulinemia é difícil e demorado.

O sangue é coletado com ajuda de uma seringa aquecida a 37°C em tubo seco, igualmente a 37°C. Deve ser mantido nessa temperatura desde a coleta até a retração do coágulo. O soro é então coletado e deixado a 4°C durante uma semana e examinado regularmente.

A presença de crioglobulinas se manifesta pela aparição de um precipitado esbranquiçado, que se dissolve a 37°C. Os componentes da crioglobulina são identificados por imunofixação a 37°C.

Objetivos da dosagem

- Identificar crioglobulina suspeita de ser a causa de síndrome de Raynaud, de uma púrpura vascular, de artralgias (geralmente em um paciente acompanhado em decorrência de proliferação linfocitária ou infecção por VIH, uma hepatite C).

Valores de referência

Não há crioglobulinas no soro dos sujeitos normais. Crioglobulinas – sempre patológicas – podem atingir as concentrações seguintes:
▶ Crioglobulina monoclonal: 1 a 30 g/L.
▶ Crioglobulina mista: 1 a 5 g/L.
▶ Crioglobulina policlonal: < 1 g/L.

Clínica

Crioglobulinemias monoclonais ou crioglobulinemias simples

As crioglobulinemais monoclonais raramente são sintomáticas ("doenças sorológicas").

São observadas no contexto de hemopatia maligna linfoide: linfomas malignos, mielomas, doença de Waldenström, LLC. Seu significado é o mesmo de uma imunoglobulina monoclonal "banal".

Crioglobulinemias mistas ou policlonais

As crioglobulinemais mistas de tipo II e III são assintomáticas ou se revelam por artralgias, síndrome de Raynaud, púrpura.

São observadas num contexto infeccioso de longo período: hepatite B, infecção por HIV. A principal causa das crioglobulinemias mistas é a hepatite C. Uma crioglobulinemia é observada na metade dos pacientes que sofrem de hepatite C crônica com multiplicação viral. Ao contrário, 80% dos pacientes com crioglobulinemia são contaminados pelo VHC.

Cromossomo Filadélfia (Ph1), transcrito BCR-ABL

O cromossomo "Filadélfia" (referência ao lugar de sua descoberta, por Nowell e Hungerford, em 1960) é um cromossomo 22 portador de deleção parcial do braço longo (22q).

É o resultado de uma translocação entre o braço longo (q) do cromossomo 22, no nível da banda 11 com o braço longo (q) do cromossomo 9 no nível da banda 34. A anomalia, então, é notada t(9;22)(q34;q11).

Sobre o cromossomo 22 encurtado (Ph1), a translocação coloca em contato um gene chamado *BCR* (*Break Cluster Region*) do cromossomo 22 com um oncogênico, o gene *ABL* (*c-Abl*) do cromossomo 9. A fusão desses genes (*BCR-ABL*) codifica a produção de uma proteína quimérica dita BCR/ABL, tendo uma forte atividade tirosina quinase. A presença dessa molécula nas células portadoras da translocação suscita redução da apoptose, aumento da sensibilidade da célula aos fatores de crescimento e, enfim, a expansão do compartimento mieloide: uma leucemia.

A anomalia que é adquirida e clonal aparece numa célula progenitora pluripotente, de modo que se encontra o Ph1 em todas as células mieloides de linhagens granulocitária, eritrocitária, megacariocitária, monocitária e nos linfócitos B.

Procura

A evidenciação do cromossomo Ph1 é feita, comumente, nas células da medula óssea (2 a 3 mL de medula coletada por punção esternal e recolhida numa seringa heparinada). Em caso de mielemia significativa, ela pode ser praticada no sangue, com um tubo heparinizado.

Ela utiliza o estudo citogenético das células ou a hibridização *in situ* em fluorescência (FISH, *ver* Cariótipo). Ela pode ser substituída pela detecção molecular no sangue do transcrito híbrido BCR-ABL por RT-PCR (análise quantitativa).

Clínica: leucemia mieloide

A existência de um cromossomo Ph1 é um dos critérios de diagnóstico da leucemia mieloide crônica (LMC), presente em 90 a 95% dos doentes. Sua ausência acarreta mau prognóstico.

A LMC, muitas vezes assintomática, é descoberta na ocasião de uma NFS sistemática mostrando polinucleose e mielemia feita de metamielócitos e de mielócitos. Uma esplenomegalia é habitual. Na medula, a hiperplasia mieloide é harmoniosa, sem blastose nem hiatos. O prognóstico da doença foi transformado pelos inibidores da tirosina quinase, cujo principal representante é o imatinibe (Glivec®).

Após tratamento, uma análise quantitativa (RQ-PCR) avalia a doença residual (taxa de transcrito BCR-ABL). A fase terminal de acutização se faz sob forma mieloide ou, em 20% dos casos, sob a forma de leucemia aguda linfoblástica Ph1$^+$.

Ph1 não é específico da leucemia mieloide crônica. É observável em 40% das leucemias linfoblásticas agudas (LLA) do adulto, correlacionado com prognóstico ruim.

Transcrito BCR-ABL

O transcrito BCR-ABL é procurado em biologia molecular por PCR. Em razão de numerosos pontos de quebra possíveis, não se amplifica diretamente o ADN, mas os ARNm correspondentes por RT-PCR (qualitativo). A RT-PCR permite procurar o conjunto dos transcritos. Ela é útil quando uma leucemia mieloide é "cromossomo Filadélfia negativa".

A qRT-PCR (quantitativa) permite medir a quantidade de transcritos BCR-ABL e avaliar sua cinética de evolução ao longo do tempo. Ela avalia a eficácia do tratamento de uma LMC.

O objetivo é:
- em 18 meses, uma diminuição da taxa do transcrito BCR-ABL > 3 log (resposta molecular maior ou RMM);
- ulteriormente, uma taxa do transcrito inferior ao limite de detecção (doença residual não detectável ou resposta molecular completa ou RMC).

Uma parada do decrescimento da taxa de BCR-ABL traduz resistência ao tratamento.

Aumento do transcrito, apesar de boa observância terapêutica, constatado em duas análises sucessivas, evoca resistência ao imatinib.

D-dímeros

A trombólise que destrói a fibrina insolúvel do coágulo libera no sangue dímeros (dois monômeros unidos por ligações covalentes) provenientes do fragmento D da fibrina (D-dímeros[1]). Os D-dímeros são marcadores de hipercoagulabilidade e sua presença no sangue atesta que houve ativação da coagulação de formação de trombos.

Objetivos da dosagem
- Excluir uma doença tromboembólica venosa (MTEV).

Orientações sobre o exame
Examinar em tubo citrado. Enviar ao laboratório em 2 horas.

Valores de referência
As dosagens, hoje, recorrem a testes de segunda geração automatizáveis: ELISA quantitativos rápidos ou testes látex quantitativos.
▶ O limite de exclusão da doença tromboembólica é de: 500 ng/mL. Os D-dímeros aumentam com a idade. Nenhuma das várias formas de cálculo proposta para fixar um valor limite em função da idade foi validado. Após os 70 anos, o limite, habitualmente, mas empiricamente mantido, é de 750 ng/mL.
Os D-dímeros são muito elevados durante a gravidez, com um limite de 1.500 ng/mL e até 2.300 no 9º mês.
Uma elevação dos D-dímeros pode ser observada em caso de septicemia, de traumatismo recente. A dosagem de D-dímeros não deve ser utilizada nesses casos.

Clínica

Doença tromboembólica
Nos pacientes com suspeita de trombose venosa profunda ou de uma embolia pulmonar, a dosagem dos D-dímeros traz importante ajuda ao diagnóstico. Uma concentração de D-dímeros < 500 µg/L permite, de fato, excluir uma trombose em pelo menos 95% dos casos.

Se o valor preditivo negativo (VPN) neste limite de 500 ng/mL é muito elevado (95%), o valor preditivo positivo é, por outro lado, muito fraco em razão de numerosos falsos-positivos.

---

1 Os D-dímeros são diferentes dos PDS (produtos da degradação do fibrinogênio e da fibrina): são produtos de degradação específicos da fibrina, enquanto os PDF resultam da ação da plasmina sobre a fibrina, mas também sobre o fibrinogênio.

Uma concentração de D-dímeros < 500 µg/L permite, então, excluir uma doença tromboembólica: não há razão para prescrever um tratamento anticoagulante nem para continuar as investigações. Mas uma concentração de D-dímeros superior a 500 ng/mL não permite afirmar, ao mesmo tempo, uma doença tromboembólica: convém continuar as investigações, principalmente por imagem (tomografia em espiral).

Os D-dímeros só são elevados durante a fase aguda da trombose. Eles retornam ao normal a partir do término da formação do trombo ou do bom estabelecimento do tratamento anticoagulante. A dosagem dos D-dímeros não permite excluir uma flebite se o exame foi efetuado mais de 7 dias após o início dos sintomas ou se um tratamento anticoagulante foi administrado há mais de 48 horas.

Para lembrar
- D-dímeros < 500 ng/mL excluem uma doença tromboembólica.
- D-dímeros > 500 ng/mL não permitem afirmar uma doença tromboembólica.

Coagulação intravascular disseminada

Testemunhos indiretos da formação excessiva de trombina, os D-dímeros contribuem para o diagnóstico de coagulação intravascular disseminada (CIVD). A elevação dos D-dímeros abaixo de 500 µ/L é um dos critérios dos CIVD (*ver* Fibrinogênio).

Em caso de fibrinólise primitiva, a concentração de D-dímeros é normal.

Síndrome de ativação sistêmica da coagulação se (Sociedade francesa de reanimação, 2002):
- D-dímeros > 500 µg/L;
- *e*: um critério maior:
  – plaquetas < 50 G/L;
  – ou TP < 50%;
- *ou*: dois critérios menores:
  – plaquetas entre 50-100 G/L;
  – TP entre 50-65%;
  – fibrinogênio < 1 g/L.

Decarboxiprotrombina (DCP)

A síntese hepática (vitamina K-dependente) da protrombina necessita de carboxilação. O déficit de carboxilação se produz nas células dos carcinomas hepatocelulares, o que aumenta a proporção de protrombina "nativa" não carboxilada no soro. A dosagem da DCP pode ser utilizada como marcador de carcinoma hepatocelular.

Valores de referência
▶ < 16 mU/mL (< 300 µg/L).

Clínica: hepatocarcinomas

A investigação sistemática do carcinoma hepatocelular nos cirróticos – que procura reconhecer tumores acessíveis a um tratamento cirúrgico – é realizada por ecografias repetidas e dosagens regulares do AFP. A dosagem da decarboxiprotrombina é suscetível de melhorá-la.

Atenção!
Qualquer carência de vitamina K, seja secundária à ingestão de AVK ou a uma colestase, aumenta a DCP.

Desidroepiandrosterona (sulfato de) (S-DHEA)

A desidroepiandrosterona (DHEA) é um esteroide pouco androgênico (precursor da androstenediona, subsequentemente, da testosterona), sintetizado na suprarrenal sob o controle do ACTH.

No sangue, a quase totalidade da DHEA é sulfatada (S-DHEA). É esta forma que é dosada uma vez que sua concentração (mil vezes a da DHEA livre) esteja estável.

Objetivos da dosagem
- Investigar um tumor ou uma hiperplasia das suprarrenais (já que o sulfato de DHEA é, essencialmente, de origem suprarrenal) em uma mulher jovem que apresente hirsutismo, acne, amenorreia ou infertilidade.

Precauções com o exame
Exame com EDTA pela manhã. Enviar o exame ao laboratório imediatamente.

> **Valores de referência**
> A título indicativo, entre 20 e 40 anos (S-DHEA).
> ▶ Mulher: 350 a 3.000 ng/mL (0,9 a 8 µmol/L).
> ▶ Homem: 750 a 4.200 ng/mL (2 a 11,5 µmol/L).
> As concentrações, muito elevadas no nascimento nos dois sexos, caem muito em seguida para aumentar entre os 7-8 anos (menarca); elas atingem o pico de elevação entre os 18 e 40 anos. Passam a decrescer, então, para atingir as menores concentrações após os 65 anos. Levar em conta as grandes variações interindividuais e entre um dia e outro em uma mesma pessoa.

Clínica

Aumento do S-DHEA

Hipercortisolismos metabólicos

Diante de uma síndrome de Cushing, elevação importante da DHEA é favorável a um tumor adrenocortical.

Hiperandrogenias

Diante de hirsutismo, com altas concentrações de andrógenos, uma DHEA elevada indica causa suprarrenal: tumor virilizante das suprarrenais ou hiperplasia congênita tardia por déficit em 3β-hidroxiesteroide desidrogenase – as outras formas de hiperplasias congênitas são identificadas por outros marcadores: os déficits em 21-hidroxilase, com certeza o mais frequente, pela dosagem da 17-hidroxiprogesterona, o déficit em 11β-hidroxilase pela dosagem do 11-desoxicortisol.

Diminuição da S-DHEA

Insuficiências corticossuprarrenais

A concentração de DHEA diminui em caso de insuficiência corticossuprarrenal, sendo ela primária ou secundária.

Envelhecimento

Em pessoas mais velhas, as concentrações de DHEA são bem menores. Recomenda-se tratamento substitutivo deste hormônio, de maneira a atenuar o envelhecimento cutâneo e aumentar a libido.

Ovários policísticos

O S-DHEA é normal em caso de ovários policísticos (*ver* Androstenediona).

Dexametasona (teste) *ver* Teste de supressão com dexametasona

EAL (Perfil lipídico) *ver* Colesterol, Triglicerídeos

Eletroforese de lipoproteínas séricas ou lipoproteinograma

As lipoproteínas são classificadas em função de sua densidade medidas em ultracentrifugação analítica: VLDL, lipoproteínas de muito baixa densidade; LDL, lipoproteínas de baixa densidade; HDL, lipoproteínas de alta densidade. Também é possível distingui-las de acordo com sua eletroforese, essa separação coincide um pouco com a da ultracentrifugação.

Objetivos do exame

Eletroforese de lipoproteínas sérica, que foi a base da classificação de Fredrickson, atualmente é pouco utilizada, mas pode ser útil quando a interpretação de um perfil lipídico (EAL) é delicada.

Precauções sobre o exame

Exame com tubo seco ou EDTA que não a heparina. O paciente deve estar em jejum de pelo menos 12 horas.

Valores de referência

A eletroforese com agarose encontra-se, sucessivamente, no sentido da migração eletroforética, três faixas.
- ▶ Faixa das lipoproteínas de baixa densidade, ou LDL: estreita e bem colorida, corresponde às LDL.
- ▶ Faixa das lipoproteínas de densidade muito baixa: estreita e pouco colorida, corresponde às VLDL.
- ▶ Faixa maior e mais larga: a das lipoproteínas de alta densidade ou HDL.

Clínica

Classificação de Fredrickson

A classificação de hiperlipidemias primárias, que tem por base a eletroforese das lipoproteínas, de Fredrickson, ainda é adotada pela OMS. Ela comporta seis tipos de níveis bastante desiguais:

- o tipo I (muito raro), ou hipertrigliceridemia exógena, caracterizada por uma faixa de quilomícrons (normalmente ausentes em soro de jejum). O soro é lactescente com um fenômeno de decantação. O colesterol é normal; os triglicérides aumentam bastante (< 40 g/L);
- o tipo IIa, ou hipercolesterolemia pura (frequente), se traduz por hipercolesterolemia ligada a aumento das lipoproteínas de baixa densidade (ou LDL). O soro permanece claro em jejum. Os triglicérides estão normais;
- o tipo IIb, ou hiperlipidemia combinada, é uma hipercolesterolemia associada à hipertrigliceridemia. Os VLDL e os LDL estão aumentados;
- o tipo III (raro) é marcado por um aspecto de faixa ampla (*broad beta band*, doença beta ampla) na eletroforese de lipoproteínas pela acumulação de IDL (lipoproteína de densidade intermediária). O soro é opalescente em jejum. O colesterol e os triglicérides estão elevados;
- o tipo IV, ou hipertrigliceridemia endógena (frequente), se traduz por aumento isolado das lipoproteínas de densidade muito baixa (VLDL). A hipertrigliceridemia é importante, dependendo dos glicídios ou do álcool. O colesterol é normal ou moderadamente elevado, o soro opalescente em jejum;
- o tipo V, ou hipertrigliceridemia mista (rara), associa as anomalias do tipo I (quilomícrons) e do tipo IV (VLDL). O soro é opalescente a lactescente em jejum. Os triglicérides são aumentados, o colesterol é normal.

Principais dislipidemias primárias

As hiperlipoproteinemias do tipo II (a e b) e IV são, de longe, as mais frequentes (99%) dos pacientes. Neste caso, a eletroforese das lipoproteínas é inútil.

Hipertrigliceridemia exógena

A hipertrigliceridemia exógena, ou de tipo I, ou hiperquilomicronemia isolada, doença rara, de transmissão autossômica recessiva, é causada por um déficit em lipoproteína lipase (LPL). Na falta da hidrólise das VLDL se produz hipertrigliceridemia maior (> 40 g/L) e aumento de quilomícrons.

Ela se manifesta nas crianças depois dos 10 anos por xantomatose cutânea e por dores abdominais provocadas por refeições gordurosas. O soro é lactescente e, após decantação a + 4°C, um creme flutuante de quilomícrons aparece, enquanto o soro subjacente é claro. A eletroforese coloca em evidência ampla gama de quilomícrons. A atividade da LPL pode ser medida. Os resultados são dados em unidades (normal 10 a 16 unidades) ou em porcentagem em relação à prova.

Uma dieta pobre em gorduras faz baixar rapidamente a trigliceridemia. O risco maior é o surgimento de pancreatite aguda, mas a doença não é aterogênica.

Hiperlipidemia do tipo V

A hiperlipidemia do tipo V, igualmente rara, se manifesta nos adultos. Ela também associa hipertrigliceridemia e hiperquilomicronemia, mas a eletroforese mostra, além da presença de quilomícrons, uma elevação das lipoproteínas de densidade muito baixa (VLDL).

Disbetalipoproteinemia

A hiperlipidemia do tipo III é causada pelo acumúlo de lipoproteínas de densidade intermediária (IDL) que diferem das VLDL normais por sua mobilidade em eletroforese, gerando faixa anormalmente larga (*broad beta band*, doença beta ampla), frequentemente as LDL e as VLDL, na eletroforese de lipoproteínas séricas.

Traduzindo-se por xantomas eruptivos, colesterol e triglicérides elevados, ela está ligada a uma apolipoproteína E anormal que pode ser fenotípica e que, em 95% dos casos, é do tipo E2/E2 (1% na população geral). Ela é muito aterogênica.

Eletroforese das proteínas séricas (EPS)

Ainda que bastante grosseira, a separação das proteínas séricas por eletroforese (EPS) em meio alcalino ainda é muito utilizada clinicamente. Ela permite, principalmente, o diagnóstico das gamopatias monoclonais. Em caso de anomalia, é seguida de imunoeletroforese ou de uma imunofixação.

Princípio e método

O exame consiste em submeter as proteínas do soro a um campo elétrico e separá-las em função de sua carga elétrica. Uma vez separadas, as diferentes frações proteicas são coloridas e, então, medidas por densitometria óptica. O laboratório fornece uma curva que comporta cinco ou seis picos traduzindo a densidade óptica das frações coloridas. A quantificação dos picos é dada em porcentagens reunidas em uma tabela de números. A concentração de cada fração é calculada a partir da proteinemia total sistematicamente dosada no soro.

Na prática cotidiana, a eletroforese capilar automática substituiu a EPS com acetato de celulose. Muito pouco soro – e não plasma, o que explica a ausência de fibrinogênio nas faixas – é suficiente para o exame, mas o preventivo não deve ter sido hemolisado.

Objetivos da dosagem

Investigar um distúrbio das proteínas séricas diante de:
- infecções repetitivas;
- hepatopatia crônica;
- suspeita de mieloma ou de uma leucemia linfoide;
- elevação na VS, uma proteinemia elevada, uma proteinúria.

Valores de referência

A eletroforese separa cinco frações que são, na ordem de mobilidade decrescente, a albumina, as globulinas α_1, globulinas α_2, globulinas β e globulinas γ. É fácil de obter seu coeficiente de repartição: dois terços de albumina, um terço de globulinas, que são repartidas de acordo com progressão aritmética de razão 4, o que resulta nos seguintes valores aproximativos, em adultos:

Albumina	Globulinas α_1	Globulinas α_2	Globulinas β	Globulinas γ
60%	4%	8%	12%	16%
45 g/L	3 g/L	6 g/L	9 g/L	12 g/L

Estes valores geralmente são limitados em razão de sua comodidade mnemotécnica, mas uma grande expansão entorno deles é possível.

A interpretação da EPS baseia-se tanto na curva eletroforética quanto em dados numéricos.

Frequentemente nota-se que a albumina, as globulinas β e $α_1$ são sintetizadas pelo fígado, enquanto as globulinas γ (que são constituídas apenas por imunoglobulinas) são o produto da atividade linfoplasmocitária de maneira que apenas uma olhada no perfil eletroforético permite distinguir duas grandes patologias diferentes.

Na observação do perfil eletroforético são também reconhecidos rapidamente:
- hipoalbuminemia causada por síndrome nefrótica ou insuficiência hepatocelular;
- colapso de gamaglobulinas;
- aumento homogêneo "em cúpula" das gamaglobulinas que evocam uma gamopatia policlonal;
- pico severo significa gamopatia monoclonal benigna ou maligna.

Clínica

Albumina

Hipoalbuminemia inferior a 30 g/L revela uma insuficiência de síntese ou exagero das perdas proteicas, e se vê em três situações:
- insuficiência hepatocelular;
- síndrome nefrótica;
- má absorção digestiva;

Hiperalbuminemia indica uma hemoconcentração (*ver* Albumina).

Globulinas alfa

A diminuição da fração $α_1$ é um bom sinal de *déficit em antitripsina $α_1$* (*ver* Alfa-1-antitripsina).

Uma *síndrome inflamatória* se traduz por aumento das globulinas $α_1$ e, sobretudo, das globulinas $α_2$, tradução da síntese pelo fígado de "proteínas da inflamação": (presente nas globulinas $α_2$), glicoproteína ácida $α_1$, antitripsina $α_1$ (presentes nas globulinas $α_1$) (*ver* Inflamação).

Ao longo da *síndrome nefrótica*, aumento das globulinas $α_2$ (em razão do aumento da macroglobulina $α_2$ que não é filtrada) se associa à hipoalbubinemia e a aumento das globulinas β mais ou menos significativo.

Globulinas beta e gama

Um aumento difuso, com aspecto em *cúpula* das globulinas gama é devido à estimulação **policlonal** do sistema imunológico. Ela se encontra nas infecções ou parasitoses a longo prazo, nas doenças autoimunes (LED, Síndrome de Sjögren primária, poliartrite reumatoide), nas doenças crônicas do fígado. Essas hipergamaglobulinemias policlonais são constituídas por IgA (cirroses), IgG (hepatites crônicas, LED) ou de uma mescla de IgA, IgM e IgG. A cúpula pode invadir a zona beta para formar um "bloco beta gama" ocasionado por forte aumento de IgA e característica das cirroses hepáticas.

A existência de um *pico* (e não de uma cúpula) homogêneo de base estreita, em geral nas globulinas gama, às vezes nas globulinas β (quando se trata de IgA ou de IgM) revela a proliferação **monoclonal** de células B. Esse caráter monoclonal de um pico é demonstrado pela imunofixação, que permite identificar a classe do IgG e determinar a cadeia leve. A existência de uma imunoglobulina monoclonal faz temer uma proliferação linfoplasmocitária maligna: mieloma múltiplo (IgA ou IgM), doença de Waldenström (IgM), linfoma não Hodgkin, essencialmente. Mas, cada vez mais frequentemente, as imunoglobulinas monoclonais são descobertas ao acaso sem manifestarem sintomas: MGUS (antigas imunoglobulinas monoclonais benignas) (*ver* Imunoglobulinas).

Hipogamaglobulinemias secundárias

Uma hipogamaglobulinemia (diminuição da fração gama que é < 5 g/L) pode ser devida:
- a um mieloma múltiplo de cadeias leves (++), com significativa proteinúria de Bence Jones e repressão da síntese das imunoglobulinas, cujo diagnóstico será trazido à imunofixação do sangue e das urinas;
- linfoma ou, ainda, leucemia linfoide crônica considerada diante de uma hipogamaglobulinemia associada a uma hiperlinfocitose que apresenta CD5, como mostra a fenotipagem linfocitária;
- tratamento imunossupressor, uma corticoterapia, mudanças plasmáticas manifestadas ao longo de uma doença autoimune ou inflamatória crônica;
- má absorção, incontinência urinária de proteínas (síndrome nefrótica), em caso de hipoalbuminemia < 30 g/L.

Hipogamaglobulinemias constitucionais

Mais raramente, a hipogamaglobulinemia é constitucional:
- nos adultos, o déficit imunológico comum variável (DICV) se revela entre os 20 e 30 anos por infecções bacterianas ORL ou pulmonares, uma giardíase, uma infecção pelo vírus da varicela e da herpes-zóster. A evolução pode ser complicada pelo aparecimento de linfoma, citopenia autoimune e de carcinoma digestivo;

- a agamaglobulinemia ligada ao cromossomo X (doença de Bruton) se manifesta, nos meninos, alguns meses depois do nascimento, através de infecções respiratórias e ORL de repetição, ou de infecções virais por enterovírus. A hipogamaglobulinemia é significativa < 1 g/L. A doença é causada por um bloqueio dos linfócitos em um estado pré-B na ausência de tirosina quinase de Bruton;
- a síndrome hiper-IgM se manifesta por meio de infecções piogênicas e de infecções oportunistas desde o primeiro ano de vida. IgA e IgG se reduzem, os IgM aumentam muito.

Para lembrar
- O perfil do traçado eletroforético é mais significativo que a tabela numérica.
- À esquerda para o ânodo, as proteínas sintetizadas pelo fígado; à direita para o cátodo, aquelas provenientes da síntese linfoplasmocitária.
- A presença de um pico estreito é um sinal fundamental que exige imunofixação.
- Uma hipoglobulinemia diz respeito apenas aos IgG com hipoalbubinemia, e linfopenia é sinônimo de enteropatia exudativa.
- Os déficits em IgG expõe às infecções bacterianas extracelulares (pneumococo ++, *Haemophilus influenzae*, *Neisseria meningitidis*).

Enolase neuroespecífica (NSE)

A enolase é uma enzima da glicose presente no tecido nervoso. Existem diversas isoenzimas, pois é um dímero que reagrupa duas de três subunidades possíveis: α, β, γ. A enolase neuroespecífica (*Neuron Specific Enolase*, NSE) é o isômero gama-gama, encontrado nas células neuroendócrinas. Ele serve de marcador tumoral.

Precauções com o exame

Evitar a hemólise. Enviar rapidamente ao laboratório.

Valores de referência

- Nos adultos: < 12,5 µg/L (ng/mL).
- Nas crianças: < 25 µg/L.

Clínica

Concentração de NSE superior a 25 µg/L é indicativa de carcinoma brônquico de pequenas células, mas é evidente que não dispensa uma biópsia. A enolase neuroespecífica aumenta ainda no início da quimioterapia (lise celular), diminui em caso de remissão e volta a subir em caso de recaídas.

Nas crianças que sofrem de tumor retroperitoneal ou do mediastino posterior, o aumento da NSE indica neuroblastoma.

Os tumores desenvolvidos a partir do sistema APUD (*Amine Precursor Uptake and Decarboxylation*), como os tumores carcinoides e os feocromocitomas, também aumentam a NSE.

Enzima conversora da angiotensina (ECA)

Esta enzima catalisa a conversão da angiotensina I em angiotensina II e degrada a bradicinina. Os granulomas sarcoides a produzem. A enzima de conversão é dosada no soro em caso de sarcoidose.

> **Valores de referência**
> Para ser definido pelo laboratório.
> ▶ Da ordem de 30 nmol/min/mL ou 50 a 100 UI/L.

Objetivos da dosagem
- Contribuir para o diagnóstico de sarcoidose.
- Acompanhar a evolução da doença.

Precauções com o exame
Tirar uma amostra em tubo seco. Saber que o EDTA inibe a enzima.

Clínica

Sarcoidose

A sarcoidose é uma doença polimorfa cujo diagnóstico é feito na evidência de um granuloma epitelioide e com células gigantes sem necrose caseosa em biópsia (de pele, de glândulas salivares, hepática ou brônquica etc.). Ela se manifesta por doenças respiratórias (em 90% dos casos) originadas por adenopatias mediastinais e infiltrados pulmonares, cutâneos (eritema nodoso, sarcoides cutâneos), oculares (uveíte anterior), nervosas (paralisia facial), através de adenopatias periféricas.

O aumento da enzima conversora de angiotensina é observado em 50 a 70% dos pacientes. Contribui para o diagnóstico e acompanhamento da doença.

A enzima conversora é normal em outras doenças granulomatosas, na tuberculose, principalmente, o que possibilita distinguir as duas doenças clinicamente próximas.

Doença de Gaucher-beriliose

Aumento da enzima conversora são observados com frequência superior à da sarcoidose na doença de Gaucher, a beriliose.

A doença de Gaucher é uma doença de sobrecarga lisossomal com transmissão autossômica recessiva, mais frequente na população asquenaze que na população geral. Nos adultos, a forma mais habitual associa hepatoesplenomegalia, infartos ósseos e trombocitopenia. A elevação da enzima de conversão é de origem macrofágica.

A beriliose pulmonar é uma doença granulomatosa ocupacional causada pela inalação de poeira de berílio, um metal utilizado na fabricação de muitas ligas metálicas. Ela é muito próxima da sarcoidose.

Eosinófilos (diagnóstico de hipereosinofilia)

Os eosinófilos são células citotóxicas responsáveis pela resposta imunológica. Elas transitam apenas algumas horas na circulação (de 6 a 12 horas) antes de migrar para os tecidos, principalmente aqueles em contato com o ambiente (pele, tubo digestório, pulmões). Sua produção é estimulada pela interleucina 5, secretada, principalmente, pelos linfócitos T.

> **Hipereosinofilia**
> ▶ Fala-se de hipereosinofilia quando o número dos eosinófilos é > 0,7 G/L (700/µL) várias numerações sucessivas.
> ▶ Entre 0,7 e 1,5 G/L, a eosinofilia é qualificada como leve.
> ▶ Abaixo de 5 G/L ela é significativa.
> Uma hipereosinofilia moderada ou leve geralmente não tem consequência: não é necessário mais exames.

Clínica

As causas das eosinofilias são muitas, mas há três que predominam: alergias, medicamentos e parositoses.

Alergias e intolerâncias

A primeira causa de eosinofilia é a alergia: asma, rinite alérgica, traqueobronquite espasmódica, eczema constitucional, urticária e muitas doenças que explicam uma eosinofilia moderada inferior a 1,5 G/L.

Os PN eosinófilos são classicamente encontrados na expectoração do asmático..., onde nunca são procurados.

Medicamentos

Muitos medicamentos (beta-lactâmicos, antiparasitários, antifúngicos, anti-inflamatórios, IEC, psicotrópicos) podem gerar hipereosinofilia. É a segunda causa de hipereosinofilia. A eosinofilia ocorre várias semanas após o início da administração do medicamento, alguns dias após uma readministração pelo desaparecimento na interrupção do tratamento... ou sob influência de corticoterapia se o medicamento não pode ser interrompido.

Parasitoses

É a terceira causa de hipereosinofilia. As parasitoses por protozoários (malária, amebíase) não estão associadas às eosinofilias. Apenas os parasitas multicelulares estão em questão: os vermes adultos e as larvas em desenvolvimento.

A hipereosinofilia se classifica em função da invasão tecidual do parasita: ela é significativa quando o parasita é intratecidual (distomatose, triquinose, toxocaríase), fraca quando o parasita ficar no tubo digestório (oxiurose, tricocefalose, teníase).

Não há eosinofilia quando o parasita é envolto de um envelope membranoso (cisto hidático).

Na França, as frequentes parasitoses que engendram eosinofilias (moderadas) são oxiurose (descoberta pelo exame de fita adesiva) e teníase (eliminação de anéis). Se a eosinofilia for elevada, podemos evocar uma toxocaríase (*larva migrans*), uma ascaridíase ou distomatose hepática (eosinofilia, presença de ovo no duodeno, sorologia).

Em pacientes que retornam de uma zona tropical, a hipereosinofilia imediatamente revela parasitose, principalmente estrongiloidíase — daí a hipereosinofilia, cíclica, pode ser elevada —, esquistossomose, filariose ou ascilostomíase.

O diagnóstico repousa sob anamnese (regiões visitadas recentemente, modo de vida durante a viagem), exame de fezes após concentração (estrongiloidíase), a busca de microfilárias sanguícolas noturnas ou diurnas (filarioses), biópsia cutânea, a busca de ovos nas urinas (bilharzíase urinária) ou em uma biópsia retal (bilharzíase) ou duodenal (estrongiloidíase), sorologia ELISA para bilharzíases, filarioses, estrongiloidíases.

Parasitoses com origem em eosinofilias marcadas
- Na França:
  – distomatose;
  – *larva migrans* (toxocaríase do cachorro ou do gato).
- Territórios ultramarinos:
  – ascilostomíase;
  – estrongiloidíase;
  bilharzíase;
  – filarioses linfáticas na fase de invasão.

Essas três causas (alergias, medicamentos, parasitoses) afastadas, causas raras podem ser consideradas.

Cânceres e hemopatias

A hipereosinofilia paraneoplásica é rara. Ela é observada em cânceres do seio, do fígado ou dos brônquios metastáticos ou necrosados.

Duas hemopatias malignas ocasionam eosinofilias:
- A leucemia mieloide, em que a eosinofilia é frequente e, às vezes, bastante importante;
- A doença de Hodgkin, em que a eosinofilia, ainda que inconstante e moderada (< 1 G/L), faz parte dos sinais cardinais da doença.

Doenças sistemáticas

As vasculites podem ser acompanhadas de grande eosinofilia: granulomatose necrosante idiopática (antiga doença de Wegener), poliangiite microscópica, poliarterite nodosa, sobretudo granulomatose eosinofílica com poliangiite (antigamente Churg e Strauss). Este último diagnóstico pode ser considerado quando se associam sinusites, asma com infiltração pulmonar, púrpura vascular e eosinofilia superior a 1.000/µl e são acompanhados de aumento das IgE.

A síndrome de Schulman, forma particular de esclerodermia que não atinge as vísceras, que afeta os membros inferiores (o berço de um edema cartonado), frequentemente é acompanhada de eosinofilia: diagnóstico com biópsia.

Síndrome hipereosinofílica idiopática

Esta doença mieloproliferativa se traduz por hipereosinofilia > 1.500/µl, que persiste mais de 6 meses sem causa identificável, na ausência de tumor maligno, em homem entre 20 e 50 anos.

Ela se complica de afecções viscerais causadas por infiltração eosinofílica tecidual: infiltrados pulmonares, endocardite fibroplástica que evolui, principalmente, para cardiomiopatia restritiva. Seu prognóstico foi transformado pelos inibidores de tirosina quinase.

Espermograma

Esse é um dos primeiros exames a ser realizado no caso de casais estéreis.

Técnica

O esperma é coletado após 3 a 4 dias de abstinência. Um tempo maior de abstinência diminui a mobilidade; um mais curto diminui o número de espermatozoides. A coleta é feita por masturbação, de preferência no laboratório, ou, em caso de resistência do paciente, em casa, sob a condição de levar a amostra até o laboratório na hora e de transportá-lo no calor do corpo, entre 20 e 37°C.

O exame é realizado após o esperma ter sido colocado em banho-maria a 37°C até ser liquefeito. O volume do ejaculado e o PH são medidos. Observa-se o aspecto, a viscosidade.

A mobilidade dos espermatozoides é avaliada no microscópio, com contraste de fase, equipado com uma placa aquecedora e analisada conforme as quatro classes da OMS.

O número dos espermatozoides é determinado por numeração após diluição adaptada. A morfologia é determinada conforme a classificação de David, após alastramento e coloração. Sua vitalidade é julgada depois da coloração vital.

Valores de referência

Os valores de normalidade que permitiriam afirmar se um esperma é fecundo ainda não foram definitivamente determinados. Os critérios da OMS são os seguintes (1993):
- Volume de 2 a 5 mL, aspecto opalescente, liquefaz-se em menos de 30 minutos.
- pH: entre 7,2 e 7,8.
- Numeração: contém de 40 a 200 milhões de espermatozoides de espermatozoides por µL, leucócitos e algumas células.
- Mobilidade: após a emissão, 80% dos espermatozoides são móveis. Passada uma hora, ao menos 60% ainda se movem; três horas, 50%.
- Morfologia: existem formas anormais, mas há menos de 35% de anomalias da cabeça, menos de 20% de anomalias do flagelo.
- Taxa de frutose: entre 1 e 5 g/L (ou de 5,5 a 27,5 mmol/L).

Interpretação

A interpretação de um espermograma é sempre delicada, pois as flutuações da espermatogênese são numerosas. Ela é sensível a diversos fatores (infecções, baixa da imunidade, estado depressivo etc.). Não se deve chegar à conclusão de baixa infertilidade masculina guiando-se em apenas um espermograma, mas realizar de dois a três exames, com o intervalo de um mês.

Azoospermia

Define-se pela ausência de espermatozoides. Ela pode ser não obstrutiva (hipogonadismo hipotálamo-hipofisário, síndrome de Klinefelter, sequelas de orquite bilateral ou de criptorquidia) ou obstrutiva (obstrução congênita ou adquirida dos canais).

Oligospermia

Define-se por quantidade de espermatozoides inferior a 20 milhões/mL; é classificada como severa abaixo de 5 milhões/mL. Para alguns estudiosos, apenas oligospermias inferiores a 5 milhões/L causam infertilidade.

Astenospermia

Caracteriza-se por mobilidade inferior a 50% após uma hora, ou menos de 30% após três horas. A mobilidade parece ser um fator importante da capacidade de fecundação.

Teratospermia

Pode-se constituir por ausência de acrossomos (o que impede os espermatozoides de penetrarem no ovócito) ou em defeito estrutural do flagelo (o que acaba com a mobilidade dos espermatozoides).

Teste pós-coito ou Teste de Hühner

Consiste em estudar a mobilidade dos espermatozoides no muco cervical da parceira, 4 a 8 horas após uma relação em período de ovulação.

O muco é coletado após colocação de um espéculo. Sua cristalização é estudada em um esfregaço seco ao ar: a cristalização em forma de folha de samambaia é indicativa de boa impregnação estrogênica. No microscópio são avaliados o número e a mobilidade dos espermatozoides por campo. Normalmente há 5 ou 6 espermatozoides por campo e sua mobilidade é satisfatória.

> Fazer uma espermocultura em caso de piospermia (presença de leucócitos alterados).

Estradiol (17β-estradiol, 17-OH-progesterona) (E2)

O 17β-estradiol (estradiol) é o principal estrogênio secretado pelo ovário, que é o produtor quase exclusivo da puberdade na menopausa (em caso de gravidez, a placenta torna-se o principal produtor). No homem, o estradiol provém da secreção testicular e da conversão periférica da testosterona.

No sangue, o estradiol circula sob forma ligada ao SHBG (*Sex Hormon Binding Globulin*) ou a TeBG (*Testosterone Estradiol Binding Globulin*). Ele é metabolizado em estriol (E3) ou em compostos glicoconjugados.

Objetivos do exame
- Pesquisar a causa de amenorreia ou de infertilidade ou, ainda, de ginecomastia.
- Em caso de FIV, determinar o melhor momento para estimular os ovários e coletar os ovócitos.

A dosagem é sempre acoplada de FSF, de LH e, eventualmente, de prolactina.

Precauções com o exame
Exame pela manhã, na primeira parte do ciclo (antes do 8º dia) com tubo seco ou heparinizado.

Ter em conta os medicamentos que podem interferir nas dosagens: contraceptivos orais, tratamentos de menopausa.

Valores de referência
A título indicativo (os valores podem variar segundo as técnicas).
- Nas mulheres:
  - fase folicular precoce: 50 pg/mL (185 pmol/mL);
  - pico ovulatório (valor mais elevado): 200 pg/mL (750 pmol/mL);
  - fase lútea: 150 pg/mL (550 pmol/mL);
  - menstruação: < 50 p/mL;
  - durante a gravidez, a concentração aumenta até ser multiplicado por 100;
  - na menopausa: < 10 pg/mL (35 pmol).
- Nos homens: 10 a 55 pp/mL.

Fator de conversão:
- ng × 3,7 = pmol.
- pmol × 0,275 = ng.

> *Para lembrar*
> - < 20 pg/mL = ausência de secreção ovariana.
> - > 50 pg/mL = secreção ovariana.

Clínica

Amenorreias primárias

Uma amenorreia primária se define pela ausência de menstruação passado da idade de 16 anos, com ou sem desenvolvimento pubertário (seios, pelos).

A ausência de qualquer menstruação decorre de uma anomalia congênita. Uma amenorreia primária, sem desenvolvimento pubertário, com estradiol muito baixo, impossível de ser dosado, leva a dosar as gonadotrofinas:
- Se a FSH for elevada, trata-se de insuficiência ovariana:
  - tamanho pequeno e síndrome malformativa (pescoço alado, *cubitus valgus* etc...) pensar em síndrome de Turner que confirma o cariótipo;
  - ausência do útero na ecografia evoca aplasia congênita do útero (Rokitansky), a presença de um hormônio antimülleriano (marcador de tecido testicular), uma disginesia testicular;
- Se a FSH for baixa, trata-se de uma deficiência gonadotrófica; anosmia ou hiposmia congênita é o sinal de síndrome de Kallmann que confirma a atrofia dos bulbos olfatórios em IRM e a mutação de um dos genes KAL2 em análise molecular.

Amenorreias secundárias

As amenorreias secundárias apresentam quatro causas principais: a hiperprolactinemia, a deficiência gonadotrófica, a insuficiência ovariana, a síndrome dos ovários policísticos.

Hiperprolactinismo

Um excesso de prolactina (ligado, mais frequentemente, a adenoma hipofisário de prolactina) é uma causa maior de amenorreias com ou sem galactorreia. Ele é, geralmente, medicamentoso ou secundário a um adenoma de prolactina (*ver* Prolactina).

Deficiência gonadrotófica do hipotálamo

Nesse caso, o estradiol é baixo, as duas gonadotrofinas são normais ou baixas ou, ainda, a FSH é normal e o LH é baixo.

A insuficiência gonadotrófica pode ser orgânica: é um diagnóstico de imagem hipotálamo-hipofisária na busca de um tumor, de uma hipofisite.

Mais comumente ela é funcional, ligada a um aporte nutricional quantitativo ou qualitativo cujo arquétipo é a anorexia mental. O IMC é < 22 (ver Hormônio folículo-estimulante).

Insuficiência ovariana

A insuficiência ovariana apresenta um estradiol baixo e concentração de FSH muito elevada (ver Hormônio folículo-estimulante e hormônio luteinizante [LH]).

A insuficiência ovariana prematura (IOP) é, por vezes, secundária a uma doença autoimune ou a uma quimioterapia ou radioterapia. Ela é, frequentemente, idiopática. Provoca infertilidade séria, difícil de ser tratada.

Ovários policísticos

O diagnóstico dessa doença frequente é provável se houver uma espaniomenorreia antiga e/ou sinais de hiperandrogenismo: seborreia, acne, hirsutismo. O LH é elevado, sem pico ovulatório. Sendo assim, a concentração de estradiol é normal, mas não varia ao longo do ciclo. A ecografia mostra dois grandes ovários microcísticos.

Para lembrar

Amenorreias secundárias:
- prolactina aumentada: hiperprolactinismo medicamentoso ou em decorrência de adenoma;
- estradiol baixo:
    - FSH e LH normais ou baixos: deficiência gonadotrófica, mais frequentemente hipotalâmica funcional, ligada a anomalias nutricionais, por vezes hipofisária (tumor ou hipofisite);
    - FSH e LH elevados: induficiência ovariana;
- estradiol normal, LH normal ou elevado sem pico ovulatório, FSH um pouco baixo, testosterona normal ou um pouco aumentada: ovários policísticos.

Procriação medicamente assistida

Em caso de fecundação *in vitro* (FIV), o estradiol dosado no 3º-4º dia do ciclo compete com o FSH e o hormônio antimülleriano (AMH) para a avaliação da reserva ovariana em ovócitos, antes de toda indução. Um estradiol elevado (> 50 ng/mL) tem prognóstico ruim. Uma concentração de hormônio antimülleriano elevado é preditiva de boa resposta à estimulação ovariana (ver Hormônio antimülleriano).

Ao longo de uma estimulação ovariana, o acompanhamento quotidiano da concentração de estradiol permite precisar o melhor momento para provocar a ovulação (no pico de concentração) e de adaptar as doses de indutores para evitar uma hiperestimulação. A dosagem é igualmente útil para acompanhar o crescimento folicular. Métodos rápidos possibilitam obter um resultado em três horas.

Tratamento hormonal substitutivo da menopausa (THS)

Esse tratamento aumenta a concentração de estradiol de maneira significativa. A dosagem de estradiol não permite nem determinar nem adaptar as doses.

Tumores feminilizantes do testículo ou da suprarrenal

Certos tumores testiculares podem produzir estradiol, seja de maneira autônoma, seja sob influência do aumento de β-hCG, que é um marcador desses tumores (*ver* hCG). Essa elevação estrogênica pode ficar assintomática ou provocar uma feminização.

Etanol
ver Álcool

Exame de urina citobacteriológico (ECBU)

O exame citológico e bacteriológico de urina fornece informações preciosas para o diagnóstico das doenças do trato urinário, principalmente infecções urinárias.

Objetivos do exame
- Descobrir uma infecção urinária em um homem com queixas de polaquiúria mais ou menos febril, em mulher com cistite, ou em caso de febre com dores lombares unilaterais evocando pielonefrite.

Precauções do exame
O exame é feito pela manhã, uma vez que a urina é concentrada (a diluição diminui artificialmente a contagem dos microrganismos) e as colônias bacterianas tiveram tempo de se desenvolver durante a noite (exame mais sensível).

Nos homens e meninos, a urina do segundo jato é coletada de maneira estéril, após limpeza do meato urinário.

Nas mulheres e meninas, o exame é precedido de uma toalete perineal feita de frente para trás (para evitar contaminações fecais) com três compressas umedecidas com soro fisiológico. O exame é realizado em um frasco estéril, no meio do jato de urinas, ao longo de uma micção normal, sem sondagem. O exame deve ser feito fora de períodos menstruais.

Nas crianças em idade de aleitamento, a urina é coletada em um saco estéril adesivo colocado após desinfecção local e deixado por menos de 30 minutos.

Em pacientes com sonda, a urina é coletada por ela, com seringa de 5 mL.

Transportar para o laboratório nos 20 minutos seguintes ou conservar em refrigerador (+4°C) no gelo até o transporte.

Exame citológico ou bolsa de centrifugação
A centrifugação da urina em velocidade baixa no laboratório permite obter uma "bolsa" rica em células que pode ser examinada no microscópio sobre uma lâmina após coloração.

Atualmente, autômatos possibilitam estudo rápido e confiável dos sedimentos urinários.

> **Bolsa de centrifugação normal**
> ▶ Contém:
>   • < 5 glóbulos vermelhos por µL de urina (< 0,5 . 10^4/mL);
>   • < 10 leucócitos por µL de urina (< 10^4/mL);
> ▶ Não há bactérias nem cilindros granulosos.
> ▶ Podem-se observar raras células vesicais, cristais cujo tipo varia com o pH.

A presença de glóbulos vermelhos em quantidade superior a 5/µL (ou 5.000/mL) indica hematúria.

A presença de glóbulos brancos em quantidade superior a 10/µL (ou 10.000/mL) indica leucocitúria (glóbulos brancos não alterados) ou piúria (glóbulos brancos alterados). A piúria é constante nas infecções urinárias.

Cilindros hialinos não têm significado patológico, cilindros incrustados de eritrócitos indicam lesão glomerular (muito frequentemente uma glomerulonefrite proliferativa), cilindros leucocitários provêm de uma inflamação renal.

Exame bacteriológico: investigação de infecção urinária

Dipsticks (leucócitos-nitritos)

As *dipsticks* (tiras reagentes) possibilitam detectar em menos de 2 minutos uma atividade de esterase leucocitária que traduz a presença de leucócitos (limiar de sensibilidade 10^4 leucócitos/mL), uma produção de nitritos indica a presença de bactérias.

O valor preditivo negativo (VPN) das *dipsticks* "leucócitos" é excelente (> 98%), suficiente para confirmar a ausência *de* infecção urinária quando o teste é negativo (leucócitos negativos ou as duas faixas negativas). Seu valor preditivo positivo (VPP) é, por outro lado, ínfimo: uma *dipstick* positiva não basta para confirmar a infecção urinária. É necessária uma urocultura.

O teste dos nitritos é feito quando o pH urinário é muito ácido, quando a densidade dos germes é fraca. Ele não detecta os germes não produtores de nitritos: enterococos, estafilococos, *Pseudonomas aeruginosa*, *Actinobacter spp*. Seu interesse é menor que o teste de leucócitos de esterase.

Urocultura

Desde Kass, a urocultura possibilita detectar uma infecção urinária contando as unidades formadoras de colônias (UFC) por mL de urina. Para Kass:
- bacteriúria > 105 UFC/mL indica infecção urinária;
- bacteriúria < 103 UFC/mL exclui infecção urinária;
- bacteriúria compreendida entre 103 e 105 UFC/mL exige ECBU de controle, uma vez que pode indicar infecção em algumas circunstâncias.

O limiar de bacteriúria associado à leucocitúria significativa foi recentemente modificado para levar em conta as espécies microbianas. Desde então ele é o seguinte:

Limiares

Limiar de bacteriúria significativa
- ▶ > 10^3 UFC/mL para as cistites agudas por *E. coli* e outras enterobactérias (*Proteus* spp., *Klebsiella* spp.).
- ▶ > 10^5 UFC/mL para as cistites agudas por outros germes (principalmente enterococos).
- ▶ > 10^4 UFC/mL para as prostatites e as pielonefrites agudas.

Limiar de leucocitúria significativa
- ▶ 10^4 elementos/mL.

O tubo digestório é o reservatório bacteriano que alimenta as infecções urinárias. Os microrganismos mais comumente encontrados na urocultura são *Escherichia coli*, responsável por 80% das infecções comunitárias, e pela metade das infecções nosocomiais, e *Proteus mirabilis* (*10% das infecções fora do hospital*). Em seguida vêm *Staphylococcus saprophyticus*, *Streptococcus do grupo D e*, então, as enterobactérias (*Klebsiella pneumoniae*, *Serratia marcescens*, *Pseudomonas spp.*, *Enterobacter spp.*).

As infecções urinárias são, em geral, monomicrobiais. O isolamento de várias bactérias é sinal de uma contaminação da amostra, exceto em casos particulares de infecções por sondas.

Caso particular de mulheres grávidas

A infecção urinária é frequente nas mulheres grávidas e aumenta o risco de nascimento prematuro.

Ela pode se manifestar por uma simples bacteriúria assintomática, possível de ser identificada com exame de *dipstick* sistemático a partir do quarto mês de gravidez, repetido cada mês ou demonstrada com um ECBU sistemático nas mulheres com altos riscos de infecção urinária gestacional (diabetes, dilatação piélica). A bacteriúria é confirmada quando duas uroculturas são positivas para a mesma bactéria no limiar de 10^5 UFC/mL (leucocitúria indiferente). Não tratada, a bacteriúria gestacional assintomática se complica para pielonefrite em 30% dos casos.

A cistite aguda gestacional se revela por polaquiúria, ardores ao urinar, sem febre ou dores lombares. O diagnóstico é confirmado pela evidência de leucocitúria > 10^4/mL e de bacteriúria > 10^3 UFC/mL para *E. coli* e outras enterobactérias, > 10^5 para as cistites por outras bactérias. As fluoroquinolonas são contraindicadas em caso de gravidez.

A pielonefrite aguda é a primeira causa de febre em mulheres grávidas: diagnóstico com ECBU, hemocultura, ecografia renal. Levar em conta uma hiperleucocitose e aceleração da VS habitual nas mulheres grávidas.

Para lembrar

▶ Em qualquer febre na criança deve ser considerada uma infecção urinária.
▶ Em caso de febre, se leucócitos e nitritos são negativos na fita reagente (*dipstick*), é muito pouco provável que seja infecção urinária.
▶ Em caso de cistite, o limiar de bacteriúria significativo é de 10^3 UFC/mL para *E. coli*, *Proteus spp.*, *Klebsiella spp*.
▶ Nas mulheres grávidas, a investigação de bacteriúria assintomática por *dipstick* deve ser proposta a partir do 4º mês; um exame citobacteriológico de urina será feito em caso de *dipstick* positiva.

Fator de von Willebrand

O fator de von Willebrand (vWF) é sintetizado pelas células endoteliais e pelos megacariócitos. É uma glicoproteína que contribui para aderência plaquetária ao subendotélio vascular e que se liga, no plasma, ao fator VIII, que ele transporta e protege da proteólise.

Objetivos da dosagem
- Descobrir uma doença de von Willebrand diante de hemorragias cutaneomucosas espontâneas ou provocadas.

Precauções com o exame
Exame com sangue citratado observando as precauções habituais para todo o teste de hemostase (ver Taxa de protrombina).

> **Valores de referência**
> ▶ 50 a 150%.
> Os indivíduos do grupo sanguíneo O apresentam um fator vWF mais baixo.
> A gravidez e o estresse aumentam o fator vWF.

Clínica: doença de von Willebrand
A doença de von Willebrand, a mais frequente das doenças congênitas da hemostase, se deve a um defeito genético da concentração ou da função do fator de von Willebrand. Seu modo de transmissão é autossômico, geralmente dominante.

Ela se manifesta por hemorragias de gravidade variável, podendo afetar o prognóstico vital, aparecendo mais cedo caso a deficiência seja profunda. As hemorragias cutaneomucosas são as mais habituais, espontâneas ou provocadas (pós-operatórias). Os hematomas, as hemartroses e as hemorragias viscerais são raras. A tendência hemorrágica se atenua com a idade.

O TCA é maior em função da deficiência funcional no fator VIII mas, diferentemente da hemofilia, o tempo de sangramento também é maior.

O diagnóstico consiste na dosagem biológica do vWF: atividade cofator ristocetina (FvW-RCo) que mede a velocidade da aglutinação das plaquetas na presença de ristocetina – (na presença de ristocetina, a velocidade da aglutinação das plaquetas é proporcional à concentração plasmática de vWF). Em caso de doença de von Willebrand, a atividade de ristocetina, fica muito menor.

A dosagem biológica é completada pela dosagem imunológica (FvWF-Ag) do fator e pela medida da atividade do fator VIII.

> Retrato biológico de uma doença de von Willebrand:
> - TS aumentado com plaquetas normais;
> - TCA aumentado com TP normal;
> - atividade cofator de ristocetina (FvW-RCo) muito diminuída;
> - fator VIII diminuído.

Existem três tipos de deficiência em vWF: quantitativo moderado ou tipo 1 (o mais frequente, 75% dos casos de Willebrand), qualitativo ou tipo 2 (20% dos casos), e quantitativo maior ou tipo 3 (forma mais grave, 5% dos casos). A dosagem imunológica é diminuída nas deficiências qualitativas (tipo 2). O tipo 2 é dividido em subtipos: 2A, 2B e 2N (para Normandia). Esses subtipos são reconhecidos por testes específicos realizados em laboratórios especializados.

> **O**s tipos de doença de Von Willebrand
> ▶ Tipo 1 (75% dos casos): deficiência quantitativa parcial, FvW-RCo e FvW-Ag diminuídos, possível baixa do fator VIII, transmissão autossômica dominante.
> ▶ Tipo 2 (20% dos casos): deficiência qualitativa, FvW-RCo muito diminuído (exceto no tipo 2N) e FvW-Ag pouco diminuído ou normal, transmissão autossômica dominante (exceto no tipo 2N).
> ▶ Tipo 3 (< 5% dos casos): deficiência quantitativa maior (forma mais severa, síndrome hemorrágica precoce), FvW-RCo e FvW-Ag muito diminuídos, fator VIII muito diminuído, transmissão autossômica recessiva.

Fator reumatoide

Os fatores reumatoides (FR) são anticorpos IgG ou IgM dirigidos contra o Fc (fator cristalizável) de uma imunoglobulina da classe IgG humana ou animal. O FR clinicamente investigado é um IgM.

Métodos de dosagem

O FR da classe IgM foi primeiramente colocado em evidência através de testes de aglutinação em que um suporte (hemácias de carneiro para a reação de Waaler-Rose, bolas de látex para o látex) estava saturado de IgG (de coelho para Waalter-Rose, humanos para o látex), antes de ser colocado na presença de um *serum* a ser estudado. O resultado é apresentado em anticorpos.

Atualmente, o fator reumatoide é dosado por imunonefelometria ou turbidimetria, duas técnicas adaptáveis a máquinas. A técnica ELISA é menos utilizada. O resultado das técnicas recentes é dado em UL.

> **Valores de referência**
>
> ▶ Reação de Waaler-Rose: valor limiar = 1/64.
> ▶ Látex: valor limiar: 1/80.
> (Essas reações de aglutinação não são recomendadas pela HAS.)
>
> *Imunonefelometria: valores limiares*
> ▶ 40 UI/mL para o teste com látex.
> ▶ 30 UI/mL para a reação de Waaler-Rose.
>
> *ELISA: valor limiar*
> ▶ 20 UI/mL.
> A prevalência do FR na população geral aumenta com a idade: menos de 2% antes dos 30 anos, 20% após 70 anos.

Clínica

Poliartrite reumatoide

O FR foi descoberto (Waaler, 1940) na poliartrite reumatoide, daí seu nome. Sua presença é levada em conta, assim como sua taxa (fracamente ou fortemente positivo) nos critérios de diagnóstico da poliartrite reumatoide estabelecidos pela ACR (American College of Rheumatology) e pela EULAR (European League Against Rheumatism) em 2010 (cf. estabelecido).

Entretanto, a presença do FR no soro não é necessária nem suficiente para o diagnóstico de poliartrite reumatoide, pois sua sensibilidade e especificidade são fracas, na ordem de 75%. O FR é ausente em 60% dos casos no começo da doença, no momento em que deve ser iniciado o tratamento específico.

O FR desaparece apenas em caso de remissão livre e, ainda, assim raramente: é, portanto, inútil refazer o exame quando for positivo. Não existe relação entre o valor de anticorpos e a gravidade da doença.

Em alguns casos (10 a 15%), o FR é encontrado no líquido sinovial, enquanto não há no soro.

Critérios de diagnóstico da poliartrite reumatoide (ACR/EULAR, 2010)
Classificação > 6 → poliartrite reumatoide

- Articulações atingidas:

    – 1 grande articulação → 0
    – 2 a 10 grandes articulações (simétricas ou não) → 1
    – 1 a 3 pequenas articulações → 2
    – 4 a 10 pequenas articulações → 3
    – > 10 articulações (sendo ao menos uma pequena) → 5

- Autoanticorpos: FR e ACPA (anticorpos anti-CCP):

    – FR negativo e ACPA negativos → 0
    – FR e/ou ACPA fracamente positivo (1 a 3 × N) → 2
    – FR e/ou ACPA fortemente positivo (> 3 × N) → 3

- Duração da evolução das sinovites:

    – < 6 semanas → 0
    – > 6 semanas → 1

- Marcadores biológicos da inflamação (VS e CRP):

    – VS e CRP normais → 0
    – VS e/ou CRP anormais → 1

Outras afecções

Os fatores reumatoides não são específicos de PR. A presença de FR se observa:

- nas doenças autoimunes (lúpus, síndrome de Gougerot-Sjögren, síndrome de Sharp, esclerodermia sistêmica);
- algumas doenças infecciosas (mononucleose, endocardite bacteriana, hepatite C);
- as síndromes linfoproliferativas (LLC, linfomas B, doença de Waldenström) e as crioglobulinemias mistas do tipo II.

Fenotipagem dos linfócitos *ver* Linfócitos (fenotipagem)
Ferritina

A ferritina é a proteína celular de estoque do ferro, é uma "esponja de ferro". Está em grande quantidade no fígado e nos macrófagos. Ela apresenta apenas uma fraca concentração no plasma, mas há uma correlação entre a importância das reservas de ferro e a concentração da ferritina sanguínea: diminui em caso de deficiência de ferro e aumenta em caso de sobrecarga deste.

A ferritina é constituída por subunidades H e L codificadas por genes diferentes. A ferritina que circula é rica em subunidades I. As dosagens são realizadas com anticorpos ao mesmo tempo anti-H e anti-L (exceto na BioMérieux).

A ferritina também é uma proteína de inflamação: recomenda-se sempre dosá-la em conjunto com um marcador de inflamação, CRP, por exemplo.

Objetivos da dosagem

- Avaliar o *status* de ferro de um paciente que apresenta sinais de sobrecarga de ferro, ou que sofre de anemia hipocrômica.
- Fazer o levantamento de alcoolismo e hepatite citolítica.
- Completar o perfil biológico de uma doença rara, como a doença de Gaucher ou de Still.

Precauções com o exame

Exame realizado em jejum (os lipídicos séricos influenciam a dosagem). É inútil interromper um eventual tratamento férrico anterior. Evitar qualquer hemólise.

Valores de referência

Os valores de referência se inserem em largos limites variáveis de acordo com as técnicas. Sempre dosar no mesmo laboratório.
- Nas mulheres em período de atividade genital: 20 a 200 µg/L.
- Nos homens e nas mulheres após a menopausa: 30 a 300 µg/L.
- Nas crianças: a concentração de ferritina é elevada nos primeiros meses de vida. Importantes variações interindividuais tornam delicada a interpretação desta dosagem antes dos 10 anos.

Valores limiares de uma sobrecarga de ferro
- Sobrecarga moderada > 1.000 µg/L.
- Sobrecarga severa > 2.500 µg/L.

Clínica

> *Para lembrar*
> Não há sobrecarga de ferro sem elevação da ferritina, mas a hiperferritinemia significa sempre uma carência.

Hiperferritinemias

Hiperferritinemias ligadas à sobrecarga de ferro

Hemocromatose (coeficiente de saturação da transferrina elevada)

Na ausência de causa evidente de sobrecarga de ferro (transfusões repetidas, diseritropoiese), elevação da ferritina (> 500 µg/L) com elevação do coeficiente de saturação da transferrina (CST) além de 50% nas mulheres e de 60% nos homens, obriga a investigar no sangue uma mutação C282Y do gene HFE. Sua presença no estado homozigótico afirma o diagnóstico de hemocromatose "clássico" do tipo HFE1, de longe o mais frequente (90% dos casos).

Se a investigação da mutação C282Y for negativa, é necessário investigar, com ajuda de laboratórios especializados, hemocromatose genética rara causada por mutação de um gene que codifica o receptor 2 da transferrina (TRF2), para a hepdicida (HAMP), a hemojuvelina (HJV) ou ferroportina.

Quando o coeficiente de saturação (CST) é inferior a 45%, o diagnóstico de hemocromatose genética pode ser excluído e a investigação de mutação é inútil.

Se um tratamento é decidido, a dosagem da ferritina contribui para o acompanhamento; o objetivo é atingir e manter uma concentração < 50 µg/L.

Para hemocromatose: *ver* Ferro sérico.

Síndrome da sobrecarga dismetabólica de ferro (coeficiente de saturação da transferrina normal)

Descrita em pacientes de idade madura, essencialmente masculinos, a síndrome da sobrecarga dismetabólica de ferro (HSD) se manifesta por hepatomegalia (esteatósica na metade dos casos: fígado "brilhante" na ecografia). Ela é observada dentro de um contexto de "síndrome metabólica" que associa sobrecarga ponderal abdominal, hipertensão, hipertrigliceridemia, intolerância a carboidratos.

> O diagnóstico biológico de síndrome da sobrecarga dismetabólica de ferro é determinada por:
>
> - ferritinemia muito elevada (> 300 nas mulheres > 600 nos homens, até 1.000 µg/L);
> - coeficiente de saturação da ferritina < 45% na maioria dos casos;
> - ALAT normais e γ-GT moderadamente elevados;
> - concentração hepática de ferro, avaliada em IRM, pouco aumentada, por volta de 100-150 pmol/g fígado seco (N < 36), contrastando com a hiperferritinemia.

No princípio, o papel da insulinorresistência que age na saída celular do ferro é mais frequentemente adotada.

Hemossideroses pós-transfusionais

As hemocromatoses pós-transfusionais felizmente são raras. A atualização recente de quelantes eficazes utilizáveis por via oral deveria diminuir, ainda, a frequência; elas também são um risco a ser considerado no tratamento de hemopatias graves que necessitam de repetidas transfusões, como a β-talassemia maior, as anemias falciformes, as síndromes mielodisplásicas.

Geralmente recomenda-se começar um tratamento quelante quando a ferritina ultrapassa 1.000 µg/L.

Hiperferritinemias não ligadas a uma sobrecarga de ferro

Na ausência de sobrecarga hepática de ferro, a hiperferritinemia tem três causas principais, a citólise, a inflamação, o álcool.

Citólise

Estando os hepatócitos ricos em ferritina, esta é liberada em grande quantidade no soro em caso de citólise hepática, qualquer que seja a causa. A dosagem das transaminases possibilita reconhecer a citólise tanto ao longo de uma hepatite aguda quanto de uma crise de hepatite crônica.

A ferritina está presente no coração, nos rins, nos músculos e toda miólise cardíaca ou muscular aumenta.

Inflamação

Ao longo da inflamação, uma hiperferritinemia moderada (< 500 µg/L) é habitual, associada a uma taxa baixa de ferro com CST normal ou baixa e elevação das outras proteínas da inflamação.

Alcoolismo

O álcool leva a aumento da síntese da ferritina sérica. Em caso de alcoolismo crônico, a ferritina pode ultrapassar 1.000 µg/L na ausência de citólise ou

de sobrecarga de ferro. Na metade dos casos, ela é associada a uma taxa alta de ferro.
Ela diminui lentamente (várias semanas) com a abstinência.
Fora dessas causas principais, pode-se considerar três causas raras.

Doença de Still

A elevação da ferritina é muito importante ao longo das crises da doença de Still (> 10.000 μg/L) e a porcentagem de ferritina (normalmente 80%) é muito diminuída (20%). A hiperferritinemia foi proposta como critério prognóstico.

Hiperferritinemia com catarata hereditária

Essa doença, transmitida no modo autossômico dominante, associa uma catarata nuclear congênita e uma hiperferritinemia. Ela se deve a uma mutação do gene da subunidade. O diagnóstico é obtido diante de toda característica familiar precoce. Não há sobrecarga de ferro.

Doença de Gaucher

Ao longo da doença de Gaucher, é frequente notar ferritinemias superiores a 1.000 μg/L, sem alta taxa de ferro, mas com aumento da saturação de transferrina. Para essa doença de depósito lisossômico macrofágico responsável por hepatoesplenomegalia: *ver* Enzima conversora de angiotensina (ECA).

Hipoferritinemias

Diante de anemia hipocrômica, a dosagem da ferritina possibilita distinguir as anemias hipocrômicas por carência de ferro (ferritina baixa) das anemias inflamatórias (ferritina > 800 μg/L).

A dosagem da ferritina possibilita regrar o tratamento de uma anemia hipocrômica por carência de ferro que deve ser seguido até a normalização da ferritina.

> Para identificar uma carência de ferro, os marcadores a serem dosados são (HAS, 2011):
> - prioritariamente: a ferritina sérica; uma ferritina baixa confirma o diagnóstico de uma carência de ferro e é inútil dosar outros marcadores de ferro neste caso;
> - em caso de inflamação, de insuficiência renal crônica ou quando o resultado da ferritina sérica não é contributivo (valor normal ou elevado enquanto a suspeita de carência de ferro é forte): o ferro sérico associado à transferrina.

Ferro sérico

O ferro é um elemento indispensável à hematopoiese (75% do ferro serve para a síntese da hemoglobina), mas ele também é dotado de uma ação oxidativa tóxica. Seu metabolismo é constantemente regulado, em todos estes estados: absorção duodenal, transporte para o plasma, destruição macrofágica dos glóbulos vermelhos envelhecidos, transporte plasmático, reserva.

Quatro moléculas desempenham um papel importante nessa regulação. A hepcidina produzida, principalmente, pelos hepatócitos, verdadeiro hormônio hiposideremiante, inibe a absorção do ferro e a liberação do ferro pelos macrófagos, desfazendo a única proteína exportadora de ferro: a ferroportina. A transferrina (Tf), proteína plasmática saturada a um terço, transporta o ferro. Apenas a transferrina é capaz de levar o ferro à célula por intermédio de um receptor membranoso específico (RTf). A ferritina, "esponja do ferro", assegura o estoque intracelular do ferro.

A hepcidina e a ferroportina são dosadas apenas por poucos laboratórios especializados.

Normalmente o metabolismo do ferro é explorado pela:
- dosagem do ferro sérico;
- dosagem da transferrina;
- dosagem da ferritina plasmática.

A dosagem ponderal do ferro sérico (por colorimetria adaptada a máquinas) e a da transferrina (por método imunoquímico) possibilita calcular dois parâmetros:
- a **capacidade total de fixação da transferrina** (CTFT):
  - CTFT (μmol/L) = transferrina (g/L) × 25;
  - ou: CTFT (mg/L) = transferrina (g/L) × 1,395;
- o **coeficiente de saturação da transferrina** (CSTf):
  - ou relação entre o ferro sérico e a capacidade total de ligação em ferro da transferrina;
  - ferro sérico (em μmol/L)/CTFT (em μmol/L) × 100;
  - esse valor indica a proporção de transferrina fixadora de ferro; ela está diretamente ligada à amplitude da absorção do ferro.

Em caso de excesso das capacidades de fixação da transferrina, ferro não ligado à transferrina (NTBI para os britânicos) aparece no plasma, que é rapidamente absorvido pelo fígado, coração, hipófise etc.

> A capacidade total de fixação da transferrina (CTFT) também é chamada de capacidade total de saturação da transferrina (CTST), principalmente na nomenclatura dos documentos de biologia médica.

Objetivos da dosagem
- Descobrir sobrecarga de ferro genética ou adquirida (transfusões) ou ainda inserida na síndrome metabólica.
- Acompanhar a evolução de hepatite aguda ou crônica.
- Avaliar a quantidade de ferro em anemia hipocrômica, talassemia, diseritropoiese.

A dosagem de ferro é:
- sempre ligada à da transferrina e à de seu coeficiente de saturação;
- geralmente associada à da ferritina (e, se necessário, proteína de inflamação).

Precauções com o exame
Exame em tubo seco. Realizar o exame pela manhã (HAS), momento do dia em que a concentração do ferro é mais alta. Repetir as dosagens uma vez que o ferro sérico é submetido a flutuações circadianas importantes (++ +). Evitar qualquer hemólise.

Valores de referência

Ferro sérico
- ▶ 65 a 180 µg/dL (12 a 30 µmol/L).
- ▶ Limites inferiores ao normal:
  - 10 µmol/L nas mulheres;
  - 12 µmol/L nos homens.
- ▶ No recém-nascido: 100 a 200 µg/dL (18 a 30 µmol/L), os valores adultos somente são atingidos em 2 ou 3 anos.

Fator de conversão:
- µg/100 mL × 0,179 = µmol/L.
- µmol/L × 5,6 = µg/100 mL.

Transferrina
- ▶ 2 a 4 g/L nas crianças e adultos independentemente do sexo.
- ▶ Nos recém-nascidos (até 1 ano): a metade dos valores adultos.

Capacidade total de fixação da transferrina (CTFT ou CTSF)
- ▶ 250 a 400 µg/dL (50 a 70 µmol/L).

Coeficiente de saturação da transferrina (CSTf)
- ▶ 0,25 a 0,30 nos homens.
- ▶ 0,15 a 0,25 nas mulheres.

A interpretação dos resultados dos marcadores do metabolismo do ferro não é a mesma durante a gravidez e na criança.

Clínica

> *Para lembrar*
>
> Quando falta ferro, como no último trimestre da gravidez, no primeiro ano de vida, após hemorragia aguda abundante ou crônica lenta, o ferro sérico é baixo, a concentração de transferrina aumenta, sua saturação em ferro diminui.
> Quando o ferro se acumula em excesso, como ao longo da hemocromatose idiopática, após transfusões repetidas ou em caso de mielodisplasia, o ferro sérico é alto, a concentração da transferrina diminui, sua saturação em ferro aumenta.

Ferro sérico: aumento da concentração de ferro

O ferro sérico é muito elevado nas hemocromatoses.

Hemocromatose HFE 1 (de tipo 1)

A hemocromatose é uma doença hereditária caracterizada por sobrecarga em ferro ligada à hiperabsorção digestiva do ferro, secundária à deficiência genética em hepcidina. Em 90% dos casos, a hipo-hepcidemia tem relação com a mutação homozigótica C282Y do gene HFE, característica da hemocromatose HFE1. Sua transmissão é autossômica recessiva, mas com penetrância incompleta.

Sinais

As manifestações da hemocromatose de tipo 1 vão de simples anomalias bioquímicas a uma doença grave que atinge vários órgãos. A expressividade da homozigotia C282Y depende, na realidade, de diversos fatores adquiridos ou genéticos em via de recenseamento.

> **E**stágio da hemocromatose HFE1
>
> Em 2005 a HAS definiu cinco estágios de desenvolvimento da hemocromatose HFE1.
>
> - O estágio 0 corresponde à presença da mutação C282Y homozigoto sem sinal clínico ou biológico de sobrecarga de ferro.
> - O estágio 1 se manifesta pelo aumento isolado do coeficiente de saturação da transferrina (CCTf) superior a 50%.
> - O estágio 2 é marcado pela elevação progressiva da ferritinemia (FS) que acompanha a da CSTf.
> - O estágio 3 é caracterizado pela aparição de manifestações clínicas não específicas, que alteram a qualidade de vida e, frequentemente, são reversíveis após depleção do ferro: astenia, concrocalcinose, diabetes, hepatopatia não cirrótica, hipogonadismo gonadotrófico, melanodermia, transtornos do ritmo cardíaco.
> - O estágio 4 corresponde a doenças lesionais, suscetíveis de colocar em jogo o prognóstico vital: cirrose com, nesse caso, risco elevado de carcinoma hepatocelular estimada em 5% por ano, insuficiência cardíaca.

Diagnóstico

A doença revela-se por volta dos 30 anos nos homens e na menopausa nas mulheres. O diagnóstico é clínico e com dois marcadores biológicos: a saturação da transferrina e a ferritina.

O coeficiente de saturação da transferrina (CSTf) é > 50% nas mulheres, 60% nos homens. Esse aumento é um marcador sensível e específico, uma verdadeira "marca de fábrica" de hemocromatose. A ferritina é muito aumentada para além de 300 µg/L nos homens, de 200 µg/L nas mulheres. O ferro sérico vai a mais de 40 µmol/L.

Esses elementos conduzem à pesquisa no sangue, por PCR, a homozigotia C282Y (ou, eventualmente, H63D) cuja presença confirma o diagnóstico.

O IRM abdominal (IRM "Ferro) possibilita afirmar e quantificar a sobrecarga em ferro calculando a concentração hepática em ferro (valores normais: 36 pmol/g de fígado). É preciso observar que na hemocromatose primária de tipo 1, 2 ou 3, o baço fica sem ferro: o fígado é "preto", o baço é "branco". Na hemocromatose secundária transfusional e na hemocromatose de tipo 4, fígado e baço ficam "pretos".

Tratamento

O tratamento da hemocromatose HFE1 se faz com sangrias, cujo ritmo é adaptado em função da tolerância do paciente e dos valores da ferritinemia; o objetivo é atingir e manter uma concentração < 50 µg/L. A determinação do CSTf não é interessante durante o seguimento.

Outras hemocromatoses genéticas

A hemocromatose de tipo 2, ou juvenil, é uma forma precoce de hemocromatose hereditária que começa antes dos 30 anos. Essa doença, muito rara, pode ser causada por mutação do gene da hemojuvelina (tipo 2A, habitual) ou pela mutação do gene que codifica a hepcidina (tipo 2B, excepcional). Clínica e biologia são próximas àquelas da hemocromatose clássica.

A hemocromatose de tipo 3, muito rara, tem a mesma manifestação clínica da hemocromatose clássica, mas resulta de uma mutação do gene do receptor da transferrina.

A hemocromatose de tipo 4 está ligada a uma mutação do gene que codifica a ferroportina.

- A mutação pode impedir a ferroportina de exportar o ferro (tipo A): neste caso, a doença é paucissintomática, o coeficiente de saturação da transferrina diminui, a sobrecarga férrica predomina no baço.

- A mutação pode tornar a ferroportina insensível à ação da hepcidina (tipo B): o CSTf é, então, elevado e a clínica próxima das hemocromatoses de tipo 1.

Diferentemente das outras hemocromatoses genéticas, a transmissão da hemocromatose de tipo 4 é dominante.

Hemocromatoses pós-transfusionais
Ver Ferritina.

Hepatites
Ao longo das hepatites crônicas no estágio de cirrose (principalmente hepatites alcóolicas) é frequente observar uma sobrecarga de ferro no fígado, mas os outros órgãos não são invadidos. O ferro sérico é moderadamente elevado. O coeficiente de saturação da transferrina é normal.

Ao longo das hepatites agudas com citólise significativa (transaminases superiores a 5 vezes o normal), a liberação das reservas de ferro do fígado pode provocar uma alta concentração de ferro transitória sobretudo em caso de alcoolismo associado.

Para lembrar
- A sideremia não é um bom indicador da sobrecarga de ferro.
- Um coeficiente de saturação da transferrina elevado é um marcador sensível e específico da hemocromatose.
- O acompanhamento de uma sobrecarga de ferro exige dosagem da ferritina.

Ferro sérico: baixa concentração de ferro

A baixa concentração de ferro, definida por concentração do ferro sérico inferior a 10 µmol/L (geralmente 3 a 4), tem duas causas: as carências de ferro e os estados inflamatórios.

Carências de ferro
As carências em ferro são responsáveis por anemias hipocrômicas (TCMH < 27 pg), microcitárias (VGM < 80 fL), arregenerativas ou pouco regenerativas (reticulócitos < 150 G/L).

Os marcadores biológicos em favor de uma anemia por carência de ferro são:
- diminuição da ferritina sérica;
- queda do ferro sérico, que é muito baixo (< 4 µmol/L);
- aumento da transferrina com diminuição significativa do CSTf < 0,10;
- aumento dos receptores solúveis da transferrina (reflete a avidez celular).

A causa habitual da carência de ferro (90% dos casos) é a hemorragia lenta, clinicamente imperceptível, digestiva em ambos os sexos, genital em mulheres jovens. Se a hemorragia não for reconhecida no questionário, uma fibroscopia gástrica, depois uma colonoscopia e, enfim, exploração do intestino delgado por videocápsula é necessária. As outras hemorragias crônicas (urinárias, ORL) raramente são a causa.

As carências de ferro por aporte são raras. Elas são observadas em vegetarianos estritos (veganos), em mulheres jovens anoréxicas mentais, em pacientes com intestino delgado "curto" ou doença celíaca, em mulheres com repetidas e próximas gestações.

Anemias inflamatórias

A inflamação (reumatismos inflamatórios, cânceres, doenças infecciosas crônicas etc.) aumenta a expressão de hepcidina que leva à retenção de ferro nos macrófagos, enquanto as citocinas inflamatórias diminuem a secreção de eritropoietina: o ferro não vai mais para a eritropoiese.

Isso resulta em anemia moderada, normocítica, arregenerativa, normocrômica (pelo menos no início) e ferro sérico diminuído.

Os marcadores biológicos de anemia inflamatória são:
- aumento da ferritina sérica (uma vez que as reservas são normais e a ferritina é uma proteína da fase aguda da inflamação);
- queda do ferro sérico;
- diminuição da transferrina com um CSTf normal, o que permite fazer a diferença com uma carência de ferro;
- ausência de aumento dos receptores solúveis de transferrina.

O diagnóstico é confirmado pela existência de sinais biológicos da inflamação.

Reparações de anemias

As anemias regenerativas, hemolíticas ou pós-hemorrágicas, frequentemente, são responsáveis por diminuições da taxa de ferro transitórias que manifestam hiperatividade medular reacional, superconsumidora de ferro.

Um mecanismo análogo explica as sideropenias de algumas poliglobulias.

Fibrinogênio

O fibrinogênio (ou fator I da coagulação) é uma glicoproteína sintetizada pelo fígado. Sob ação da trombina, o fibrinogênio solúvel se converte em fibrina insolúvel que constitui a cadeia do coágulo. O fibrinogênio aumenta em todas as inflamações. Ele é consumido em caso de fibrinólise reacional.

Objetivos da dosagem
- Relatar uma púrpura extensiva, equimoses em mapa de geografia, sangramentos nos pontos de punção, isquemia visceral, olígúria, a uma coagulação intravascular disseminada.

Precauções com o exame
Exame com citrato como em toda dosagem de um fator de hemostase (*ver* Taxa de protrombina).

Valores de referência
▶ 2 a 4 g/L.

Clínica

Hiperfibrinogenemia (fibrinogênio > 5 g/L)
O aumento do fibrinogênio além de 5 g/L (podendo atingir 10-12 g/L) é observado em todas as inflamações, reumatismos inflamatórios, vasculites, doenças autoimunes, cânceres. Ela é a causa principal do aumento da rapidez de sedimentação (VS), exame geralmente preferido à dosagem do fibrinogênio para evidenciar uma inflamação.

Hipofibrinogenemia (fibrinogênio < 1,5 g/L)
A queda do fibrinogênio abaixo de 1,50 g/L revela:
- insuficiência hepatocelular;
- coagulação intravascular disseminada (CIVD);
- fibrinogenólise.

Insuficiência hepatocelular
A insuficiência hepatocelular complica as hepatites virais tóxicas ou medicamentosas e as cirroses.

Ela se manifesta por:
- angiomas estelares, eritema palmar pontuado, hipocratismo digital, unhas brancas, icterícia com bilirrubina conjugada, ginecomastia nos homens, amenorreia nas mulheres;
- baixa da concentração da albumina plasmática e prolongamento do tempo de Quick que tem valor prognóstico.

Hipofibrinogenemia raramente é investigada.

Coagulação intravascular disseminada (CIVD)

A coagulação intravascular disseminada (CIVD) se deve a uma ativação súbita da hemostase por uma liberação massiva de fator tecidual (FT) no contato do fator VIIa ao longo de infecções ou de doenças malignas ou em lesões celulares estendidas. Ela é observada:
- em obstetrícia, após hematoma retroplacentário, embolia amniótica, morte fetal *in utero*;
- em cirurgia, após intervenções cirúrgicas importantes, queimaduras estendidas, politraumatismos;
- em medicina, ao longo das septicemias, meningococias, leucemias agudas, particularmente promielocíticas (LAM^3), cânceres de próstata, de mama, de ovário.

Ela se manifesta por púrpura extensiva, equimoses de declives "em mapa de geografia", hemorragias nos pontos de punção ou cicatrizes cirúrgicas, gangrenas distais isquêmicas, isquemias ou hemorragias viscerais.

O diagnóstico é baseado:
- no consumo excessivo de plaquetas e de fatores de coagulação:
    - trompocitopenia inferior a 100.000/µl;
    - prolongamento do tempo de Quick (deficiência no fator V sempre bem marcado e diminuição mais moderada do fator II), diminuição do fibrinogênio, inferior a 1 g/L (às vezes impossível de dosar);
- e na liberação de produtos de degradação da fibrina:
    - elevação de D-dímeros (dímeros de fibrina) além de 500 µg/L (*ver* D-dímeros);
    - formação de complexos solúveis (*ver* Complexos solúveis).

Vários critérios foram propostos para afirmar o diagnóstico de CIVD, que diferem conforme é levado em conta ou não o conceito de CIVD não evidente/evidente. Encontramos abaixo as classificações propostas pela ISTH e pela *Société française de réanimation* (Sociedade francesa de reanimação) (2002).

Critérios de CIVD propostos pela *International Society for Thrombosis and Haemostasis* **(ISTH)**
- Determinar se o paciente sofre de uma doença suscetível de ser associada CIVD:
  – se sim, solicitar: numeração das plaquetas, tempo de Quick, fibrinogênio, monômeros de fibrina ou D-dímeros.
- Determinar o valor de cada parâmetro:
  – plaquetas: > 100 G/L: 0; <100 G/L: 1; < 50 G/L: 2.
  – aumento dos marcadores relativos à fibrina (D-dímeros): sem aumento: 0; aumento moderado: 2; aumento significativo: 3.
  – prolongamento do tempo de Quick: < 3 segundos = 0; < 3 segundos < 6 segundos = 1; < 6 segundos = 2.
  – concentração do fibrinogênio: > 1,0 g/L = 0; < 1,0 g/L = 1.
- Acrescentar:
  – se valor ≥ 5: compatível com uma CIVD evidente; repetir as análises cotidianamente;
  – se valor > 5: sugere uma CIVD não evidente; repetir um ou dois dias depois.

Critérios da conferência de consenso da Sociedade Francesa de Reanimação
- Aumento de D-dímeros > 500 µg/L associado a um critério maior ou dois menores.
- Critérios maiores:
  – trombopenia < 50.000/µL;
  – TP < 50%;
  – fibrinogênio = 0.
- Critérios menores:
  – trombopenia entre 50.000 e 100.000/µL;
  – TP entre 50 e 65%;
  – fibrinogênio < 1 g/L.

Fibrinogenólise

A fibrinólise aguda primária é um quadro muito raro, que é observado em algumas intervenções na próstata, no útero, na veia porta (anastomoses porto-cavas), em alguns cânceres e se manifesta por hemorragias difusas.

Ela se deve à liberação massiva de t-PA que resulta em excesso de plasmina circulante, que degrada o fibrinogênio *antes* que ele seja convertido em fibrina.

A fibrinopenia (falta ou escassez de fibrina) é muito forte mas, diferentemente da CIVD, as plaquetas se mantêm normais. Não há complexos solúveis e a concentração de D-dímeros é normal, uma vez que a degradação do fibrinogênio ocorre antes da formação da fibrina. O tempo de lise das euglobulinas é bastante diminuído (*ver* Tempo de lise de euglobulina).

Afibrinogenemia

A afibrinogenemia é uma doença congênita rara, de transmissão autossômica recessiva. O diagnóstico é feito desde o nascimento, diante de um sangramento do cordão, de hematomas subcutâneos. A afibrinogenemia é < 0,2 g/L. O risco maior é o de hemorragias intracranianas.

Fibrose cística (triagem) ver Teste do pezinho

FibroTest

Todas as doenças crônicas do fígado expõem o desenvolvimento de uma fibrose hepática que precede a cirrose.

Geralmente o grau de fibrose é avaliado com base na classificação anatomopatológica Metavir, que vai de F0 (ausência de fibrose) a F4 (cirrose); paralelamente, a atividade inflamatória e necrótica da hepatite (sua evolução) é estimada de A0 (sem atividade) a A3 (atividade severa).

> **E**scala Metavir
> - Atividade (gradação):
>   – A0: sem atividade;
>   – A1: atividade mínima;
>   – A2: atividade moderada;
>   – A3: atividade severa.
> - Fibrose (estágio):
>   – F0: sem fibrose;
>   – F1: fibrose portal sem septo;
>   – F2: fibrose portal e raros septos;
>   – F3: fibrose septal sem cirrose;
>   – F4: cirrose.

Recentemente desenvolveram-se testes não invasivos destinados a avaliar a fibrose hepática. São alternativas não invasivas à punção-biópsia do fígado, que pode ter efeitos colaterais e pode levar a erros de interpretação em razão do caráter de risco do exame.

FibroTest e ActiTest

O FibroTest explora a fibrose hepática. Ele é estabelecido de acordo com valores de cinco marcadores séricos indiretos de fibrose: a bilirrubina total, o γ-GT e três proteínas: a α_2-macroglobulina, a haptoglobina e apolipoproteína A1 – durante a fibrose, a concentração de α_2-macroglobulina aumenta, enquanto a síntese da haptoglobina e da apolipoproteína A1 diminui.

A partir do valor desses marcadores, um algoritmo levando em conta a idade e o sexo do paciente possibilita estabelecer uma escala correlacionada com o grau de fibrose que uma punção-biópsia avaliaria.

O ActiTest avalia a atividade necrótico-inflamatória. Ele integra os mesmos parâmetros e valor da ALAT.

Precauções com o exame

Exame venoso, em jejum. Hiperlipidemia e hemólise interferem nas dosagens.

> **Valores de referência**
>
> *FibroTest*
> A gradação varia de 0 a 1.
> ▶ Um resultado < 0,1 elimina uma fibrose, um resultado > 0,6 confirma a fibrose com uma probabilidade > 90%.
> ▶ Um resultado de 0,28 a 0,31 corresponde a um estágio F1 da classificação Metavir.
> ▶ Um resultado de 0,40 a 0,59 corresponde a um estágio F2.
> ▶ Um resultado de 0,59 a 0,72 a um estágio F3.
> ▶ Um resultado > 0,75 a um estágio F4.
>
> *ActiTest*
> A gradação vai de 0 a 1.
> ▶ Um resultado de 0,30 a 0,36 corresponde a um estágio A1 da classificação Metavir.
> ▶ Um resultado de 0,53 a 0,60 a um estágio A2.
> ▶ Um resultado de 0,64 a 1 a um estágio A3.

Clínica

Esses testes têm uma boa taxa de correlação com a biópsia nos extremos (fibrose 0 e 4) e uma taxa menor de correlação nas zonas medianas de fibrose (2 e 3).

Falsos-positivos sao encontrados em caso de hemólise por diminuição da haptoglobina ou de colestase ou de síndrome de Gilbert por aumento da bilirrubina.

A inflamação é uma causa de falsos-negativos por aumento da haptoglobina.

ActiTest e FibroTest não são validados em caso de insuficiência renal.

> Outros testes bioquímicos que avaliam a fibrose de maneira não invasiva também estão disponíveis (*ver* Ácido hialurônico).
>
> - *escore ELF*;
> - hepascore;
> - fibrômetro.
>
> O Fibroscan® avalia a gradação de fibrose em correlação com a elasticidade do fígado medida em kilopascal (kPa) por meio de uma sonda de ultrassom. A elasticidade de um fígado normal é de 3 a 4 kPa. A presença de cirrose eleva essa medida entre 12 e 14 kPa, podendo ir até 75 kPa.

Filarioses

As filarioses ainda são muito comuns na África tropical, na Ásia, na América Latina. Elas provocam linfangites e elefantíases (bancrofti), loaíase e cegueira dos rios (oncocercose).

Seu diagnóstico é feito na clínica e na investigação de embriões que são as microfilárias no sangue, noite (bancrofti), dia (loaíase), ou na derme (oncocercose).

Filarioses linfáticas

As filarioses linfáticas, cuja mais frequente é devida à filária bancrofti (*Wuchereria bancrofti*), são transmitidas pelos mosquitos na zona intertropical. As larvas tornam-se adultas nos vasos linfáticos que invadem. As microfilárias emitidas pelas fêmeas fecundadas circulam permanentemente na linfa e ficam no sangue em intervalos noturnos.

Elas se manifestam por linfangites agudas de repetição, periféricas (do gânglio para a periferia) e por uma eosinofilia significativa máxima no período da invasão. Mais tarde, os vermes adultos, que podem sobreviver por volta de 15 anos, obstruem os canais linfáticos, provocando elefantíases dos membros inferiores ou dos órgãos genitais.

O diagnóstico biológico se faz com a demonstração de microfilárias no sangue coletado entre 22 h e 2 h da manhã. A busca se faz com uma prova sanguínea após coloração com May-Grünwald-Giemsa e após concentração, ou por PCR em caso de investigação negativa.

Filarioses cutâneas

Loaíase

A filariose por *Loa loa* se observa na periferia do Golfo da Guiné. Ela se deve a uma filária transmitida por um moscardo que fica na pele. Manifesta-se por prurido generalizado doloroso, pequena placa edematosa pruriginosa, de pouca duração, no dorso das mãos, e conjuntivite quando a filária passa sob a conjuntiva.

As microfilárias que aparecem de dia são investigadas no sangue entre 11 h e 13 h com prova de sangue. Às vezes é possível extrair com uma pinça uma filária visível sob a pele.

Oncocercose

A oncocercose, devido a *Onchocercus volvulus*, uma filária que libera microfilárias com tropismo ocular, é transmitida na África ocidental e central por mosquitos pretos, os borrachudos. Após incubação de 4 a 12 meses, a larva adulta se junta à pele, provocando um prurido intenso (sarna filariana) e formando nódulos (oncorcecomas) indolores no nível da cintura, espaços intercostais (aparecimentos ósseos). O risco maior é a cegueira (cegueira dos rios) que se deve à acumulação das microfilárias nos olhos e ocorre após uma evolução de 10 ou 15 anos.

As microfilárias são investigadas, em ambiente especializado, na amostra de um exame cutâneo sem sangue após escarificação da região deltoidiana ou das cristas ilíacas, nos vermes adultos por punção de um nódulo oncocerciano.

Dracunculíase

Causada por *Dracunlus medinensis*, ou filária de Medina, essa filariose é observada na Índia, na África ocidental, na África central. Manifesta-se por uma bola cutânea e, depois, por ulceração da filária fêmea (em geral no tornozelo) frequentemente superinfectada. Não há microfilárias na corrente sanguínea.

O diagnóstico é clínico-radiológico. Um sorodiagnóstico específico em ELSA foi recentemente desenvolvido.

Folatos

Os folatos são vitaminas hidrossolúveis indispensáveis à hematopoiese. Obtidas com a alimentação: legumes verdes frescos, essencialmente (não há em conservas e em produtos congelados), os folatos são absorvidos pelo duodeno e depois estocados em diversos tecidos antes de serem liberados no sangue em função das necessidades. As reservas, principalmente hepáticas, são fracas (3 meses). Os folatos intervêm no metabolismo dos aminoácidos e, associados à vitamina B12, na síntese da ADN.

Objetivo da dosagem
- Investigar a causa de anemia macrocitária arregenerativa.
- Detectar carência de folatos em mulher grávida ou em alcoolista.

Precauções com o exame
Os glóbulos vermelhos que contém 30 vezes mais folatos que o plasma, evitar qualquer hemólise que irá mascarar a dosagem dos folatos no soro.

Valores de referência

Folatos
- ▶ Soro: 5 a 15 µg/L (12 a 34 mol/L).
- ▶ Eritrocitários: > 200 µg/L (450 nmol/L).

Fator de conversão:
- µg/L × 2,27 = nmol/L.
- nmol/L × 0,441 = µg/L.

Vitamina B12
(Sempre dosada ao mesmo tempo.)
- ▶ 150 a 500 pmol/L (200 a 575 ng/L).

Fator de conversão:
- ng/L × 0,74 = pmol/L.
- pmol/L × 1,35 = ng/L.

Clínica

Anemias macrocitárias
Uma carência de folatos pode ser devida a:
- falta de vitaminas, frequente nas pessoas idosas, nos alcoólatras;
- má absorção (doença celíaca, doença de Crohn, ressecções do intestino delgado etc.);
- superconsumação (repetidas gestações, cânceres).

Na prática, a carência espontânea de folatos é frequente, sobretudo, ao longo de alcoolismo crônico e após gestações próximas.

Ela provoca os mesmos problemas que carência em vitamina B12: anemia normocrômica, macrocitária, arregenerativa magaloblástica, leuconeutropenia com granulocitoses de tamanho grande, hipersegmentadas, uma trombopenia.

Gravidez

A deficiência em folatos no momento da concepção aumenta o risco de malformação congênita do tubo neural. Suplementação em ácido fólico é indispensável nas mulheres que têm antecedentes de repetidas gestações ou que tenham histórico de malformação, e naquelas que seguem tratamento que provoca deficiência em folatos.

Medicamentos antifólicos

Os tratamentos das leucemias e dos tumores sólidos pelo metotrexato com fortes doses, das pneumocitoses pelo cotrimoxazol, das toxoplasmoses pela associação pirimetamina-adiazina, das epilepsias do lobo pelas hidantoínas que provocam deficiências em folatos. O ácido folínico também é associado, sistematicamente, ao tratamento em todas essas situações.

O rim artificial realiza a diálise dos folatos de maneira que todos os pacientes hemodialisados são carentes.

Fórmula leucocitária
Fórmula sanguínea
ver Numeração – fórmula sanguínea

Fosfatases alcalinas

Essas enzimas da membrana são encontradas na maior parte dos tecidos do organismo (osso, fígado, rim, intestino) e na placenta. As fosfatases alcalinas (FAL) presentes no plasma são, principalmente, de origem hepática e óssea. As FAL compreendem três isoenzimas codificadas por três genes: embrionário, intestinal e não específico. O produto desse último gene, uma vez modificado, dá luz às formas características de diferentes tecidos.

A atividade FAL plasmática é o resultado da atividade das diversas isoenzimas. Na criança há 25% de isoformas hepáticas e 65% de isoformas ósseas. No adulto, as FAL ósseas e hepáticas representam, cada, 50% da atividade total. A isoforma embrionária está presente no sangue desde o quarto mês da gravidez até o seu final.

Objetivos da dosagem
- Reconhecer e avaliar uma colestase hepática.
- Mensurar uma remodelagem óssea.

Precauções de coleta
Coletar no sangue total heparinizado (fluoreto, oxalato não convêm) ou no tubo seco.

Atenção!
A hemólise falseia a dosagem (fosfatases alcalinas eritrocitárias).

Valores de referência
- ▶ No adulto: de 50 a 150 UI/L (a 37°).
- ▶ Na criança: de 100 a 300 UI/L.
- ▶ Na mulher grávida, as FAL são multiplicadas por três.

Os números mais elevados em crianças estão ligados ao crescimento ósseo, tendo sido os valores máximos observados em lactentes (entre 100 e 280 UI/L) e na puberdade (entre 90 e 300 UI/L).

Clínica

Elevação das FAL

Fora de um quadro de gravidez, o aumento da atividade fosfatase alcalina no plasma traduz ou colestase hepática ou crescimento da remodelagem óssea.

Elevações de origem hepática: colestase

Uma colestase pode se traduzir por sinais clínicos (prurido, icterícia por bilirrubina conjugada, emagrecimento) ou permanecer paucissintomática. O diagnóstico repousa na associação de uma elevação das FAL plasmáticas (> 1,5 N) e elevação concomitante dos γ-GT (> 3) (+++).

A 5'-nucleotidase (mais específica que as FAL, mas menos sensível) está igualmente elevada, assim como a bilirrubina conjugada. O TP diminui, o fator V é normal. As transaminases estão mais ou menos elevadas.

As principais causas de colestase estão reunidas no quadro a seguir.

Causas das colestases

Afetando transportadores canaliculares	Afetando pequenas vias biliares	Afetando grandes vias biliares
Hepatites virais, autoimunes, alcóolicas, medicamentosas Cirrose Doenças genéticas raras (colestase intra-hepática progressiva, colestase recorrente benigna)	Cirrose biliar primária (CBP) Colangite imunoalérgica Síndrome de Alagille Mucoviscidose	Litíase biliar Câncer das vias biliares principais Câncer de pâncreas Estenose pós-operatória das vias biliares Colangite esclerosante primária Colangite autoimune relacionada associada à IgG4

As colestases observadas no decorrer das hepatites agudas (hepatite colestática) ou crônica (virais, alcóolicas ou medicamentosas), frequentemente moderadas, são de fácil identificação.

Em caso de colestase predominante ou isolada (transaminases alteradas em nível moderado ou mediano), a primeira atitude é procurar, por meio da imagiologia (ecografia, colangiografia por ressonância magnética ou endoscopia), alguma obstrução na via biliar principal. O câncer de pâncreas, o câncer de via biliar principal e a litíase coledociana são suas causas maiores.

Duas causas raras também são reconhecidas pela colangio-RM (sucessão de dilatações e de estreitamentos das vias biliares): a colangite esclerosante primária, suspeita em um homem com antecedentes de doença inflamatória intestinal, e a colangite associada à IgG4 (pancreatite autoimune e elevação dos níveis séricos de IgG4).

Diante da ausência de obstruções nas grandes vias biliares, o diagnóstico de cirrose biliar primária é feito em mulher de mais de 50 anos com prurido (diagnóstico baseado na presença de anticorpos antimitocondriais); uma colangite imunoalérgica medicamentosa é sistematicamente procurada. Nos casos difíceis, biópsia hepática pode ser recomendada.

Nas crianças, as colestases decorrem da atresia das vias biliares, da síndrome de Alagille, da colangite esclerosante, da colestase intra-hepática familiar.

A hiperfosfatemia transitória benigna se traduz, antes dos 5 anos, pelo aumento das FAL (> 800 UI), que se normaliza espontaneamente em 6 meses.

Elevações de origem óssea

Em caso de ausência de colestase, a elevação das FAL reflete o aumento da remodelagem óssea e, mais especificamente, da atividade osteoblástica – os osteoblastos elaboram o osso jovem por aposição e depois mineralização da matriz proteica.

Doença de Paget

Em adultos, é por causa da doença de Paget, na qual o hiper-remanejamento ósseo é particularmente importante, que a elevação das FAL é a mais evidente (até N × 30). A doença de Paget é uma osteodistrofia benigna, localizada em uma ou mais peças ósseas, que conduz a um osso anormal hipertrófico. Ela se revela, normalmente, por dores ósseas persistentes, profundas; deformações ósseas do crânio ou dos membros também podem ocorrer.

A elevação das fosfatases alcalinas reflete o aumento da remodelagem óssea, proporcional à extensão das lesões. O balanço fosfocálcico permanece normal; não há síndrome inflamatória; a VS está normal. A cintilografia óssea, mais sensível que a radiologia, avalia a extensão da doença.

Metástases ósseas condensantes

A elevação das FAL é importante (N × 10) quando se produzem metástases ósseas condensantes (câncer de próstata).

Osteomalacia

A atividade fosfatásica também está aumentada na osteomalacia, que se traduz por dores ósseas difusas na coluna lombar, extremidades inferiores e na pelve e fraqueza muscular.

As radiografias mostram hipertransparência óssea com limites fluidos das vértebras e pseudofraturas ou estrias de Looser-Milkman.

A carência de vitaminas impede a absorção de cálcio, daí uma hipocalcemia (com hipocalciúria precoce e constante) que estimula a secreção PHT, que provoca hipofosfatemia e aumento da reabsorção óssea.

A osteomalacia é resultado, principalmente, de uma carência de vitamina D (de aporte ou ligada à má absorção), de um defeito de hidroxilação da vitamina D (hepatite crônica), de uma fuga renal de fósforo (Fanconi, acidose tubular renal).

Osteoporose, metástases osteolíticas

As FAL continuam normais em caso de osteoporose – exceto se tiver havido fratura vertebral recente, quando elas podem estar multiplicadas por dois ou três –, de mieloma, de metástases osteolíticas (cânceres de mama).

Diminuição das FAL (hipofosfatasia)

É um quadro muito raro. Pode ser observada no raro caso de hipofosfatasia hereditária, de transmissão autossômica geralmente dominante (mas também recessiva, isso depende das mutações do gene *ALPL*). Sua expressão fenotípica vai das formas neonatais rapidamente letais a formas tardias reveladas por raquitismo, estatura pequena, queda precoce dos dentes de leite. Deve-se considerar testar as FAL em crianças de pequena estatura.

Uma diminuição das FAL pode ser decorrência de hipoparatireoidismo, acrodermatite, insuficiência hepatocelular severa.

Fósforo sanguíneo (fosfatemia)

Absorvido pelo intestino e eliminado pelo rim em iguais quantidades, o fósforo participa dos processos energéticos (ATP) e do mecanismo de ação hormonal (AMPc). Ele é encontrado nos ossos junto ao cálcio e constitui o componente mais importante do esqueleto. No sangue, a concentração de fósforo inorgânico (diferente do fósforo ligado a moléculas orgânicas como a ATP), dosado pelo nome de fosfatos, é fraca, na ordem de 1 mmol/L. Ela é regulada pelo PTH que controla sua eliminação urinária.

Objetivos da dosagem
- Fósforo e cálcio são sempre dosados em conjunto ("equilíbrio" fosfocálcico).
  - Uma dosagem de cálcio e fósforo pode ser requerida diante de:
  - astenia, problemas digestivos, neurológicos, remetendo a uma hipercalcemia;
  - tetania, convulsões na criança, sinais possíveis de hipocalcemia.
- Polimialgias, podendo ser secundárias a uma hipofosfatemia.
- Mais comumente, ela serve para precisar a causa ou avaliar o prognóstico de uma doença óssea: osteomalacia, cânceres, mieloma, Paget...
- É prescrita, frequentemente, como complemento de um ionograma sanguíneo sistemático.

Precauções de coleta
Coletar o sangue com paciente em jejum a fim de evitar as variações pós-prandiais (hiperglicemia diminui a fosfatemia) e durante a manhã, por causa de variações nictemerais. Evitar qualquer hemólise, pois a concentração de fosfatos é elevada nos glóbulos vermelhos.

O sangue deve ser centrifugado sem demora e a dosagem efetuada nas duas primeiras horas.

Valores de referência

Fosfatemia
- ▶ Adulto: 0,80 a 1,45 mmol/L (25 a 45 mg/L).
- ▶ Valores mais elevados na criança: 1,28 a 1,92 mmol/L (40 a 60 mg).

Fator de conversão:
- mg × 0,032 = mmol.
- mmol × 31 = mg.

Fosfatúria
- ▶ 15 a 30 mmol/24 h (500 mg a 1 g).

Valor limite da hiperfosfatúria
- ▶ 0,5 mmol/kg/24 h.

Clínica
Hiperfosfatemia (fósforo > 1,60 mmol/L ou 50 mg/L)
Hiperfosfatemia aguda (síndrome de lise tumoral)

Uma hiperfosfatemia aguda pode resultar da transferência do fósforo das células para o meio extracelular, no decorrer de rabdomiólises, de hipertermias malignas ou em caso de lesões metastáticas ósseas.

A hiperfosfatemia é um dos sinais cardinais da *síndrome de lise tumoral* induzida pela liberação massiva de componentes celulares após quimioterapia das FAL hiperleucocitárias, linfomas não Hodgkins de alto grau, tumores com alta taxa de proliferação.

> Sinais cardinais da síndrome de lise tumoral:
> - hiperfosfatemia +++ (> 1,60 mmol/L no adulto; 2,1 mmol na criança);
> - hiperuricemia;
> - hipercaliemia;
> - hipocalcemia.

Insuficiência renal

De longe, a causa mais frequente da hiperfosfatemia é a insuficiência renal crônica (IRC). Esta provoca hipercalciúria, que causa hipocalcemia, uma hiperfosfatemia por hipofosfatúria, déficit de transformação da vitamina D em forma ativa. Esses distúrbios originam hiperparatireoidismo secundário (e hipersecreção de FGF23, *Fibroblast Growth Factor 23*) que, ao diminuir a reabsorção tubular do fósforo, aumenta a concentração plasmática de fosfato enquanto a *clearance* da creatinina cai abaixo de 30 mL/min. O hiperparatireoidismo desencadeia uma osteoclasia nociva ao osso.

É difícil eliminar os fosfatos por diálise. No estado terminal da IRC, a hiperfosfatemia expõe às precipitações cálcicas nos tecidos moles, fonte de pruridos (secundários aos depósitos subcutâneos), de calcificações cardiovasculares presentes nas artérias médias. A hipocalcemia secundária à precipitação de fosfato de cálcio pode desencadear cãibras musculares e tetania.

Hipoparatireoidismo

No hipoparatireoidismo, pós-cirúrgico ou idiopático, associado à doença autoimune, à hemocromatose, a déficit de magnésio, assim como no pseudo-hipoparatireoidismo por resistência renal à ação do PTH (osteodistrofia hereditária de Albright), o déficit hormonal aumenta a reabsorção tubular de fosfatos e sua concentração plasmática.

Todavia, raramente a fosfatemia ultrapassa 1,8 mmol/L (55 mg/L) em adultos. Ela é seguida de hipocalcemia e hipocalciúria. O PTH cai.

Hipofosfatemia (fósforo < 0,8 mmol/L)
Hipofosfatemia aguda

Hipofosfatemias agudas se manifestam nos serviços de reanimação, quando ganhos glicídicos importantes de insulina ou de glicose favorecem a penetração celular do fósforo nos pacientes com alimentação parenteral.

O alcoolismo agudo e as queimaduras extensas, ao provocarem perdas urinárias de fósforo (álcool) ou cutâneas (queimaduras), são igualmente a causa de hipofosfatemias agudas.

A hipofosfatemia deve ser corrigida quando ela está < 0,45 mmol/L.

Hipofosfatemia com calcemia aumentada: Hiperparatireoidismo

Uma hipofosfatemia é inconstantemente encontrada no hiperparatireoidismo que aumenta a excreção urinária do fósforo por diminuição de sua reabsorção tubular. A hipofosfatemia é acompanhada, nesse caso, por hipercalcemia. Qualquer hiperparatireoidismo, causado por adenoma paratiroideano (PTH muito elevado) ou secundário à secreção de um peptídeo por câncer que mina a atividade do PTH, PTHrp, pode provocar uma hipofosfatemia.

Hipofosfatemia com calcemia diminuída: Déficit de vitamina D e hiperparatireoidismo

A hipofosfatemia pode ser importante no decorrer dos déficits de vitamina D – sejam eles resultado de um defeito de ganho ou de produção de vitamina D ou de má absorção. A carência vitamínica impede a absorção de cálcio; por isso, há hipocalcemia (com hipocalciúria) que estimula a secreção de PTH (que provoca um aumento da reabsorção óssea).

A diminuição da absorção intestinal do cálcio produz hiperparatireoidismo reacional que aumenta a excreção urinária de fosfatos. Uma hipofosfatemia, portanto, acompanha a hipocalcemia. A vitamina D é < 10 ng/mL. O PTH pode estar muito elevado.

Hipofosfatemia com calcemia normal e fosfatúria elevada: diabetes, fosfato

Hipofosfatemia associada à calcemia normal e fosfatúria elevada traduz diabetes fosforada.

Diabetes fosforada:
- hipofosfatemia com calcemia normal;
- *clearance* do fósforo > 15 mL/min (normal 5 a 12 mL/min);
- taxa de reabsorção tubular dos fosfatos (TRP) < 85% (considerar a *clearance* da creatinina, normal > 85%);
- $TmPO_4$/DFG (limite de excreção de fosfatos) < 0,8 (considerar a fosfatemia e o TRP, normal, de 0,8 a 1,45 mmol/L).

Várias síndromes raras são caracterizadas por diabetes fosforada levando à hipofosfatemia e responsáveis pelo raquitismo em crianças, pela osteomalacia em adultos sem hipocalcemia (diferente do que ocorre em caso de déficit de vitamina D).

Um dos mais conhecidos é o raquitismo hereditário resistente à vitamina D de transmissão hereditária autossômica dominante ligado a X. Em sua forma completa, no menino, ele se traduz por prejuízo de crescimento, anomalias nos membros inferiores. Biologicamente, a hipofosfatemia é marcada, sem anomalia do $25(OH)D3$ ou do $1,25(OH)_2D3$.

A Síndrome de Fanconi, hereditária (associada à cistinose) na criança ou secundária a um mieloma múltiplo de cadeias leves no adulto, correlaciona a problemas de reabsorção dos aminoácidos e da glicose, uma diabetes fosforada com hipofosfatemia e calcemia normal.

Para lembrar:

- Hiperfosfatemia crônica:
  - calcemia baixa: insuficiência renal crônica, hipoparatireoidismo;
  - calcemia elevada: hiperglicemia maligna.
- Hipofosfatemia crônica:
  - calcemia baixa: déficit de vitamina D;
  - calcemia elevada: hiperparatireoidismo.
- Calcemia normal e fosfatúria elevada: diabetes fosforada.

Gamaglobulinas *ver* Eletroforese das proteínas séricas

Gamaglutamil transpeptidase (γ-GT)

Essa enzima está presente em vários tecidos, com exceção dos músculos, mas as enzimas que circulam no plasma são, principalmente, de origem hepatobiliar. Seu aumento é um bom sinal de lesão do epitélio biliar.

Valores de referência
Com o método recomendado pela Sociedade francesa de biologia clínica a 37°C.
▶ < 30 U/L.

Objetivos da dosagem
- Confirmar o diagnóstico de colestase.
- Investigar alcoolismo.
- Investigar indução enzimática medicamentosa.

Clínica
Colestases

A elevação da γ-GT é um bom indício de colestase. Uma colestase é reconhecida pela elevação concomitante das fosfatases alcalinas (PAL) e, eventualmente, da bilirrubina conjugada. Ela pode ser confirmada pela dosagem da 5'-nucleotidase.

A concentração de γ-GT é muito elevada (> 10 × N) nas colestases extra-hepáticas em razão dos obstáculos nas grandes vias biliares e que tem como causas principais a litíase do colédoco, o câncer de pâncreas e da via biliar principal. Seu diagnóstico se baseia em imagem (ecografia hepática, tomodensitometria e colangiopancreatografia por ressonância magnética etc..).

Ela é menos elevada nas colestases intra-hepáticas:
- aquelas em que são atingidas as pequenas vias biliares: hepatites medicamentosas (Augmentin®, sulfanomidas, macrolídeo alopurinol, inibidores da enzima de conversão da angiotensina etc.) cirrose biliar primitiva (CBP), evocada em mulher que sofre de prurido, suspeita de colangite esclerosante primária em homem com antecedentes de doença inflamatória intestinal;
- aquelas ligadas à inibição dos transportadores dos ácidos biliares e da bilirrubina pelas citocinas inflamatórias: hepatites agudas virais, autoimunes, alcoólica, medicamentosas, cirrose.

Nas crianças, as colestases intra-hepáticas são causadas pela síndrome de Alagille (escassez das vias biliares), uma fibrose cística, uma deficiência de α_1-antitripsina.

Para as causas de colestase: *ver* Fosfatases alcalinas.

Induções enzimáticas

Medicamentos

Alguns medicamentos como a rifampicina, os inibidores nucleosídeos da transcriptase inversa (efavirenz, nevirapina, rilpivirina), o bosetan, alguns antiepiléticos (carbamazepina, fenitoína, rufinamida) e, em menor grau, o meprobamato ou o modafinil são indutores enzimáticos, o que resulta em diminuição da eficácia (sendo sua eliminação acelerada) e, às vezes, uma toxicidade aumentada. A indução enzimática é percebida pelo aumento da síntese da γ-GT, cuja concentração aumenta no sangue (entre $2 \times N$ e $5 \times N$).

Álcool

O aumento da γ-GT (além de $2 \times N$) por indução enzimática frequente nos consumidores excessivos de álcool, na ausência de danos hepáticos. Ela é utilizada como marcador de alcoolismo crônico, descobrindo cerca de 70% dos alcoólicos (mais de 80 g de álcool por dia).

Entretanto, a elevação da γ-GT nem sempre é fácil de ser interpretada nesse contexto, uma vez que sua especificidade é fraca. Em caso de suspeita de alcoolismo, baseia-se, primeiramente, na entrevista clínica (complementada eventualmente com o emprego de questionários específicos) e deve-se procurar outras anomalias biológicas importantes como a macrocitose, a elevação da CDT (*ver* Transferrina carboidrato-deficiente), a predominância das ASAT sobre as ALAT em caso de citólise associada (*ver* Transamaninases).

A dosagem da γ-GT é útil para acompanhar a qualidade de uma desintoxicação: a γ-GT deve diminuir em 50% em 3 semanas, o que corresponde a uma meia-vida da enzima (esse prazo pode ser mais longo em caso de fibrose hepática).

Uma elevação isolada da γ-GT em paciente assintomático é motivo frequente de consulta. As três principais causas a serem investigadas prioritariamente são:
- a utilização de um medicamento indutor enzimático;
- excesso de peso com esteatose hepática (reconhecida pela ecografia);
- alcoolismo.

Mas é necessário saber que, em cerca de 10% dos pacientes normais, a γ-GT é elevada 2 ou 3 vezes acima do normal, sem que se saiba a razão.

Gasometria arterial

A medida dos gases do sangue possibilita avaliar a capacidade dos pulmões de fornecer oxigênio aos tecidos (oxigenação) e de extrair o gás carbônico que eles produziram (ventilação), assim como a capacidade dos rins de reabsorverem ou excretarem bicarbonatos (para cobrir as necessidades do equilíbrio ácido-básico).

Objetivos da dosagem
- A medida dos gases do sangue é indispensável para reconhecer e apreciar o grau de insuficiência respiratória.

Definições
A pressão parcial de um gás no sangue é a pressão exercida pelo gás dissolvido, ou seja, no estado em que ele tenha ultrapassado a barreira alveolocapilar para passar do pulmão para o sangue (oxigênio) ou do sangue para o pulmão (gás carbônico).

A PaO_2 é a pressão parcial exercida pelo oxigênio dissolvido no sangue arterial.

A $PaCO_2$ é a pressão parcial exercida pelo gás carbônico dissolvido no sangue arterial.

A SaO_2 ou saturação em oxigênio da hemoglobina é a porcentagem de O_2 fixada na hemoglobina que transporta o oxigênio no sangue. Ela depende da PaO_2, mas a relação entre PaO_2 e SaO_2 não é linear (é uma curva sigmoide dita curva de dissociação da oxiemoglobina), de maneira que uma baixa limitada da saturação pode corresponder a uma queda relativamente importante da PaO_2. Essa curva se movimenta para a direita quando o pH, a temperatura, a PaO_2 aumentam (linha pontilhada).

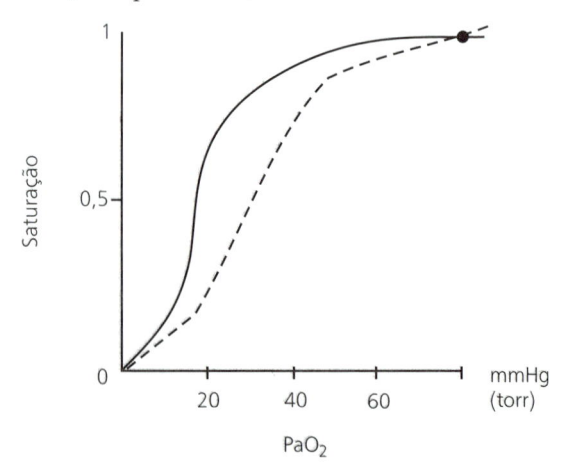

O pH (potencial hidrogênio) é uma maneira de exprimir a concentração dos íons H^+ em uma solução. Ele baixa quando a concentração de íons H^+ aumenta (acidose). Ele aumenta quando a concentração dos íons H^+ diminui (alcalose). O pH arterial sanguíneo é medido ao mesmo tempo que o gás do sangue.

Os bicarbonatos plasmáticos contribuem com a $PaCO_2$ para manter o pH nos limites normais. pH, $PaCO_2$ e bicarbonatos são ligados pela equação de Henderson-Hasselbalch:

$$pH = 6{,}10 + \log \frac{[HCO_3^-]}{0{,}03 \times PaCO_2}$$

- A PaO_2 reflete a oxigenação do sangue para os pulmões.
- A PaO_2 reflete a ventilação pulmonar:
  - qualquer diminuição da ventilação aumenta a PaO_2;
  - qualquer aumento da ventilação diminui a PaO_2.

Dosagem do gás do sangue arterial: exame

O exame é feito em anaerobiose estrita, sem garrote, com uma seringa injetável especial heparinizada, e fechada de modo que o pistão suba espontaneamente sob influência da pressão arterial. Puncionar obliquamente, a 45°, a ponta da agulha de frente à corrente arterial até a aparição de sangue vermelho na seringa. Um volume de 3 mL de sangue é suficiente. Após a punção, comprimir a artéria durante 5 minutos com uma compressa embebida em antisséptico. As eventuais bolhas de ar devem ser desfeitas imediatamente para evitar qualquer alteração da pressão parcial em oxigênio.

O sangue é coletado por punção da artéria radial após teste de Allen, que consiste em comprimir as duas artérias radial e cubital para esvaziar a mão de seu sangue. Quando esta se torna branca, a artéria cubital é liberada. Se a mão volta a ter cor, a punção é autorizada, uma vez que isso mostra que, em caso de lesão da artéria radial no curso ou decurso do gesto, a artéria cubital assumiria o controle. A punção também pode ser feita na artéria femoral ou umeral.

A punção arterial geralmente é temida pelos pacientes, é possível optar seja por uma punção com agulha ultrafina por micrométodo (100 μl bastam), seja por um exame de sangue capilar "arterializado" na orelha, após vasodilatação cutânea por meio de pomada especial aplicada durante 10 minutos.

A dosagem deve ser feita nos 15 minutos que sucedem o exame.

> **Valores de referência**
>
> As pressões parciais são expressas em torr (1 torr = 1 mmHg) ou em kPa (1 kPa = 7,5 torr), a saturação arterial em oxigênio em porcentagem.
> - PaO_2: 80 a 100 mmHg ou 10,6 a 13,3 kPa (SI).
> - $PaCO_2$: 35 a 45 mmHg ou 4,7 a 5,9 kPa.
> - SaO_2: 0,95 a 0,98 (95 a 98%).
> - pH: 7,38 a 7,42.
>
> *Fator de conversão:*
> - torr × 0,133 = kPa.
> - kPa × 7,502 = torr.
>
> *Limiares*
> - O limite inferior da PaO_2 normal é de 85 mmHg aos 20 anos, e de 75 mmHg após os 80 anos (a PaO_2 diminui com a idade).
> - O limite superior de $PaCO_2$ normal é de 45 mmHg.

Clínica

Entre as insuficiências respiratórias agudas são distinguidas as hipoxemias com hipercapnia e as hipoxemias sem hipercapnia (em geral com normocapnia).

Hipoxemias com hipercapnia

A $PaCO_2$ é > 45 mmHg e a soma de PaO_2 + $PaCO_2$ é compreendida entre 130 e 150 mmHg.

Todo o CO_2 produzido pelo organismo é eliminado, exclusivamente, pelos pulmões, uma hipercapnia sempre traduz hipoventilação alveolar: o volume pulmonar disponível para a respiração é bastante reduzido para permitir a eliminação correta do CO_2.

A hipercapnia provoca narcose por hipercapnia: lentidão de pensamentos, sonolência, sudorese fria, sensação de angústia.

Ela é acompanhada de acidose gasosa (definida por diminuição do pH < 7,38 e elevação da $PaCO_2$ > 45 mmHg) com, depois de 48 horas, aumento dos bicarbonatos plasmáticos, modesta na acidose respiratória aguda (no máximo 1 mmol/L para cada elevação de 10 mmHg da $PaCO_2$), mais acentuada na acidose respiratória crônica.

Essas hipoxemias com hipercapnia são observadas em caso de:
- depressão do centro respiratório (intoxicações agudas, traumatismos cranianos, encefalites etc.);
- paralisia dos músculos respiratórios;

- distúrbio ventilatório obstrutivo (bronquite crônica, com ou sem enfisema, estado de mal asmático);
- perturbações alveolares (edema pulmonar cardiogênico).

Hipoxemias sem hipercapnia

A $PaCO_2$ é normal ou baixa e a soma $PaO_2 + PaCO_2$ é inferior a 130 mmHg.

As hipoxemias com normo- ou hipocapnia se devem a:

- efeito espaço morto: defeito de perfusão de um território pulmonar normalmente ventilado (embolia pulmonar);
- *shunt* pulmonar: persistência da vascularização em um território pulmonar não ventilado (atelectasia);
- problema de difusão do oxigênio através da membrana alveolocapilar: bloqueio alveolocapilar.

Nesse caso se produz uma hipoxemia que provoca polipneia reflexa. Essa hiperventilação elimina o CO_2. É observada, então, normocapnia ou hipocapnia com alcalose gasosa por hiperventilação alveolar (exceto em caso de choque em que a acidose metabólica pode substituí-la).

Para lembrar
- A PaO_2 julga a gravidade.
- A $PaCO_2$ orienta o diagnóstico etiológico.
- O pH traduz a rapidez da instalação dos distúrbios.

Interesse para o prognóstico

A hipoxemia é severa quando ela é inferior a 60 torrs (8 kPa) com uma saturação (calculada) inferior a 90%; ela é de prognóstico grave abaixo de 40 torrs com uma saturação de 75%.

Em caso de doença pulmonar obstrutiva crônica, a hipercapnia é considerada maior a partir de 65 torr.

Em paciente em que os pulmões eram anteriormente sadios ou naquele em que a dispneia é recente e paroxística (asma), a ausência da hipocapnia associada a uma hipoxemia significativa manifesta o esgotamento do paciente, é sinal de gravidade.

Observar que os valores elevados de $PaCO_2$ são mais significativos que os das elevações moderadas, uma vez que a ligação entre a ventilação alveolar e a $PaCO_2$ não é linear.

Gás do sangue e manutenção do equilíbrio ácido-básico

Nos insuficientes respiratórios, o pH varia com a $PaCO_2$:
- se ela aumenta em função de uma hipoventilação, o pH baixa: acidose respiratória;
- se ela diminui em seguida a uma hiperventilação, o pH aumenta: alcalose respiratória.

Para lembrar
- Se $PaCO_2$ e bicarbonatos variam no mesmo sentido que o pH, então o distúrbio é metabólico.
- Se $PaCO_2$ e bicarbonatos variam em sentido inverso do pH, então o distúrbio é respiratório.

Atenção!
Um exame venoso (realizado por erro técnico no lugar de um exame arterial) daria os seguintes resultados:
- PvO_2 = 40 mmHg (5,3 kPa);
- $PvCO_2$ = 45 mmHg (6 kPa);
- SvO = 0,75 (75%);
- pH = 7,35.

Discutir um exame venoso cada vez que PaO_2 + $PaCO_2$ < 80 mmHg antes de dar um prognóstico emergencial!

GH (hormônio do crescimento ou somatotrofina)

O GH, ou hGH (*human Growth Hormone*), ou somatotrofina, é o principal agente do crescimento nas crianças. Nos adultos, ele conserva vários efeitos metabólicos.

Ele é secretado pelas células somatotróficas da ante-hipófise sob a dependência de um GH-RH (*Growth Hormone releasing hormone*) hipotalâmico que o estimula, da somatostatina que o inibe e de vários reguladores metabólicos. A secreção de GH é pulsátil, com 6 a 12 picos em 24 horas, mais marcada após adormecer, uma hora após o sono profundo. Ele é muito fraco, quase nulo, entre os picos.

A secreção de GH, muito importante no primeiro ano, diminui na infância e volta a crescer na puberdade. Nos adultos ela diminui regularmente com a idade.

O GH age nos tecidos-alvo (principalmente a cartilagem) diretamente ou por intermédio do IGF-1 (*Insulin-like Growth Factor*, ou "fator de crescimento semelhante à insulina", ou somatomedina), proteína que tem uma homologia estrutural com a proinsulina.

Objetivos da dosagem

- Nas crianças que sofrem de retardo de crescimento com retardo de maturação óssea aparente na radiologia do punho, investigar uma deficiência de GH.
- Nos adultos: diante de testa curta e mãos largas, confirmar o diagnóstico de hipersecreção de GH, de acromegalia.

Precauções com o exame

Exame de sangue com EDTA por centrifugação e congelamento imediato.

Valores de referência

A título indicativo.

GH
▶ Nos adultos e nas crianças: < 6,7ng/mL ou 20 mUI/L.
Em função da pulsatilidade da secreção, uma única medida é pouco informativa; o GH é dosado ao longo de um teste de estimulação com ACTH.

IGF-1
▶ Nas crianças (10 anos): 130 a 630 ng/mL.
▶ Nos adultos (20 a 50 anos): 100 a 400 ng/mL.

Clínica

Acromegalia

A hipersecreção de GH, ou acromegalia, provoca gigantismo antes da puberdade.

Nos adultos, a acromegalia, doença rara mais grave, geralmente causada por um adenoma hipofisário, é reconhecida pelas modificações características que ela causa no rosto (testa curta, arcadas supraciliares salientes, prognatismo), nas mãos (largas, síndrome do túnel do Carpo) e nos pés.

Biologicamente, ela se caracteriza por uma elevação do IGF-1 e uma hipersecreção de GH não friável:

- o IGF-1 aumenta em relação à idade do paciente (> 500 ng/mL antes dos 50 anos);
- o GH permanece > 6,7 ng/mL após hiperglicemia provocada por via oral (100 g de glucose) prolongada até 6 horas;
- a secreção de GH:
  - aumenta paradoxalmente pela TRH (injeção IV lenta de 250µg, uma ampola de protirrelina) mais da metade dos valores de referência (enquanto, normalmente, a TRH não estimula a secreção de GH);
  - diminui 8 vezes em 10 com a L-dopa, em vez de aumentar;
  - responde pouco à estimulação por glucagon.

Nas crianças, a raríssima síndrome de McCune Albright associa manchas café com leite, puberdade precoce, osteodistrofia, acromegalia.

Deficiências de GH (GHD) nas crianças

Nas crianças, os retardos de crescimento por deficiência congênita de GH se manifestam através de um retardo de maturação óssea nas radiografias do pulso. Eles são reconhecidos com testes de estimulação pela arginina, pela ornitina, clonidina ou pelo glucagon combinado ao betaxolol realizados em clínicas especializadas.

O diagnóstico de deficiência em somatotrófico é mantido se a resposta a dois testes de estimulação sucessivos realizados em duas datas diferentes for < 10 ng/mL.

Toda deficiência em GH implica em uma IRM hipotálamo-hipofisária.

Glicopeptídeos

Os glicopeptídeos são antibióticos que inibem a síntese da parede bacteriana, bloqueando a formação de peptidoglicano. Eles compreendem a vancomicina e a teicoplanina.

Espectro bacteriano

Seu espectro bacteriano é relativamente pequeno:
- aeróbios gram-positivos: *Listeria*;
- enterococos amp-R;
- estafilococos met-R;
- *Streptococcus pneumoniae* peni-R. u;
- anaeróbios, dentre eles *Clostridium difficile*.

Farmacocinética

Os glicopeptídeos produzem uma bactéria lenta, tempo-dependente, com um efeito pós-antibiótico moderado.

Sua distribuição é boa, exceto no LCR. Eles não são metabolizados no organismo e são excretados com forma inalterada na urina. A meia-vida da eliminação é breve para a vancomicina, longa para a teicoplanina.

Acompanhamento do tratamento

A vancomicina é administrada na dose de 30 a 40 mg/kg em duas perfusões IV de uma hora, a teicoplanina na dose de 6 a 8 mg/kg em uma vez em IM ou IV.

As concentrações plasmáticas são medidas no pico, uma hora após o fim da perfusão ou da injeção IM e antes da administração da dose seguinte.

O efeito terapêutico é máximo se a relação $C_{max}/CMI \geq 10$ (os picos de concentração devem ser, no mínimo, 10 vezes a CMI).

A fim de evitar as subdosagens responsáveis por recaídas e resistências, a concentração plasmática residual deve ser mantida estável:
- para a vancomicina:
  - a pelo menos 10-15 mg/L em caso de infecção por estreptococo e enterococo;
  - a pelo menos 20-30 mg/L em caso de endocardite ou de infecção óssea por estafilococo;
- para a teicoplanina:
  - a pelo menos 15-25 mg/L em caso de infecção por estreptococo e enterococo;
  - a pelo menos 25-35 mg/L em caso de endocardite ou de infecção óssea por estafilococo.

Glicose sanguínea (hiperglicemia)

No paciente normal, a glicemia se mantém estável, em torno de 5,5 mmol/L (em jejum), por um sistema humoral complexo em que predomina o par insulina-glucagon.

A hiperglicemia permanente caracteriza o diabetes melito.

Precauções com o exame

O sangue venoso deve ser coletado sobre anticoagulante (citrato, EDTA ou heparina) com um antiglicolítico, pois sem essa precaução os glóbulos vermelhos, que contêm todas as enzimas da glicólise, consomem a glicose do plasma e a diminuem.

Não é necessário muito sangue. Nos bebês ou nos adultos submetidos a exames iterativos, um tubo capilar heparinizado é suficiente.

A glicemia pode ser dosada tanto no sangue total como no plasma. A concentração plasmática é superior à do sangue total (já que os glóbulos vermelhos contêm pouca glicose), a do sangue capilar é superior à do sangue venoso. É preferível dosar a glicemia no plasma a dosar no soro.

Valores de referência

Glicemia em jejum
Exame venoso entre 7 e 8 h da manhã, após 8 horas de jejum.
▶ Plasma venoso: 4 a 5,5 mmol/L (0,70 a 1 g/L).
A glicemia em jejum não se eleva com a idade (no máximo 0,1 mmol por década após os 50 anos).

Glicemia pós-prandial
Exame venoso 2 horas após o início de uma refeição.
▶ Plasma venoso: < 1,40 g/L, ou seja 7,8 mmol/L.
A glicemia pós-prandial aumenta, após os 50 anos, 0,55 mmol/L (0,10 g/L) por década.

Mulheres grávidas
▶ A glicemia em jejum é mais baixa: < 5 mmol/L.
▶ A glicemia pós-prandial fica < 6,7 mmol/L (1,20 g/L).
Fator de conversão:
- g/L × 5,56 = mmol/L.
- mmol/L × 0,18 = g/L.

Clínica: diabetes melito

Diagnóstico

Sinais

O diabetes melito revela-se, às vezes, por cetoacidose, precedida de um período de emagrecimento apesar de presença de polifagia e polidipsia.

É, sobretudo, o caso nas crianças ou adultos jovens.

O diabetes é mais frequentemente assintomático. Na ausência de sinal clínico, um diabetes é investigado nas pessoas com mais de 45 anos que apresentam um ou mais dos seguintes fatores de risco:
- excesso ponderal com IMC > 27 kg/m²;
- repartição androide de gordura;
- hipertensão arterial e/ou hipertrigliceridemia;
- antecedente familiar de diabetes;
- antecedente de diabetes induzido, temporariamente, ou de diabetes gestacional, ou criança com peso ≥ 4kg ao nascimento.

Critérios de diagnóstico

Glicemia em jejum

O diagnóstico de diabetes se baseia nos critérios 1997 da *Americain Diabetes Association* (ADA) adotadas pela OMS em 1998, que definem o diabetes melito por uma glicemia em jejum ≥ 7 mmol/L (1,26 g/L), constatada em duas repetições. Esse critério simples de glicemia em jejum ≥ 7 mmol/L (1,26 g/L) possibilita, ao mesmo tempo, diagnosticar facilmente o diabetes melito e reconhecer no início sua evolução natural.

Glicemia casual

Uma glicemia dosada em 11 mmol/L (2 g/L) em qualquer momento do dia, inclusive em pós-prandial, também é suficiente para o diagnóstico de diabetes.

Hemoglobina glicolisada ou glicada

Desde 2009, a dosagem da hemoglobina HbA1c (hemoglobina glicolisada ou glico-hemoglobina), que é um reflexo cumulativo das glicemias dos 4 meses anteriores, pode ser utilizada para diagnosticar o diabetes (ADA, EASD) (*ver* Hemoglobina glicosilada). A vantagem da hemoglobina glicolisada é que ela não é sensível aos perigos de um jejum mais ou menos respeitado pelo paciente (mas toda anomalia da hemoglobina, carência de ferro, hemólise etc., torna a dosagem impossível de ser interpretada).

Os valores de referência da hemoglobina glicolisada são de 4 a 6%. Uma hemoglobina glicolisada entre 5,7 e 6,4% (entre 39 mmol/mol e 46 mmol/mol) indica risco de desenvolver diabetes mais tarde. O diabetes se define por hemoglobina HbA1c > 6,5% (48 mmol/mol).

Critérios de diagnóstico do *diabetes melito*:
- glicemia em jejum (no mínimo 8 horas de jejum) ≥ 1,26 g/L (7 mmol/L) realizada duas vezes;
- *ou*: glicemia casual (ou aleatória), ou seja, em um momento qualquer do dia, inclusive em pós-prandial: > 2 g/L (11 mmol/L);
- *ou*: hemoglobina glicolisada > 6,5%.

Classificação

A classificação da ADA distingue o diabetes de tipo 1 (por volta 15% dos casos de diabetes) o diabetes de tipo 2 (cerca de 80% dos casos), o diabetes específico (secundário) (raros).

No diabetes de tipo 1, a hiperglicemia se deve à carência absoluta de insulina, em 90% dos casos secundária à destruição autoimune das células beta das ilhotas de Langerhans (diabetes autoimune). Desde a fase pré-clínica, autoanticorpos direcionados contra os componentes das ilhotas de Langerhans são detectáveis no sangue: anticorpos anti-ilhotas (ICA), anti-Gad, anti-insulina. Na ausência de anticorpos, o diabetes é dito "idiopático".

O diabetes de tipo 1 se caracteriza por um começo rápido (algumas semanas) em paciente com menos de 35 anos, pela presença habitual de sinais cardinais (poliúria, polifagia, emagrecimento), significativa glicosúria com cetonúria.

O diabetes de tipo 2 deve-se à associação, em vários graus, de uma insulinorresistência e de insuficiência de produção de insulina. No início as concentrações de insulina são elevadas, mas insuficientes em função da insulinorresistência. Ao longo de uma evolução, a concentração de insulina diminui, o que pode conduzir, em muitos anos, a uma insulinopenia significativa, deixando o diabetes insulinorresistente. A insulinorresistência frequentemente está associada a uma HTA, uma hipertrigliceridemia.

O diabetes de tipo 2 geralmente começa após os 40 anos. Ele permanece bastante tempo assintomático. A glicosúria é moderada, sem cetose.

Os diabetes ditos "específicos" são iatrogênicos (corticoides), secundários a uma doença pancreática (pancreatite crônica), ou ligadas a anomalias monogenéticas (diabetes MODY-2, diabetes moderada em jovens, diabetes mitocondrial que associa diabetes, retinite pigmentosa, surdez).

Ainda segundo a ADA, uma glicemia em jejum moderadamente aumentada (> 1,1 g/L mas < 1,26 g/L) é qualificada como "glicemia em jejum anormal" (*impaired fasting glycemia*) ou como uma "hiperglicemia moderada em jejum" (HAS). Essa categoria substituiu a clássica intolerância à glicose definida por glicemia > 1,4 g/L, mas < 2 g/L no 120° minuto de HGPO. Ela indica um distúrbio da regulação glicídica e é um fator de risco de diabetes e de doença cardiovascular.

Diabetes gestacional

O diabetes gestacional é um problema com a tolerância glicídica que aparece por volta do fim do 2° e no 3° trimestre de gravidez e desaparece após o parto em 90% dos casos. Ele expõe a mãe à hipertensão arterial gestacional, o feto à macrossomia, e aumenta o risco de distocia das costas, de angústia respiratória e de hipoglicemia neonatal.

Não há consenso internacional sobre as estratégias de diagnóstico do diabetes gestacional.

Na França, o teste de diabetes gestacional é realizado entre as 24ª e 28ª AS. Recomenda-se (HAS):
- se a idade materna é > 35 anos;
- se o IMC é > 25 kg/m²;
- em caso de antecedentes de diabetes nos parentes de primeiro grau;
- em caso de antecedentes pessoais de diabetes gestacional ou de criança macrossômica.

Ele se baseia em uma hiperglicemia provocada que consiste em dosar a glicemia 1 hora e 2 horas após a ingestão de 75 g de glicose. O exame é considerado positivo se a glicemia é > 1,80 g/L em 1 hora e/ou > 1,53 g/L em 2 horas. O diagnóstico impõe acompanhamento reforçado do peso, a investigação regular de corpos cetônicos na urina, o emprego de medidas higienodietéticas, eventualmente medicamentosas, a fim de manter a glicemia < 0,95 g/L em jejum e/ou < 1,20 g/L 2 horas após o início de uma refeição.

Glicose sanguínea (hipoglicemias nos adultos)

Nos adultos, o diagnóstico de hipoglicemia se baseia em três critérios (Whipple):
- uma glicemia inferior a 0,50 g/L (2,75 mmol/L) ou a 0,60 g/L (3,3 mmol/L) no diabético;
- constatação durante perturbações clínicas que mostram uma glicopenia;
- e desaparecendo com a normalização da glicemia.

Esses critérios possibilitam descartar as falsas hipoglicemias, às vezes, sugeridas pelo paciente.

Valores de referência de glicemia

A glicemia pode ser dosada tanto no sangue total como no plasma. A concentração plasmática é superior à do sangue total (já que os glóbulos vermelhos contêm pouca glicose), a do sangue capilar é superior à do sangue venoso.
- Em jejum, a glicemia do plasma venoso é de 3,9 a 5,5 mmol/L (0,70 a 1 g/L).
- A glicemia em jejum não se eleva com a idade (no máximo 0,1 mmol por década depois os 50 anos).
- Nas mulheres grávidas, a glicemia em jejum é mais baixa: < 5 mmol/L.

Clínica

Sinais

A hipoglicemia se manifesta através de sinais variados que traduzem a neuroglicopenia:
- cefaleias, astenia súbita, problemas de concentração, de fala, pseudoebriedade, transtornos de comportamento;
- problemas de acomodação, diplopia, parestesias faciais;
- problemas com a coordenação dos movimentos: tremores, hemiparesias;
- coma hipoglicêmico brutal agitado e convulsivo.

Problemas aos quais se somam, de maneira inconstante, os sinais de uma reação adrenérgica:
- palidez, suores;
- palpitações, taquicardia.

Hipoglicemias do diabético

As hipoglicemias são observadas nos diabéticos tratados com insulina, as sulfonilureias (sulfanomidas hipoglicemiantes) ou a repaglinida, mas não com a metformina, os inibidores das alfa-glicosidases intestinais ou da DPP4, as análogas do GLP1 que nunca estão diretamente em causa.

As hipoglicemias são favorecidas por atividade física inabitual, alimentação desregrada ou insuficiente, erro de dosagem, insuficiência renal ou hepática profunda. Geralmente nenhuma é encontrada.

Elas são tratadas por:
- ingestão de açúcar (15 g, ou 3 partes) nos pacientes conscientes;
- injeção subcutânea de 1 mg de glucagon nos pacientes inconscientes;
- perfusão de glucose de 30% nos pacientes tratados com sulfonilureias (sulfonamidas hipoglecimiantes) já que neles a injeção de glucagon é contraindicada.

Hipoglicemias fora do diabetes

Hipoglicemias secundárias

Fora do diabetes, a hipoglicemia, às vezes, é observada em um contexto evidente e rico em que ela é secundária a:
- tumor mesenquimatoso torácico ou abdominal secretor de um fator parecido com a insulina IGF-2;
- metástases hepáticas múltiplas, uma insuficiência hepatocelular;
- insuficiência suprarrenal avançada;
- alcoolismo agudo maior.

Hipoglicemias tumorais

Caso contrário, é preciso investigar uma hipoglicemia tumoral (rara), causada por tumor pancreático insulinossecretor, um adenoma de células beta-Langerhans benigno e único em 90% dos casos (nesidioblastoma).

O tumor provoca hipoglicemias profundas inferiores a 2,20 mmol/L em fim de noite em jejum, ou em esforço, e se manifestando por distúrbios neurológicos que, geralmente, ficam muito tempo mal interpretados. O diagnóstico se baseia em um exame de jejum de 1 a 3 horas, feito em serviço hospitalar especializado e que comporta a dosagem no sangue de glucose, insulina (*ver* Insulina), de peptídeo C (*ver* Peptídeo C).

Em caso de insulinoma, a glicemia baixa enquanto a insulinemia fica alta, inadaptada à glicemia. O peptídeo C elevado confirma que não se trata de hipoglicemia verdadeira.

O adenoma é, frequentemente, de tamanho pequeno (menos de 2 cm; 30% menos de 1cm). Sua localização pré-operatória é, entretanto, possível, utilizando a ecografia e a ecoendoscopia.

Hipoglicemias verdadeiras

As hipoglicemias verdadeiras por injeções clandestinas de insulina são reconhecidas diante da tríade: glicemia baixa, insulinemia elevada, peptídeo C baixo (*ver* Peptídeo C).

Pelo contrário, difíceis de reconhecer são as hipoglicemias verdadeiras induzidas por sulfanomida: sua tabela é a de um insulinoma com insulinemia e peptídeo C elevados.

Glicose-6-fosfato desidrogenase eritrocitária (G6PD)

A G6PD catalisa a primeira etapa da via das pentoses, geradora de NADPH que protege a célula contra os agentes oxidantes. O déficit nesta enzima se manifesta, principalmente, nos glóbulos vermelhos, que não dispõem de nenhuma outra enzima capaz de produzir NADPH; ela é responsável pela grande parte das enzimopatias eritrocitárias, o favismo, que atinge a população negra, as populações do Mediterrâneo e do sudeste asiático.

Precauções com o exame

O exame (5 mL de sangue sobre anticoagulante) deve ser feito longe de uma transfusão e longe de uma crise hemolítica que, aumentando a taxa de reticulócitos ricos em enzimas, aumenta temporariamente os resultados.

Valores de referência

Os resultados são expressos em unidades internacionais (mol de substrato metabolizado por minuto) por grama de hemoglobina. Os valores diferem de acordo com as técnicas utilizadas pelo laboratório.
Segundo a técnica recomendada pelo Comitê internacional para a padronização em hematologia (CISH), a 37°C:
▶ 10 a 14 UI/g nos adultos (valores mais altos nos recém-nascidos).

Clínica

A transmissão genética do déficit está ligada ao sexo, uma vez que é sobre o cromossomo X que se encontra o gene da síntese da G6PD. Apenas os homens (hemizigotos) e raras fêmeas homozigotas são sintomáticos. A doença é ainda mais severa quando o déficit é profundo (ver tabela). Na maioria dos casos o déficit em G6PD é compatível com uma via normal, mas os pacientes fazem anemia hemolítica aguda em caso de estresse oxidativo. A hemoglobina reduzida precipitada é visível nos glóbulos vermelhos sob a forma de corpo de Heinz evidenciado por coloração vital.

Classificação OMS dos déficits em G6PD

Classe	Intensidade do déficit	Atividade enzimática (% N)	Clínica	Prevalência
I	Severa	1 a 2%	Hemólise crônica	Muito rara
II	Severa	3 a 10%	Hemólise intermitente	Frequente
III	Moderada	10 a 60%	Hemólise após um estresse oxidativo	Muito frequente

Os estresses oxidativos são devidos a:
- ingestão de favas (favismo do Mediterrâneo);
- algumas infecções virais (hepatites virais);
- alguns medicamentos como os antimaláricos (a doença foi descrita pela primeira vez durante o estudo dos efeitos indesejáveis da primaquina), as sulfonamidas, as quinolonas, o ácido acetilsalicílico, a fenacetina, o ácido ascórbico. A lista é atualizada regularmente e pode ser consultada no *site* da ANSM ou em www.vigifavisme.com. Desde maio de 2014, ela distingue três grupos de medicamentos, os que são formalmente contraindicados, os que são desaconselhados e os que podem ser utilizados se observadas as doses máximas.

Medicamentos comercializados na França formalmente contraindicados (ANSM, 2014)
- Azul de metileno injetável.
- Dapsona.
- Nitrofurantoína.
- Rasburicase.
- Sulfadiazina oral.
- Sulfisoxazol.
- Sulfametoxazol.
- Sulfassalazina.
- Trimetoprima.

O diagnóstico pode ser realizado pela análise molecular que identifica a variante em causa (150 variantes descritas do gene Xq28): as formas mediterrâneas e cantonesas são as mais severas; as formas africanas são as mais moderadas.

Testes colorimétricos podem ser feitos no sangue coletado no calcanhar dos recém-nascidos que correm riscos.

Grupos sanguíneos

As hemácias comportam diversos antígenos de membrana, geneticamente determinados, e que definem os grupos sanguíneos eritrocitários. São conhecidos cerca de 20 sistemas antigênicos que caracterizam o mesmo número de grupos, presentes, simultaneamente, no mesmo indivíduo. Os mais importantes para a transfusão são os sistemas A, B, O e Rh.

Sistema ABO

O sistema A, B, O é definido pela presença, na superfície dos eritrócitos, seja de um antígeno A (grupo A), seja de um antígeno B (grupo B), seja dos dois (grupo AB), seja, ainda, de nenhum desses (grupo O), o que permite classificar todo sangue humano em um desses quatro grupos: A, B, AB, O.

O soro de determinado indivíduo contém isoanticorpo natural (anti-A ou anti-B) que corresponde ao antígeno ausente em seus eritrócitos, quando a hemácia tem os dois antígenos, o soro não contém nenhum isoanticorpo. Ele contém os dois isoanticorpos anti-A e anti-B se a hemácia não contiver nenhum dos dois antígenos.

O sistema ABO

Grupos sanguíneos	Antígeno eritrocitário	Anticorpos presentes no sérum
O	Nenhum	Anti-A e Anti-B
A	A	Anti-B
B	B	Anti-A
AB	A e B	Nenhum

Os anticorpos do sistema ABO são anticorpos naturais (que aparecem desde os primeiros meses de vida fora de toda aloimunização) regulares (presentes em todos os indivíduos) de classe IgM.

A determinação do grupo sanguíneo se faz por dois métodos: o método Beth-Vincent, que busca os antígenos nas hemácias com auxílio de séruns testes anti-A, anti-B, anti-AB; e o de Simonin, que busca os anticorpos no sérum por meio de hemácias testes A, B, AB, O. É obrigatório que os dois testes sejam realizados com duas coletas diferentes por dois técnicos diferentes.

Fator Rh

O fator Rhesus é um sistema complexo com vários antígenos.

Nas hemácias dos indivíduos ditos Rhesus⁺ se encontra um antígeno D ou Rh1 que está ausente nos indivíduos Rh⁻. Por convenção, marca-se "d" a ausência do antígeno D.

Nas hemácias também se encontra:
- antígeno C grande ou Rh2, ou antígeno c pequeno ou Rh4;
- antígeno E grande ou Rh3 ou antígeno e pequeno ou Rh5.

Esses antígenos se transmitem geneticamente em blocos ou haplótipos. Os três haplótipos mais frequentes são DCe, DcE e dce.

Para as necessidades da clínica é suficiente distinguir os indivíduos Rh⁺ e Rh⁻. No entanto, é preferível determinar o fenótipo Rhesus completo. Deve ser a regra em se tratando de mulheres com menos de 45 anos, crianças e politransfusados.

A determinação do grupo Rhesus atualmente se faz com antissoro monoclonal.

Não há anticorpos naturais no sistema Rhesus; os pacientes Rh⁻ não têm anticorpos séricos anti-D. Os anticorpos do sistema Rhesus são anticorpos imunes, incompletos, de classe IgG (hemolisinas). Eles podem aparecer nos indivíduos Rh negativos após contato com o antígeno Rh na ocasião de uma transfusão ou em caso de gravidez de uma criança Rh⁺ em uma mãe Rh⁻.

Uma segunda transfusão com um sangue Rh⁺ pode ocasionar reação de hemólise, uma nova gravidez pode provocar doença hemolítica no recém-nascido.

Outros sistemas

Outros sistemas podem ser investigados, com interesse variável: sistema Lewis, Kell, Duffy, Kidd, Lutheran, P etc.

O sistema Lewis comporta três fenótipos, Le (a + b +), Le (a − b +), Le (a − b −). O gene Le determina a expressão do fator Le (a). O fator Le (b) somente é expresso se o gene Se (secretor) se exprime (interesse médico-legal).

O sistema Kidd compreende dois antígenos Jka e três fenótipos Jk (a + B +) Jk (a + b −) Jk (a − b +). As imunizações anti-Jka são a causa de acidentes graves.

O antígeno K do sistema Kell é muito imunogênico. Cerca de 90% da população francesa é K (-) (kk), portanto, suscetível de imunizar-se.

Aplicações à transfusão

Apenas as transfusões isogrupais e Rh D compatíveis são regulamentadas. Nas crianças, nas mulheres com menos de 45 anos e nos politransfundidos a compatibilidade deve-se estender aos antígenos Rh, C, c, E, e.

Toda transfusão é precedida de uma investigação de aglutininas irregulares (RAI) anticorpos imunes, "irregulares", dirigidos contra os antígenos dos sistemas não ABO. Mais frequentemente, trata-se de IgG (hemolisinas), que surge na ocasião de uma transfusão precedente (*ver* Pesquisa de anticorpos irregulares antieritrocitários, pesquisa de aglutininas irregulares [RAI]).

No leito do paciente são verificadas, antes da transfusão:
- a identidade do grupo do paciente colocada sobre a identidade e indicada na etiqueta da bolsa;
- a compatibilidade do grupo ABO do paciente e do grupo ABO da bolsa de sangue pelo método Beth-Vincent.

Prevenção das aloimunizações materno-fetais

O antígeno Rhesus D é muito imunogênico. Quando uma criança Rh^+ é filho de uma mulher Rh^-, a resposta imunitária da mãe induz o surgimento de IgG anti-D. Os IgG (com diferença das aglutininas naturais que são IgM) são capazes de atravessar a placenta ao longo da gravidez e de provocar uma hemólise fetal que pode levar à morte do feto *in utero* ou, após o nascimento, uma doença hemolítica do recém-nascido.

A prevenção de aloimunização Rhesus se baseia na injeção de IgG anti-D na mãe nas situações em que há risco de passagem de sangue fetal na circulação materna: trocas intrauterinas, parto. Os IgG se fixam nos glóbulos vermelhos fetais e previnem a reação imunitária materna sem provocar hemólise significativa no feto.

A dose de IgG anti-D a ser injetada para realizar essa imunoprofilaxia do pós-parto é calculada com base nos resultados de um "teste de Kleihauer" que avalia a passagem das hemácias fetais na circulação materna. O teste é positivo quando há mais de 5 hemácias fetais para 10.000 hemácias maternas. O desaparecimento das hemácias fetais e/ou a presença de IgG anti-D (por RAI) são verificados 24 horas após a injeção.

Guthrie (teste) – teste do pezinho

A coleta, sobre um papel-filtro especial, de algumas gotas de sangue capilar, coletado no calcanhar de um recém-nascido na 72ª hora de vida (manhã do 4º dia), no 10º dia em um prematuro, possibilita descobrir, precocemente, cinco doenças raras mais graves: a fenilcetonúria, o hipotireoidismo congênito, hiperplasia suprarrenal congênita, a drepanocitose (anemia falciforme), a fibrose cística.

A fenilcetonúria é descoberta pela dosagem da fenilalanina, o hipotireoidismo pela dosagem do TSH, a hiperplasia suprarrenal congênita pela medição da 17-OH-progesterona, a fibrose cística pela da tripsina imunorreativa (TIR). O teste de drepanocitose é realizado somente se os pais são originários de uma zona onde a prevalência de drepanocitose é elevada.

O teste recebe o nome de Guthrie em homenagem ao primeiro médico a propor um exame neonatal da fenilcetonúria.

O método permite descobrir 95% dos recém-nascidos acometidos.

Para fazer o teste de Guthrie
- Utilizar um papel *ad hoc* pré-impresso.
- Recolher o acordo dos pais.
- Puncionar com lanceta o canto externo do calcanhar do recém-nascido.
- Coletar a gota de sangue assim obtida sobre o papel *ad hoc*, colocando a gota em contato do papel, lado impresso, e o fazendo de maneira que o sangue preencha toda a superfície de um círculo pré-impresso.
- Recomeçar a operação para cada um dos círculos. É necessário preencher cada círculo de uma só vez e cuidar para que o sangue embeba bem o papel filtro (ele deve ser visível nos dois lados).
- Deixar secar por 2 horas longe de fontes de calor. Colocar o papel no envelope e endereçar ao laboratório encarregado do exame.
- Informar os pais que eles serão avisados somente em caso de anomalia e que a falta de resposta significa que o teste é normal.

Haptoglobina

A haptoglobina é uma glicoproteína sintetizada pelo fígado capaz de fixar a hemoglobina livre plasmática (daí seu nome) e de neutralizá-la.

Objetivos da dosagem
- Em caso de anemia normocítica, normocrômica, muito regenerativa, aparecendo na ausência de hemorragia, confirmar o diagnóstico de anemia hemolítica.

> **Valores de referência**
> ▶ Nos adultos: 0,50 a 2 g/L.
> ▶ Nas crianças: nula ao nascimento, a haptoglobina cresce regularmente até os 2 anos.

Clínica

Diminuições da haptoglobina: hemólises

Quando uma hemólise ***intravascular*** se produz, a hemoglobina liberada no plasma é fixada pela haptoglobina que é consumida. O complexo hemoglobina-haptoglobina é capturado pelos macrófagos, o que possibilita a recuperação do ferro e evita hemoglobinúria. A haptoglobina diminui.

A diminuição da haptoglobina é, portanto, um marcador de hemólise intravascular: anemias imunológicas, tóxicas, parasitárias etc. A queda da haptoglobina está associada a aumento das LDH plasmáticas (*ver* Lactato desidrogenase).

Em caso de hemólise extravascular, intratecidual (excesso de hemólise fisiológica nos macrófagos do fígado e baço como, por exemplo, as talassemias), a haptoglobina permanece normal, diminuindo somente nas formas severas, quando uma parte da hemoglobina é liberada no plasma.

Aumentos da haptoglobina: inflamação

A haptoglobina é uma proteína da inflamação ao longo da qual sua concentração é multiplicada por 3 ou 4. Sua cinética é lenta: aumenta 3 ou 4 dias após o começo da reação inflamatória e volta ao normal em 10 dias após o fim da inflamação.

Fibroses hepáticas

A síntese da haptoglobina é alterada pela fibrose hepática. A haptoglobina também está inclusa nos cinco marcadores do FibroTest, utilizado como alternativa à punção biópsia hepática nas hepatites crônicas.

hCG (hormônio coriônico gonadotrófico) e beta-hCG

A gonadotrofina coriônica humana, ou hCG (*human Chorionic Gonadotropin*), o "hormônio da gravidez", é secretado pelo trofoblasto desde a implantação do óvulo. Ele assegura a manutenção do corpo lúteo e a síntese de progesterona e de estrogênios até a 9ª semana da gestação.

O hCG é composto por duas subunidades: uma cadeia alfa idêntica a do LH, FSH, TSH, e uma cadeia beta, específica, responsável pela atividade hormonal. É possível dosar tanto o hCG total quanto apenas a subunidade beta livre.

Objetivos da dosagem
- O diagnóstico de gravidez, o de gravidez extrauterina, o acompanhamento de algumas gestações patológicas são a maior indicação de dosagem de hCG.
- O β-hCG também serve como marcador dos tumores placentários e testiculares.

Valores de referência

hCG total
Os resultados são expressos em milliUI/mL.
▶ Crianças e homens normais: indetectável (< 1 mUI/mL).
▶ Mulheres (no momento da ovulação): < 2 mUI/mL.

hCG cadeia beta livre
Por convenção, os resultados são expressos em ng/mL para a subunidade beta.
▶ Homens, mulheres não grávidas: < 0,1 ng/mL.

Clínica

Gravidez
No início da gravidez, a concentração de hCG dobra a cada dois dias e atinge seu máximo na 10ª semana de amenorreia. Ela diminui em seguida até o fim da gravidez.

> **Concentrações usuais durante a gravidez**
> - ▶ hCG total sérico em mUI/mL.
> - ▶ 10º dia: 10.
> - ▶ 1,5 a 2 semanas: 40 a 200.
> - ▶ 4 semanas: 500 a 10.000.
> - ▶ 6 semanas: 30.000 a 100.000.
> - ▶ 9 semanas: 100.000 a 200.000.
> - ▶ Segundo trimestre: 10.000 a 50.000.
> - ▶ Terceiro trimestre: 1.000 a 10.000.

Dez dias após a fecundação, o hCG é mais que 5 UI/L ou que 10 UI/L (de acordo com a técnica de dosagem utilizada). A dosagem possibilita, portanto, fazer o diagnóstico de gravidez muito rapidamente, desde os primeiros dias de ausência de menstruação. Duas dosagens em 48 horas de intervalo possibilitam avaliar a solidez da implantação (interesse na fecundação *in vitro*).

O hCG é emitido na urina, onde ele pode ser detectado por meio de testes de fitas urinárias, à disposição do público em farmácias ou na internet (limiar de detecção 50 UI/L). No entanto, deve-se desconfiar de possíveis falsos-negativos:
- gravidez de mais de 3 meses;
- urina muito diluída (interesse de uma restrição hídrica e de praticar o exame com as primeiras urinas da manhã);
- urina que contenha pus ou sangue.

Gravidez extrauterina (GEU)

Uma gravidez extrauterina é, sistematicamente, levantada em toda mulher em período de atividade genital que sofre dores em uma das duas fossas ilíacas associadas a metrorragias. O diagnóstico se baseia no exame clínico e no contraste entre uma cavidade uterina vazia na ecografia vaginal e uma concentração de hCG > 1.000.

Após tratamento médico (metotrexato) ou, mais frequentemente, cirúrgico (por colonoscopia), as dosagens repetidas de hCG durante uma quinzena de dias que permitem acompanhar seu desaparecimento progressivo, verificando, assim, a ausência de trofoblasto residual.

Tumores

Mola hidatiforme

Em uma mulher grávida que se queixa de vômitos associados a metrorragias, o aumento de concentração da hCG que continuam a crescer após 8 semanas para atingir 300.000 UI/L e até 1 milhão de UI/L sugere gravidez molar. O diagnóstico é feito com ecografia.

Após eliminação da mola, hCG e β-hCG devem voltar à normalidade em dois meses. Quando os hCG permanecem elevados sugerem uma transformação maligna (coriocarcinoma). A porcentagem de β-hCG em relação ao hCG total (normalmente de 1%) aumenta para mais de 5% em caso de coriocarcinoma.

Tumores testiculares

No homem, juntamente com o AFP e os LDH, o hCG é um dos três marcadores do câncer testicular. A dosagem de hCG total, de β-hCG e de AFP é sistemática diante de toda suspeita clínica ou ecografia de câncer testicular. A elevação de hCG é importante, > 5.000 UI/L, nos tumores não seminomatosos. Esse aumento às vezes é acompanhado de uma ginecomastia suscetível de alertar o paciente. Ela é menos significativa, < 2.000 UI/L, nos seminomas em que uma secreção isolada das cadeias β é frequente.

Após orquiectomia, o hCG deve voltar ao normal (meia-vida do hCG: 2 a 3 dias). Sua elevação persistente indica presença de metástases.

Outros tumores

Tumores malignos de todas as naturezas, não trofoblásticos (tumores de ovário, do pâncreas, hepatoblastomas etc.), podem secretar hCG ou a subunidade hCG beta.

Detecção de trissomia 21 (síndrome de Down)

A trissomia 21 aumenta a concentração, no sangue materno, de hCG, de sua subunidade β-hCG livre, enquanto o AFP, o estriol não conjugado (uE3), a PAPP-A (*Pregnancy-Associated Plasma Protein A*) diminuem. Esse fato é aproveitado em programas de detecção neonatal da trissomia 21.

A regulamentação francesa prescreve a dosagem de, no mínimo, dois marcadores: hCG ou (β-hCG) e PAPP-A ou, ainda, hCG, estriol não conjugado, AFP, associados a medidas ecográficas (translucência nucal, comprimento craniocaudal) seja desde o primeiro trimestre da gravidez, seja no segundo, até a 18ª semana.

Os resultados são integrados em um cálculo de probabilidade, efetuado por um *software* que inclui igualmente a idade materna, peso, tabagismo, antecedentes de anomalias cromossômicas. A probabilidade de ter uma criança trissômica é expressa de maneira simples, em forma de um "risco": 1/100, 1/300 etc. Escolhendo um limiar de risco de 1/300, detecta-se cerca de 80% dos trissômicos para uma taxa de falso-positivo de 5%. O teste é falso-negativo em cerca de 0,5% dos casos de trissomia.

Quando o risco calculado é superior a 1/250, um cariótipo ou um estudo molecular das células fetais obtidas pelo exame de vilosidades coriais (PVC) a partir da 11ª semana ou por amniocentese (a partir da 15ª semana) é proposto. Amniocentese e PVC apresentam risco de aborto.

Sequenciamento de DNA fetal presente no sangue **materno** (PrenaTest®) permite evitar esses exames invasivos. Sem dúvida, futuramente, ele será proposto como primeira opção às mulheres grávidas; no momento, ele é disponível na França, mas não é coberto pela *assurance maladie* (espécie de seguro saúde público).

Helicobacter pylori

Helicobacter pylori é uma bactéria espiralada, flagelada, gram-negativa, estritamente adaptada à mucosa gástrica humana. Sua sobrevida no estômago – um meio onde o pH é < 2 – é de acordo com a produção de urease que, degradando a ureia do meio em amônio e bicarbonatos, lhe permite alcalinizar seu ambiente imediato.

Infecção por *H. pylori*

A infecção por *H. pylori* é muito comum, mais frequente em países em desenvolvimento (80 a 90% da população) que em países industrializados (25 a 30%). A transmissão é inter-humana por via oral direta, durante a primeira infância. A infecção perdura durante décadas, até toda a vida.

Infectada pela *H. pylori*, a mucosa gástrica desenvolve uma reação imunitária ao mesmo tempo humoral e local na forma de gastrite crônica. Comumente essa gastrite crônica permanece assintomática. No entanto, alguns pacientes desenvolvem, ao longo do tempo, uma doença ulcerosa (cerca de 10% das pessoas infectadas), que pode ser um câncer gástrico (1%). A evolução para a doença ulcerosa está associada à gastrite antral assim como a uma hipersecreção ácida. A evolução para o câncer gástrico está associada a uma pangastrite e a uma hipossecreção ácida.

Objetivos da investigação de *H. pylori*

- A fim de erradicar, evidenciar uma infecção crônica por *H. pylori* em um paciente que sofre de úlcera gástrica ou duodenal ou de uma gastrite crônica ou portador de um linfoma MALT gástrico (linfoma raro, mas suscetível de regressar após um tratamento anti-*H. pylori*) ou seguido por câncer gástrico.
- Investigar, para erradicá-la, uma infecção por *H. pylori* antes de um tratamento prolongado por um AINS.

Métodos diretos

Eles colocam em evidência *H. pylori* nas biópsias antrais e fúndicas coletadas ao longo da endoscopia possibilitando o diagnóstico de úlcera, de gastrite ou de linfoma.

Exame direto

O exame histológico após coloração argêntica mostra, com alta ampliação, as bactérias espiraladas e flageladas características (mas não específicas).

Cultura

A cultura das bactérias a partir das biópsias esmagadas só é realizada em laboratórios especializados. É necessário um transporte rápido ao laboratório em um meio específico (*Portagerm pylori*®) ou em gelo seco. A bactéria cresce em 3 ou 4 dias. Ela é identificada graças a suas enzimas. A cultura possibilita determinar sua sensibilidade a todos os antibióticos (interessante em caso de insucesso terapêutico).

Amplificação gênica

A PCR (várias técnicas) em biópsias é mais simples; ela tem excelente sensibilidade e possibilita a determinação das mutações de resistência à claritromicina (20% dos casos) e à levofloxacina.

Métodos indiretos

Eles são de dois tipos, realizáveis em qualquer laboratório: o teste respiratório com ureia marcada com ^{13}C e a sorologia.

Teste respiratório com ureia marcada (TRU)

Esse teste avalia a atividade ureática de *H. pylori*. Ele consiste em fazer o paciente ingerir, em um pouco de líquido, ureia marcada com ^{13}C – um isótopo estável, não radioativo, utilizável sem autorização especial – depois, 30 minutos após a tomada da ureia, detectar no ar expirado o CO_2 marcado que resulta da hidrólise da ureia em amoníaco e gás carbônico pelas bactérias.

Sorologia

Testes em ELISA reconhecem a resposta anticorpos (de classe IgG) à infecção. Não é recomendável se contentar com uma sorologia sem gastroscopia em paciente com dor ou dispéptico. A sorologia, método fácil e de pouco custo, tem grande inconveniente: ela não possibilita o controle da erradicação, uma vez que os IgG persistem com valor inalterado após o tratamento.

Acompanhamento do tratamento

O tratamento consiste em uma associação de amoxicilina (2 g por dia) e de inibidor da bomba de prótons (IPP) em dose dupla durante 5 dias, acompanhado de uma associação claritromicina, metronidazol e IPP durante 5 dias.

A erradicação é obtida em 80 a 90% dos casos. É controlada 4 semanas após a interrupção dos antibióticos, 2 semanas após a interrupção dos IPP, por um teste respiratório com ^{13}C. Também é possível investigar os antígenos de *H. pylori* nas fezes por meio de anticorpos monoclonais em caso de impossibilidade de realizar o TRU.

Testes de resistência aos antibióticos são indicados em caso de insucesso.

Em caso de úlcera gástrica, uma fibroscopia de controle geralmente é realizada 4 semanas após o tratamento.

> O *kit* necessário para o teste respiratório com ureia (Heli-kit® ou *Helicobacter test* INFAI®) é vendido em farmácia. O paciente adquire e se apresenta, então, ao laboratório.

Hematócrito

O hematócrito é a proporção de glóbulos vermelhos contidos no sangue em relação ao volume sanguíneo total. Sua medida faz parte do hemograma. Ele é calculado pelas máquinas que realizam esse exame.

Valores de referência

- Nos homens: 0,40 a 0,54.
- Nas mulheres: 0,37 a 0,47.

Clínica

Uma diminuição do hematócrito é sinal de anemia ou de hiper-hidratação extracelular. Aumento do hematócrito significa produção excessiva de células sanguíneas, ou de desidratação extracelular.

Poliglóbulos

Uma poliglobulia se define por aumento do volume total ocupado pelos glóbulos vermelhos e se manifesta, portanto, por elevação do hematócrito para além dos valores comuns. Ela sempre é devida a um excesso de produção medular primária ou secundária (a anorexia ou a hipersecreção de eritropoietina).

Poliglobulias secundárias

Elas têm duas grandes causas: a anoxia e a hipersecreção patológica de eritropoetina (EPO).

Poliglobulias por anoxia são observadas em pessoas com insuficiência respiratória crônica, tabagistas e em algumas cardiopatias com *shunt* direita-esquerda.

A hipersecreção de eritropoietina é resultado de tumores malignos, como o hemangioma do cerebelo, o epitelioma de células claras do rim, o carcinoma hepatocelular, ou benignos, como os cistos renais, os fibromas uterinos.

Nos esportistas, o hematócrito é utilizado para detectar as dopagens de EPO.

Poliglobulia primária (doença de Vasquez)

A doença de Vasquez é uma proliferação mieloide clonal primária que predomina na linha eritrocitária. É devida à mutação nas células hematopoiéticas do gene da tirosina quinase JAK2.

Aparecendo geralmente após os 55 anos, mais frequente na mulher, várias vezes descoberta com um exame sistemático, ela se revela, às vezes, por eritrose facial, prurido que se acentua com o contato com a água quente, sinais de hiperviscosidade sanguínea (vertigens, distúrbios visuais, zumbidos, eritromelalgias), tromboses. No exame, é comum constatar uma esplenomegalia (que falta nas poliglobulias secundárias).

> Retrato biológico da doença de Vasquez:
> - o hemograma mostra aumento proporcional do hematócrito, das hemácias e da hemoglobina:
>   – o hematócrito é > 48% nas mulheres ou > 52% nos homens;
>   – a hemoglobina é > 16 g/dL nas mulheres ou > 18 g/dL nos homens.
> - e, em 2/3 dos casos, observa-se:
>   – uma hiperleucocitose por PNN de ordem de 15 a 20 G/L;
>   – uma trombocitose significativa que pode exceder 1.000 G/L.
> - a VS diminui < 2 mm.

Em 95% dos casos, uma mutação do gene da *Janus kinase*, ou mutação *JAK2* (V617F), está presente nas células sanguíneas. Investigada ao mesmo tempo em que uma dosagem de eritropoietina, ela contribui muito para o diagnóstico (cf. *infra*, critérios OMS).

Quando a mutação *JAK2* está ausente, o diagnóstico é feito após eliminação das principais causas de poliglobulia secundária:
- pela medida isotópica do volume globular (que é > 36 mL/kg nos homens, > 32 mL/kg nas mulheres, que mostra, assim, que se trata de uma verdadeira poliglobulia);
- a dosagem dos gases do sangue que permite eliminar hipóxia (permanência em altitude, BPCO);
- a prática de uma ecografia abdominal a fim de descartar um câncer de rim, do fígado, um tumor uterino.

Ele é confirmado por:
- uma dosagem de EPO, normal ou baixa;
- uma hiperplasia das três linhas mieloides na biópsia medular;
- a existência de um "crescimento espontâneo" (sem adição de EPO) dos progenitores eritroides em uma cultura de células sanguíneas ou medulares (exame difícil e caro).

As tromboses venosas (síndrome de Budd-Chiari ++) e arteriais são a principal complicação dessa doença, que evolui em uma ou duas décadas para esplenomegalia mieloide ou para leucemia aguda.

Critérios IMS 2008 da doença de Vasquez

(*Classification and diagnosis of mieloproliferative neoplasms, WHO 2008.*)
- Critérios maiores:
  - aumento da hemoglobina e/ou do hematócrito no hemograma;
  - presença da mutação *JAK2*.
- Critérios menores:
  - EPO sanguíneo baixo;
  - crescimento espontâneo dos progenitores eritroides;
  - hiperplasia das linhas mieloides na biópsia osteomedular.
- O diagnóstico é confirmado em caso de:
  - dois critérios maiores e um menor;
  - ou um critério maior e dois critérios menores.

Hemocultura

Feita em todo paciente que apresenta sinais que indicam septicemia, endocardite ou infecção grave. A hemocultura tem como objetivo a investigação de bactérias no sangue.

Para haver chances de sucesso, as hemoculturas devem ser feitas no começo da doença, durante um pico febril antes de qualquer tratamento antibiótico.

Precauções com o exame

Após desinfecção cutânea à base de álcool e iodo, exame por punção venosa direta de uma veia periférica, eventualmente de um cateter implantável ou de uma veia central (associar, então, a uma punção venosa periférica). Evitar examinar em um cateter.

O desempenho de uma hemocultura depende muito do volume de sangue coletado. É recomendável coletar, no mínimo, 10 mL de sangue (entre 10 e 30 mL) nos adultos, 5 mL nas crianças, 2 mL nos recém-nascidos.

Não há consenso quanto ao número de hemoculturas a serem feitas. Três hemoculturas com 30 minutos de intervalo parecem suficientes para adultos. Após uma primeira sessão de hemoculturas, essas somente são repetidas (eventualmente em meios que contêm resinas que absorvem os antibióticos) se a febre voltar após uma apirexia de mais de 48 horas ou se uma nova localização infecciosa for localizada.

O sangue é colocado em dois frascos, aeróbico e anaeróbico.

Técnica

Nos laboratórios que não dispõem de máquinas para hemocultura, os frascos, conservados na estufa a 37°C, são examinados a cada dia. Subculturas em meios escolhidos em função dos dados clínicos e resultados de um primeiro exame ao microscópio permitem, em seguida, a identificação do germe.

As máquinas para hemocultura (tipo Bactec® ou BactAlert®) que utilizam frascos contendo meios de cultura polivalentes e asseguram uma agitação contínua dos frascos, assim como uma leitura automática a cada 10 minutos, baseada na medida do CO_2 produzido pelo metabolismo bacteriano, possibilitam respostas mais rápidas e confiáveis.

A maioria das hemoculturas cresce em menos de 48 horas (cocos bacilos gram-negativos). Após 7 dias (5 dias com uma máquina), é possível ter resultado negativo, exceto em caso de investigação de germe de crescimento lento (brucela, legionela, levedura) ou de suspeita de endocardite (neste último caso, esperar 3 semanas).

Resultados

Uma única hemocultura positiva é suficiente para diagnosticar se a bacteriemia tratar-se de um microrganismo patógeno estrito. Os germes mais frequentemente isolados são os estafilococos (*S. aureus, S. epidermitis* e a coagulase negativa), os estreptococos e enterococos, os colibacilos. Pseudomonas, klebsielas, anaeróbicos e leveduras são encontrados com uma frequência menor.

Algumas bactérias, como *Staphylococcus epidermidis*, as corinebactérias, *Micrococcus spp.*, *Bacillus SP.*, podem contaminar as hemoculturas. Se várias hemoculturas forem positivas para um desses germes, mas não todos, trata-se de contaminação.

Nas mulheres grávidas, qualquer febre inexplicável, mesmo isolada e sem nenhum outro sinal, deve-se levantar uma listeriose cujas consequências podem ser severas (morte fetal, prematuridade) e exige hemocultura assim como tratamento probabilista imediato.

Quando todas as hemoculturas são negativas, o diagnóstico de septicemia é pouco provável, mas não pode ser totalmente descartado, já que as causas de insucesso são várias: tratamento antibiótico anterior, semeadura por quantidade de sangue inadequada, liberação reduzida dos germes na corrente sanguínea.

Hemoglobina (Hb)

A hemoglobina, que dá ao sangue a cor vermelha, é uma proteína que tem a propriedade de fixar, transportar e entregar oxigênio indispensável à vida.

Ela é constituída por duas globinas alfa e duas globinas beta ligadas entre si e encerrando cada uma um heme contendo ferro.

Valores de referência
- ▶ Homens: 13 a 18 d/dL.
- ▶ Mulheres: 12 a 16 g/dL.
- ▶ Mulheres grávidas (começo do 2º trimestre): 10,5 a 14 d/dL.
- ▶ Criança com mais de 2 anos: 12 a 16 g/dL.
- ▶ Recém-nascidos: 14 a 20 g/dL.

Clínica

Anemias

Uma anemia é definida pela baixa da hemoglobina para menos de 14 g/dL nos recém-nascidos, 13 g/dL nos homens, 12 g/dL nas mulheres e nas crianças, 10 g/dL nas mulheres grávidas de mais de 3 meses.

Uma anemia pode ser, de acordo com o volume de glóbulos vermelhos, microcítica (VGM < 80 fL), macrocítica (VGM > 100 fL) ou normocítica (VGM entre 85 e 95 fL). Ela é "regenerativa" quando a medula óssea é capaz de compensá-la (reticulócitos > 150 G/L) ou "arregenerativa" (reticulócitos < 100 G/L) em caso contrário.

As principais causas de anemias são as carências (em ferro, em folatos, em vitamina B12), os excessos de destruição (hemólises), os defeitos de produção (insuficiências medulares).

Poliglobulias

A hemoglobina aumenta nas poliglobulias. Entretanto, o diagnóstico de poliglobulia é baseado mais no aumento do hematócrito superior a 47% nas mulheres, a 54% nos homens, que no número de hemoglobina.

> "Uma anemia é avaliada pela hemoglobina, uma poliglobulia pelo hematócrito."

Distingue-se as poliglobulias primárias, ou doença de Vasquez, as mais raras (*ver* Hematócrito), e as poliglobulias secundárias, sendo a mais frequente a poliglobulia do fumante.

Hemoglobina (diagnóstico das anemias)

Denomina-se anemia a diminuição da massa da hemoglobina circulante. A anemia é uma situação frequente. Ela se revela, às vezes, pelo cansaço, falta de ar, vertigens, aceleração do pulso, palidez das mucosas bucais e conjuntivais. Frequentemente (sobretudo quando ela se forma lentamente) permanece bem tolerável e somente é detectada pela prescrição sistemática de uma numeração-fórmula sanguínea (hemograma).

Anemia

A anemia se define pela baixa da hemoglobina:
- menos de 14 g/dL nos recém-nascidos;
- menos de 13 g/dL nos homens;
- menos de 12 g/dL nas mulheres e nas crianças;
- menos de 10,5 g/dL nas mulheres grávidas de mais de 3 meses.

(Nas pessoas idosas é possível admitir valores mais baixos, 12 g/dL nos homens, 11,5 g/dL nas mulheres.)

A anemia é:
- macrocítica, quando o VGM excede 100 fL;
- microcítica, quando ele é inferior a 80 fL (70 fL antes da idade de 2 anos);
- normocítica, quando o VGM se insere entre 85 e 95 fL.

A anemia é qualificada como:
- regenerativa quando a medula óssea é capaz de compensá-la (reticulócitos > 150 G/L);
- arregenerativa em caso contrário (reticulócitos < 80 G/L).

Existem três categorias de anemias: as anemias microcíticas, as anemias regenerativas, as anemias não microcíticas não regenerativas:
- quando a anemia é microcítica, o diagnóstico é orientado para os marcadores do ciclo do ferro;
- quando ela é regenerativa, ela sugere, antes de tudo, uma anemia hemolítica e o teste de Coombs é o exame principal;
- se ela é arregenerativa, um mielograma frequentemente é necessário.

Anemias microcíticas (VGM < 80 fL nos adultos)

As anemias microcíticas têm três causas: carência de ferro, inflamação, talassemias.

Anemias microcíticas com ferro sérico baixo < 10 μmol/L

Carência de ferro

Uma anemia microcítica com ferro sérico baixo sugere, antes de tudo, uma carência de ferro. Em caso de carência de ferro, a síntese hepática da transferrina (a proteína de transporte do ferro) aumenta: a capacidade total da fixação da transferrina (CTFT) é elevada a mais de 70 μmol/L. O coeficiente de saturação da transferrina (CSTf) é baixo. A ferritina (que é a proteína de reserva do ferro) é baixa, < 10 μg/L.

A causa habitual da carência de ferro (90% dos casos) é a hemorragia com volume fraco, clinicamente imperceptível, digestiva em ambos os sexos, genital nas mulheres jovens (*ver* Ferro sérico).

Inflamação

Ao longo dos estados inflamatórios prolongados, tratando-se ou de reumatismos inflamatórios, doenças autoimunes, vasculites ou cânceres, uma anemia é frequente, por desvio do ferro para os macrófagos, o que diminui a quantidade de ferro que chega aos eritroblastos. Primeiramente normocítica, ela se torna microcítica em seguida.

A inflamação diminui a síntese hepática da transferrina. A CTFT é baixa < 50 μmol/L. O coeficiente de saturação (CSTf) é normal. A ferritina é normal ou aumentada, > 800 μg/L (*ver* Ferro sérico).

Anemias microcíticas com ferro sérico normal

Uma anemia microcítica com balanço férrico normal leva a investigar talassemia (ou hemoglobina anormal HbC, E, Lepore):
- nos adultos originários da costa mediterrânea, uma beta-talassemia heterozigota que se manifesta por microcitose (65 a 70 fL) com hemoglobina pouco diminuída (10-12 g/dL) e "pseudoglobulia" microcítica (número de GR elevado apesar da anemia com GR de 6 a 7 × 10^9/L). A eletroforese da hemoglobina mostra aumento moderado da hemoglobina A2 (> 3,5%) e, em um terço dos casos, uma hemoglobina F aumentada;
- nos adultos originários da África ou do sul do Saara, da Ásia do sudeste ou da China, uma alfa-talassemia heterozigota se manifesta por microcitose (65 a 70 fL) com anemia muito moderada. A eletroforese da hemoglobina é normal.

Para lembrar
- Anemia inflamatória:
  - síndrome inflamatória;
  - CTFT baixo;
  - ferro sérico baixo;
  - ferritina aumentada.
- Anemia por carência de ferro:
  - hipocromia;
  - CTFT aumentada;
  - ferro sérico baixo;
  - ferritina diminuída.
- Talassemia:
  - normossideremia;
  - fazer eletroforese da hemoglobina.

Anemias regenerativas (reticulócitos superiores a 150 g/L)

Existem duas causas de anemia regenerativa: a hemorragia aguda e a hemólise.

Sangramentos e reparações de anemia

Uma anemia regenerativa aparece 48 horas após os sangramentos agudos, que são facilmente reconhecidos se são exteriorizados, mais dificilmente quando permanecem ocultos.

Uma reticulocitose acompanha, igualmente, a reparação de uma anemia tratada (transfusão, perfusão de eritropoietina, injeção de vitamina B12 etc.) ou as saídas de quimioterapias. A anemia pode ser normocítica ou, se ela é muito regenerativa, macrocítica.

Anemias hemolíticas

Fora desses dois casos, seguidos de uma hemorragia aguda ou reparação de uma anemia, a anemia regenerativa é uma anemia hemolítica. Uma anemia hemolítica se reconhece pela elevação da bilirrubina não conjugada (hemólise tecidual), pela baixa da haptoglobina (hemólise intravascular) e o aumento dos LDH (comprovação de gravidade).

Anemias hemolíticas com causas evidentes

Várias hemólises aparecem em um contexto clínico agudo, sugerindo: septicemia, paludismo, mordida de serpente, intoxicação aguda profissional ou alimentar (champignons) ou, ainda, doença hemolítica do recém-nascido ligada à imunização de uma mãe Rhesus negativo contra hemácias fetais Rhesus positivo (*ver* Busca de anticorpos irregulares antieritrocitários, busca de aglutininas irregulares [RAI]).

Fora essas situações clínicas evidentes, o diagnóstico de uma hemólise se baseia no teste de Coombs direto, exame-chave (*ver* Coombs, [teste de –]) que possibilita reconhecer as anemias hemolíticas imunes.

Anemias hemolíticas autoimunes

As anemias hemolíticas por anticorpos "quentes" de classe IgG, mostradas por um teste de Coombs de tipo IgG ou IgG + complemento são as mais frequentes (75%):
- uma vez em duas, elas são secundárias a uma doença autoimune sistêmica (principalmente lúpus) ou de órgãos (tireoidite, hepatite autoimune) em um indivíduo jovem a uma proliferação linfocitária B de baixo grau (linfoma, leucemia linfoide crônica, doença de Waldenström) nos indivíduos com mais de 60 anos;
- a outra metade permanece idiopática.

As anemias hemolíticas por anticorpos frios de classe IgM são investigados quando o teste de Coombs é de tipo complemento isolado:
- elas podem ser agudas, aparecendo nas crianças ao longo de infecções virais (sarampo, primoinfecção por EBV ou por CMV, rinofaringite), nos adultos, após uma pneumonia por micoplasma; elas são, então, pouco marcadas, frequentemente assintomáticas, de evolução transitória favorável;
- elas podem ser crônicas, aparecendo nos adultos com mais de 60 anos e descritas com o nome de "doenças das aglutininas a frio" (*ver* Aglutininas a frio e Coombs [teste de –]).

As anemias por anticorpos do tipo complemento isolado fazem pesquisar, prioritariamente, um medicamento imunoalérgico (*ver* Coombs [teste de –]).

> Anemia hemolítica autoimune (AHAI) = anemia regenerativa com aumento da bilirrubina não conjugada, dos LDH e teste de Coombs positivo:
> - por anticorpos quentes (70% dos casos), ela é observada:
>   – nos jovens, no âmbito de uma doença autoimune;
>   – nos homens com mais de 60 anos em uma proliferação B.
> - por anticorpos frios, ela é observada:
>   – nas crianças durante infecção viral;
>   – nos homens com mais de 60 anos em "doença das aglutininas a frio" ao longo de uma proliferação B.

Anemias hemolíticas não imunes

Se o teste de Coombs for negativo, a hemólise deve-se a:

- enzimopatia, principalmente um déficit de G6PD, levantar a possibilidade do paciente ser da costa mediterrânea, da África ou da Ásia (*ver* Glucose-6-fosfato desidrogenase eritrocitária);
- hemoglobinopatia: nas populações negras, drepanocitose homozigota com a eletroforese da hemoglobina em taxa elevada da hemoglobina S, em populações da costa mediterrânea, talassemia heterozigota com a eletroforese um aumento de HbF (*ver* Hemoglobina [eletroforese da]);
- microesferocitose de Minkowski e Chauffard (pouco depois do nascimento em um contexto familiar), uma eliptocitose (rara na Europa), uma esquizocitose (eritrócitos fragmentados) secundária a uma prótese valvular, um câncer metastático (examinar o esfregaço sanguíneo).

Anemias não microcíticas não regenerativas

As anemias arregenerativas, ou centrais ou medulares, são observadas quando a medula não funciona: falta de substratos (folatos, vitamina B12 etc.), de eritropoietina (EPO), ou quando as células medulares são incompetentes ou pouco numerosas.

Insuficiências de substratos ou de eritropoietina

O contexto clínico das anemias arregenerativas do primeiro grupo geralmente é evidente:
- anemia ao longo de insuficiência renal crônica (constante e devida a insuficiência de produção renal de eritropoietina);
- anemia da insuficiência hipofisária (por déficit tireotrofo) ou da insuficiência tireoidiana.

Descartadas essas causas, a dosagem dos folatos e da vitamina B12 possibilita o reconhecimento de:
- carência em folatos em um indivíduo de idade ou alcóolatra (*ver* Folatos);
- doença de Biermer, gastrite atrófica autoimune responsável por anemia muito macrocítica (VGM > 110 fL), com neutropenia, trombopenia, presença de anticorpos antifator intrínseco no soro, vitamina B12 diminuída no sangue;
- uma síndrome de não dissociação da vitamina B12, favorecida por gastrite atrófica, a administração de metformina ou de um inibidor da bomba de prótons.

Na ausência das causas precedentes, é necessário fazer um **mielograma** que possibilitará o reconhecimento de síndromes mieloproliferativas, mielidisplasias e aplasias medulares.

Síndromes mielo ou linfoproliferativas (a medula é hipercelular)

As anemias que aparecem nas hemopatias malignas são normocíticas arregenerativas. O exame tem por objetivo uma síndrome tumoral ou hemorrágica em um contexto de febre, de alteração do estado geral, de dores ósseas.

Quando a blastose é > 20% (critério OMS), o mielograma faz o diagnóstico de leucemia aguda:
- leucemia aguda mieloblástica nos adultos com mais de 60 anos com os blastos contendo bastonetes azurófilos (corpos de Auer) e, em citoquimia, uma atividade mieloperoxidase (MPO$^+$) e esterase (EST$^+$);
- leucemia linfoblástica da criança com blastos de tamanho pequeno com citoplasma pouco abundante sem corpo de Auer, com citoquimia negativa.

Além disso, o mielograma evidencia:
- invasão medular por linfoma agressivo ou as metástases de um câncer;
- mieloma (plasmocitose > 10%).

Mielodisplasias (a celularidade é normal, mas a hematopoiese é ineficaz)

Se, em um adulto com mais de 50-60 anos, a anemia normo ou macrocítica arregenerativa é acompanhada de uma medula rica e bloqueada, trata-se de uma mielodisplasia (antigamente "anemia refratária"). É preciso contar o número de blastos, o de sideroblastos após coloração de Perls, um cariótipo e/ou uma FISH.

A anemia pode, então, ser classificada em uma das categorias da classificação OMS 2001-2008:
- anemia refratária (AR);
- anemia refratária com sideroblastos em anel (ARS);
- citopenia refratária com displasia multilínea (CRDM);
- citopenia refratária com displasia multilínea e sideroblastos em anel (CRM + RS);
- anemia refratária com excesso de blastos (AREB 1 e 2);
- síndrome mielodisplásica com deleção 5q isolada;
- síndrome mielodisplásica inclassificável.

O prognóstico de uma mielodisplasia se define em três critérios:
- a porcentagem de blastos: quanto mais elevada, pior.
- as anomalias do cariótipo: uma deleção do braço q em um ou vários cromossomos (5, 7, 20) é um mau prognóstico;
- o número de linhas envolvidas: quanto maior seu número, mais fraco é o prognóstico.

Aplasias (a medula é pobre)

Quando a anemia é normocítica, a medula é pobre ou deserta, o diagnóstico de aplasia medular tóxica ou idiopática é o mais provável, mas se um exame indica aplasia, pode ser em razão de mielofibrose ou diluição durante a realização do mielograma. Também é a biópsia medular que possibilita a confirmação do diagnóstico de aplasia, mostrando a ausência de invasão medular, de mielofibrose.

Para lembrar

- O diagnóstico de anemia se baseia no valor da hemoglobina.
- Dois exames são essenciais: o VGM e os reticulócitos.
- As anemias microcíticas têm três causas: a carência de ferro, a inflamação, as talassemias. Não esqueça as talassemias!
- As anemias muito regenerativas têm duas: a hemorragia e a hemólise.
- As anemias hemolíticas corpusculares são congênitas: por anomalia da membrana (esferocitose), enzimática (G6PD), da hemoglobina (drepanocitose, talassemias).
- As anemias hemolíticas extracorpusculares são imunes, mais raramente mecânicas, infecciosa (paludismo), tóxicas.
- Uma anemia arregenerativa requer mielograma, mas apenas após descartar-se:
  – inflamação crônica;
  – insuficiência renal crônica;
  – insuficiência tireoidiana ou hipofisária;
  – déficit de folatos e/ou de vitamina B12.

Hemoglobina (estudo da eletroforese da)

A hemoglobina é constituída por uma proteína incolor, a globina, feita de dois pares de cadeias de aminoácidos e por um composto vermelho que contém ferro: a heme.

As quatro cadeias de globina podem ser:
- cadeias alfa, com 141 aminoácidos;
- cadeias β, γ, δ, com 146 aminoácidos.

A hemoglobina normal do adulto é a hemoglobina A: α2β2.
A hemoglobina fetal é a hemoglobina F: α2δ2.

Muitas doenças congênitas – às vezes graves – resultam de mutação de genes da globina ou de defeito de síntese mais ou menos expandido de uma cadeia da globina.

O método de referência para o diagnóstico dessas hemoglobinopatias é a isoeletrofocalização (IEF), em que as hemoglobinas são separadas em função de seu ponto isoelétrico. A IEF é completada por uma eletroforese em ágar citrato com pH ácido e, eventualmente, por um teste de solubilidade (teste de Itano) que evidencia a polimerização da HbS *in vitro*. A quantificação das diferentes frações de Hb é feita por cromatografia em fase líquida, em alta *performance* (CLHP). Essas técnicas são agrupadas sob o nome de "estudo da hemoglobina".

Objetivos do exame
- Reconhecer uma drepanocitose ou talassemia.
- Um estudo da hemoglobina é especialmente indicado:
  – diante de uma anemia microcítica com ferro sérico normal;
  – quando drepanocitose são observadas em esfregaço sanguíneo.

Precauções com o exame
O estudo da hemoglobina deve ser feito longe de uma transfusão (3 meses) e de acordo com as recomendações da Sociedade Francesa de Biologia Clínica (SFBC).

> **Valores de referência**
>
> Existem três hemoglobinas normais: a hemoglobina adulta A, a hemoglobina A2, a hemoglobina fetal (F).
>
> *Nos adultos*
> - HbA ($\alpha 2\beta 2$): 97 a 98%;
> - HbA2 ($\alpha 2\delta 2$): 2%;
> - HbF ($\alpha 2\gamma 2$): 1%.
>
> *Nos recém-nascidos*
> 50 a 80% de HbF, que será, progressivamente, substituída pela HbA ao longo do primeiro ano de vida (no fim do primeiro ano, HbF < 10%; aos 2 anos, HbF < 2%).

Hemoglobinopatias (anomalias da estrutura da globina)

Essas anemias são reconhecidas pela presença em eletroforese de uma hemoglobina anormal (HbS na drepanocitose, HbC na hemoglobinopatia C).

Drepanocitose (hemoglobinopatia S)

A drepanocitose é muito comum no mundo: ela é frequente na África, no sul do Saara, nas Antilhas, nos afro-americanos, na Índia. Na França, é a principal hemoglobinopatia encontrada na prática médica.

Biologia

Ela se deve a uma mutação do gene das cadeias β da globina que estão envolvidos na formação de uma hemoglobina que sofreu mutação, a hemoglobina S (HbS), com pouca afinidade para o oxigênio. A hemoglobina S, no estado desoxigenado, se polimeriza no glóbulo vermelho, o que deforma as hemácias em falciformes (drepanócitos), as fragiliza (daí a anemia) e as enrijece (daí os acidentes vasooclusivos e uma asplenia funcional). A doença é transmitida segundo o modo recessivo autossômico.

A doença se manifesta quando dois alelos anormais do gene da β-globina estão presentes. A drepanocitose homozigota HbSS, a mais grave, é a forma mais frequente das formas sintomáticas (70% dos casos); a hemoglobinopatia heterozigota HbS/HbC vem em seguida (25% dos casos); a talassodrepanocitose (5% dos casos) é devida a um gene que codifica a hemoglobina S e um gene para a β-talassemia.

A isoeletrofocalização da hemoglobina completada por uma eletroforese com pH ácido, a hemoglobina A está ausente, a taxa da hemoglobina A2 é normal, a hemoglobina S é majoritária (80 a 90% de hemoglobina S, em todo caso, mais de 50%), a hemoglobina F está em proporção variável (de 5 a 20% – sua taxa influencia a frequência das crises). O teste de Itano evidencia a fraca solubilidade da hemoglobina S que se precipita na presença de ditionito de sódio.

A cromatografia líquida de alta *performance* (CLHP) possibilita a identificação com precisão da homozigotia para HbS, a heterozigotia composta por HbS e HbC (HbSC), a heterozigotia composta por HbS e a β-talassemia.

Clínica

A drepanocitose homozigota (SS) se revela desde a infância através de crises drepanocíticas abdominais dolorosas, crises de sequestro esplênico, tromboses viscerais ou ósseas, infecções por germes encapsulados, hemólises. É uma doença grave.

Os pacientes heterozigotos SC (numerosos nas Antilhas) ou S/β^0-talassemia ou S/β$^+$-talassemia tem uma anemia hemolítica crônica com uma hemoglobina por volta de 8 g/dL. Seu crescimento, sua escolarização, suas atividades profissionais geralmente são normais. Mas eles são expostos a crises vasoclusivas, abdominais dolorosas, osteoarticulares (necrose asséptica do quadril), cerebrais (AVE, oclusão da artéria central da retina) ou corpos cavernosos (priapismo), a infecções por germes encapsulados (asplenia).

Os pacientes heterozigotos (AS) que associam HbS e HbA são assintomáticos – são os portadores saudáveis – e, como têm HbA suficiente, eles não têm anemia, exceto em caso de hipóxia (anestesia, viagem de avião não pressurizado). Sua descoberta é indispensável ao aconselhamento genético.

O diagnóstico neonatal da drepanocitose é assegurado por PCR em tempo real com sondas de hibridação que possibilitam a investigação conjunta das mutações βS e βC.

Outras hemoglobinopatias

A hemoglobinopatia C observada na África Ocidental é dez vezes mais rara que a drepanocitose. Assintomática no heterozigoto, ela se manifesta, no homozigoto, através de hemólise moderada e esplenomegalia. O HbC migra mais lentamente que a S em gel de ágar com pH ácido.

A hemoglobinopatia E (Camboja, Laos, Tailândia) apresenta um quadro de talassemia menor no homozigoto, microcitose assintomática no heterozigoto. O HbE migra quase do mesmo modo que a C.

Talassemias (defeitos de síntese de uma das cadeias da globina)

As talassemias são doenças congênitas da hemoglobina caracterizadas por um defeito de síntese das cadeias da globina. Elas compreendem as α-talassemias, daí a produção da cadeia α da globina é insuficiente, e as β-talassemias causadas por defeito de síntese da cadeia β.

β-talassemias (defeito de síntese das cadeias β)

Cada cadeia β da globina é codificada por apenas um gene presente no cromossomo 11 (ou dois exemplares).

As β-talassemias são frequentes no Mediterrâneo, nas Antilhas, na África Ocidental. As formas homozigotas se caracterizam por aumento da hemoglobina F; as formas heterozigotas por aumento da hemoglobina A2.

Formas homozigotas

As formas homozigotas (dois genes atingidos) são graves, responsáveis pela doença de Cooley que começa no fim do primeiro ano, quando a síntese de cadeias β da hemoglobina adulta substitui as cadeias γ da hemoglobina fetal. Ela evolui para a morte antes dos 5 anos em caso de ausência de tratamento e por volta dos 20 anos com transfusões suficientes.

O bebê pálido e subictérico tem uma aparência mongoloide, baço aumentado, aspecto de escova de cabelo nos ossos do crânio na radiografia.

A anemia microcítica, hipocrômica, com severo aumento da concentração de ferro. Na eletroforese, a hemoglobina F está presente em grande quantidade (30 a 90%). O HbA está ausente nas $β^0$-talassemias (déficit total em cadeias β), presente, mas reduzido (5 a 50%) nas $β^+$-talassemias (déficit parcial).

Formas heterozigotas

As formas heterozigotas (apenas um gene atingido) são assintomáticas, descobertas por uma NFS que mostra ou anemia moderada (100 a 130 g/L) microcítica, hipocrômica, com alta concentração de ferro, ou "pseudoglobulia" microcítica em que o número de glóbulos vermelhos está aumentado e a hemoglobina normal.

O diagnóstico é feito com eletroforese da hemoglobina que mostra aumento de HbA2, duas vezes mais elevada que o normal (entre 4 e 8% em vez de 2 a 3,3%). A formação da hemoglobina A2 é devida à substituição das cadeias β deficientes por cadeias δ (a HbA2 é uma hemoglobina $α_2δ_2$).

α-talassemias (defeito de síntese das cadeias α)

A cadeia α-globina é codificada por gene presente em dois exemplares em cada cromossomo 16. Os genes que codificam as cadeias alfa são, portanto, quatro. A manifestação clínica das α-talassemias é diferente de acordo com o número de genes α defeituosos:
- a deleção dos quatro genes é incompatível com a vida;

- a alteração de três genes sobre quatro é responsável por uma hemoglobinopatia H no sudeste da Ásia e na China. A anemia microcítica e hipocrômica é mais ou menos severa. A hemoglobina H é visível nas hemácias na forma de precipitados em torrões após coloração com azul cresil brilhante (corpo de Heinz). A hemoglobina H varia entre 3 e 30% (ela é instável; solicitar ao laboratório a investigação em condições *ad hoc*, uma vez que pode ter precipitado antes a migração eletroforética);
- as talassemias menores, ou característica α-talassêmica, muito comuns na África subsaariana e na Ásia, são devidas à anomalia de dois genes. Elas são assintomáticas ou, nos casos mais graves, levam à anemia microcítica, aumento da concentração férrica. O déficit das cadeias α permanece moderado e afeta todas as frações A, A2, F de maneira que a eletroforese da hemoglobina é normal. Na medicina esportiva, a talassemia menor é sistematicamente investigada em atletas, já que ela perturba ligeiramente a distribuição do oxigênio e pode ser responsável por *performance*s menores nas disciplinas de resistência;
- a deleção de um único gene silencioso.

Hemoglobina glicosilada (HbA1c, glico-hemoglobina)

A glicose plasmática se fixa em todas as proteínas – incluindo a hemoglobina – de acordo com a reação não enzimática, a glicação. Essa reação, cuja intensidade é proporcional à glicemia, é um processo contínuo que segue durante toda a vida do glóbulo vermelho.

A hemoglobina glicosilada HbA1c resulta da fixação da glicose na hemoglobina A1 que constitui 98% da hemoglobina nos adultos. A porcentagem de HbA1c é um reflexo cumulativo das glicemias dos 4 meses precedentes (correspondente à duração média de vida de um glóbulo vermelho: 120 dias). Daí sua importância para a descoberta e controle do diabetes melito.

Objetivos da dosagem
- Descobrir e controlar o *diabetes melito*.

Valores de referência
▶ Nos adultos saudáveis: 4 a 6% da hemoglobina total.
Os resultados não são modificados nem pelo jejum, nem pelo exercício físico, nem pela ingestão recente de glicose.
A hemoglobina glicosilada aumenta ligeiramente com a idade.
Quando há diabetes mal equilibrado, as taxas de hemoglobina glicosilada ficam entre 8 e 12% (ver página seguinte).

Clínica

Descoberta do *diabetes melito*

A dosagem da hemoglobina glicosilada se mantém recomendável para descobrir o diabetes melito nos adultos. É mais confiável que a da glicemia em jejum que depende do respeito do paciente ao jejum.

O limiar observado (*American Diabetes Association* e *European Association for the Study of Diabetes*) é de 6,5% (48 mmol/mol).

Uma hemoglobina glicosilada entre 5,7 e 6,4% (entre 39 mmol/mol e 46 mmol/mol) indica risco de desenvolver diabetes posteriormente.

É recomendável não solicitar, ao mesmo tempo, uma dosagem da hemoglobina glicosilada e dosagem da glicemia em jejum (ou da glicose após carga de glicose) para descobrir o diabetes.

Controle do diabetes melito

A hemoglobina glicosilada possibilita o acompanhamento do paciente diabético tipo 2 na medida em que se adapta ao seu tratamento. O objetivo é deixar o mais próximo possível da taxa normal, ou seja, abaixo de 7% (o que corresponde a uma glicemia média de 1,5 g/L).

No diabetes tipo 2, a *Haute Autorité de Santé* (HAS) propõe a dosagem da hemoglobina glicosilada a cada 3 meses, tendo como meta:

- HbA1c < 7% para a maioria dos diabéticos tipo 2, incluindo os idosos cuja expectativa de vida é satisfatória;
- HbA1c < 6,5% para os diabéticos recentemente diagnosticados cuja expectativa de vida superior a de 15 anos, sem complicações cardiovasculares;
- HbA1c < 8% em caso de complicação micro ou macrovascular evoluída, de insuficiência renal crônica evoluída, com expectativa de vida inferior a 5 anos (maio de 2013).

No diabetes de tipo 1, o objetivo é manter a hemoglobina glicolisada em 7% com tolerância até 8% nas crianças de 6 a 12 anos, e 8,5% nas crianças com menos de 6 anos.

> A dosagem de hemoglobina A1c é impossível nos pacientes que não têm hemoglobina A1 em decorrência de uma hemoglobinopatia homozigota.
> A hemoglobina glicosilada é difícil de ser interpretada nos pacientes portadores de hemoglobinopatia no estado heterozigoto, em que a porcentagem de hemoglobina A1 é menor. Dar preferência à dosagem da frutosamina.

Hemograma ver Numeração – fórmula sanguínea

Hepatite A

A hepatite A tornou-se rara na França. Ela é mais frequentemente contraída no exterior. A transmissão é fecal-oral.

Clínica

Após uma incubação de 2 semanas a 2 meses, ela se manifesta, na forma clássica, por icterícia citolítica precedida de síndrome gripal.

A evolução é benigna na imensa maioria dos casos, mas uma hepatite fulminante é sempre possível (0,01% dos casos), definida pela aparição de insuficiência hepatocelular (TP < 25%) com encefalopatia hepática menos de 2 semanas após a aparição da icterícia.

Diagnóstico biológico

O diagnóstico de hepatite A é feito observando-se no soro a presença de anticorpos anti-HAV de classe IgM através de ELISA. Esses anticorpos, detectáveis desde os primeiros sinais clínicos, persistem 3 a 6 meses. Os IgG aparecem por volta do 60º dia.

Após a cura clínica, não é necessário investigar anticorpos anti-HAV, pois a hepatite A jamais se torna crônica.

Antes de vacinar um adulto com mais de 30 anos, recomenda-se investigar anticorpos IgG anti-HAV, já que, nesta idade, 75% dos adultos fizeram uma forma não aparente e é inútil vacinar. Após vacinação, é inútil controlar a imunização por pesquisa de anticorpos.

Hepatite B

Com transmissão por vias sanguínea (toxicomanias) e sexual, a hepatite B (HB) é pouco frequente na França, país situado em zona de fraca endemia. Mas ela é perigosa, podendo evoluir para cronicidade, cirrose e carcinoma hepatocelular.

Marcadores da infecção por VHB

Os marcadores da hepatite B compreendem, por um lado, um sistema de antígeno-anticorpo estudado em ELISA, por outro lado, a medida do DNA viral.

Antígenos e seus anticorpos

Antígeno HBs

O antígeno viral HBs (HBs Ag) é uma proteína de envelope ("s" para superfície). Ela surge 4 a 12 semanas após o contágio, antecedendo, às vezes, algumas semanas a elevação das transaminases e da icterícia. Ela desaparece em 2 meses nos imunocompetentes.

A presença de antígeno HBs no soro é sinônimo de infecção em curso, seja aguda ou crônica.

A presença de anticorpos anti-HBs possibilita, ao contrário, dizer que a infecção foi extinta (ou que o paciente está imune após vacinação). Esses anticorpos aparecem por último, durante a convalescença e persistem por anos, ou por toda vida; são neutralizantes. Eles não existem nos portadores crônicos.

Antígeno HBc

O antígeno c é um antígeno de capsídeo ("c" para "coração") que não é expresso no sangue. Apenas a presença de anticorpos anti-c é colocada em evidência no soro. Os anticorpos aparecem precocemente (1 a 3 meses) após HBs Ag), primeiramente de classe IgM, efêmeros, depois de classe IgG persistentes qualquer que seja sua evolução. A presença de anticorpos anti-HBc significa que o paciente teve um contato com o vírus (vacinado não tem anticorpos anti-HBc).

Antígeno HBe

O antígeno HBe, associado ao capsídeo, só é encontrado no sangue quando o HBs Ag está presente e persiste uma replicação viral (portanto, um contágio possível). A aparição de anticorpos anti-HBe marca o fim da replicação viral. Problema: algumas variantes virais não produzem antígenos HBe.

Carga viral

O DNA viral é medido por PCR em tempo real, técnica muito sensível. Valor limiar: 10 a 20 UI/mL (1 UI = cerca de 5 cópias). É um marcador da evolução hepática e da eficácia terapêutica.

Precauções com o exame

É indispensável observar as precauções padrão recomendadas em caso de possível contato com sangue infectado:
- usar luvas;
- jamais recapear uma agulha nem separá-la de sua seringa ou de seu tubo;
- manter próximo o recipiente onde será descartado o material.

Hepatite aguda

Uma hepatite B aguda é reconhecida pela presença, no soro, do antígeno HBs (que atesta uma infecção em curso por VHB) e de anticorpos anti-HBc de classe IgM (que persiste em número elevado durante toda fase aguda).

Nesse estágio, o DNA do VHB é muito elevado no soro, mas sua investigação não é necessária ao diagnóstico.

Cura

Não há tratamento para a hepatite B aguda, mas a evolução para a cura se dá, habitualmente, entre 2 e 6 semanas (90% dos adultos não imunodeprimidos).

O Ag HBs desaparece e dá lugar a anticorpos anti-HBs. O antígeno HBe também desaparece, substituído por anticorpos anti-HBe indicando o fim da replicação viral. Em paciente curado, não existem mais anticorpos anti-Hbs, anticorpos anti-HBe e anticorpos anti-HBc de classe IgG.

Hepatite crônica

Uma vez a cada 10 nos adultos, quase sempre nos recém-nascidos de mãe infectada, a hepatite passa à *cronicidade*. A hepatite é dita crônica quando persiste o antígeno HBs, presente em dois exames com 6 meses de intervalo.

Durante uma primeira fase de *imunotolerância* que dura vários meses, a resposta imunitária permanece fraca. O DNA viral é muito elevado (geralmente > $2 \cdot 10^6$ UI/mL, em todo caso > 10.000 UI/mL); HBe é presente; não há citólise (as transaminases são normais) em função da ausência de resposta imunitária contra o vírus.

Após vários meses ou anos ocorre uma fase de *imunocompetência* ao longo da qual se desenvolve uma resposta imune que leva à necrose dos hepatócitos. A carga viral permanece forte. HBe está presente (em caso de infecção por um vírus "selvagem"); as transaminases aumentam e lesões inflamatórias intra-hepáticas se desenvolvem. A longo prazo, o conflito imunitário origina fibrose hepática investigada por punção-biópsia e/ou por Fibroscan ou FibroTest (*ver* FibroTest).

A evolução pode ser a cirrose e, depois, carcinoma hepatocelular.

O tratamento, que utiliza peginterferon ou análogos nucleosídeos inibidores da polimerase do VHB de segunda geração (entecavir, tenofovir), é iniciado nessa fase. A decisão de tratar é baseada no grau de fibrose, a concentração de ALAT, o nível de carga viral.

> Após tratamento, o paciente geralmente entra em uma fase de hepatite não replicativa ou de *portador inativo*, caracterizada pelo desaparecimento do antígeno HBe (às vezes com soroconversão e surgimento de anticorpos anti-HBe), transaminases normais, carga viral baixa (<10.000 UI/mL). É uma fase de remissão sustentada, próxima da cura, mas deve continuar sob cuidado.

De fato, expõem-se a *reativações virais*, às vezes severas, causadas por persistência de abrigos virais pouco acessíveis, por vezes provocados por tratamento imunossupressor (coinfecção por HIV). Elas são marcadas por uma ascensão das transaminases, ADN VHB > 10.000 UI/mL, um retorno à positividade dos IgM anti-HBc, uma sororreversão do antígeno HBe que reaparece.

Esse último pode permanecer negativo, o que manifesta o surgimento de um VHB variante (mutante dito pré-c ou pré-*core*) incapaz de exprimir antígeno HBe. A seleção, ao longo dos anos, de mutantes pré-*core*, é frequente (até a metade dos casos para alguns).

A cura marcada pelo desaparecimento do antígeno HBs e pela aparição de anticorpos anti-HBs é rara; ela se produz, entretanto, a cada ano, em 1% de portadores inativos. Mais frequentemente, o paciente se torna portador inativo.

Alguns retratos biológicos de hepatite crônica B.
- Portador inativo:
  - Ag HBs$^+$;
  - Ag HBe$^-$, Ac anti-HBe$^+$;
  - ADN VHB < 10^4 UI/mL;
  - ALAT normais.

- Hepatite B "resolvida":
  - Ag HBs$^-$; Ac anti-HBs$^+$;
  - Ac anti-HBs$^+$;
  - AND VHB indetectável;
  - ALAT normais.

- Hepatite crônica B por vírus selvagem:
  - Ag HBs$^+$;
  - Ag HBe$^+$, Ac anti-HBe$^-$;
  - AND VHB > 10^5 UI/mL;
  - ALAT normais ou aumentados.

- Hepatite crônica com mutante precoce:
  - Ag HBs$^+$;
  - Ag HBe$^-$, Ac anti-HBe$^-$;
  - AND VHB > 10^4 UI/mL;
  - ALAT flutuantes.

Descoberta da hepatite nas pessoas ao redor e em pessoas com riscos

Para descobrir a hepatite B nos parceiros sexuais dos pacientes acometidos pela hepatite, nas pessoas que vivem sob o mesmo teto e de maneira geral nas pessoas com riscos, várias estratégias foram propostas. A chamada "três marcadores" (anticorpos anti-HBc, HBs, Ag, anticorpos anti-HBs) possibilita determinar, em apenas um exame, o *status* imunitário exato das pessoas. É necessário vaciná-las se elas não têm os marcadores de infecção.

Vacinação

O *status* imunitário antes da vacinação é avaliado pela detecção dos anticorpos anti-HBs totais e dos anticorpos anti-HBs. Um paciente que tenha feito uma hepatite B tem os dois tipos de anticorpos anti-HBs e anti-HBc.

A eficácia de uma vacinação contra a hepatite B é avaliada pela dosagem quantitativa dos anticorpos anti-HBs; a OMS fixou um limiar protetor em 10 UI/L.

Prevenção da contaminação mãe-criança

A investigação do antígeno HBs é obrigatória nas mulheres grávidas no 6º mês de gravidez, a fim de prevenir a transmissão neonatal da hepatite B.

Se HBs está presente na mãe, é preciso injetar imunoglobulinas específicas no recém-nascido nas 12 horas seguintes ao nascimento e vaciná-lo 48 horas depois. A injeção de imunoglobulinas é repetida no 1°, 2° e 12° mês e a imunização da criança verificada pela dosagem dos anticorpos anti-HBs 1 mês após a revacinação efetuada com 1 ano.

Se a dosagem viral é muito elevada na mãe, seu tratamento durante o terceiro trimestre de gravidez pode ser indicado.

Coinfecções: hepatite D

Cada vez que o Ag HBs está presente, convém investigar, sistematicamente, uma infecção por HIV e uma infecção pelo vírus da hepatite D.

O vírus D ou Delta é um vírus por ARN "detectável" que só pode se replicar na presença de VHB, uma vez que o envelope constituído pelo antígeno HBs é necessário para a penetração do vírus no hepatócito. O modo de transmissão da hepatite D é, portanto, análogo ao da hepatite B; estão envolvidos os usuários de drogas injetáveis e seus parceiros sexuais. Na Europa, a prevalência da hepatite D é da ordem de 1%.

A infecção pode ser uma coinfecção concomitante da infecção por VHB (ela dá então uma hepatite aguda severa) ou uma superinfecção (ela favorece, então, a evolução para cirrose).

O diagnóstico é feito com a presença de anticorpos anti-HDV totais. Se eles são positivos, é preciso investigar anticorpos de classe IgM cuja persistência é sinal de hepatite crônica Delta. A quantificação do ARN do vírus por PCR em tempo real confirma a existência de uma infecção Delta.

Hepatite C

A hepatite C, causada por um vírus por ARN de cadeia simples, transmite-se, habitualmente, pelo sangue: ela é frequente nos usuários de drogas. As transmissões sexuais ou mãe-criança são possíveis, mas raras. Ela é pouco sintomática ou assintomática; sua gravidade é muito variável, mas ela é suscetível de se complicar para cirrose e carcinoma hepatocelular.

O vírus comporta seis genótipos diferentes. O vírus de genótipo 1 infecta por volta de 60% dos pacientes, o genótipo 3 cerca de 25%, os genótipos 2 e 4 sendo mais raros (respectivamente, 5 e 10% dos pacientes).

Objetivos do exame

Investigar hepatite C, mais frequentemente assintomática:
- em paciente transfundido ou que tenha operado antes de 1992 ou que tenha sofrido algumas investigações (endoscopias) antes de 1997;
- em hemodialisado;
- em toxicomaníaco;
- ou, ainda, em paciente que se queixa de cansaço anormal, prolongado, inexplicável.

Marcadores da infecção

Os marcadores da hepatite C compreendem, por um lado, o ARN do vírus VHC, por outro lado, os anticorpos anti-VHC.

O ARN do VHC pode ser investigado (teste de detecção qualitativa) ou dosado (fala-se, então, de carga viral).

Os anticorpos anti-VHC são pesquisados por ELISA. Os testes atuais (de quarta geração) têm excelente sensibilidade (97%), mesmo nos hemodialisados ou nos pacientes infectados com HIV, e uma especificidade muito estreita (de ordem de 99%). O surgimento dos anticorpos é tardio: 1 a 3 meses após a contagem.

Precauções com o exame

É indispensável observar as precauções-padrão recomendadas em caso de contato possível com sangue infectado:
- usar luvas;
- jamais recapear uma agulha, nem separá-la de sua seringa ou de seu tubo;
- manter próximo o recipiente onde será descartado o material.

> **Valores de referência**
> ▶ OCR tempo real: limiar de sensibilidade 50 UI/mL.
> ▶ TMA (*Transcription-Mediated Amplification*): limiar de sensibilidade 10 UI/mL.
> ▶ Carga viral (PCR, TMA) fraca: < 800.000 UI/mL.

Clínica

Hepatite aguda

A hepatite C aguda ocorre entre 4 semanas a 4 meses após a contagem. Ela é assintomática em mais de 90% dos casos.

Quando a hepatite é sintomática, ela se manifesta por cansaço, náuseas, dor no hipocôndrio direito. Uma icterícia citolítica é rara (10% dos casos). As hepatites agudas fulminantes – se existem – são excepcionais.

O diagnóstico se baseia na ausência de anticorpos IgM anti-HAV, de antígeno HBs e na presença de ARN do VHC no sérum (detectável por PCR em tempo real desde a primeira semana após a contaminação, antes dos sinais clínicos).

Os anticorpos IgG anti-VHC, pesquisados por um teste ELISA, aparecem tardiamente, 6 semanas após a contagem, após o pico das transaminases que se situa entre 4 e 6 semanas.

Por volta de 1/3 das hepatites agudas evolui para cura: as transaminases se normalizam na 10ª semana e o ARN viral se torna indetectável por volta da 12ª semana. Os anticorpos anti-VHC diminuem lentamente, mas permanecem detectáveis durante vários anos, ou por toda vida.

Hepatite crônica

A hepatite C passa à cronicidade em dois terços dos pacientes. O risco é, então, de uma evolução à fibrose e, depois, cirrose hepática. Esse risco é da ordem de 20% na França.

Diagnóstico

A hepatite C crônica é, habitualmente, assintomática. As transaminases geralmente são normais. Na ausência de antecedente de hepatite aguda sintomática, a doença é descoberta por uma investigação sistemática.

O diagnóstico se baseia na presença de anticorpos anti-VHC investigados por ELISA. Se a sorologia é positiva, a HAS (janeiro 2012) recomenda controlá-la por um novo teste imunoenzimático com outro reativo com um segundo exame.

Em caso de sorologia positiva no segundo exame, o diagnóstico é confirmado pela presença de ARN viral no sangue detectado por PCR qualitativo ou quantitativo no segundo exame.

A γ-GT e a ferritina são elevadas nas formas severas. Uma crioglobulinemia mista é frequente e a trombopenia possível.

Prognóstico e tratamento

A gravidade da doença é avaliada com o grau de atividade (necrose dos hepatócitos e atividade inflamatória) e o grau de fibrose da hepatite, avaliadas por biópsia hepática, ou por métodos não invasivos (Fibroscan, FibroTest), realizados se a fibrose é severa (avaliada > 3 na classificação Metavir).

Distingue-se, geralmente:
- a hepatite crônica por transaminases normais (cerca de um quarto dos pacientes), definida pela presença de um ARN viral detectável por PCR das transaminases (ALAT) normais com três exames diferentes efetuados durante um período de seis meses;
- a hepatite crônica mínima (50% dos pacientes), caracterizada por transaminases muito moderadamente elevadas, frequentemente flutuantes e, na biópsia hepática (ou seu equivalente biológico), lesões de atividade e de fibrose mínimas;
- a hepatite crônica moderada ou severa (25% dos pacientes), em que o cansaço é frequente, as transaminases mais elevadas e as lesões de atividade e de fibrose mais importantes.

As indicações, a natureza e a duração do tratamento são deduzidas a partir:
- da gravidade das lesões histológicas;
- de eventuais comorbidades (HIV, álcool, VHB);
- do genótipo viral determinado por ELISA ou por PCR. A probabilidade de cura é grande nos pacientes infectados por um VHC de genótipo 2 ou 3 ou 5 (duração do tratamento 12 a 24 semanas), mais fraca (duração do tratamento 48 semanas) nos outros.

A eficácia do tratamento é seguida com a quantificação de ARN do VHC por PCR em tempo real (RT-PCR). O objetivo do tratamento é obter um ARN do VHC indetectável em RT-PCR no fim do tratamento e, 3 meses depois, transaminases normais. Novos tratamentos que recorrem a retrovirais de ação direta (AAD), como o sofosbuvir ou o ledipasvir – promissores, mas custosos – estão em avaliação.

Transmissão mãe-filho

O risco de transmissão materno-fetal é de ordem de 5% quando o ARN VHC é detectável na mãe no momento do nascimento. O diagnóstico de transmissão da infecção da mãe para a criança se baseia na investigação do ARN viral no bebê de 12 a 18 meses. O diagnóstico sorológico não é utilizável, uma vez que as crianças nascidas de mães infectadas pelo VHC conservam anticorpos maternais durante vários meses.

Transmissão acidental

Em caso de espetada acidental por seringa infectada pelo vírus, o acompanhamento comporta dosagem das transaminases a cada 15 dias, a partir do contágio e detecção de ARN do vírus da hepatite C, 15 dias, 1 mês, 2 e 3 meses após a exposição ao vírus. Esse acompanhamento é tão importante que o tratamento de hepatite aguda C deve ser iniciado em caso de aumento das transaminases e de detecção do ARN do vírus.

Hidroxicolecalciferol *ver* Vitamina D

HIV (vírus da imunodeficiência humana): carga viral

O vírus da imunodeficiência humana (HIV), um retrovírus transmitido pelo sangue ou por via sexual, é responsável pela AIDS. A qualificação do RNA do HIV presente no plasma (carga viral) indica a amplitude da replicação do vírus. Combinada à medição dos linfócitos T $CD4^+$, ela avalia a progressão da infecção e seu recuo sobre a influência do tratamento.

A carga viral pode ser medida por diferentes técnicas de biologia molecular. A maioria dos laboratórios usa a técnica de PCR em tempo real. Recomenda-se recorrer ao mesmo método e usar o mesmo laboratório cada vez que as medições precisarem ser repetidas.

Valores de referência

Carga viral = número de cópias de RNA HIV por mL de plasma. Como esse valor pode variar de 50 a 10.000.000, normalmente se utiliza o logaritmo decimal do número das cópias virais para expressar o resultado, o que viabiliza a manipulação de valores menores:
- 50 cópias: log 50 = 1,7.
- 10^5 cópias: log 10^5 = 5.
▶ Considera-se que a diferença entre dois resultados é significativa se é superior a 0,5 log em expressão logarítmica ou a um fator 3, caso o resultado esteja em número de cópias.
▶ Menor limite de detecção dos métodos atuais: 50 cópias/mL.

Na primeira dosagem da carga viral, especificar ao biólogo o tipo e o grupo do vírus detectados pelos exames sorológicos de identificação (apenas alguns *kits* possibilitam a qualificação do RNA do HIV-1 grupo O; os HIV-2 são quantificados apenas em laboratórios especializados).

Clínica

Primoinfecção

A primoinfecção viral acontece de 10 a 15 dias após o contágio quando é sintomática. Ela se manifesta, então, por febre pseudogripal, faringite com falsas membranas, como na mononucleose infecciosa, erupção maculopapular na face e no tronco, poliadenopatia, em raros casos por pneumonia intersticial, meningite, paralisia facial, neuropatia periférica. Nota-se, frequentemente, trombocitopenia, neutropenia, linfopenia, elevação das transaminases.

Esses sinais implicam a medição do RNA HIV plasmático (detectável de 7 a 10 dias após o contágio) e/ou uma busca pelo antígeno p24. Nesse estágio, a busca de anticorpos com ELISA é negativa ou discretamente positiva, o *western blot* negativo ou incompleto (*ver* HIV [sorodiagnóstico]).

A carga viral, central durante a primoinfecção, diminui na sequência e estabiliza de 6 a 9 meses após a primoinfecção. Diante da ausência de tratamento, ela permanece estável durante vários anos.

Acompanhamento do tratamento

O tratamento é vitalício, estabelecido desde a primoinfecção ou mais tarde baseado em critérios clínicos e na concentração de linfócitos CD4 por mL. Ele visa a abaixar a carga viral para menos do limite indetectável de 40 a 50 cópias/mL em 6 meses.

A avaliação da eficácia do tratamento ocorre pela primeira vez no 3º e 6º meses. Geralmente, exige-se que a carga viral seja:
- < 400 cópias/mL no 3º mês;
- < 50 cópias/mL no 6º mês.

Uma vez atingida a indetectabilidade, a carga viral é medida a cada 3 meses, depois a cada 6, junto com a concentração de CD4.

Se a carga viral permanece > 200 cópias/mL no 6º mês, trata-se de um fracasso virológico. Justifica-se uma nova combinação de medicamentos orientada pelos resultados das genotipagens das resistências.

Em mulheres grávidas, o tratamento visa à supressão da replicação viral no terceiro trimestre da gravidez a fim de reduzir ao máximo o risco de transmissão vertical. Ela começa desde a 14 SA para alcançar uma carga viral plasmática indetectável durante todo o 3º trimestre.

HIV (vírus da imunodeficiência humana): sorodiagnóstico

O vírus da imunodeficiência humana (HIV) é um retrovírus (um vírus com RNA que, para se multiplicar, deve se integrar no DNA da célula hospedeira), tendo um tropismo pelos linfócitos T4 (CD4). Transmitido por contato sanguíneo ou sexual, ele provoca uma infecção que destrói os linfócitos CD4 e está suscetível a levar ao desenvolvimento da AIDS.

O envelope viral comporta glicoproteínas gp120 e gp41, em especial. O capsídeo, de forma cônica, suporta o antígeno p24: ele guarda o DNA viral e enzimas (protease, transcriptase reversa...). Entre os genes virais figuram os GAG, que codificam as proteínas internas; POL, as enzimas; ENV, as proteínas envelope.

Há dois tipos de vírus: HIV-1 e HIV-2. O tipo 1 comporta três grupos M (majoritário), O (*outlier*), N (não M, não O). O grupo M reagrupa nove subtipos (de A a K). Na Europa e na América do Norte prevalece o subtipo B. Os outros subtipos prevalecem no resto do mundo.

Na França, um pouco mais de 6.000 novos casos são detectados a cada ano, quase todos do tipo HIV-1 (98%); as infecções por HIV-2 (2%) são quase exclusivas às pessoas nascidas na África Ocidental. Entre as infecções por HIV-1, os vírus do grupo M subtipo B continuam majoritários há muitos anos. A parcela dos vírus não B entre os usuários de drogas aumentou um pouco.

Precauções de coleta

Coleta em tubo seco.

É indispensável respeitar as precauções recomendadas diante de possível contato com o sangue contaminado:
- colocar as luvas;
- jamais reutilizar uma agulha nem separá-la de sua seringa ou de seu tubo;
- manter distância do recipiente em que o material será armazenado.

> **C**inética dos marcadores da infecção
>
> Os marcadores da infecção aparecem durante a primoinfecção, que acontece de 2 a 4 semanas após a contaminação sob forma de uma síndrome pseudogripal, de síndrome de mononucleose infecciosa, erupção maculopapular, poliadenopatia com linfopenia.
> NA HIV plasmático é detectável de 7 a 10 dias após o contágio. Pouco tempo depois, em média 15 dias após o contágio, a replicação viral libera o antígeno p24, detectável por ELISA, no sangue. Ele desaparece após a primoinvasão para reaparecer apenas no estágio da AIDS.
> Entre 3 e 6 semanas após o contágio, os anticorpos aparecem no soro: primeiro, os anticorpos antiproteínas internas p24, depois os anticorpos antienvelope e, finalmente, os anticorpos contra as enzimas do vírus. A soroconversão completa se espalha, portanto, em um período de algumas semanas, o que explica os resultados dissociados em *western blot*.
> Na sequência, os anticorpos permanecem com um título estável até o surgimento da imunodepressão, que induz à baixa progressiva dos anticorpos em relação às proteínas internas do vírus, mas respeita os anticorpos direcionados contra as glicoproteínas do envelope.

Clínica

O diagnóstico biológico de infecção pelo HIV é dado pela busca por anticorpos organizada da seguinte maneira: uma análise de identificação em busca de anticorpos em ELISA, seguida, caso o teste de identificação dê positivo, por uma análise de confirmação em *western blot* no mesmo material da primeira coleta.

Identificação

A identificação recorre a testes ELISA automatizados, de quarta geração, que viabilizam a detecção combinada dos anticorpos anti-HIV e do antígeno p24, sendo o teto deste último de 20 pg/mL.

Os testes ELISA detectam tanto os anticorpos dirigidos contra o HIV-1, grupos M e O, quanto os destinados contra o HIV-2 – mas é o *western blot* que distingue os dois vírus.

Confirmação

Se a identificação for positiva, um teste de confirmação é realizado no mesmo material coletado por meio de um *western blot* que não revela mais os anticorpos totais, mas os destinados contra as diferentes proteínas do vírus. Em *western blot*, as proteínas virais separadas por eletroforese são transferidas para tiras reagentes (um "borramento", *blot*) de nitrocelulose. A fita é incubada com o soro do paciente. A presença de anticorpos contra uma determinada proteína é revelada por reação imunoenzimática que se manifesta na coloração da banda.

Quando nenhuma banda corresponde à proteína viral, o resultado é negativo – caso haja forte suspeita clínica, deve-se pedir, então, uma quantificação do RNA-HIV plasmático.

O teste é positivo se o soro contiver ao menos dois anticorpos antienvelope (gp120/gp160 gp41) e um anticorpo antiproteína de *core*, anti-GAG ou anti-PSOL.

A infecção é provável caso o soro contenha dois anticorpos anti-ENV (gp120/160) ou um anticorpo anti-p24 e um anticorpo anti-gp160.

Caso a análise de confirmação seja positiva, uma segunda coleta é feita a fim de descartar erro de identidade. Nessa segunda coleta, novamente se faz um teste ELISA que busca os anticorpos anti-p24 e anti-HIV. Se ele for positivo, a infecção por HIV é, definitivamente, confirmada.

Recém-nascido

Nos recém-nascidos cuja mãe é soropositiva, o diagnóstico sorológico é impossível porque a presença de anticorpos maternos no sangue do recém-nascido até 15-18 meses.

O diagnóstico repousa na detecção do vírus (PCR) no nascimento, depois na idade de 1, 3 e 6 meses (o diagnóstico de infecção é feito por duas coletas positivas sucessivas).

Testes de diagnóstico rápido (TDR)

Testes de diagnóstico rápido podem ser realizados no sangue total ou na saliva. O resultado pode ser dado em meia hora.

Se positivos, devem ser confirmados primeiro por *western blot* na mesma amostra coletada, depois por um teste de identificação em uma segunda coleta.

A descoberta de uma infecção por HIV implica, a curto prazo:
- quantificação viral ou RNA-HIV plasmático;
- fenotipagem linfocitária CD4/CD8;
- teste genotípico de resistência (mutações dos genes da transcriptase inversa, da protease, da integrase);
- subtipagem do HIV-1;
- determinação do grupo HLA B*5701 caso haja intenção de tratar por abacavir.

O HIV é uma doença de declaração obrigatória.

HLA (determinação do fenótipo HLA, grupagem HLA)

O complexo principal de histocompatibilidade (CMH), ou sistema HLA (*Human Leukocyte Antigens*) é um conjunto de glicoproteínas membranosas presentes na superfície das células:
- as moléculas HLA de classe I, moléculas A, B, C, são levadas pelas membranas de todas as células nucleadas: elas apresentam os peptídeos de origem microbiana, tumoral, ou vindos de um transplante, o linfócito T CD8 citotóxico é encarregado de eliminar as células infectadas;
- as moléculas HLA de classe II, moléculas DR, DQ, DP, são expressas pelos linfócitos B, os macrófagos e as células dendríticas. Elas apresentam os peptídeos nos linfócitos T CD4.
- Os genes que codificam as moléculas são situados sobre o braço curto do cromossomo 6 e comportam muitas variantes (mais de 700 alelos). Sendo os seis lócus muito próximos, os genes são herdados em bloco (haplótipo). Cada indivíduo possui, em suas células, um haplótipo paterno e um haplótipo materno que comporta, cada um, um alelo de cada tipo de HLA (ele exprime, portanto, duas moléculas de A, de B, de C etc..).

Anticorpos anti-HLA de classe I ou II podem aparecer após transfusões ou gravidez ou, ainda, após transplante de órgão anterior.

Objetivos do exame
- Prevenir a rejeição aguda ou crônica de um transplante de órgão ou de medula.
- Contribuir para o diagnóstico de espondilartrite anquilosante.

Valores de referência
▶ Os antígenos HLA de classe I e II são determinados por técnicas de biologia molecular. Antes de transplante de órgão os antígenos A, B, DR, DQ do receptor e do doador são determinados. Os resultados podem ser expressos:
  - em compatibilidade: 0 a 6 antígenos HLA em comum;
  - em incompatibilidade: 0 a 6 antígenos ausentes no doador.
▶ Os anticorpos anti-HLA são determinados por uma técnica de microlinfocitoxidade, em placa que coloca em presença os linfócitos do indivíduo com imuno séruns específicos e do complemento. Os resultados são dados em % de células lisas (positivo em caso de uma célula lisa).
▶ HLA B27 é pesquisado em citometria de fluxo nos linfócitos do indivíduo, incubados com anticorpos anti-HLA B27 marcados por um fluorocromo. O resultado é dado em presença/ausência do antígeno HLA B27.

Clínica

Transplantes de órgãos

Os antígenos HLA estão muito relacionados com fenômenos de rejeição de órgão e é no domínio dos transplantes de órgãos ou de transplante de medula que a grupagem HLA encontrou suas aplicações mais importantes.

Protocolos precisos determinam para cada tipo de transplante as tipagens a serem realizadas na inscrição de um futuro receptor, a natureza e a frequência dos exames dos anticorpos anti-HLA durante a espera de órgão, os exames a serem realizados no doador, as modalidades de *cross-match* antes do transplante. Os exames e a conservação dos séruns são reservadas aos laboratórios conveniados.

Transfusões

A hipertermia que complica algumas transfusões é devida à presença, no receptor, de anticorpos anti-HLA dirigidos contra as plaquetas ou contra os leucócitos. Tornou-se rara após a deleucocitação sistemática dos concentrados.

A presença de anticorpos anti-HLA também foi colocada em questão no acompanhamento do edema pulmonar lesional pós-transplante (TRALI).

Espondilartrite anquilosante

Existe uma relação estreita entre o antígeno HLA B27 e *pondilartrite anquilosante*, ao menos na população branca em que o antígeno é presente em 90% dos pacientes acometidos com espondilartrite enquanto somente é achado em 9% da população europeia.

A pesquisa de HLA B27 para o diagnóstico de espondiloartrite anquilosante é inútil, já que a doença é clínica e radiologicamente evidente. Ela pode ser útil nos casos duvidosos, sabendo que uma investigação negativa não exclui o diagnóstico.

Um fenótipo HLA B27 também é encontrado com uma frequência superior à da população geral nas artrites reacionais associadas a conjuntivite, cervicite ou uretrite (80%), as artrites reacionais da retocolite hemorrágica ou da doença de Crohn (70%), os reumatismos axiais da psoríase (60%).

Outras patologias

Em outras doenças, a tipagem HLA raramente tem interesse diagnóstico. São conhecidas relações entre HLA B51(5) e a doença de Behçet, entre HLA A3 ou B14 e a hemocromatose, entre HLA B5 e o mieloma múltiplo, HLA B8 e a dermatite herpetiforme, HLA B14 e déficit de 21-hidroxilase, HLA DQ2 e doença celíaca, HLA DR3 e glomerulonefrite extramembranosa, DR4 e poliartrite reumatoide. Essas relações não têm consequências clínicas ou terapêuticas.

Abacavir

Esse inibidor nucleosídeo da transcriptase reversa (INTI), utilizado para tratar os pacientes infectados pelo HIV, pode estar na origem de graves reações de hipersensibilidade que estão relacionadas com a presença do alelo HLA B*5701. A investigação do alelo é indispensável antes de qualquer tratamento com abacavir.

Hormônio antimülleriano

O hormônio antimülleriano (HAM) induz a regressão dos canais de Müller (esboço embrionário do útero) nos fetos de sexo masculino. Ele é sintetizado pelas células de Sertoli testiculares durante a vida fetal e após o nascimento até a puberdade, após a qual diminui.

Nas mulheres, é secretado pelas células da granulosa do ovário, atingindo seu pico na puberdade, depois diminuindo até a menopausa e tornando-se indetectável.

Nos homens, ele indica a existência de uma secreção sertoliana e, portanto, a presença de um testículo; nas mulheres, ele possibilita avaliar a reserva ovariana.

Objetivos da dosagem

- Contribuir para o diagnóstico:
  - de ambiguidade sexual;
  - de criptorquidia;
  - de testículo feminilizante.
- Avaliar as chances de uma estimulação ovariana no âmbito de uma assistência médica à procriação (PMA).

Valores de referência

A título indicativo (por ELISA).
▶ Nos homens: 3 a 5 ng/mL (20 a 36 pmol/L).
▶ Nas mulheres (3-4º dia do ciclo): 2,5 a 6 ng/mL (17,5 a 42,5 pmol/L).

No âmbito de uma PMA
▶ HAM alta: > 3 ng/mL.
▶ HAM normal: > 1 ng/mL.
▶ HAM baixo: < 0,7 ng/mL.

Fator de conversão:
- 1 ng/mL × 7,13 = pmol/L.

Clínica

Ambiguidade sexual ao nascimento

Em caso de ambiguidade sexual, a dosagem de HAM pode ser utilizada como marcador da atividade sertoliana:
- se o HAM é normal, os testículos são presentes;

- se o HAM é baixo ou indetectável, não há testículos: a criança sofre de pseudo-hermafroditismo feminino ou de hiperplasia suprarrenal congênita virilizante (*ver* Progesterona [17-hidroxi-]).

Meninos antes da puberdade

A dosagem de HAM contribui para a investigação de testículos ectópicos em meninos sem gônadas palpáveis.
- se o HAM é normal, os testículos são presentes;
- se o HAM é baixo ou indetectável, provavelmente não há tecido sertoliano:
  – se a testosterona é baixa e persiste assim após estimulação por hCG, estamos na presença de anorquidia;
  – se a testosterona não é baixa e aumenta após hCG, a investigação cirúrgica de um testículo pode ser justificável.

Nas mulheres

Nas mulheres, uma concentração elevada de hormônio antimülleriano é o sinal, de acordo com o contexto:
- de testículo feminilizante;
- de tumor da granulosa;
- de síndrome dos ovários policísticos.

Reprodução medicamente assistida

Nesse âmbito, conjuntamente com a dosagem do estradiol e com a contagem dos folículos antrais (antes do estágio de folículos maduros) na ecografia, a dosagem de HAM é utilizada como marcador da reserva ovariana, informando sobre a quantidade de ovócitos disponíveis e sobre o potencial de fertilidade após estimulação. De fato existe uma correlação entre a síntese do hormônio antimülleriano e o desenvolvimento folicular ao longo de um ciclo.

Baixa concentração de HAM e pequeno número de folículos na ecografia indicam fraca reserva ovariana, o que diminui as chances de FIV.

Hormônio do crescimento
ver GH

Hormônio folículo-estimulante (FSH) e hormônio luteinizante (LH) nas mulheres

O FSH (*Follicle Stimulating Hormone*), ou folitropina, e o LH (*Luteinizing Hormone*), ou lutropina, são dois hormônios hipofisários que agem conjuntamente para provocar a estimulação das gônadas (gonadotrofinas). O FSH e o LH são formados por duas subunidades: α e β. A subunidade α é a mesma para o FSH, o LH, a gonadotrofina coriônica e o TSH, e depende do mesmo gene. A subunidade β é diferente para cada hormônio.

Nas mulheres, o FSH garante a maturação folicular (como indica seu nome) e provoca a secreção de estradiol pelas células da granulosa.

O LH provoca a ovulação no momento de seu pico secretório e mantém a secreção de estradiol e de progesterona pelo corpo lúteo durante a fase lútea.

A secreção de FSF e de LH, muito fraca durante a infância, aumenta na puberdade e, então, varia ao longo do ciclo menstrual.

Objetivos da dosagem
Diagnóstico:
- de amenorreia;
- de esterilidade;
- de retardo pubertário.

Precauções com o exame
Exame com tubo seco, de preferência.

Em função da pulsatilidade da secreção de LH, é desejável efetuar três exames com 15 minutos de intervalo e "combinar" os resultados. A variação pulsátil do FSH tem menos importância.

É preferível realizar o exame no começo da fase folicular, entre o 3° e 5° dia do ciclo.

Interromper qualquer tratamento hormonal uma semana antes.

> **Valores de referência**
>
> Os valores são expressos em unidades biológicas. Eles variam conforme a técnica utilizada. A título indicativo.
>
> *Fase folicular*
> - FSH: 2 a 10 UI/L (alguns exprimem em mUI/mL).
> - LH: 0,5 a 5 UI/L.
>
> *Ovulação*
> - FSH × 2: 5 20 UI/L.
> - LH × 6: 10 a 30 UI/L.
>
> *Menopausa*
> (Perda do retrocontrole negativo exercido pelos estrogênios.)
> - FSH: >20 UI/L.
> - LH: >10 UI/L.

Clínica

A dosagem de FSH plasmático possibilita diferenciar as insuficiências ovarianas de origem baixa (ou primitivas) das insuficiências hipofisárias.

É o exame-chave do diagnóstico das amenorreias.

FSH e LH baixos: deficiência gonadotrópica

Concentrações baixas de FSH e LH traduzem uma insuficiência hipotalâmica ou hipofisária.

Doenças hipotalâmicas funcionais

As doenças hipotalâmicas funcionais são frequentes. Elas se manifestam por amenorreias "psíquicas" que ocorrem, geralmente, após um trauma afetivo. Algumas se integram no quadro dos transtornos de comportamento alimentar (TCA) cuja forma mais completa é a anorexia mental. A prática intensa de esporte também pode ser uma causa. As amenorreias se aproximam após uso de pílula ou corticoterapia prolongada.

As concentrações de gonadotrofinas e de estradiol são fracas. O teste a progestativos, que possibilita avaliar o grau de persistência da atividade ovariana, geralmente é negativo. O teste de clomifeno mede a profundidade da doença hipotalâmica.

Doenças hipotalâmicas orgânicas

As deficiências gonadotróficas hipofisárias orgânicas são mais raras que as doenças hipotalâmicas funcionais.

Síndrome de Sheehan

A síndrome de Sheehan, em sua forma completa, ocasiona insuficiência hipofisária global por necrose isquêmica do lobo anterior em decorrência de parto hemorrágico. Ela se manifesta por ausência de lactação e de normalização da menstruação. Formas primitivas são mais frequentemente diagnosticadas e, se resumem à amenorreia secundária.

O ACTH é baixo, associado a cortisol plasmático baixo, o TSH baixo, a prolactina é baixa.

A hipofisite autoimune ocasiona quadro semelhante (investigar, eventualmente, anticorpos anti-hipófise).

Tumores da hipófise e/ou do hipotálamo

Os tumores da hipófise e/ou do hipotálamo (10% do total de tumores intracranianos) trazem uma insuficiência hipofisária por compressão ou destruição das células hipofisárias e devem ser investigados por IRM diante de qualquer deficiência gonadotrófica. Os tumores em questão são adenomas hipofisários, craniofaringiomas (tumor embrionário), às vezes infundíbulo-hipofisite ou sarcoidoses.

Hiperprolactinemias

As hiperprolactinemias inibem as secreções de gonadotrofinas, provocando amenorreia secundária. O diagnóstico de adenoma por prolactina deve ser investigado sistematicamente, uma vez que pode ameaçar a visão ou elevar o peso bruscamente na ocasião de gravidez – é obtido na observação da elevação da prolactina no sangue superior a 150 ng/mL (ver Prolactina) e, eventualmente, na ausência de resposta à estimulação por TRH.

As hiperprolactinemias não tumorais ocasionam uma amenogalactorreia isolada. A prolactina é moderadamente elevada, < 100 ng/mL. A sela túrcica é normal. Elas geralmente são iatrogênicas.

Hipogonadismos hipogonadotróficos congênitos

Raros, eles se manifestam através de um retardo pubertário. Seu diagnóstico implica um IRM hipofisário normal.

Anosmia ou hiposmia congênita evocam síndrome de Kallmann que confirma a atrofia dos bulbos olfativos no IRM e a mutação de um dos genes KAL2 na análise molecular.

FSH elevado e LH elevado ou normal: insuficiência ovariana prematura "hipergonadotrófica"

Gonadotrofinas elevadas (com FSH elevado, LH elevado ou normal) indicam insuficiência ovariana de origem baixa. O estradiol fica mais baixo.

Insuficiência ovariana congênita

Muito raramente, a insuficiência ovariana primária é genética: disgenesia gonádica ligada a X, dentre as quais a mais conhecida é a síndrome de Turner, que associa amenorreia primária, ausência de caracteres sexuais secundários, cariótipo X0 ou não ligado a X, como na ataxia-telangiectasia ou galactosemia congênita.

Insuficiência ovariana prematura

A insuficiência ovariana prematura, ou IOP (*Premature Ovarian Failure*, POF), é definida por amenorreia de mais que quatro meses que ocorre antes dos 40 anos e o FSH > 40 UI/L com dois exames com quatro semanas de intervalo. A amenorreia é acompanhada de hipoestrogenia clínica (rubores, insônia, astenia, dispareunia) de intensidade variável. O teste para progestativos é negativo.

Às vezes ela é autoimune, ocorrendo ao longo de uma doença de Basedow, doença de Addison ou de uma APS (*Autoimmune Polyendocrinopathy Syndrome*). Ela pode ser devida à castração cirúrgica, à quimioterapia (agentes alquilantes) ou à radioterapia.

Em mais de 80% dos casos, ela permanece idiopática, geralmente com um caracter familiar. Ela traz infertilidade difícil de ser tratada.

FSH normal e LH elevado: ovários policísticos

Uma concentração de FSH normal com LH elevado (relação LH/FSH > 2) evoca uma doença dos ovários policísticos (Stein-Leventhal), ao longo da qual a ovulação é rara e o LH de base elevada sem pico ovulatório. A doença se revela por espaniomenorreia. A anovulação é causa de esterilidade. A ecografia mostra dois grandes ovários microcísticos.

Os andrógenos plasmáticos aumentam, a Δ4-androstenediona plasmática se multiplica por 2 ou 3 com elevação paralela da testosterona. A concentração plasmática de E2 é normal na fase folicular, mas não varia ao longo do ciclo.

A injeção de GnRH (LH-RH) faz aumentar os valores de LH, enquanto a FSH responde pouco, permanecendo normal ou baixa.

Os adenomas gonadotróficos, desenvolvidos nas reservas das células que sintetizam o LH, o FSH e a subunidade alfa geralmente são "não secretantes" – antigamente eles eram classificados como adenomas cromófobos. Eles se manifestam por síndrome tumoral e seu diagnóstico se baseia em imagem. As concentrações de gonadotrofinas raramente estão elevadas. Não há hipergonadotrofinas "altas".

Hormônio folículo-estimulante (FSH) e hormônio luteinizante (LH) nos homens

Essas duas gonadotrofinas, o FSH (*Folliculo Stimulating Hormone*), ou folitropina, e o LH (*Luteinizing Hormone*), ou lutropina, estimulam as secreções testiculares. A FSH controla a espermatogênese agindo sobre os tubos seminíferos com poucos efeitos sobre a hormonogênese. A LH estimula a síntese e a secreção de testosterona pelas células de Leydig do testículo.

Objetivos da dosagem
Diagnóstico:
- de retardo pubertário;
- de impuberismo.

Valores de referência
A título indicativo, nos homens adultos.
▶ FSH: de 2 a 10 UI/L.
▶ LH: de 1 a 10 UI/L.

Clínica

FSH diminuído: hipogonadismos hipogonadotróficos

A diminuição das gonadotrofinas manifesta caracter hipogonadotrófico de um hipogonadismo. Este se revela na adolescência pelo retardo pubertário, ou seja, ausência de aumento do volume testicular e de pelos axilopubianos na idade de 14 anos. O diagnóstico se baseia em uma concentração de testosterona baixa, < 1 µg/L, e em concentrações de FSH e de LH baixas ou normais, apesar da baixa de testosterona.

- Pode-se tratar de uma síndrome de Kallmann-de Morsier em que o hipogonadismo se associa à anosmia com atrofia dos bulbos olfativos detectável com IRM. As formas ligadas a X (exclusivamente masculinas) são devidas a uma mutação do gene *KAL1*. As formas com transmissão autossômica dominante são devidas a anomalias de *KAL2* ou a genes que codificam o GnRH ou seu receptor. Pode-se tratar, ainda, de um hipogonadismo ligado à obesidade com mutação do gene da leptina. Frequentemente o hipogonadismo hipogonadotrófico permanece idiopático (HHI).
- Pode-se tratar de uma lesão hipofisária: tumor, hipofisite linfocitária, hemocromatose juvenil etc.

FSH elevado: hipogonadismos primários

Por outro lado, quando um hipogonadismo é acompanhado de uma elevação das gonadotrofinas (que geralmente afeta mais o FSH que o LH), estamos em presença de um hipogonadismo primário (de uma insuficiência testicular baixa).

Alguns hipogonadismos são congênitos: anorquidia, síndrome de Klinefelter (pequenos testículos, ginecomastia, tamanho grande, cariótipo XXY), doença de Steinert (distrofia miotônica de tipo 1), que se revela por volta dos 30 anos e é acompanhada de hipogonadismo hipergonadotrópico com oligospermia.

Outros são adquiridos, traumáticos (orquidotomia bilateral pós-traumática), secundários a torções do testículo ou à orquite bilateral que tenha evoluído para à atrofia testicular. Neste caso, o diagnóstico é clinicamente evidente.

Infertilidade

O FSH contribui para o prognóstico de oligozoospermia que são ainda mais graves quando o FSH é baixo.

Imunoglobulinas

O soro normal contém de 12 a 18 g/L de imunoglobulinas (Ig), que correspondem à multidão de anticorpos suscetíveis de reagir contra os antígenos encontrados ao longo da vida.

Elas são compostas por duas cadeias pesadas idênticas que pertencem a um dos cinco isotipos (alfa, mu, gama, ípsilon, delta) que definem a *classe* da Ig, e por duas cadeias leves idênticas (seja *kappa* ou *lambda*) que definem o *tipo* de Ig.

Secretadas pelas células B, as imunoglobulinas do soro são produtos de uma multidão de clones – um clone designa todas as células vindas de divisões sucessivas de um mesmo linfócito tendo adquirido uma especificidade imunológica. Quando, sob influências diversas (infecção, doença autoimune etc.), a produção de várias dentre elas é estimulada, forma-se hipergamaglobulinemia policlonal.

Acontece, também, de um só clone proliferar: imunoglobulina monoclonal. Ela se torna, então, individualizável sob a forma de um pico estreito na zona beta (IgA) ou gama da eletroforese.

Na imunofixação, que determina sua *classe* (cadeia pesada) e seu *tipo* (cadeia leve), a natureza monoclonal é confirmada sob aspecto da precipitação em faixa estreita e a presença de apenas uma cadeia leve, *kappa* ou *lambda*.

Objetivos da dosagem

Investigar uma imunoglobulina monoclonal:
- na presença de sinais clínicos de mieloma ou de doença de Waldenström;
- ou após a descoberta eventual de um pico estreito na eletroforese padrão.

> **Valores de referência no soro**
>
> (Também se pode dosar as imunoglobulinas na maioria dos líquidos biológicos.)
>
> *Eletroforese (EPS)*
> As Ig migram essencialmente na zona das gamaglobulinas. A concentração das gamaglobulinas determinada pela EPS é de 6 a 14 g/L.
>
> *Dosagem volumétrica (nefelometria)*
>
> *Nos adultos*
> - IgG: 8 a 16 g/L.
> - IgA: 1 a 4 g/L.
> - IgM: 0,5 a 2 g/L.
> - O IgE está presente em concentração inferior ao mg/L.
> - O IgD é praticamente ausente do soro.
>
> *Crianças*
> - O recém-nascido tem uma taxa de IgG idêntica a de um adulto (suas IgG são de origem materna).
> - Existem taxas muito baixas de IgM e de IgA produzidas por seu próprio sistema linfoide.
> - As IgG desaparecem progressivamente e, em 3 meses, um bebê não tem mais IgG.
> - A taxa de IgM do adulto é atingida apenas no fim do primeiro ano, a de IgG por volta dos 3 anos, a de IgA por volta dos 8 anos.

Clínica

Imunoglobulinas policlonais

O aumento global e difuso das gamaglobulinas é a anomalia mais frequente. Na eletroforese (*ver* Eletroforese das proteínas séricas), o gráfico mostra um aumento "em cúpula" das gamaglobulinas, às vezes com um aspecto de "bloco" β-γ.

Ele é observado em todas as infecções que favorecem a estimulação policlonal de linfócitos B:

- doenças hepáticas crônicas: hepatite crônica, hepatite autoimune, cirroses, CBP;
- síndromes inflamatórias crônicas infecciosas (supurações profundas, osteomielites, endocardites, HIV) ou parasitárias (leishmaniose);
- doenças autoimunes (LEAD, Sjögren, poliartrite reumatoide etc.) ou tumorais (LLC, linfomas).

Imunoglobulinas monoclonais

As imunoglobulinas monoclonais são produzidas em excesso após uma proliferação clonal B. Elas são reconhecidas na eletroforese pela presença de um pico estreito e simétrico na zona das betaglobulinas ou gamaglobulinas e confirmadas na imunofixação. As três principais causas são o mieloma, a doença de Waldenström, os MGUS.

Mieloma múltiplo (doença de Kahler)

Aparecendo nos adultos por volta dos 70 anos, o mieloma múltiplo é uma proliferação maligna de um clone plasmocitário que invade a medula óssea. Ele é levantado diante de dores ósseas causadoras de insônia, uma anemia arregenerativa, sinais que sugerem uma amilose, uma VS elevada com CRP normal. Em cerca de 20% dos casos, é uma descoberta de exame sistemático (hipercalcemia, por exemplo).

O diagnóstico se baseia:
- na presença, no soro, de uma imunoglobulina monoclonal, cuja imunofixação precisa a classe, IgG na maioria dos casos (60%), às vezes IgA (20%) ou de um fragmento de imunoglobulina monoclonal (cadeia leve livre) que passa na urina e pode ser dosada no plasma;
- em uma proliferação plasmocitária percebida pelo mielograma (com cariótipo) que mostra uma infiltração da medula óssea pelos plasmócitos distróficos, superior a 10% (critério menor) ou a 30% (critério maior);
- geodes múltiplos ou desmineralização difusa na radiografia.

Dois desses três critérios (lesões esqueléticas, plasmocitose medular, imunoglobulina monoclonal sérica) bastam para o diagnóstico.

As cadeias leves são duas vezes mais frequentemente de tipo kappa que lambda. A imunofixação das proteínas urinárias evidencia, em 90% dos casos, uma proteinúria de cadeias leves (proteinúria de Bence-Jones), ela precisa o tipo *kappa* ou *lambda*.

A dosagem da Ig monoclonal contribui ao prognóstico:
- pico de IgA inferior a 30 g/L, pico de IgG inferior a 50 g/L, proteinúria de Bence-Jones inferior a 4 g/24h possibilitam classificar um mieloma "estágio I";
- pico de IgA superior a 50 g/L, pico de IgG superior a 70 g/L, proteinúria de Bence-Jones superior a 12 g/24h o classificam "estágio III".

Prognóstico do mieloma: classificação de Salmon e Durie

	Estágio I	Estágio II	Estágio III
Ig monoclonal (g/L) – IgG	< 50	50-70	> 70
IgA	< 30	30-50	> 50
Cadeias leves urinárias	< 4 g por dia	4-12 g por dia	> 12 g por dia
Hb (g/dL)	> 10	8-10	< 8
Calcemia (mmol/L)	N	2,4-3	> 3
Lesões ósseas	0	1 a 3	> 3

A imunoglobulina monoclonal está na origem de complicações. Quando ela é muito abundante, pode provocar síndrome de hiperviscosidade sanguínea, necessitando de tratamento urgente. As cadeias leves podem-se depositar nos tecidos para formar a substância amiloide, provocando insuficiência renal aguda por precipitação intratubular.

Doença de Waldenström

Essa doença rara dos homens de 50 a 70 anos é uma proliferação linfocitária B monoclonal com invasão medular linfoplasmocitária e produção de uma IgM monoclonal com uma concentração sérica ultrapassando habitualmente 10 g/L.

Ela se revela por aceleração isolada da VS > 100 mm ou por anemia hemolítica por aglutininas frias, hemorragias cutaneomucosas, uma síndrome de hiperviscosidade sanguínea, uma neuropatia sensitiva periférica.

O diagnóstico é confirmado pelo mielograma que mostra a invasão linfoide polimorfa da medula e a imunofixação que evidencia o IgM monoclonal, mais frequentemente por cadeias leves *kappa* (80% dos casos). As outras imunoglobulinas são normais, raramente diminuídas. A urina contém uma proteína de Bence-Jones habitualmente < 1 g/24 h.

A evolução é lenta (média de sobrevida, cerca de 10 anos). A idade < 65 anos, hipoalbuminemia, elevação da β_2-microglobulina e citopenia agravam o prognóstico.

Leucemias linfoides

Uma imunoglobulina monoclonal (mais frequentemente uma IgM) é descoberta em 10% das leucemias linfoides crônicas.

Doença das cadeias pesadas

As doenças das cadeias pesadas se caracterizam pela produção de Ig monoclonal formada por cadeias pesadas incompletas e sem cadeias leves. A cadeia secretada pode ser α, γ ou μ.

Apenas a doença das cadeias pesadas α (em que as cadeias α são incompletas), que é um linfoma do MALT do intestino delgado observado no mediterrâneo, não é rara. As duas outras, a doença das cadeias γ, próxima da doença de Waldenström, e a doença das cadeias μ, próxima de uma LLC, são muito raras.

Gamopatia monoclonal de significação indeterminada (*Monoclonal Gammapathy of Undetermined Signifiance* ou MGUS)

A descoberta de uma imunoglobulina monoclonal é frequente, sobretudo após os 60 anos, e aumenta com a idade. Ela não é sinônimo de malignidade do clone linfocitário. As imunoglobulinas monoclonais "benignas" (as

MGUS) são 100 vezes mais frequentes que os mielomas múltiplos – a prevalência das MGUS é de 3 a 4% após 60 anos e de 5 a 8% após 80 anos.

As MGUS podem acompanhar doenças autoimunes, hepatites crônicas. Geralmente elas são isoladas nos indivíduos com mais de 50 anos, cuja rapidez de sedimentação é elevada. A imunoglobulina monoclonal é pouco aumentada (IgG < 25 g/L, IgA < 10 g/L). As outras imunoglobulinas policlonais séricas são normais ou pouco diminuídas. A infiltração medular plasmocitária é < 10%. Não há anemia, hipercalcemia, lesões ósseas, nem acometimento renal.

As gamopatias monoclonais de significação indeterminada podem evoluir para um mieloma e por vezes são qualificadas como "estado pré-mielomatoso indolor". O risco é de cerca de 1% ao ano – o que significa que em 25 anos um quarto dos pacientes faz um mieloma. Entre os marcadores preditivos dessa evolução figuram o tamanho do pico (> 15 g/L), a classe da imunoglobulina (não G), a relação das cadeias leves livres *kappa/lambda* (normalmente compreendida entre 0,26 e 1,65).

> Diagnóstico de uma MGUS:
> - paciente assintomático, sem lesões ósseas radiológicas;
> - calcemia normal, creatinina normal, β_2-microglobulina normal, hemograma normal;
> - imunoglobulina monoclonal (IgG em 75% dos casos) pouco aumentada (IgG < 25 g/L);
> - outras frações não diminuídas na dosagem volumétrica;
> - proteinúria nula ou fraca, < 1 g por dia;
> - plasmocitose medular < 10% e ausência de distrofias plasmocitárias.

Hipogamaglobulinemias

Sinais

As hipogamaglobulinemias se manifestam por infecções bacterianas recorrentes. Elas são definidas por concentração de gamaglobulinas inferior a 5 g/L. Na eletroforese, o gráfico é plano na zona das gamaglobulinas.

Nos adultos

Elas são observadas ao longo de leucemias linfoides em idosos, após tratamento imunossupressor, em caso de fuga proteica renal (síndrome nefrótica) ou digestiva (enteropatia exsudativa).

Em cerca de 15% dos casos de mieloma, os plasmócitos secretam apenas cadeias leves de imunoglobulinas; a eletroforese das proteínas não detecta o pico, mas uma hipogamaglobulinemia. As cadeias leves passam nas urinas (proteinúria de Bence-Jones).

Nas crianças

Elas podem manifestar déficit imunitário.

Déficit congênito em IgA

O déficit em IgA é o mais frequente dos déficits imunitários congênitos. Geralmente permanece assintomático, sem complicação. Ele também pode favorecer infecções respiratórias ou digestivas, mais raramente doenças alérgicas.

Ele está, estatisticamente, associado às doenças autoimunes.

O diagnóstico baseia-se na quase ausência ou na evidente diminuição das IgA com concentrações normais de IgG e de IgM.

O tratamento consiste em curas de antibioticoterapias preventivas.

Agamaglobulinemia ligada ao X (Bruton)

A doença de Bruton está ligada à ausência de produção de imunoglobulinas causada por defeito de maturação dos linfócitos B após mutação do gene *BTK* que codifica a tirosina quinase de Bruton. Seu modo de transmissão é recessivo, ligado ao X.

Ela se manifesta por infecções recorrentes das vias respiratórias e/ou digestivas e cutâneas. A dosagem das imunoglobulinas mostra déficit maior relacionado com todas as classes de imunoglobulinas; a medula óssea não contém plasmócitos.

O tratamento requer administração regular de imunoglobulinas.

Propriedades de algumas imunoglobulinas monoclonais

Uma IgG monoclonal pode:
- ser crioprecipitável (*ver* Crioglobulinas);
- ter atividade de anticorpos dirigida contra um antígeno dos eritrócitos (*ver* Aglutininas frias e Coombs (teste de)") ou um antígeno cardiolipídico (VDRL$^+$) (*ver* Anticorpos antifosfolipídeos);
- ter atividade antimielina e provocar neuropatia periférica (é o caso no mieloma).

Imunoglobulinas E (IgE)

As IgE (E para "eritema") estão envolvidas nos estados de hipersensibilidade imediata. Entre as doenças alérgicas, a alergia IgE-dependente diz respeito a muitas asmas e rinites, a maioria das alergias alimentares e aquelas aos venenos das *hymenopteras*. A identificação, no soro, de IgE "específica" que reagem a uma mistura de alergênicos ou a determinado alergênico contribui para a entrevista alergológica.

> **Valores de referência**
>
> As IgE circulantes totais são dosadas geralmente por ELISA. Sua concentração é muito fraca. Diferentemente das outras imunoglobulinas, os resultados são expressos em unidades internacionais. Os valores geralmente admitidos são os seguintes:
> ▶ Nos adultos: < 150 UI/mL.
> ▶ Nas crianças com menos de 3 anos: < 40 UI/mL. Os valores aumentam com a idade. Elas atingem os valores de adulto por volta dos 8-10 anos.
>
> Esses valores podem variar muito em função da idade e de vários fatores do entorno. Em um mesmo indivíduo, as concentrações sofrem variações significativas ao longo dos anos.

Clínica

Em matéria de alergia, o questionário tem um papel fundamental (++ +); é ele que orienta os exames biológicos: testes cutâneos e dosagens das IgE.

Testes cutâneos

Os testes cutâneos evidenciam a presença de IgE específicas fixadas na superfície dos mastócitos cutâneos.

O mais utilizado é o *prick-teste*, que consiste em picar através de uma gota de alergênico colocada na pele do antebraço para, então, observar a resposta de hipersensibilidade sob a forma de uma urticária papular. A leitura se faz após 20 minutos. Os testes cutâneos são realizáveis desde jovem. Eles necessitam de interrupção dos anti-histamínicos uma semana antes.

Dosagem das Ig totais

Nos adultos, a dosagem das IgE totais contribui muito pouco com o diagnóstico de alergia, uma vez que é muito pouco específica. Pode-se observar aumento das IgE totais nas doenças tanto diversas como parasitárias (bilharzíases, filarioses, ascaridíase), a sarcoidose, a aspergilose pulmonar, os linfomas de Hodgkin, muito raros déficits imunológicos (doença de Buckley: eczema crônico, infecções recorrentes por estafilococos, IgE elevadas).

Para o seguro-saúde, a dosagem das IgE totais não pode ser prescrita "durante uma avaliação alérgica que compreenda a dosagem de IgE específica".

Nas crianças com menos de 3 anos, a dosagem de IgE totais pode ser solicitada quando houver suspeita de doença atópica sem orientação etiológica precisa. A dosagem de IgE total é inútil em caso de alergia alimentar clinicamente comprovada. A dosagem de IgE total não é indicada além de 3 anos.

Teste de orientação: IgE específica de um grupo de alergênico

Esses testes investigam IgE específicas de alergênicos presentes nas *composições* constituídas seja dos principais pneumoalergênicos (AlaTOP®, Phadiatop® etc.), seja de alergênicos alimentares (Trophatop®). Eles dão uma resposta qualitativa: o teste é positivo, negativo ou duvidoso – sem identificação do alergênico implicado.

As dosagens de IgE específicas de grupo são testes de orientação, úteis para médicos que não são alergologistas.

Alergia alimentar

Para descobrir uma alergia alimentar em crianças com menos de 3 anos, os testes incluem os alergênicos alimentares mais frequentemente encontrados nessa idade: leite de vaca, ovo, trigo, amendoim, peixe, avelã etc. Nas crianças maiores, os testes de orientação compreendem, geralmente, alergênicos alimentares associados a pneumoalergênicos, já que a presença de uma sensibilização a pneumoalergênicos pode orientar para certos tipos de alergia alimentar.

Para os adultos, os testes de orientação de alergia alimentar são constituídos de vários alergênicos alimentares (*rosaceae*, *apiaceae*, frutas do grupo látex). Eles são pouco indicados em função da grande diversidade de alimentos de origem vegetal implicados na alergia alimentar do adulto e da frequência das sensibilizações policlínicas cruzadas.

Alergia respiratória

Por outro lado, os testes de investigação de alergia respiratória que utilizam composições de aeroalergênicos (ácaros, pelos de animais domésticos, mofo, polens) são bem correlacionados com o diagnóstico clínico de alergia e são indicados em caso de asma ou rinite, qualquer que seja a idade.

IgE específica de apenas um alergênico, IgE monoespecífica

A investigação de um anticorpo sérico IgE monoespecífico é indicada para determinar a responsabilidade de um alergênico quando os testes cutâneos – que devem ser privilegiados – não são possíveis (dermatose evolutiva) ou não interpretáveis (demografismo, arreatividade cutânea) ou, ainda, quando os testes de provocação são perigosos (alguns alimentos ou fâneros de animais).

Eles também são indicados em caso de discordância entre os resultados dos testes cutâneos e a história clínica, ou para estabelecer um valor de referência antes de uma dessensibilização.

Métodos

A investigação é realizada por métodos automáticos, provenientes do RAST (*RadioAllergoSorbent Test*) hoje abandonado.

Quase 500 alergênicos podem ser testados, ácaros, alergênicos relacionados com o trabalho, insetos, medicamentos, parasitas, polens, a sensibilidade e a especificidade das dosagens variam de um alergênico a outro. A responsabilização pelo seguro-saúde é limitada a cinco pneumoalergênicos e/ou alergênicos alimentares.

Os resultados são expressos de maneira diferente, segundo os fabricantes. Geralmente eles são dados em kU/L com uma escala de correspondência entre as unidades e as classes que vai de 0 a 5, 6 ou 8 (classe 0: IgE específica indetectável, ausência de sensibilidade ao alergênico; classe 6: concentração muito forte de IgE, forte sensibilidade ao antígeno).

Interpretação

A presença, no soro, de uma IgE específica de determinado alergênico não implica existência de alergia diante desse antígeno; ela pode indicar uma simples sensibilização ou manifestar resposta a um alergênico em caso de reações cruzadas. Inversamente, a negatividade da dosagem não é suficiente para excluir a responsabilidade do alergênico se ela foi estabelecida em outros exames.

A descoberta de valores elevados de IgE específica para o ovo, o amendoim e o peixe conduzem, geralmente, a um apoio alergológico. A diminuição progressiva das IgE específicas ao longo de uma dessensibilização é argumento em favor de sua eficácia e um índice útil para decidir a interrupção.

Valores limiares de IgE específicas para a clara do ovo, a gema do ovo, o leite de vaca, o amendoim, o peixe e as nozes foram propostos a fim de evitar a prática de testes de provocação oral, tendo esses valores limiares sido definidos com uma probabilidade de 95% de ter um teste de provocação positivo. Então foram publicados valores limiares diferentes de um grupo a outro. A *Haute Autorité de Santé* aconselha que não se baseie nesses valores para decidir uma alergia alimentar.

Inflamação (marcadores da)

Em caso de inflamação, muitas proteínas são sintetizadas pelo fígado, sob influência de citocinas pró-inflamatórias: a ceruloplasmina, a proteína C reativa (CRP), a ferritina, o fibrinogênio, a haptoglobina, a alfa glicoproteína ácida. Sua dosagem ajuda a reconhecer uma síndrome inflamatória dentre a diversidade de quadros clínicos. São, entretanto, marcadores imperfeitos, geralmente apenas confirmar uma impressão clínica já basta.

Sua cinética é diferente de uma proteína para outra: a CRP, a procalcitonina podem atingir valores muito elevados em poucas horas; mas outros marcadores como o fibrinogênio, a haptoglobina, a alfa glicoproteína ácida só se elevam tardiamente e de maneira menos intensa. Mais tardias ainda são a fração C3 do complemento e a ceruloplasmina. Muito poucos são os marcadores específicos: a haptoglobina também é um marcador da hemólise, a alfa glicoproteína ácida é um marcador de dano tubular.

Objetivos da dosagem
- Ligar a uma inflamação uma febre inexplicada prolongada, poliartralgia, mialgias, uma uveíte, uma secura bucal.
- Acompanhar a evolução de doença inflamatória, avaliar a resposta ao tratamento.

A dosagem da CRP é hoje a mais prática (ver C-reativa proteína (CRP).

Valores de referência
Principais proteínas da inflamação

Proteínas	Nos adultos	Tempo de surgimento	Meia-vida
CRP	< 0,010 g/L	6 a 12 h	12 h
Alfa-1-glicoproteína ácida	0,5 a 1,25 g/L	24 a 48 h	3 a 6 dias
Haptoglobina	1 a 2 g/L	24 a 48 h	3 a 6 dias
Fibrinogênio	2 a 4 g/L	> 48 h	
Alfa-1-antitripsina	1,5 a 3 g/L	> 48 h	
Ferritina	30 a 280 µg/L	> 48 h	
Transferrina	2 a 3 g/L	> 48 h	

Inibidor da C1 esterase (C1-INH)

O inibidor da C1 esterase (C1-INH) regula a via clássica de ativação do complemento (*ver* Complemento). Na sua ausência, a via clássica do complemento permanece ativa em caso de agressões diversas, e a clivagem do fator C4 e do fator C2 libera peptídeos vasoativos responsáveis pela formação de edemas.

> **Valores de referência**
> Dosagem do C1-INH antígeno (imunonefelometria).
> ▶ Entre 150 e 350 mg/L em média.
> (Alguns laboratórios exprimem resultados em % de seu normal.)

Clínica: angioedema por bradicinina

O déficit em C1-INH é responsável pelo angioedema por bradicinina (antigamente chamado edema angioneurótico).

A doença se manifesta em edemas de repetição, brancos, moles, não pruriginosos, da pele (edema de Quincke) e/ou das mucosas, aparecendo brutalmente, durante de algumas horas a alguns dias, ou através de crises dolorosas abdominais ou de síndromes oclusivas (quando os edemas atingem as mucosas digestivas). Ela é temida em função do risco de edema mortal da glote que ela comporta. Esse risco é máximo após extrações dentárias, endoscopias brônquicas ou digestivas.

O angioedema pode ser hereditário, de transmissão autossômica dominante (cerca de 80% dos casos), ou adquirido em decorrência de anticorpos anti-C1-INH sintetizados ao longo de doenças autoimunes ou de síndromes linfoproliferativas.

O diagnóstico se baseia na diminuição da concentração de C4 (< 150 mg/L) e em C1-INH (> 30% do valor normal).

O déficit em C1-INH pode ser devido a um déficit quantitativo (angioedema de tipo 1, de longe o mais frequente) ou a um déficit funcional (tipo 2). A concentração de C1q fica diminuída nas formas adquiridas e normal nas formas hereditárias.

Retrato biológico de um angioedema por bradicinina:
- complemento total (CH50) normal fora das crises;
- dosagem volumétrica (nefelometria):
  - de C3: normal;
  - de C4: muito baixa;
  - de C1-INH: de 0 a 30% do valor normal em 90% dos casos (tipo 1).
- se a dosagem volumétrica de C1-INH for normal (tipo 2), a dosagem funcional mostra que sua função está alterada.

INR (*International Normalized Ratio*): razão internacional normalizada

A medida do tempo de Quick (ou taxa de protrombina ou TP) é utilizada para adaptar os tratamentos para os AVK (varfarina®, Previscan®, Sintron®), já que três dos quatro fatores de coagulação vitamina K-dependentes que deprimem esses anticoagulantes orais (o II, o VII, o X) são medidos pela TP.

Essa medida depende da tromboplastina utilizada (geralmente imposta pelos fabricantes de máquinas que medem a TP) podendo, então, variar de um laboratório a outro. Para harmonizar os resultados foi desenvolvido um índice denominado ISI (Índice de Sensibilidade Internacional), que compara a tromboplastina utilizada pelo laboratório com uma tromboplastina internacional padrão. O ISI da tromboplastina de referência é 1.

O INR é a relação entre o tempo de Quick do doente com a marca (expressa a cada dois segundos) elevada à potência ISI, segundo a fórmula:

$$INR = \left(\frac{\text{Tempo do doente}}{\text{Tempo da marca}} \right)^{ISI}$$

O INR compara, então, a TP de um paciente com a de um indivíduo que não recebeu AVK. Em um indivíduo não tratado, o INR é 1. Quanto mais um paciente tratado com AVK é hipocoagulado, mais a INR aumenta e ultrapassa 1.

Desde 2003, a INR é, na França, o único teste regulamentar recomendado para acompanhar os tratamentos pelos AVK.

Valores de referência

O INR é de 1 quando, o ISI sendo 1, o tempo de Quick do doente é igual ao da marca.

Em um indivíduo normal não tratado
▶ O INR se situa entre 0,8 e 1,2.

Em um paciente tratado com AVK
▶ Um INR inferior a 2 indica dose insuficiente.
▶ Um INR superior a 5 indica risco hemorrágico maior.

Conduta de um tratamento por AVK

Início do tratamento

Os tratamentos por AVK são iniciados com dose média, geralmente 1 comprimido por dia, tomado, preferencialmente, à noite. O primeiro IRN de controle é realizado em 48 horas.

Os ajustes são feitos em seguida com 1/4 de comprimido ou 1/2 comprimido, segundo o medicamento, em função dos resultados dos exames realizados 2 vezes por semana até que o INR-"alvo" seja obtido em duas medidas consecutivas. Os exames, então, são feitos todas as semanas, depois todos os meses.

Alvo

O INR-alvo depende da doença para qual o tratamento é prescrito. Na maioria dos casos, ele deve se situar entre 2 e 3. Em alguns casos, ele é mais elevado, entre 3 e 4,5, segundo a tabela seguinte.

INR-alvo

Indicações	INR
– Tratamento na fase aguda de uma trombose ou de embolia pulmonar – Prevenção das embolias sistêmicas em caso de infarto do miocárdio, de cardiopatia valvular, de parada cardíaca por fibrilação auricular – Prevenções primárias e secundárias das tromboses venosas	2 a 3
– Próteses valvulares mecânicas – Embolias sistêmicas recorrentes – Trombose associada a antifosfolipídeos	3 a 4,5

Quando um tratamento com AVK é substituído por uma heparinoterapia, esta última é acompanhada ao menos até que o INR-alvo seja obtido em duas dosagens consecutivas. Quando uma heparinoterapia é substituída por tratamento oral (cirurgia), a heparina é iniciada quando o INR medido após a interrupção de AVK for < 1,25.

Acompanhamento e interrupção

O risco hemorrágico cresce com o aumento de INR, que não deve ultrapassar 5.

Vários medicamentos interferem nos AVK. O INR deve ser medido 3 ou 4 dias após a introdução ou interrupção de um novo medicamento. O mesmo vale para doenças intercorrentes e distúrbios digestivos.

É inútil – contrariamente à ideia geral – interromper os AVK diminuindo progressivamente as doses. Quando os AVK são interrompidos bruscamente, seus efeitos se enfraquecem de modo progressivo.

Dispositivos de automedição de INR estão disponíveis atualmente, permitindo o controle em casa dos tratamentos pelos AVK. A HAS recomenda o uso apenas em pacientes crianças tratadas por longo período com AVK.

Acompanhamento de um tratamento com AVK*:
- INR: 2,5: ideal!
- INR < 2: anticoagulação insuficiente.
- INR > 3: excesso de anticoagulante.
- INR > 5: risco hemorrágico.

*Exceto valvulopatia ou prótese valvular.

Insulina

A insulina é o único hormônio hipoglicemiante. Ela é secretada pelo pâncreas, sob a forma de uma pró-insulina que é clivada em insulina e peptídeo C. Em resposta a uma ingestão alimentar com carboidratos, sua concentração sobe no sangue com pico em cerca de 30 minutos e um retorno à normalidade em cerca de 90 minutos. O jejum diminui a secreção de insulina.

Precauções com o exame

Sangue coletado com tubo seco ou EDTA. Evitar hemólise, que diminui a concentração de insulina.

Os diabéticos tratados com insulina (mesmo humanos) podem desenvolver anticorpos anti-insulina, que modificam a dosagem de insulina total sérica. Neste caso, dosar a insulina em líquido sobrenadante após ter precipitado as imunoglobulinas pelo polietileno glicol (PEG). Imediatamente após o exame.

Valores de referência

Os resultados são dados, geralmente, em µUI; pmol em algumas técnicas de dosagem. No plasma.

Insulina
- 2 a 17 µUI/mL (14 a 117 pmol/L) em jejum.
- 60 a 120 µUI/mL entre 30º e o 60º minuto de teste hiperglicêmico provocado.

Pode-se fixar (em média)
- Pró-insulina: 8 pmol/L, 1,2 µUI/mL.
- Insulina: 40 pmol/L, 6 µUI/mL.
- Peptídeo C: 400 pmol/L.

Clínica

Diabetes melito

No diabetes melito tipo 1, a insulinemia é diminuída ou muito baixa em jejum e não aumenta ao longo de uma hiperglicemia provocada. Ela é normal ou elevada no diabetes tipo 2. A dosagem de insulina – inútil para o diagnóstico ou acompanhamento do diabetes melito – é utilizada apenas no âmbito de pesquisas.

Hipoglicemias

Nesidioblastose (insulinomas)

As nesidioblastoses são tumores, mais frequentemente benignos e únicos, do pâncreas, que secretam insulina. Elas se revelam por hipoglicemias severas inferiores a 2,20 mmol/Ls se manifestando por distúrbios neurológicos pela manhã em jejum ou com esforço, e ganho de peso.

O diagnóstico é dado após teste de jejum de 72 horas feito em um serviço especializado (ele é positivo duas vezes em três desde a 24ª hora). Em caso de insulinoma, a glicemia diminui, enquanto que a insulinemia permanece normal ou pouco diminuída, inadaptada à glicemia. A concentração de pró-insulina geralmente é mais elevada que a da insulina com uma relação pró-insulina/insulina > 0,25. O peptídeo C elevado confirma que não se trata de uma hipoglicemia factícia.

O adenoma é, mais frequentemente, de tamanho pequeno (menos de 2 cm). Sua localização pré-operatória é, entretanto, possível utilizando-se ecografia e ecoendoscopia.

Hipoglicemias factícias

As hipoglicemias factícias, causadas por injeção clandestina de insulina, surgem em jejum, mas também em pós-prandial, o que chama a atenção. Apesar da hipoglicemia, a insulina é elevada ou normal quando o peptídeo C é muito baixo ou inexistente (*ver* Peptídeo C).

Iodo (iodúria)

O iodo provindo da alimentação é necessário para a síntese dos hormônios tireoidianos. A medida da iodúria, boa marca da ingestão de iodo, possibilita detectar sobrecargas (medicamentosas) e carências (nas mulheres grávidas).

Precauções com o exame

A dosagem (delicada) de iodemia plasmática não é mais realizada. Para dosagem dos iodetos urinários, coletar as urinas de 24 horas sobre HCl a 1% em um bocal lavado com água desmineralizada.

> **Valores de referência**
>
> A título indicativo.
> - Iodemia (iodo proteico): 40 a 100 µg/L (300 a 800 nmol/L).
> - Iodúria: 100 a 300 µg/24 h (800 a 2.400 nmol/24 h), em todo caso > 100 µg/24 h, o que corresponde às necessidades cotidianas.
>
> *Fator de conversão:*
> - µg × 7,87 = nmol.
> - nmol × 0,127 = µg.

Clínica

Sobrecargas de iodo

As sobrecargas de iodo são observadas após injeções de produtos de contraste iodados, após tratamento com alguns medicamentos, principalmente a amiodarona (Cordarone®: 75 mg de iodo por comprimido). Elas podem ser responsáveis por uma tireotoxicose.

Pode-se tratar da transformação de um bócio multinodular, bócio multinodular tóxico ou de um hipertireoidismo isolado. No primeiro caso, a tireoide está hipervascularizada na ecografia e a cintilografia mostra zonas de fixação; no segundo, a ecografia está hipoecoica e a cintilografia branca.

A iodúria – aumentada durante toda a duração do tratamento – persiste após sua pausa até o desaparecimento completo da impregnação tecidual adiposa e muscular.

Atenção!
Não confundir os hipertireoidismos por Cordarone®: com a repercussão biológica habitual desse tratamento!
Sob Cordarone®:
- o T4 livre é elevado, já que a cordarone inibe a deiodinação periférica do T4 (pela monodeiodinase de tipo 1) para o T3 para benefício da rT3;
- o T3 livre é diminuído ou normal;
- o TSH é normal ou ligeiramente elevado.

A administração a longo prazo de amiodarona também pode conduzir (principalmente em mulheres mais velhas predispostas que tenham anticorpos antitireoperoxidase) a um hipotireoidismo, geralmente associado a tireoidite autoimune.

Mulheres grávidas

Nas mulheres grávidas, a necessidade de iodo aumenta, passando a 200 µg por dia. Uma carência relativa pode-se manifestar na mãe por um bócio, elevação do TSH e hipotireoidismo fetal.

A HAS recomenda dosar o TSH nas mulheres suscetíveis de ter carência de iodo e de tratar aquelas em que a TSH é > 3UI/L, o valor-alvo sendo fixado em 2,5 UI/L.

Estudos epidemiológicos

A carência de iodo é muito comum no mundo (África, América Andina, Índia). Ela é investigada pela medida da iodúria. De acordo com a OMS, uma ingestão alimentar ideal de iodo se traduz por iodúria entre 100 e 200 µg/24 h. Uma carência leve é levantada para valores compreendidos entre 50 e 99 µg/j, uma carência moderada para valores entre 20 a 49 µg/L, uma carência severa abaixo de 20 µg/j.

Em caso de carência leve, eutireoidismo geralmente é mantido. Uma carência moderada leva a um hipotireoidismo infraclínico com TSH aumentado, produção preferencialmente de T3 ao invés de T4, geralmente um bócio. Uma carência severa provoca hipotireoidismos primitivos com bócio difuso ou multinodular, retardos mentais.

A carência de iodo é prevenida, na França, pela iodificação do sal de mesa.

Medicina do trabalho

Uma iodúria > 400 µg/24 h indica exposição anormal ao iodo.

Ionograma plasmático

O ionograma plasmático, ou dosagem dos principais eletrólitos do plasma, é de prática corrente, já que possibilita avaliar a hidratação e o equilíbrio ácido-base.

Valores de referência

Cátions

	mmol/L	mEq/L
Na^+	142	142
K^+	5	5
Ca^{++}	2,5	5
Mg^{++}	1	2
Outros		1
Total		155

Ânions

	mmol/L	mEq/L
Cl^-	102	102
HCO_3^-	27	27
Fosfatos	1	2
Proteínas		16
Outros	4,5	8
Total		155

Clínica

Referir às fichas consagradas a cada um dos eletrólitos: bicarbonatos, cálcio, cloro, fosfatos, potássio, sódio.

Hiato aniônico (TA)

O hiato aniônico (TA) plasmático representa a diferença entre os cátions medidos e os ânions medidos. Essa diferença se deve ao fato de que as análises biológicas medem a maioria dos cátions, mas um número mais restrito de ânions. Considerando que o sódio e o potássio são os principais cátions medidos e que o cloro e o bicarbonato são os principais ânions medidos, o hiato aniônico é dado pela fórmula:

$$TA = (Na^+ + K^+) - (Cl^- + HCO_3^1).$$

Ela corresponde, essencialmente, a ânions protídicos difíceis de serem dosados. Ela deve ser ajustada à albuminemia: qualquer baixa de 10 g de albuminemia diminui o hiato aniônico em cerca de 2,5 mmol/L.

No hiato aniônico "simplificado", o potássio não é levado em conta:

$$TA\ "simplificado" = Na^+ - (Cl^- + HCO_3^1).$$

> **Valores de referência**
> *Hiato aniônico*
> ▶ TA = 16 ± 4 mmol/L.
> ▶ TA "simplificado" = 12 ± 4 mmol/L.

Acidoses metabólicas

Em caso de acidose metabólica (*ver* Bicarbonatos), o cálculo do hiato iônico difere:
- as acidoses metabólicas com hiato aniônico aumentado, ou *normoclorêmica*, ligadas a um consumo de bicarbonatos que diminuem na coluna dos ânions → o TA se corrói;
- as acidoses metabólicas com hiato aniônico normal, ditas *hiperclorêmicas*, ligadas à perda de bicarbonatos em que os bicarbonatos são substituídos por cloro na coluna dos ânions → o TA não muda.

Acidoses normoclorêmicas

As acidoses normoclorêmicas são as mais habituais e as mais urgentes.

As principais são as acidoses endógenas. O contexto clínico possibilita reconhecê-las facilmente: cetoacidose diabética, acidose láctea, acidose das insuficiências renais crônicas evoluídas.

Na ausência de causa endógena, é preciso pensar em acidose tóxica. Entre as mais frequentes figuram as intoxicações com metanol (álcool para combustão), com etileno glicol (anticongelante), com clorocina e com Dépakine®, estas duas últimas são acompanhadas de uma hiperlactatemia.

Acidoses hiperclorêmicas

As acidoses com hiato normal ou pouco aumentado, ditas hiperclorêmicas, são devidas a perdas digestivas ou renais de bicarbonatos:
- as perdas digestivas de bicarbonatos são observadas ao longo das diarreias crônicas;
- as perdas urinárias de bicarbonatos são devidas às acidoses tubulares renais (*ver* Bicarbonatos).

Diminuições do hiato aniônico

A diminuição do hiato aniônico, raro, não tem grande interesse semiológico. Ela é observada:
- em caso de aumento dos cátions impossíveis de dosar, como na intoxicação em massa pelo lítio (com litiemia > 3 ou 4 mmol/L);
- em caso de redução dos ânions impossíveis de dosar, como nas grandes hipoalbuminemias (cirroses, síndromes nefróticas, desnutrições severas).

Osmolaridade plasmática

A pressão osmótica do plasma pode ser medida por crioscopia. Ela, habitualmente, é fornecida por aparelhos. Caso contrário, é possível de ser estimada, aproximadamente, com maior rapidez com ajuda da fórmula:

Osmolaridade plasmática (em mOsm/kg) = Natremia (em mmol/L) × 2 + 10.

Essa fórmula só é válida quando as concentrações de glicose e de ureia ficam próximos a normalidade. Se não for o caso, a osmolaridade é calculada da seguinte forma:

Osmolaridade plasmática = Natremia (em mmol/L) × 2 + Glicemia (em mmol/L) + Ureia (em mool/L) + eventualmente Álcool (em mmol/L).

> **Valores de referência**
> *Osmolaridade plasmática*
> ▶ 290 a 300 mOsm/kg de água.

Hiperosmolaridade plasmática

A hiperosmolaridade é rara, mas grave, fazendo correr elevado risco de mortalidade (na ordem dos 30%).

É o sinal mais dos "comas" hiperosmolares que surgem nos indivíduos que sofrem de um diabetes tipo 2. Eles se traduzem por distúrbios da consciência associados à desidratação global. Não há polipneia.

A osmolaridade é > 350 mmol/L, a glicemia elevada > 6 g/L (33 mmol/L). A natremia corrigida (Na medido (em mmol/L) + 1,6 × [Glicemia (em g/L) – 1]) é aumentada. Não há cetose nem acidose (pH > 7,30).

A hiperosmolaridade é observada, sobretudo, nos indivíduos mais velhos, quando os aportes insuficientes de água não corrigem as perdas hídricas. A osmolaridade provoca uma sensação de sede que, se satisfeita, a corrige logo. A hiperosmolaridade é observada somente em paciente privados da possibilidade de beber: confusos, comatosos, de cama, idosos abandonados, operados mal cuidados. Ela é considerada como um indício de negligência nas instituições para pessoas idosas.

Hipo-osmolaridade plasmática

Uma hipo-osmolaridade plasmática pode ser devida à diminuição do capital sódico após perdas urinárias (mais comumente diuréticas, insuficiência suprarrenal aguda) ou digestivas (aspirações, vômitos, diarreias).

Ela pode ser o reflexo de retenção de água pura, como na realização de sobrecargas hídricas nos anúricos, as perdas hipotônicas corrigidas por água pura (vômitos), sobretudo as secreções inapropriadas de ADH (*ver* Sódio sanguíneo).

Ionograma urinário

A medida da concentração dos eletrólitos na urina (sódio, potássio, cloreto) associada a da osmolaridade e do pH contribui para o diagnóstico das desordens eletrolíticas. Mais frequentemente, o ionograma urinário se reduz à determinação do sódio e do potássio, sendo o cloreto difícil de interpretar.

Precauções com o exame

Coleta da urina de 24 horas controlada pela medida da creatinina.

Em alguns casos particulares, dosagem do sódio e do potássio em uma micção.

Valores de referência

Não há valores fixos para os eletrólitos urinários, uma vez que o rim adapta, permanentemente, a excreção dos diferentes solutos no aporte alimentício.
Em estado estável, na ausência de diarreia ou de suores abundantes, em indivíduo que se alimenta normalmente:
- Sódio: 50 a 300 mmol/24 h.
- Potássio: 25 a 130 mmol/24 h.
- Cloreto: 50 a 250 mmol/24 h.

Os rins são capazes de modificar muito esses valores: de 0 a 400 mmol/24 h para o sódio e o cloreto e de 50 a 200 mmol/24 h para o potássio em função dos aportes.

Nas crianças com menos de 2 anos
Foi proposto o estabelecimento de valores dos eletrólitos da creatinina urinária:
- Na/creatinina: 6,2 a 40,7 (razão molar).
- K/creatinina: 2,5 a 20,6 (razão molar).

Osmolaridade urinária

Em indivíduo normal, a osmolaridade urinária pode ser estimada por cálculo a partir da fórmula seguinte:

$$U_{osm} \text{ (mOsmol/kg)} = [(Na + K) \times 2] + \text{Ureia}$$

A osmolaridade urinária é um marcador do funcionamento tubular. Em indivíduo normal cujos tubos estão intactos e no qual a ADH é presente, a urina excretada é hipertônica, quase duas vezes a do plasma (600 a 800 mOsm/L).

Ela pode variar muito: de 50 mOsm/L, para urina muito diluída (diabetes insípido), a 1.200 mOsm/L, para urina muito concentrada. Sua medida pode ser útil para julgar o nível de secreção de ADH.

Natriurese

A natriurese é o débito urinário do sódio. Ela varia, como dissemos, com os aportes de sódio, se situando entre 100 mmol (ou 6 g de sal) e 200 mmol (ou 12 g de sal) por 24 horas. As saídas extraurinárias por via digestiva (0,5 a 5 mmol/24 h) e pelo suor (15 a 20 mmol/24 h) são muito fracas.

O estudo da natriurese é útil para localizar a depleção sódica:
- em casos de perdas extrarrenais (digestivas), a natriurese é fraca, inferior a 10 mEq/L em 24 horas e a razão Na/K urinária (normalmente < 1 se torna < 1);
- em caso de perdas renais, a natriurese é superior a 20 mEq/L em 24 horas, apesar da depleção sódica, e a razão Na/K urinária fica > 1;
- em caso de hiponatremia, a natriurese é conservada quando o poder de diluição da urina é perdido (secreção inapropriada de hormônio antidiurético); a natriurese diminui nos outros casos.

A determinação da natriurese é interessante para apreciar o acompanhamento de um regime hipossódico, a natriurese deve ser baixa, inferior a 50 mmol (3 g de sal).

Natriúria

A natriúria é a concentração do sódio urinário. Ela pode ser utilizada em urgência, para afirmar o caráter funcional ou orgânico de uma insuficiência renal aguda, quando o contexto clínico não o possibilita:
- na IRA funcional, a reabsorção proximal e distal do sódio por túbulos intactos é intensa:
  - a natriúria é, portanto, baixa, < 20 mmol/L;
  - a razão Na/K é inferior a 1;
- em caso de insuficiência renal parenquimatosa (orgânica), as capacidades de reabsorção tubular são alteradas: o sódio é mal reabsorvido:
  - a natriúria ultrapassa < 40 mmol/L;
  - a razão Na/K é inferior a 1.

Os pacientes que têm uma IRA funcional tendem a ter osmolaridade urinária de mais de 500 mOsm/kg de água. Inversamente, em caso de insuficiência renal parenquimatosa, a osmolaridade urinária permanece < 250 mOsm/kg de água (próxima do plasma).

Os índices urinários que possibilitam diferenciar IRA funcional e IRA orgânica estão resumidos no quadro a seguir.

Insuficiência renal funcional *versus* insuficiência renal orgânica

	Insuficiência renal funcional	Insuficiência renal orgânica
Ureia/creatinina plasmáticas	> 100	< 50
Concentração urinária de Na (mmol/L)	< 20	> 40
Fração de excreção do sódio (%)	< 1	> 2
Osmolaridade urinária	> 500	< 250

A fração de excreção do sódio (FENa) é a depuração plasmática do sódio em razão com a da creatinina: fração de excreção do sódio (FENa) = Depuração plasmática Na/Depuração plasmática Creat. = (UNa/PNa) × (PCr/UCr), em que UNa e PNa são a concentração de sódio na urina e no plasma, PCr e UCr a concentração de creatinina no plasma e na urina.

Caliurese

Na prática corrente, a caliurese é medida apenas para investigar a causa de uma hipocalemia mal explicada.

Uma excreção urinária de potássio inferior a 10 mmol/24h sugere perda extrarrenal por diarreias ou vômitos repetidos. Uma excreção de mais de 20 mmol/24h orienta para perdas urinárias (diuréticas, hipercortisolismos, algumas tubulopatias).

Isoniazida

A isoniazida (INH) é eliminada após a formação de um derivado acetilado inativo e hepatotóxico. Ela existe na população geral, dois grupos de indivíduos geneticamente determinados, os acetiladores rápidos e os acetiladores lentos. Após administração de INH, a concentração sérica do medicamento diminui rapidamente nos primeiros, expondo-os a uma ineficácia terapêutica, lentamente nos segundos, expondo-os aos acidentes hepáticos.

Objetivos da dosagem
- Adaptar a posologia de INH em função das faculdades de acetilação do paciente.

Valores de referência
- Ao longo de um tratamento por INH, é buscada concentração sérica entre 1 e 2 mg/L (7,3 a 14,6 µmol/L).
- Limiar tóxico: 20 mg/L.

Clínica

Tratamentos por INH

A dosagem da isoniazida é solicitada no início de tratamento para tuberculose, em que a INH habitualmente está associada à rifampicina. Ela é realizada 3 horas após a administração de 5 mg/kg de INH.

O laboratório classifica o doente em acetilador rápido ou lento. Ele precisa a dose cotidiana desejável para obter uma concentração sérica ideal, terapêutica e não tóxica. Esta geralmente é obtida com posologias de cerca de 3 mg/kg nos pacientes acetiladores lentos, e de 6 mg/kg nos acetiladores rápidos.

Intoxicações por INH

Uma intoxicação manifesta-se por doses supostamente ingeridas superiores a 80 mg/kg. Ela se traduz por um coma convulsivo. Uma acidose metabólica pronunciada com hiato aniônico importante é habitual.

Lactato desidrogenase (LDH)

A LDH catalisa, em aerobiose, a transformação do lactato em piruvato, que entra na gliconeogênese e, em meio anaeróbico, o piruvato em lactato. É uma enzima pouco específica, presente na maioria dos tecidos (fígado, coração, pulmões elementos figurados do sangue). Ela é composta por quatro subunidades de dois tipos, H (*Heart*) e M (*Muscle*), codificados por genes diferentes e que dão lugar a cinco isoenzimas, cuja repartição tecidual e a mobilidade eletroforética são diferentes.

Precauções com o exame

Exame com tubo seco (oxalato, heparina, flúor que modifica a atividade). Evitar qualquer hemólise que falseie a dosagem, uma vez que a concentração de LDH nas hemácias é 100 vezes maior que no plasma.

> **Valores de referência**
> (a 37°C.)
> ▶ Nos adultos < 240 UI/L.
> ▶ A concentração da LDH aumenta ao longo dos 6 últimos meses de gravidez, até dobrar ou triplificar no momento do nascimento.
> ▶ Ela é mais elevada nas crianças.

Clínica

O caráter ubiquitário da enzima diminui muito o interesse de sua dosagem que, em caso de aumento, deve ser completada pela dosagem de outros marcadores.

Anemias hemolíticas

O aumento das LDH confirma, se necessário, o caráter hemolítico de uma anemia regenerativa.

Leucemias linfoides crônicas (LLC)

Ao longo de uma LLC, aumento das LDH favorece síndrome de Richter (surgimento de um linfoma de alto grau ao longo de uma LLC que se traduz por emagrecimento, febre prolongada, o aumento de volume de uma ou várias adenopatias).

Tumores malignos

A atividade LDH aumenta ao longo de numerosos processos neoplásicos: é um elemento de mau prognóstico ao longo de mielomas, de linfomas.

As LDH são, juntamente com a AFP, e as β-hCG, marcadores do câncer de testículo (*ver* Alfafetoproteína).

Hepatites

Nas hepatites, a elevação das LDH, que é paralela a das aminotransferases, mostra uma citólise.

Doenças musculares

As miopatias, as miosites, as rabdomiólises elevam as LDH.

Pleuresias com líquido claro

A dosagem das LDH no líquido pleural possibilita determinar a natureza exsudativa de um derrame. De acordo com Light, o líquido é um exsudato se apresentar ao menos um dos seguintes critérios:
- razão proteínas pleurais/proteínas séricas > 0,5;
- LDH do líquido pleural > 200 UI/L;
- relatório de LDH da pleura/LDH sérum > 0,5.

> As LDH não são mais utilizadas como marcadores de embolia pulmonar ou de insuficiência coronariana.

Lavado broncoalveolar (LBA)

O lavado broncoalveolar tem como objetivo recolher as células das proteínas, dos agentes infecciosos, das partículas minerais, suscetíveis de serem achadas nos alvéolos pulmonares.

Técnica

O lavado broncoalveolar é realizado ao longo de uma fibroscopia brônquica.

De 100 a 300 mL de soro fisiológico estéril e morno são injetados em frações de 20 a 50 mL em um brônquio segmentar ou subsegmentar. O líquido é, em seguida, recuperado por aspiração lenta e coletado em tubos plásticos siliconados e estéreis.

Após centrifugação, a amostra celular é examinada, as células são contadas e identificadas e um estudo microbiológico é realizado. Partículas inorgânicas podem ser encontradas com microscópio óptico e eletrônico (corpos de amianto, partículas minerais fibrosas e não fibrosas). Na parte da superfície podem ser, eventualmente, dosadas a albumina, as imunoglobulinas, enzimas, marcadores tumorais etc.

Objetivos do exame

O LBA tem duas indicações principais:
- a investigação de uma causa, bacteriana ou não, na origem de uma pneumonia sem melhora com um tratamento antibiótico bem conduzido ou que aparece em um imunodeprimido;
- a avaliação de uma pneumonia intersticial difusa.

Contraindicações

O LBA provoca queda transitória do VEMS e do débito expiratório máximo. Ele provoca hipóxia moderada.

É normal se abster desse exame em caso de pacientes que tenham:
- VEMS < 1 L;
- PaO_2 < 60 torrs;
- $PaCO_2$ > 50 torrs;
- ou que sofra de insuficiência cardíaca.

A existência de bronquite aguda não incomoda, mas torna os resultados obtidos impossíveis de serem interpretados. O exame deve ser diferente.

> **Valores de referência**
>
> O líquido coletado normalmente é claro. Ele é acastanhado nos fumantes, hemorrágicos ao longo de hemossideroses, lactescentes em caso de proteinose alveolar.
>
> *Celularidade*
> O LBA normal é composto, essencialmente, de macrófagos.
> ▶ 50.000 a 200.000 células/mL das quais:
> • 80 a 90% de macrófagos;
> • 5 a 10% de linfócitos;
> • < 3% de neutrócitos;
> • < 1% de eosinófilos.
> Um líquido com celularidade muito aumentada (> 500.000), mas sem modificação das proporções mostra tabagismo.
>
> *Bioquímica*
> (Resultados a serem interpretados com prudência.)
> ▶ Albumina: 20 mg/L.
> ▶ Imunoglobulinas:
> • IgG: 2,5 a 10 mg/L;
> • IgA: 2,5 a 5 mg/L;
> • IgM: 100 μg/L.
> ▶ Transferrina: 0,4 μg/mL.
> ▶ Lipídeos surfactantes:
> • polares 60 a 80 μg/mL;
> • não polares 40 a 50 μg/mL.

Clínica

Infecções pulmonares

No imunodeprimido, o LBA possibilita reconhecer:
- aspergilose (filamentos micelianos);
- infecção por CMV (células de inclusão);
- pneumocitose (PCR por *Pneumocytis jirovecii*).

Ao longo de uma pneumonia resistente a tratamento antibiótico bem conduzido, o exame microscópico, a cultura, eventualmente a PCR do líquido de lavado identificam a bactéria responsável.

Pneumopatias infiltrativas difusas

O LBA contribui para o diagnóstico de pneumopatias infiltrativas difusas, levantadas diante de uma dispneia, de crepitações finas na ausculta, um hipocratismo digital, mais frequentemente descobertos por exame de imagem, já que ela mostra opacidades lineares, micronodulares, alveolares, em vidro fosco ou em favos de mel.

O termo regrupa várias entidades. Três são frequentes: a sarcoidose, a fibrose pulmonar idiopática e as conectividades respiratórias que representam, entre as três, a metade dos casos.

Um líquido de lavado rico em linfócitos (mais de 10%, geralmente 20 ou 30%), mostra alveolite linfocitária e faz discutir primeiramente uma sarcoidose, sobretudo se existe aumento da razão CD4/CD8 > 2, mais raramente pneumopatia de hipersensibilidade ou alveolite alérgica extrínseca (doença dos criadores de pássaros, pulmão do agricultor, dos produtores de queijo etc.) se o aumento dos linfócitos está sobre os CD8 com razão CD4/CD8 < 2.

Um líquido rico em polinucleares (mais de 5% de neutrócitos) mostra alveolite neutrófila, sinal de fibrose pulmonar idiopática ou de pneumopatia infiltrativa difusa associada às conectividades (esclerodermia e miosites, sobretudo, mas também, poliartrite reumatoide, Gourgerot, Sharp etc.).

Um líquido rico em eosinófilos (mais de 2% de eosinófilos, geralmente 20, até 50%) evoca granulomatose eosinofílica com poliangiite (antigamente *angiite de Churg e Strauss*), uma pneumopatia crônica por eosinófilos (doença de Carrigton).

Uma celularidade com, aumento significativo na porcentagem de neutrófilos, eosinófilos e linfócitos ("alveolite mista") sugere o diagnóstico de histiocitoce pulmonar de Langerhans dos adultos, que confirma a presença de células de Langerhans, das quais mais de 5% são CD1a$^+$ quando são marcadas pelos anticorpos anti-CD1.

Para lembrar

- Predominância linfocitária: sarcoidose (CD4 predominantes), pneumopatia de hipersensibilidade (por CD8).
- Predominância de eosinófilos: granulomatose eosinofílica com poliangiite, pneumonia medicamentosa.
- Predominância de neutrófilos: fibrose pulmonar idiopática, pneumonia intersticial ligada às conectividades.
- Fórmula mista e presença de > 5% de células CD1a$^+$: histiocitose X (granulomatose de células de Langerhans).

Legionelose (por *Legionella pneumophila*)

As legioneloses (doença dos legionários) são pneumonias causadas por *Legionella pneumophila*, uma bactéria transmitida pelos aerossóis da água morna (duchas, climatizações).

Clínica

O diagnóstico é evocado diante de:
- pneumonia aparentemente banal, mas surgindo em um contexto epidêmico ou de exposição à água parada;
- pneumonia sistematizada bilateral, sem sinais ORL, que é acompanhada de diarreia ou de confusão, de uma citólise hepática ou de uma hiponatremia;
- pneumonia bacteriana resistente a tratamento probabilista por betalactâmicos, bem conduzido.

Diagnóstico biológico

Investigação de antígenos solúveis urinários

O diagnóstico se baseia na detecção, na urina, de antígenos solúveis de *L. pneumophila* de sorogrupo I (em causa em 80% dos casos). Esse teste simples e rápido, cujo resultado pode ser dado em menos de 4 horas (ELISA) até 15 minutos (imunocromatografia), é sensível (80%) e muito específico (99%). Ele é positivo desde o começo da doença (2 a 3 dias após o surgimento dos sinais clínicos) e permanece mesmo após um tratamento antibiótico ativo. Possibilita tratamento antibiótico adaptado precocemente, do qual depende o prognóstico.

Em caso de teste negativo, enquanto a suspeita clínica é forte, solicitar uma PCR sobre "exame respiratório baixo" (aspiração brônquica, LBA).

Cultura

A cultura das legionelas é indispensável para localizar a fonte de contaminação. Ela pode ser feita a partir de expectoração (eventualmente, de um LBA) ou a partir de hemocultura.

Ela é lenta (de 5 a 10 dias), necessitando de meios especiais, geralmente realizada no *Centre National de Référence* (CNR). A identificação é feita em IF por meio de anticorpos monoclonais.

Em caso de cultura negativa, essa tipagem pode ser realizada pelo método *nested*-SBT (*Sequence-Based Typing*).

Sorologia

Os anticorpos séricos detectados por ELISA ou por imunofluorescência indireta sobre composto de antígenos que provêm de legionelas de sorogrupos diferentes, aparecem tardiamente, após o 15° dia, quando o tratamento antibiótico específico para macrólides e/ou quinolonas ou rifampicina já foi iniciado. Assim, o sorodiagnóstico é um diagnóstico de confirmação.

Solicitar quadruplicação do título em 2 exames sucessivos em 2 semanas de intervalo para colocar em evidência uma soroconversão.

> As legioneloses são doenças de declaração obrigatória a ARS.

LH – *ver* hormônio folículo-estimulante (FSH) e hormônio luteinizante (LH)

LH-RH (teste de)

O LH-RH (*Luteinizing Hormone Releasing Hormone*) é o antigo nome de gonadotrofina, ou GnRH (*Gonadotropin Releasing Hormone*), hormônio hipotalâmico que estimula a síntese e a secreção da FSH e da LH ante-hipófise.

O teste busca avaliar a capacidade da hipófise de secretar das gonadotrofinas injetando decapeptídeo de síntese, análogo à gonadotrofina, e medindo a resposta em LH e, em grau menor, em FSH.

Técnica do exame

Injeção IV lenta de 100 µg de LH-RH (LH-RH Ferring 100®), pela manhã em jejum (100 µg/m^2 de superfície corporal nas crianças). Exames sanguíneos com dosagem de FSH, de LH, da subunidade α em 0, 15, 30, 60, 90 minutos e, eventualmente, 120 minutos. Levar imediatamente ao laboratório para centrifugação e congelação imediata.

> **Valores de referência**
> ▶ Nos homens e nas mulheres em fase folicular:
>   • o LH aumenta consideravelmente (× 3 ou × 4) no 30º minuto;
>   • o FSH de maneira menos intensa (× 2) no 60º minuto.
> ▶ Nas mulheres, a resposta do LH é máxima nas 48 horas próximas à evolução.
> ▶ Nas crianças, a resposta é limitada tanto em FSH quanto em LH enquanto a puberdade não estiver estabelecida.

Clínica

Em ambos os sexos

O teste avalia o funcionamento do eixo gonadotrófico.

As respostas são fracas ou nulas a partir de valores de base normais ou baixos nas insuficiências ante-hipofisárias, vasculares, idiopáticas ou tumorais.

Notar, entretanto, que a mesma resposta pode ser vista nas insuficiências hipotalâmicas profundas, em que as células hipofisárias nunca foram estimuladas. É o caso dos hipogonadismos hipotalâmicos hipogonadotróficos congênitos com ou sem anosmia.

Nas mulheres

A resposta de LH é explosiva a partir de valores de base normais ou pouco elevados, mas fraca em FSH na síndrome dos ovários policísticos (Stein-Leventhal). O teste não é necessário para o diagnóstico.

Nas crianças

Puberdade precoce

Em caso de puberdade precoce (surgimento de caracteres sexuais secundários antes dos 8 anos nas meninas, dos 9,5 nos meninos), o teste contribui para determinar a causa.

Quando o LH aumenta muito após a gonadotrofina (ele é > 7 mUI/mL) e esse aumento é superior ao do FSH, a puberdade precoce é de origem central, em razão da ativação prematura do eixo hipotalâmico hipofisário gonadal (tumoral, neurológico ou, mais frequentemente, idiopático, pelo menos na menina). Um exame de imagem hipotalâmico hipofisário se impõe. O risco é de uma altura pequena definitiva.

Quando não há grande elevação de LH/FSH, a puberdade precoce é periférica por secreção de esteroides sexuais por gônada autônoma independente da hipófise. Uma exploração das gônadas e das suprarrenais é necessária, na investigação de um tumor ovariano testicular ou suprarrenal ou de hiperplasia congênita das suprarrenais.

Retardo pubertário

Em caso de retardo pubertário (ausência de desenvolvimento mamário aos 13 anos, amenorreia primária aos 15 anos na menina, ausência de aumento do volume testicular aos 14 anos no menino), um pico de LH > 7 mUI/mL é superior ao pico de FSH (com FSH e LH normais) faz prever uma puberdade próxima (retardo pubertário simples, mais frequente nos meninos e geralmente funcional).

Linfócitos (numeração dos)

A linfocitose fisiológica é compreendida entre 1 e 4 G/L (1 e 4×10^9/L) ao menos nos adultos. Nas crianças, uma linfocitose de 6 a 7 G/L é fisiológica e pode ficar superior a 4 G/L até os 10 anos.

Hiperlinfocitoses

A hiperlinfocitose se define por um número de linfócitos > 4 G/L (ou 4.000/μL) nos adultos e > 8 G/L nas crianças.
As linfocitoses são frequentes, geralmente reacionais (em um esfregaço, o caráter reacional da linfocitose não escapa ao olho de um hematologista) e reversíveis. Uma linfocitose absoluta persistente não reacional deve ser objeto de investigação.

Linfocitoses reacionais, doenças infecciosas

Nas crianças

Nas crianças, as linfocitoses são sempre reacionais, devidas, quase exclusivamente, às doenças infecciosas. A coqueluche é a primeira causa que pode levar a linfocitoses muito significativas, então vêm as infecções virais e a doença de Carl Smith, ou linfocitose aguda infecciosa. Essa doença benigna é observada nas crianças entre 1 e 10 anos; ela se traduz por sintoma pseudogripal, diarreia, ou permanece assintomática. Não há adenopatia nem esplenomegalia. A hiperlinfocitose sanguínea persiste 1 a 2 meses, constituída por linfócitos maduros de aspecto normal. As outros linhas são normais. Sua causa é desconhecida.

Nos adultos

Nos adultos, uma hiperlinfocitose é observada ao longo da brucelose, da tifoide, das hepatites virais, da infecção por HIV.

Mononucleose

Nos adolescentes e nos adultos, uma linfocitose reacional pode-se traduzir por mononucleose, que é uma linfocitose particular feita de grandes células com citoplasma basófilo, com núcleos "alinhados" que são linfócitos T ativados. Ela é observada:
- na primoinfecção por vírus de Epstein-Barr (EBV), ou mononucleose infecciosa (ver Mononucleose infecciosa);
- na primoinfecção por HIV (ver HIV);
- na primoinfecção ou as reativações por citomegalovírus (ver Citomegalovírus);
- na primoinfecção toxoplásmica.

Diante de uma mononucleose:
- nas mulheres grávidas: pensar em rubéola, toxoplasmose;
- nos adultos: pensar em HIV;
- após transfusão: pensar em CMV.

Leucemia linfoide crônica

Uma leucemia linfoide crônica é evocada diante de qualquer hiperlinfocitose isolada que persista mais de 3 meses, em adultos com mais de 40 anos – essa leucemia é mais frequente das leucemias dos adultos, não é observada nas crianças e nos adolescentes. Na metade dos casos, a descoberta da doença é casual em um hemograma que mostra uma linfocitose; na outra metade, o exame descobre uma síndrome tumoral esplênio-ganglionar.

O diagnóstico é feito com hemograma e a fenotipagem dos linfócitos.

A linfocitose é > 5 G/L (recomendação 2008), geralmente ultrapassando 15 ou 20 G/L, podendo chegar até a 200 G/L, monomorfa feita de pequenos linfócitos de aspecto normal, com cromatina densa madura e com citoplasma reduzido e azulado.

A imunofenotipagem por citometria em fluxo mostra que os linfócitos apresentam a mesma imunoglobulina membranosa (μ mais frequentemente), apenas um tipo de cadeia leve *kappa* ou *lambda*, também apresentam antígenos de membrana marcadores da linha B (CD19 e CD20) e um marcador de células T (CD5), às vezes CD23 (mau prognóstico). A coexistência CD19 e CD5 é característica.

O escore RMH (*Royal Marsden Hospital*), ou escore de Matutes, calculado em função da presença ou não de diferentes marcadores, é > 4 (um escore < 3 faz rejeitar o diagnóstico).

Escore de Matutes

Antígeno	1 ponto se	0 pontos se
CD5	+	–
CD23	+	–
CD22 (ou CD79B)	Expressão fraca	Expressão forte
FMC7	–	+
Ig de superfície	Expressão fraca	Expressão forte

Duas complicações são investigadas no laboratório:
- hipogamaglobulinemia que explica o surgimento de infecções piogênicas, visível na eletroforese das proteínas (que, às vezes, mostra um pico monoclonal de IgM que não deve fazer reconsiderar o diagnóstico);
- anemia hemolítica autoimune por anticorpos "quentes" de classe IgG com ou sem complemento.

A evolução é variável. As modalidades do tratamento geralmente são apreciadas baseando-se na classificação de Binet.

Classificação de Binet (revista em 2010)

Estágio	Definição	Sobrevida média
A	Linfocitose + até 2 áreas ganglionares atingidas	15 anos
A'	*Idem* mais linfocitose < 30 G/L e hemoglobina > 12 g/dL	15-20 anos
A"	*Idem* mais linfocitose > 30 G/L e hemoglobina < 12 g/dL	7-10 anos
B	Linfocitose + ao menos 3 áreas ganglionares atingidas	5-8 anos
C	Linfocitose e hemoglobina < 10 g/dl ou plaquetas < 100 G/L	< 4 anos

Linfopenias

Nos adultos

As linfopenias se definem por número de linfócitos < 1,5 G/L.
Elas são raras, sendo observadas:
- em infecções virais agudas (sarampo, CMV, VRS...);
- ao longo de infecções por HIV;
- em 75% dos casos de lúpus eritematoso agudo disseminado;
- em caso de hiperesplenismo;
- nas enteropatias exudativas;
- após corticoterapia;
- após radioterapia ou quimioterapia (endoxan).

Nas crianças

As linfopenias se definem por número de linfócitos < 4 G/L nas crianças com menos de 2 anos, < 5 G/L nos bebês com menos de 8 meses.

> **Valores de referência**
>
> Numerações dos linfócitos nas crianças
>
> | | 0-2 anos | 2-6 anos | 6-12 anos | 12 anos-adulto |
> |---|---|---|---|---|
> | Linfócitos | $3,4\text{-}9 \cdot 10^9$/L | $2,3\text{-}5,4 \cdot 10^9$/L | $1,9\text{-}3,7 \cdot 10^9$/L | $1,4\text{-}3,3 \cdot 10^9$/L |

As linfopenias congênitas das crianças compreendem (*ver* Linfócitos (populações linfocitárias, imunofenotipagem dos linfócitos e Eletroforese das proteínas séricas):
- a agenesia tímica (doença de Di George);
- os déficits imunitários combinados severos ou parciais;
- a doença de Bruton.

Linfócitos (populações linfocitárias, imunofenotipagem dos linfócitos)

Os linfócitos compreendem duas subpopulações principais: os linfócitos B, responsáveis pela imunidade humoral, e os linfócitos T, atores da imunidade celular. Nenhum critério morfológico permite diferenciá-los. Entretanto, é possível distingui-los pela análise de algumas proteínas membranosas que eles exprimem na superfície. Esses marcadores são detectáveis por anticorpos monoclonais classificados de acordo com nomenclatura internacional, em *Cluster of Differentiation* (classe de diferenciação) ou CD que, por extensão, também designa a estrutura antigênica reconhecida (ou CD*n*).

Método

Na imunofenotipagem, as populações linfocitárias são marcadas por anticorpos monoclonais ligados a um fluorocromo. As células fluorescentes são contadas em seguida em citometria em fluxo (CMF), uma técnica em que as células em suspensão são ativadas, guiadas e alinhadas em bainha líquida antes de passar uma a uma diante de um feixe de *laser* que analisa o tamanho, a estrutura e a fluorescência das células.

Vários marcadores fluorescentes, reagrupados em painéis de anticorpos selecionados em função da orientação clínica, são utilizados ao mesmo tempo.

A análise pode ser feita no sangue periférico ou em linfócitos coletados por punção ganglionar (linfomas). A imunofenotipagem é indispensável para o diagnóstico das proliferações linfocitárias, juntamente com o estudo morfológico e citogenético. Ao longo das imunodepressões, ela mede o grau de depleção linfocitária.

Subpopulações linfocitárias

No sangue normal, a população linfocitária T é majoritária, exprimindo sempre o antígeno CD3. Os linfócitos T se repartem em linfócitos T *helper* amplificadores da resposta imune (CD4$^+$) e linfócitos T *supressores* citotóxicos (CD8$^+$).

Os linfócitos B são caracterizados por suas imunoglobulinas (Ig) membranosas específicas. Eles exprimem os marcadores CD19 e CD20, comuns aos linfócitos B (ditos "pan B") e marcadores específicos das subpopulações B (CD21 e CD22) ou atestam sua ativação (CD23).

Os linfócitos NK não T (CD3$^-$) e não B (CD19$^-$) são caracterizados por seus marcadores CD56 e CD16.

> **Valores de referência**
>
> *Linfócitos circulantes*
> A ser precisado pelo laboratório, uma vez que não há uma padronização suficiente. A título indicativo.
> ▶ Linfócitos T (CD3): 60 a 80% dos linfócitos circulantes (1.000 a 3.000/µL).
> ▶ Linfócitos T4 (CD4): os 2/3 dos linfócitos T; 40 a 50% dos linfócitos (mais de 1.500/µL).
> ▶ Linfócitos T8 (CD8): o 1/3 dos linfócitos T; 20 a 30% dos linfócitos (menos de 1.000 µL, de 800 a 1.000 µL).
> ▶ Linfócitos B (CD19 e CD20): 10 a 15% dos linfócitos (2 a 500/µL).
> Os resultados são mais bem expressos em valor absoluto que leva em conta as variações da numeração linfocitária.
> Variações são possíveis ao longo do nictêmero (fazer os exames nas mesmas horas) ou de um dia para outro (não hesitar em refazer a medida).

Clínica

Infecção por HIV

A fenotipagem das populações linfocitárias é um elemento essencial para o acompanhamento dos pacientes infectados pelo HIV, essa doença se caracteriza por diminuição progressiva das células T *helper*, $CD4^+$.

Em paciente infectado pelo HIV, uma taxa de T4 (CD4) < 350/µL constitui elemento de prognóstico desfavorável: o paciente corre o risco que apareçam candidíases orofaríngeas ou vaginais, herpes, cobrão, dermatite seborreica, leucoplasia oral, adenopatias.

Uma taxa de CD4 < 200 marca a entrada no estágio da AIDS, no qual se desenvolvem:

- infecções ligadas à imunodepressão: pneumocitose, toxoplasmose, retinite ou encefalite por CMV, criptococoses;
- tumores: doença de Kaposi (ligada a herpes-vírus 8), linfomas B, câncer do colo.

O número de CD4 é correlato com o surgimento de infecções oportunistas. É assim que aparecem: tuberculose entre 500 e 200 CD4/µL; pneumocitose entre 200 e 100 CD4/µL; toxoplasmose cerebral abaixo de 100 CD4/µL; infecções por CMV, micobacterioses abaixo de 50 CD4/µL.

Leucemias agudas

Nas leucemias agudas linfoblásticas (LAL), de longe as mais frequentes nas crianças, a imunofenotipagem determina se as células são da linhagem linfocitária B (75% dos casos) ou T.

As LAL B geralmente apresentam os antígenos mais precoces da linhagem CD19, CD22, CD79α, e, menos frequentemente, CD20. A maioria (75% nas crianças, 50% nos adultos) é CD10+, um marcador inicialmente chamado CALLA (*Common Acute Lymphoblastic Leukemia Antigen*). Um prognóstico desfavorável é correlato com a ausência de CD10.

As LAL de tipo T exprimem os antígenos CD3, CD7, assim como vários outros antígenos diversamente associados.

Leucemias agudas

	Peroxidases (MPO)	Imunofenotipagem
LAL pré-B (75%)	MPO−	CD19, CD22, CD10
LAL pré-T (20%)	MPO−	CD3, CD5, CD7
LAM	MPO+ e corpo de Auer	CD13, CD33

Leucemia linfoide crônica

A imunofenotipagem é indispensável para o diagnóstico de leucemia linfoide crônica (LLC). Ela mostra que a população linfocitária:
- exprime a mesma imunoglobulina membranosa (μ geralmente), um único tipo de cadeia leve *kappa* ou *lambda*;
- e ao mesmo tempo apresenta marcadores de diferenciação B (CD19+ e CD 20+) e um marcador das células T (CD5).

A imunofenotipagem possibilita calcular o escore RMH (*Royal Marsden Hospital*) ou escore de Matutes, que confirma o diagnóstico de LLC se for > 4.

Para o escore de Matutes: *ver* Linfócitos (numeração dos).

Linfomas

A imunofenotipagem dos linfócitos circulantes contribui à classificação dos linfomas que tenham uma expansão sanguínea.

Assim, os linfomas de células do manto exprimem as moléculas CD19, CD20, CD22 e CD43 características das células B, assim como CD5 com a diferença dos linfomas foliculares, e são CD23− com a diferença das LLC e dos linfomas foliculares.

Déficits imunitários congênitos

Os déficits imunitários congênitos são doenças raras geralmente reveladas por infecções de repetição. Alguns dentre eles são ligados a déficits linfocitários.

Um importante déficit de linfócitos B e de IgG é observado na agamaglobulina ligada a X (doença de Bruton) caracterizada, nos meninos, por infecções respiratórias de repetição após o primeiro ano. O diagnóstico é feito notando-se a ausência de linfócitos B e de imunoglobulinas séricas. A evolução se faz para a dilatação dos brônquios e a insuficiência respiratória crônica. Um diagnóstico neonatal é possível (gene *BTK*).

Déficit de células T é observado na síndrome de DiGeorge, expressão maior da deleção 22q11.2 (del 22q11) que gera anomalia de desenvolvimento dos 3º e 4º arcos branquiais. Ele se revela em período neonatal por hipocalcemia severa com convulsões, malformações cardíacas (tipo Fallot), infecções repetidas. Uma aplasia tímica coexiste com uma ausência de linfócitos T.

Déficits imunitários severos combinados (DICS) afetam a imunidade humoral e celular. Eles se revelam por infecções oportunistas a partir do 3º mês (crianças-bolha). Não há linfócitos T, linfócitos B às vezes estão presentes. Um diagnóstico neonatal é possível.

Lipase

Enzima que hidroliza os ésteres dos triglicerídeos, a lipase só é secretada pelo pâncreas. Sua liberação em grande quantidade no soro é assim específica de um acometimento pancreático.

Objetivos da dosagem
- Reconhecer uma pancreatite aguda.

Precauções com o exame

Evitar os exames em oxalato ou EDTA, os íons cálcio que intervêm na ração lipásica.

A dosagem é ininterpretável em caso de hipertrigliceridemia > 4,5 g/L.

Valores de referência
Variáveis segundo as técnicas, precisá-las ao laboratório.

Nos adultos
(Com o método recomendado pela *Société française de biologie clinique*, a 37°C.)
▶ 7 a 60 UI/L.

Limiar para o diagnóstico de pancreatite aguda
▶ 3 × N.

Clínica: pancreatites agudas

A pancreatite aguda é uma doença grave.

Ela se revela por dores abdominais brutais violentas que irradiam para as costas, exacerbadas em decúbito dorsal, diminuídas pela posição fetal. Às vezes as dores são acompanhadas de distúrbios digestivos (náuseas ou vômitos, principalmente), menos frequentes que as dores que são constantes. A lipasemia é aumentada em mais de três vezes dos valores de base.

Para fazer o diagnóstico de pancreatite aguda, são suficientes dois critérios: as dores abdominais e a lipasemia superior o triplo da normal.

Para descartar o diagnóstico, é possível recorrer à busca de tripsinogênio de tipo 2 na urina por meio de exame de urina, em razão de seu forte valor preditivo negativo (99%).

Há duas causas principais para a pancreatite:
- o álcool;
- a litíase biliar.

A litíase biliar é sistematicamente investigada, uma vez que implica em decisões terapêuticas particulares. Aumento das ALAT em mais de três vezes o normal e um aumento da bilirrubina favorecem uma litíase.

O prognóstico é avaliado com elementos fornecidos pelo exame tomodensiométrico realizado entre a 48ª e a 72ª hora para pesquisar uma necrose pancreática (classificação de Balthazar) e com critérios biológicos (escore de Ranson).

Escore de Ranson

1 ponto por parâmetro positivo. Limiar de gravidade: 3 pontos.
- Na admissão:
  - Idade > 55 anos.
  - Leucócitos > 16 G/L.
  - Glicemia > 11 mmol/L.
  - ASAT > 250 UI/L (6 × N).
  - LDH > 350 UI/L (1,5 × N).
- Na 48ª hora:
  - Déficit de bases < 4 mmol (acidose).
  - PaO_2 < 60 mmHg.
  - Ureia > 1,8 mmol/L.
  - Calcemia < 2 mmol/L.
  - Hematócrito diminuído em mais de 10%.
  - Sequestro de líquido > 6L.

Lipídios nas fezes

A dosagem das gorduras fecais possibilita reconhecer uma esteatorreia.

Objetivos da dosagem
- Identificar e avaliar uma má digestão ou má absorção intestinal.

Método
As gorduras neutras são dosadas nas fezes durante 3 dias consecutivos, coletadas em recipientes específicos (em bolsas especiais nos bebês) e conservadas em refrigeração.

Evitar, nos dias anteriores, a ingestão de laxantes e de oleaginosas (nozes, avelãs, amendoins, abacates etc.).

> **Valores de referência**
> ▶ O débito fecal lipídico é de 2 a 6 g/24 h nos adultos.
> ▶ Valor limiar de uma esteatorreia: 7 g/24 h.

Clínica
Uma esteatorreia se deve ou a uma má digestão das gorduras ou a uma má absorção.

Má-digestão
A má-digestão é devida a uma disfunção intestinal endoluminal. É provocada ou por uma insuficiência de secreção exócrina do pâncreas (defeito de transformação dos triglicerídeos em ácidos graxos pela lipase pancreática), ou por insuficiência em sais biliares (defeito de solubilização dos ácidos graxos), ou por anomalia gástrica.

A hipergastrinemia das síndromes de Zollinger e Ellison aumenta a acidez gástrica que precipita os sais biliares e reduz a esterificação dos ácidos graxos.

A insuficiência pancreática está ligada à pancreatite crônica, ao câncer do pâncreas, à ressecção pancreática nos adultos e à fibrose cística nas crianças.

A insuficiência em sais biliares é devida a uma colestase prolongada, qualquer que seja a causa, a uma doença do íleo, lugar da reabsorção dos sais biliares.

Más absorções
As principais causas de má absorção são as atrofias vilositárias, de longe a causa mais frequente (doença celíaca, *ver* Anticorpos antitransglutaminase),

as ressecções estendidas do intestino delgado (intestino curto), as doenças inflamatórias do intestino delgado.

Más digestões e más absorções geralmente são reconhecidas no contexto clínico, a dosagem do débito lipídico tem auxílio limitado.

Lipoproteínas séricas *ver* Eletroforese das lipoproteínas séricas ou lipoproteinograma

Líquido cefalorraquidiano

Coletado, geralmente com urgência, por punção lombar entre L3-L4 ou L4-L5, o líquido cefalorraquidiano (LCR) é estudado quanto a seu aspecto, sua composição química, sua citologia, sua bacteriologia.

Precauções com exame

A punção lombar é realizada após um *scanner* em caso de convulsões ou de distúrbios da consciência, a fim de eliminar hipertensão intracraniana que contraindicaria o exame.

Três mililitros de LCR coletados em três tubos (bioquímica, microbiologia, anatomopatologia) são suficientes. Os tubos devem ser encaminhados imediatamente ao laboratório (quase a metade dos polinucleares são destruídos em 2 horas) ao abrigo do frio (nocivo para algumas espécies bacterianas como as meningococos).

Valores de referência

O LCR normalmente é claro, "água de pedra".

Química
A composição do LCR é diferente da do plasma.
- A concentração em proteínas é mais baixa: 0,20 a 0,40 g/L.
- A concentração em glicose a metade da do plasma: de 2,2 a 3,8 mmol/L (0,40 a 0,70 g/L).

Citobacteriologia
- O LCR normal é estéril e contém 1 a 2 elementos/µL (em geral linfócitos).
- Não há hemácias.

Clínica

Meningites purulentas

Um LCR problemático, com número elevado de elementos, de 150 a vários milhares, compostos na sua maioridade de polinucleares alterados, proteinorraquia elevada, > 1 g/L, glicorraquia baixa são os sinais de meningite bacteriana.

A investigação imediata de bactérias em esfregaço após coloração de Gram é primordial, uma vez que, aproximada ao contexto clínico, ela orienta o tratamento antibiótico prescrito com urgência:
- a presença de cocos gram-negativos é o sinal de meningite por meningococo (*Neisseria meningitidis*), do tipo B na França, aparecendo nas crianças de 5 anos e, às vezes, nos adultos jovens, em contextos de pequenas epidemias;
- um coco gram-positivo traduz meningite por pneumococos (Streptococcus pneumoniae), meningite do bebê e da criança (otite, drepanocitose), do adulto alcóolatra ou asplênico ou imunodeprimido, que confirmará a investigação de antígenos pneumocócicos por imunocromatografia;
- um bacilo gram-positivo é uma *Listeria* (*Listeria monocytogenes*) responsável pelas meningites puriformes, no adulto com mais de 60 anos ou nas mulheres grávidas.
- um bacilo gram-negativo é um *Haemophilus* (*Haemophilus influenzae*) nas crianças de "3 meses a 3 anos" não vacinadas, uma enterobactéria (*Escherichia coli* K1) nos bebês.

Se o exame direto é negativo, realizar um PCR pneumococo e meningicoco.

Meningites com líquido claro

Nas meningites com líquido claro, o LCR é claro, hipertenso e contém de 10 a diversas centenas de elementos/μL, na sua maioria linfócitos.

Uma meningite linfocitária *normoglicorráquica* com aumento moderado da proteinorraquia < 1 g/L e *a priori* viral (meningite linfocitária aguda benigna). A meningite cura em alguns dias, de maneira que o vírus, geralmente, não é investigado – uma PCR enterovírus, herpes ou CMV sempre é possível. Obviamente não é o mesmo quando a meningite é a manifestação inaugural de uma infecção por HIV.

A meningite linfocitária *hipoglicorráquica* orienta para três causas, as três a serem tratadas com urgência:
- tuberculose se a proteinorraquia for elevada, habitualmente > 1 g/L, e é acompanhada de uma diminuição na concentração de cloreto. As meningites tuberculosas são observadas nos imigrantes e nos pacientes imunodeprimidos pelo HIV. O PCR micobactérias é o exame-chave;
- listeriose se a meningite, febril, for acompanhada de paralisia dos nervos cranianos, se o LCR for híbrido, contendo mais de 10 elementos/μL com uma igualdade polinucleares/linfócitos;
- meningite bacteriana eliminada com antibióticos (diagnóstico no contexto).

Exame do LCR em caso de meningite

	Aspecto	Proteínas (g/L)	Glicose (mmol/L)	Elementos (/mm³)	Natureza dos elementos
LCR normal	Claro	< 0,40	2,5 a 3,8	0-2	Mononucleados
Meningite piogênica	Turvo	> 1	< 1	150 a > 1000	Polinucleares
Meningite viral	Claro	> 0,8	2,5	0 a 100	Linfócitos
Meningite por *Listeria* ou tuberculosa	Claro	> 1	2,5	100 a 500	Linfócitos ou fórmula hibrida

As meningites virais são as mais frequentes, com excelente prognóstico.

As meningites bacterianas são observadas, majoritariamente, nas crianças com menos de 5 anos.

A púrpura fulminante é uma meningite bacteriana complicada por CIVD.

Hemorragias meníngeas

Um líquido sanguinolento é consequência das hemorragias meníngeas. Esse diagnóstico não é mais dado pelo exame do LCR (perigoso), mas pelo exame tomodensitométrico.

A presença de sangue no LCR também pode ser o resultado de uma punção vascular. Nesse caso, as hemácias são intactas e sem ameias, e a razão entre leucócitos e hemácias é de tipo plasmático, ou seja, de 1 a 2 leucócitos para 1.000 hemácias.

Hiperproteinorraquia isolada

Uma hiperproteinorraquia isolada sem elevação dos elementos celulares é observada abaixo das compressões medulares ao longo do diabetes e polirradiculoneurites crônicas ou agudas do tipo Guillain-Barré.

Em caso de Guillain-Barré, a proteinorraquia é sempre muito elevada, ao menos na fase da extensão máxima das paralisias, podendo ultrapassar 1 até 2 g/L, enquanto o número de célula permanece inferior a 10/μL.

Esclerose múltipla

Na esclerose múltipla, o LCR contém número moderado (5 a 50/μL) de elementos brancos com predominância linfocitária com plasmócitos. A proteinorraquia é normal ou levemente aumentada, em todo caso inferior a 1 g/L;

pleiocitose: 50/µL torna muito pouco provável o diagnóstico de esclerose múltipla, uma proteinorraquia > 1 g o exclui.

O LCR é o berço de uma síntese local ("intratecal") de imunoglobulinas (de uma síntese específica de autoanticorpos). Essa pode ser evidenciada por meio de:
- métodos qualitativos: investigação por isofocalização elétrica no sérum e no LCR de imunoglobulinas IgG presentes no LCR e ausentes no sangue: bandas oligoclonais (características, mas pouco específicas);
- métodos quantitativos: dosagem em nefelometria da albumina e dos IgG, que permite calcular um índice IgG (Índice IgG = $(IgG/Albumina)_{LCR}/(IgG/Albumina)_{Soro}$) que, em caso de esclerose múltipla, é > 0,7.

Mal de Alzheimer

Ao longo da demência do tipo Alzheimer, em que se acumulam no cérebro proteínas deformadas, a concentração de peptídeo $A\beta_{1-42}$ (*Amyloid beta* 1-42) diminui no LCR (valor limiar 500 pg/mL), ao menos nas formas esporádicas. A proteína tau (*tubulin-Associated Unit*) é aumentada (valor limiar 500 pg/mL aos 70 anos), assim como sua forma hiperfosforilada "fosfotau" (valor limiar 60 pg/mL).

O diagnóstico do mal de Alzheimer permanece essencialmente clínico, dado com a ajuda de testes neuropsicológicos. Entretanto, esses marcadores podem ter um interesse em caso de suspeita de mal de Alzheimer no estágio inicial. Para a HAS (dezembro 2011), "a dosagem das proteínas tau total e fosforilada e $A\beta_{1-42}$ pode ser feita em caso de dúvida diagnóstica, em particular nos jovens".

Líquido pleural

O exame químico, citológico e bacteriológico de um líquido pleural retirado por punção contribui para o diagnóstico de pleurisia.

Aspecto

O líquido pleural pode ser claro ou citrino, hemorrágico (hemático se a taxa das hemácias é > 10.000/µL, sangrento se ela é > 100.000/µL), puriforme ou purulento se existirem polinucleares alterados, lactascente (quiliforme rico em colesterol, com lipídios < 3 g/L, quiloso rico em triglicerídeos com lipídios > 5 g/L, chocolate (amebíase), viscoso (mesotelioma).

Química

A análise bioquímica do líquido possibilita distinguir exsudatos e transudatos de acordo com os critérios de Light.

Segundo os critérios de Light, o líquido é um exsudato se ele apresenta ao menos um dos seguintes critérios:
- razão proteínas pleurais/proteínas séricas > 0,5;
- LDH da pleura > 200 UI/L;
- razão LDH da pleura/LDH séricos > 0,5.

Na prática, uma taxa de proteínas pleurais > 30 g/L favorece um exsudato (inflamatório), uma taxa de proteínas pleurais < 20 g/L favorece transudato (em razão de uma insuficiência cardíaca).

Exsudatos

A maioria dos exsudatos são derrames pleurais. O líquido é hemorrágico em 60% dos casos, serofibrinoso nos outros casos, excepcionalmente quiloso. O câncer bronquiopulmonar com extensão pleural é a causa principal nos homens, o câncer de seio nas mulheres.

Marcadores tumorais podem ser dosados nos líquidos exudativos: ACE, CA 15-3, CA 125, CA 549 etc. A dosagem do ácido hialurônico é realizada quando se desconfia de um mesotelioma – levar em conta apenas as elevações superiores a 10 vezes as concentrações normais, que são da ordem de 80 mg/L. Essas dosagens são muito pouco interessantes: o diagnóstico é feito com toracoscopia.

Em caso de dor abdominal associada, pode-se dosar a amilase no líquido pleural. Quantidades de 5 a 10 vezes superiores à concentração sanguínea simultânea favorecem doença pancreática. A ausência de amilase no líquido pleural possibilita eliminar doença pancreática causal.

A taxa de glicose do líquido pleural é diminuída e o pH fica entre 7,30 e 7,40 na tuberculose pleural. Nos países desenvolvidos, ela é encontrada em pessoas de idade, imunodeprimidas, nos migrantes.

A taxa de glicose do líquido pleural é muito diminuída < 1,10 mmol/L (0,20 g/L) ou impossível de ser dosada na poliartrite reumatoide com diminuição dos elementos do complemento associado a aumento dos complexos incomuns.

Uma pleurisia rápida, febril, pouco abundante e bilateral complica frequentemente o lúpus eritematoso disseminado. O líquido pleural mostra a presença de ACAN, e baixa do complemento.

Transudatos

Os transudatos são causados por insuficiência ventricular esquerda, raramente a cirrose hepática por transferência diafragmática de uma ascite.

Citologia

Apenas alguns perfis citológicos particulares têm valor de orientação. A predominância linfocitária de um exsudato orienta contra tuberculose (quando os leucócitos < 5.000/μL compreendem mais de 90% de linfócitos), câncer ou um linfoma maligno.

A presença de polinucleares alterados evoca origem bacteriana ou tuberculosa do derrame, mesmo na ausência de microrganismo.

A presença de eosinófilos não orienta para nenhuma causa particular, contrariamente à ideia geral.

Microbiologia

É sistemático pesquisar microrganismos por cultura do líquido pleural. Entretanto, a negatividade dos resultados não elimina uma causa infecciosa: a pleurisia pode ser reacional ou secundária a uma infecção pulmonar já tratada por antibioticoterapia.

É possível pesquisar os antígenos de *Streptococcus pneumoniae* e *Haemophilus influenzae* no líquido de punção pleural.

Em caso de tuberculose pleural, as pesquisas de BK por exame direto cultura ou PCR geralmente são negativas no líquido. A doença é reconhecida pela biópsia da pleura parietal com agulha, às cegas ou direcionada por toracoscopia.

Líquido sinovial

O líquido sinovial, pouco abundante, viscoso e transparente, comparável ao da clara do ovo (sinóvia), difícil de aspirar, assemelha-se a um dialisado de plasma. Seu exame contribui para o diagnóstico de monoartrites agudas, de oligoartrites e de poliartrites febris. Diversas investigações podem ser feitas no líquido sinovial, mas apenas a fórmula celular e a pesquisa de cristais são úteis na prática cotidiana.

Precauções com o exame

Coletar com anticoagulantes (necessário para a numeração dos elementos): heparina ou citrato. A coleta com EDTA possibilitaria conservar por mais tempo as células, mas seria a origem de cristais artefatuais.

Examinar o líquido imediatamente após o exame, para evitar a lise celular ou o desaparecimento dos cristais.

Aspectos

Ao longo das artropatias degenerativas, o líquido amarelo palha ou amarelo citrino é particularmente viscoso colante na agulha ou no dedo. Ele é mais fluido e, frequentemente, coagula de forma espontânea em caso de artrite inflamatória.

As hemartroses devem ser diferenciadas dos sangramentos que podem aparecer ao longo da punção: neste último caso, o líquido não é logo hemorrágico, mas se torna e coagula na seringa.

Celularidade

As células são contadas pela mesma técnica que para uma NFS sem diluição. Normalmente, o líquido contém menos de 200 elementos celulares/μL dentre os quais 20% são polinucleares.

Os líquidos ditos "mecânicos" contêm menos de 1.000 elementos/-μL, menos de 20% de polinucleares, menos de 5% de ragócitos.

Os líquidos ditos "inflamatórios" contêm mais de 2.000 elementos/-μL (geralmente bem mais: de 5.000 a 50.000 elementos), mais de 20% de polinucleares (geralmente mais de 50%) e mais de 10% de ragócitos.

Um líquido muito celular (mais de 100.000) com muitos polinucleares alterados (mais de 95%) evoca artrite séptica ou, excepcionalmente, gota.

Entre 50.000 e 100.000 elementos/μL, trata-se, em geral, de infecção, principalmente se a taxa de granulócitos é > 95%.

Uma predominância de linfócitos favorece artrite viral ou tuberculose, mas pode ser observada na poliartrite reumatoide ou no lúpus eritematoso disseminado.

Os líquidos com predominância monocitária são vistos nas artrites virais, na poliartrite reumatoide, no lúpus eritematoso disseminado, no reumatismo psoriático, na sarcoidose.

Os líquidos ricos em eosinófilos são raros. Eles são observados após artografia iodada, ao longo de artrites parasitárias.

Microbiologia

Um exame bacteriológico com cultura é realizado sistematicamente quando o contexto clínico favorece artrite séptica, quando o líquido sinovial é muito turvo ou quando o número de leucócitos é > 100.000/µL.

Uma PCR pode ser útil para confirmar o diagnóstico de doença de Lyme, artrite gonocócica ou para investigar o DNA de *Tropheryma whippelii* em caso de suspeita de doença de Whipple.

Investigação de microcristais

A investigação de microcristais de uratos ou de pirofosfatos em líquido fresco, ao microscópio com luz normal e depois luz polarizada, contribui para o diagnóstico de artrite microcristalina.

Os cristais de uratos (gota) em forma de agulhas finas, pontudas em ambas as extremidades, são muito birrefringentes em luz polarizada (muito brilhantes em fundo negro).

Os cristais de pirofosfato de cálcio (condrocalcinose), às vezes mais bem vistos em luz comum, têm forma de haste com pontas quadradas e são pouco birrefringentes na luz polarizada.

Líquidos articulares

	Líquido mecânico	Líquido inflamatório
Aspecto	Claro	Mais ou menos turvo
Viscosidade	Forte	Fraca
Elementos/µL	< 1.000	> 2.000
Celularidade	Células sinoviais, linfócitos	Polinucleares
Cristais	Ausentes	Presença possível

A dosagem de glicose, de lactatos, da ferritina, de diversas enzimas antigamente realizada não é mais recomendada. A das proteínas traz apenas a informação da numeração dos elementos.
A investigação do fator reumatoide no líquido articular em caso de poliartrite reumatoide não é mais realizada.

Lítio

A dosagem desse medicamento do transtorno bipolar é importante para ajustar a posologia, evitar superdosagem e verificar que a terapia está sendo bem seguida, pois a margem de segurança é estreita e as diferenças de sensibilidade individual são grandes.

Precauções com o exame

Examinar em tubo seco para dosar o lítio sérico (prescrever heparinato de lítio), em EDTA para o lítio eritrocitário.

A última tomada do medicamento deve ser de 24 horas para as formas de lítio com liberação prolongada (LP), de 12 horas para as formas com liberação normal.

Uma dosagem é comumente efetuada após 5 dias de tratamento, e 4 a 5 dias após uma troca de posologia. Uma vez o equilíbrio atingido, a litemia é verificada todos os meses durante 3 meses, depois a cada 6 meses. Uma vez por ano: dosagem da creatinina e do TSH.

> **Zona terapêutica**
> ▶ No soro: entre 0,5 e 0,8 mmol/L (mEq/L) 12 horas após a administração da noite para uma forma com liberação imediata, 24 horas após a administração da noite para uma forma de liberação prolongada.
> ▶ Nos eritrócitos: entre 0,2 e 0,4 mmol/L (mEq/L), qualquer que seja a forma farmacêutica.

Intoxicação

Tremor das mãos, ganho de peso, poliúria que leva à polidipsia, bócio simples são os efeitos indesejáveis mais frequentes.

Os primeiros sinais de intoxicação aparecem entre 1,2 e 1,6 mmol/L. Eles consistem em contraturas musculares, dificuldades em escrever, problemas para andar, apatia, então aparecem os problemas de equilíbrio, confusão, alucinações, convulsões.

> A litemia é sensível aos aportes hidrosodados. A ingestão excessiva de sódio a diminui. Inversamente, um regime sem sal pode levar à elevação da litemia potencialmente tóxica por diminuição de excreção do lítio.

Lyme (doença de)

A doença de Lyme é devida a uma bactéria do gênero *Borrelia* da qual quatro espécies são patógenas para o homem: *Borrelia burgdorferi sensu stricto*, *Borrelia azfelii*, *Borrelia garinii*, *Borrelia spielmanii*. Ela é transmitida por carrapatos.

Objetivo do exame (sorologia)
- Investigar doença de Lyme diante de paralisia facial, radiculite periférica, artrite aguda do joelho, meningite linfocitária, artrite crônica, acrodermite atrofiante.

Clínica

Após incubação de 3 a 30 dias, a doença evolui classicamente em três fases.

Ela começa com eritema migrante, "halo" vermelho, quente, indolor, ao redor da picada do carrapato, com evolução centrífuga em alguns dias, um diâmetro indo de 3 a 20 cm, sendo acompanhado de um pouco de febre.

Na ausência de tratamento, a segunda fase aparece em alguns dias ou algumas semanas depois, traduzindo-se por radiculites ou artrites. As "radiculites por carrapatos" se manifestam por dores vivas e/ou paralisias dos nervos cranianos, sendo a mais característica a paralisia facial da criança, muito significativa. As artrites estão entre 80% dos casos das monoartrites do joelho.

A terceira fase se caracteriza por polineuropatias sensitivas com axonais, no LCR, pleiocitose linfocitária > 1.000 elementos/µL, proteinorraquia aumentada, uma glicorraquia normal. Às vezes ela é marcada por acrodermite crônica atrofiante (doença de Pick-Herxheimer), raro mas muito característico, caracterizado por lesão violácea e inflada no dorso das mãos, do cotovelo, do joelho, evoluindo para atrofia cutânea ou, ainda, para artrites recorrentes.

Diagnóstico biológico

Cultura e PCR

A bactéria responsável pode ser investigada em uma biópsia cutânea, no líquido articular, no LCR ou no sangue por cultura ou PCR, que só são realizadas em laboratórios especializados. Na verdade, o diagnóstico repousa na clínica e/ou sorologia.

Sorologia

No início, o diagnóstico é exclusivamente clínico e baseado na constatação de eritema migrante que circunda o ponto da mordida do carrapato. Nenhum exame biológico é necessário: o eritema migrante é patognomônico.

Os anticorpos IgM depois IgG aparecem desde a segunda fase.

Apenas os IgG são investigados (em ELISA) no soro, no líquido articular ou no LCR. A quantidade de anticorpos no líquido articular é habitualmente superior a do soro. No LCR, é possível calcular um índice de síntese intratecal em comparação com a sorologia sanguínea.

> **Valores de referência**
>
> Os limiares de positividade variam de acordo com as técnicas (informar-se com o laboratório). A título indicativo.
>
> *Sérum*
> ▶ IgG > 1/256.
> ▶ LCR: 1/4.

Um resultado positivo deve ser confirmado por *western blot*, mais específico e que permite afastar os falsos-positivos.

As reações cruzadas são frequentes com a sífilis e as doenças autoimunes, de maneira que se recomenda realizar, ao mesmo tempo, um TPHA (que deve ser negativo).

Quantidades elevadas de anticorpos podem persistir muitos anos após a cura. A sorologia não possibilita a diferenciação de uma infecção ativa para uma infecção antiga passada despercebida. A evolução da doença é avaliada com critérios clínicos e não sobre a quantidade de anticorpos.

> Na França, o diagnóstico da doença de Lyme geralmente é baseado no excesso de sinais banais como cansaço, febre ou neuralgias mal sistematizadas associadas à sorologia positiva. É preciso saber que a prevalência das sorologias positivas na população geral saudável não é nula (na ordem dos 5%). Ela aumenta muito (20-30%) nas pessoas que vivem nas florestas, nos caçadores e nos caminhantes. Uma sorologia da doença de Lyme não é indicada (*Conférence de consensus* de 13 de dezembro de 2006):
>
> - em indivíduos assintomáticos;
> - após uma simples mordida de carrapato;
> - em caso de eritema migrante;
> - como controle do fim do tratamento.

Magnésio

O magnésio (Mg) é um cátion intracelular presente sobretudo nos ossos (65% do Mg). Apenas 1% do magnésio circula no sangue, em parte sob forma ionizada (65%), em parte ligado às proteínas. A magnesemia resulta de equilíbrio entre os aportes alimentares e as excreções urinárias e fecais. Ela é um reflexo imperfeito do estoque de magnésio, podendo permanecer normal durante depleções importantes. A dosagem do magnésio eritrocitário (três vezes mais elevado que no plasma) tenta resolver esse inconveniente. Ele postula que as variações da concentração nas hemácias são paralelas a das outras células do organismo.

Objetivos da dosagem
- Investigar uma hipermagnesemia medicamentosa.
- Adaptar uma alimentação parenteral.

Precauções com o exame

Exame venoso em tubo seco para o magnésio sérico, em tubo heparinizado para o magnésio plasmático ou globular (sem EDTA nem oxalato ou citrato).

Coletar preferencialmente pela manhã. Não deixar o garrote mais de um minuto (a estase venosa modifica a magnesemia). Evitar qualquer hemólise.

Valores de referência
- ▶ Soro ou plasma: 18 a 22 mg/L (0,75 a 0,95 mmol/L; 1,5 a 1,9 mEq/L).
- ▶ Hemácias: 40 a 75 mg/L (1,65 a 3 mmol/L).
- ▶ Urina: 80 a 180 mg/24 h (3 a 7 mmol/24 h).

Fator de conversão:
- mg × 0,041 = mmol.
- mmol × 24,3 = mg.

Clínica

Hipermagnesemia (Mg > 1,2 mmol/L)

Uma hipermagnesemia moderada é habitual na insuficiência renal crônica, facilmente corrigida pela diálise.

Uma hipermagnesemia franca só é observada se, a função renal estando alterada, uma carga importante em magnésio é administrada por via oral (tomada de grandes quantidades de laxativos ou de antiácidos que contenham magnésio) ou por via intravenosa (tratamento de eclampsia).

A maioria das hipermagnesemias é assintomáticas: entretanto, quando uma hipermagnesemia ultrapassa 2 mmol/L (48 mg/L), arreflexias tendíneas, alterações eletrocardiográficas (alongamento de QT) podem se manifestar. Além de 5 mmol/L surgem distúrbios de consciência e paralisias.

Hipomagnesemia (Mg < 0,7 mmol/L)

O alcoolismo é a causa mais frequente de déficit de magnésio (carências alimentares integram-se sem dúvida às perdas urinárias).

Uma hipomagnesemia também pode resultar:
- de carência de aporte se negligenciamos o aporte desse íon ao longo das alimentações parenterais;
- perdas digestivas: diarreias crônicas, má-absorções, ressecções do intestino delgado;
- perdas urinárias em decorrência de tratamentos prolongados por diuréticos com fortes doses.

Uma hipomagnesemia globular é frequente na "espasmofilia"; a relação entre esse estado neurótico e o metabolismo do magnésio é desconhecido e não há porque dosar o magnésio em caso de espasmofilia.

Metanefrinas urinárias – ver Catecolaminas

Metopirona (teste de)

Esse teste explora o eixo cortico-hipotalâmico. A metopirona bloqueia a síntese do cortisol no estágio de seu precursor imediato, o 11-desoxicortisol ou composto S. A queda da cortisolemia provoca, por regulação, um aumento da secreção de ACTH e elevação do 11-desoxicortisol (situado no começo do bloco) que podem ser avaliados pela dosagem de ACTH no sangue, do composto S no sangue ou na urina.

Protocolo (para um dia)

A metopirona é administrada oralmente na dose de 30 mg/kg à meia-noite.

Exame de sangue às 7h30 da manhã para dosar o ACTH (5 mL de sangue no EDTA centrifugado e congelado), o desoxicortisol (composto S), o cortisol (10 mL de sangue em tubo seco).

O teste é conduzido preferencialmente em ambiente hospitalar, em função do risco de insuficiência adrenal aguda que deve ser tratada urgentemente. É aconselhável não fazer o teste em pacientes com mais de 60 anos, em diabéticos e em cardíacos.

> **Resultados normais**
> Normalmente:
> ▶ o ACTH plasmático aumenta > 44 pmol/L (200 ng/L);
> ▶ o cortisol fica impossível de ser dosado, passando de 50 a 0,5 ng/mL;
> ▶ enquanto que o composto S, ou 11-desoxicortisol (normalmente de 0,5 a 2 ng/mL), é multiplicado por 10.

Clínica

Síndrome de Cushing

Uma forte ascensão do ACTH e do desoxicortisol (teste "explosivo") com queda do cortisol favorecem o diagnóstico da doença de Cushing, por causa de um adenoma corticotrópico hipofisário.

O teste é negativo em caso de tumor adrenal ou ectópico.

Insuficiência hipofisária

Em caso de déficit adrenocorticotrófico, o composto S não se eleva, o ACTH não se eleva, o cortisol não diminui.

> O teste não é mais realizado em insuficiências adrenais lentas, primárias.

Microalbuminúria

Entende-se por microalbuminúria a presença, na urina, de fracas quantidades de albumina, inferiores a 300 mg/24 h (portanto frequentemente indetectáveis pelos métodos tradicionais de investigação) mas superiores aos da proteinuria fisiológica (30 mg/24 h).

O termo que faz referência à pequena quantidade de albumina e não ao seu tamanho é confuso. Sem dúvida é melhor falar de paucialbuminuria.

Objetivos do exame
- Prevenir as complicações cardiovasculares ou renais de um diabetes melito, de uma hipertensão arterial.

Precauções com o exame

Coletar a urina de 24 horas (resultado em mg/24 h) ou a urina de 4 horas ou a urinas da noite (resultados em µg/min) ou (simplesmente) uma amostra de urina da manhã (resultados em mg/g de creatininuria).

Repetir os exames em função de grandes variações de um dia para outro no mesmo paciente. Eliminar as urinas infectadas ou hematúricas. Não realizar o exame em caso de febre, de ortostatismo prolongado ou de exercício muscular importante.

> **Valores de referência**
> Uma microalbuminuria define-se por excreção urinária de albumina compreendida entre:
> ▶ 30 e 300 mg/24 h (urinas de 24 horas);
> ▶ 30 e 300 mg/g de creatinuria (amostra urinária);
> ▶ 3 a 30 mg/mmol de creatinuria (amostra urinária).
> Uma microalbuminuria é patológica quando é presente na urina em dois exames dentre três realizados em um período que vai de 1 a 3 meses (ANAES).

Interpretação

No diabetes tipo 1, uma microalbuminuria é um sinal precoce de nefropatia que indica a realização de um tratamento nefroprotetor.

No diabetes tipo 2, uma microalbuminuria não reflete obrigatoriamente um risco renal. Pelo contrário, ela é um fator de risco cardiovascular elevado, independentemente dos outros fatores.

No hipertenso, diabético ou não, a microalbuminuria é associada a uma repercussão da hipertensão arterial nos "órgãos-alvo": hipertrofia ventricular esquerda, retinopatia hipertensiva etc.

Mielograma

O mielograma analisa a forma e a porcentagem das células da medula óssea.

Objetivos do exame
- Investigar a causa de uma citopenia sanguínea, de uma leucemia.
- Investigar as metástases medulares de um tumor sólido.

Exame
Por punção da fúrcula esternal ou da crista ilíaca com um trocarter de Mallarme, seguida de aspiração com seringa. O esfregaço é colocado em várias lâminas, seco no ar e colorido com May-Grünwald-Giemsa.

Leitura
O mielograma não fornece números absolutos, mas apenas as porcentagens de células medulares, a riqueza celular sendo apreciada com baixa amplificação e geralmente cotada em + (de "+", medula pobre a "+++", medula particularmente rica).

Nos adultos, as taxas respectivas das grandes linhagens celulares ficam entorno de 25% para linhagem vermelha, de 60% para a linhagem granulosa, de 15% para os elementos não mieloides – que são elementos normais da medula, mas com as funções do tecido linfoide.

Valores de referência

Fórmula normal (em porcentagens)

Parâmetros	Crianças < 2 anos	Adulto
Hemoblastos (células indiferenciadas)	2 a 4	1 a 2
Linhagem glanulocitária		50 a 70
– Mieloblastos	0,5 a 1	0,5 a 2
– Promielócitos	1 a 2	2 a 6
– Mielócitos neutrófilos	5 a 10	5 a 12
– Metamielócitos	5 a 15	10 a 20
– Polinucleares neutrófilos	15 a 20	15 a 30
Linhagem basófila e eosinófila	1 a 4	1 a 4

(Continua)

Parâmetros	Crianças < 2 anos	Adulto
Linhagem vermelha		15 a 30
– Proeritroblastos	0,5 a 2	0,5 a 2
– Eritroblastos basófilos	1 a 4	2 a 5
– Eritroblastos policromatófilos	5 a 10	5 a 12
– Normoblastos	5 a 15	10 a 15
Linfócitos, plasmócitos	30 a 50	5 a 15
Linhagem monocitária	0,5 a 2	2 a 3

A linhagem plaquetária não é contada, uma vez que os megacariócitos são repartidos de modo desigual e raro de acordo com as zonas do esfregaço. Elas são investigadas nas bordas do esfregaço e sua presença é apenas assinalada.

Clínica

Leucemias agudas (LA)

O mielograma, realizado com urgência, confirma o diagnóstico e identifica a leucemia aguda.

A medula é de riqueza normal ou aumentada (as LA com medula pobre são raras). Ela é infiltrada pelos blastos. De acordo com a definição da OMS, o diagnóstico é estabelecido quando há mais de 20% de blastos no mielograma.

Nas leucemias agudas linfoblásticas (LAL) (80% das leucemias das crianças), as células leucêmicas são negativas para a reação citoquímica das mieloperoxidases e positivas para o PAS.

Nas leucemias agudas mieloblásticas (LAM) (maioria das leucemias dos adultos), os blastos são positivos para a reação das mieloperoxidases e PAS-negativos. Corpos de Auer (bastonetes vermelhos), específicos das leucemias mieloides, são visíveis no citoplasma (às vezes difíceis de encontrar).

O número de blastos tem uma importância prognóstica já que, além de 30.000 blastos/μL, o risco de CIVD é grande.

Leucemias crônicas

O mielograma não é indispensável para o diagnóstico de leucemia mieloide crônica, confirm simplesmente a hiperplasia granulosa. Ele permite, em alguns casos, fazer um cariótipo medular com a investigação de um cromossomo Filadélfia (Ph1), mas este pode ser substituído pela detecção molecular do transcrito BCR-ABL no sangue (*ver* Cromossomo Filadélfia).

O mielograma também é inútil em caso de leucemia linfoide crônica: a imunofenotipagem evidencia o perfil característico de uma população monoclonal de linfócitos B (CD19$^+$ e CD20$^+$) que também apresenta CD5.

Síndromes mielodisplásicas

A medula mostra aqui, por um lado, sinais de mielodisplasia com distúrbios de maturação geralmente nas três linhagens (a medula é rica e bloqueada), por outro lado uma infiltração blástica.

É necessário fazer uma coloração de Perls para contar os sideroblastos e classificar a mielodisplasia em uma das categorias da classificação OMS 2001-2008 (*ver* Hemoglobina, diagnóstico das anemias).

Trombocitopenias

Quando o contexto clínico não permite reconhecer rapidamente a causa de uma trombocitopenia, o mielograma é o exame-chave que permite distinguir as trombopenias periféricas caracterizadas por medula rica em megacariócitos e as trombopenias centrais ligadas a uma insuficiência medular em que os megacariócitos são raros.

Aplasias (a medula é pobre)

Quando a medula é pobre ou deserta, o diagnóstico de aplasia medular tóxica ou idiopática é o mais provável. Mas tal análise pode também ser devida a uma mielofibrose ou diluição durante a realização do mielograma.

Em caso de dúvida, uma biópsia medular possibilita reconhecer a riqueza exata da medula e confirmar o diagnóstico de aplasia ou de mielofibrose.

Mioglobina

A mioglobina intervém na oxigenação muscular. É a "hemoglobina do músculo". Encontra-se presente no soro e na urina em caso de necrose ou de traumatismo muscular.

> **Valores de referência**
> ▶ No soro: < 90 µg/L.
> Normalmente a urina não contém mioglobina.

Clínica

Rabdomiólise (lesão muscular esquelética)

A mioglobina aparece no soro em caso de rabdomiólise traumática (síndrome de esmagamento, choques elétricos, queimaduras) ou não traumática, como compressões musculares ocorridas durante perdas de consciência prolongadas (comas, drogas, álcool), mas também ao se fazer uso de alguns medicamentos (estatinas). A insuficiência renal aguda é sua complicação maior.

A passagem da mioglobina para a urina lhe dá uma coloração marrom-avermelhada, que escurece conforme envelhece. As fitas reagentes Hémastix® com ortho-toluidina são positivas enquanto não há hemácias no sedimento urinário.

No sangue, a creatinina fica mais elevada do que a ureia sanguínea (por causa da destruição muscular). A hipocalcemia é constante, às vezes significativa, < 1,8 mmol/L, associada ao depósito de cálcio nas massas musculares. As CPK estão massivamente aumentadas, em geral acima de 5.000 UI/L, e sua elevação é proporcional à intensidade da lesão muscular.

Cardiopatias isquêmicas

A mioglobina é um marcador precoce de síndrome coronária aguda: aumenta no soro além de 90 µg/L a partir da terceira hora. Sua dosagem pode ser útil em razão de seu grande valor preditivo negativo. Mas a troponina é preferível (*ver* Troponinas).

Doença de McArdle (mioglobinúria recorrente genética)

Episódios de mioglobinúria desencadeado por esforço ou infecção caracteriza a mioglobinúria recorrente genética (Doença de McArdle), doença rara geralmente transmitida de modo recessivo.

Mononucleose infecciosa

A infecção de Epstein-Barr vírus (EBV) ou Herpes-vírus humano de tipo 4 é muito comum mundialmente. Acontece na infância e permanece assintomática. Ela é ruidosa quando a primoinfecção aparece na adolescência e traduz-se por mononucleose infecciosa (MNI).

Clínica

A afecção associa uma angina febril, com falsas membranas ou com petéquias velopalatinas vermelhas, adenopatias cervicais, frequentemente uma esplenomegalia, linfomonocitose moderada (12 a 25 G/L) compreendendo grandes linfócitos azulados hiperbasófilos (linfócitos ativos T8 anti-EBV).

O diagnóstico de mononucleose infecciosa (MNI) é sorológico, uma vez que o isolamento do vírus de Epstein-Barr (EBV) nos linfócitos B humanos não é uma prática recorrente. A sorologia detecta anticorpos heterofilos não específicos e anticorpos especificamente anti-EBV.

Anticorpos heterofilos, MNI-teste

Por razões desconhecidas são produzidos ao longo da MNI anticorpos ditos "heterofilos", dirigidos contra as hemácias de diversas espécies animais: ovelha, cavalo ou boi.

Esses anticorpos são IgM que aparecem desde os primeiros dias da doença e desaparecem no 3º mês. Eles são colocados em evidência pelo MNI-teste que é muito fácil de ser realizado e tem uma boa sensibilidade, mas como ele é falso-negativo em 20% dos adolescentes e em 50% das crianças com menos de 5 anos, ele é cada vez menos utilizado.

Anticorpos anti-EBV, sorologia anti-EBV

Os anticorpos específicos anti-EBV compreendem:
- anticorpos de classe IgM dirigidos contra o antígeno do capsídeo viral: anticorpos anti-VCA (*Viral Capsid Antigen*);
- anticorpos dirigidos contra antígenos não estruturais do vírus, mas codificado por ele e que aparecem nas células que ele infecta: antígeno nuclear EBNA (*Epstein-Barr Nuclear Antigen*).

Os anticorpos anti-VCA de classe IgM aparecem desde os primeiros sinais clínicos e persistem 1 a 3 meses. Entretanto, no momento da doença, não há anticorpos anti-EBNA. Eles aparecem tardiamente no 3º mês e persistirão pela vida.

Assim, o diagnóstico de mononucleose infecciosa é feito com a presença de anticorpos anti-VCA de classe IgM e a negatividade dos anticorpos anti-EBNA.

Formas prolongadas e reativações

Os anticorpos dirigidos contra o antígeno precoce anti-EA (Early Antigen), pouco numerosos no início da doença, desaparecem normalmente em alguns meses. Eles refletem uma replicação viral importante. Sua investigação é utilizada para acompanhar a evolução das formas anormalmente prolongadas (mais de 6 meses).

Ao longo de tratamentos imunossupressores para transplantes e nos pacientes infectados por HIV, uma reativação da infecção por EBV associada a linfomas é possível. Ela é detectada por PCR que evidencia o genoma viral nas células mononucleadas.

Neuron Specific Enolase (NSE) – ver Enolase neuroespecífica

Neutrófilos polinucleares (granulócitos) (interpretação da enolase neuroespecífica)

Compondo dois terços da população leucocitária, os polinucleares (granulócitos) neutrófilos (PNN) contribuem enormemente para a defesa contra os agentes microbianos. Fagócitos e bactericidas, eles dão origem ao pus.

> **Valores de referência**
> - No adulto: 1,5 a 7 G/L ou 1,5 a 7 × 10^9/L ou 1.500 a 7.000/µL.
> - No recém-nascido: há uma hiperleucocitose de polinucleares neutrófilos (6 a 25 G/L) que desaparece em algumas semanas. A seguir, nas crianças, ocorre uma hiperlinfocitose fisiológica que pode chegar até 10 G/L. O retorno à fórmula do adulto acontece entre os seis e dez anos de idade.

Clínica

Polinucleose (polinucleares neutrófilos > 7,5 × 10^9/L ou 7.500/µL)

Polinucleoses reacionais

O aumento dos polinucleares neutrófilos é observado nas infecções (sobretudo bacterianas), nas inflamações independente da causa (reumatismos inflamatórios, cânceres etc.) e nas necroses musculares agudas (infarto do miocárdio).

É comum nos últimos meses da gravidez e nos tratamentos com corticoides.

Diante de uma polinucleose isolada, assintomática, descoberta por causa de um hemograma completo, procura-se por:
- Infecção desconhecida (sinusal, dentária, urinária, genital).
- Doença inflamatória ou câncer em estágio inicial, principalmente se a VS está acelerada.
- Tabagismo (> 15 cigarros por dia), causa frequente e geralmente desconhecida de polinucleose. A polinucleose é proporcional ao número de cigarros fumados. Ela regressa lentamente (várias semanas) após a suspensão do ta-

baco. Diversos estudos mostraram que a polinucleose originada do tabagismo era um fator de risco para complicações cardiovasculares em diabéticos.

Polinucleoses das síndromes mieloproliferativas

Quando a polinucleose se integra no quadro de uma síndrome mieloproliferativa (leucemia mieloide crônica, poliglobulia, esplenomegalia mieloide, trombocitopenia essencial, ela não está isolada, mas sim acompanhada de proliferação das outras linhagens medulares: elevação do hematócrito, da quantidade de plaquetas, mielemia ou mutação do *JAK2*.

Uma hiperleucocitose com polinucleose e mielemia massiva (mínimo 20%) pura e equilibrada (nas mesmas proporções que a medula) é um forte indício de leucemia mieloide crônica (LMC). O diagnóstico é confirmado pela presença do transcrito BCR-ABL (*ver* Cromossomo Philadelphia).

Na esplenomegalia mieloide, a fórmula sanguínea é próxima daquela da LMC, as hemácias em forma de lágrima são visíveis no esfregaço, não há rearranjo do BCR-ABL.

A policitemia vera traduz-se por poliglobulia real com hiperleucocitose (20 a 30 G/L) e trombocitopenia significativa. *Ver* Hematócrito.

Neutropenia (polinucleares neutrófilos < 1,5 × 10^9/L ou 1,5 G/L no adulto, 1,3 G/L na criança)

Quando se trata de neutropenia, é comum diferenciar neutropenia moderada e profunda, neutropenia isolada e pancitopenia.

> Neutropenia isolada raramente tem uma origem central.
> – Pancitopenia raramente tem uma origem periférica.
> – Neutropenia sempre tem potencial infeccioso.

Neutropenia moderada

Neutropenia isolada

Uma neutropenia moderada (> 0,8 × 10^9/L ou 800/μL) isolada, talvez de origem medicamentosa, por um mecanismo imunoalérgico (fixação da dupla anticorpos-medicamentos nos polinucleares) ou tóxico (toxidade da linhagem granulocítica). Se essas hipóteses se confirmarem, certificar-se que a neutropenia regresse em algumas semanas. Caso ela persista e se agrave, controlar o mielograma.

Entre a população negra, não é raro observar neutropenias assintomáticas, compreendidas entre 1.000 e 1.500 neutrófilos/μL (1 a 1,5 × 10^9/L), totalmente benignas, em decorrência de aumento no conjunto dos polinucleares marginalizados nas paredes vasculares. O diagnóstico dessa neutropenia periférica baseia-se em seu caráter isolado, crônico, eventualmente fazendo teste de desmarginação por adrenalina. Pode-se chegar a uma conclusão bastante comum da existência de uma neutropenia moderada (1.500/μL) nos pacientes depressivos.

Algumas neutropenias são de origem infecciosa. Estas são, sobretudo, as infecções virais desencadeadoras de neutropenias: sarampo, rubéola, gripe, hepatites, infecções por CMV etc. A neutropenia às vezes é acompanhada de uma hiperlinfocitose com basófilos aumentados, como na mononucleose infecciosa. Entre as infecções bacterianas, a listeriose, a tuberculose, brucelose são leucopenizantes.

Uma neutropenia moderada crônica também é observada em certas doenças endócrinas (insuficiência hipofisária, doença de Basedow-Graves) e no decorrer de doenças autoimunes como síndrome de Goujerot-Sjögren, lúpus, poliartrite reumática, caso em que pode estar associada a uma esplenomegalia (Síndrome de Felty).

Bi e tricitopenias

Associada a uma trombocitopenia, uma neutropenia moderada, na ordem de 1×10^9/L (1 G/L), recomenda a busca por um aumento de volume do baço, conforme necessidade e por ecografia, pois é resultado de hiperesplenismo que sequestra os polinucleares no compartimento esplênico e as plaquetas na polpa vermelha.

Associada a uma linfopenia, ela remete primeiramente à infecção por HIV.

Neutropenia profunda (< 0,5 × 10⁹/L ou 500/μL)

Aplasia medular

Uma neutropenia profunda associada ao ataque das duas outras linhagens evoca uma aplasia medular. Essa insuficiência medular, secundária ao desaparecimento mais ou menos completo do tecido hematopoiético, revela-se por sinais de anemia, de febre, de púrpura.

O hemograma evidencia uma pancitopenia composta de hemoglobina < 10 g/dL, de uma neutropenia < 1 G/L, trombocitopenia < 100 G/L. Uma biópsia da medula óssea a mostra hipoplásica, sem infiltração nem fibrose. A aplasia medular é uma doença rara, majoritariamente idiopática, às vezes hereditária (Síndrome de Fanconi: baixa estatura, dismorfias faciais, manchas cor de café).

Mielodisplasias

As mielodisplasias são similares à aplasia. Nelas, a medula também está danificada, a celularidade está conservada (ao contrário do que acontece nas aplasias). O mielograma mostra que a medula está rica com uma linhagem granulocítica cujas células jovens (blastos) estão entre 5 e 20% e as três linhagens são dismórficas (*ver* Hemoglobina diagnóstico das anemias).

Agranulocitoses

Uma agranulocitose revela-se geralmente por uma síndrome infecciosa brutal e severa. A leucopenia é significativa (< 2 G/L), a neutropenia é profunda (< 0,2 G/L), os granulócitos não estão presentes no esfregaço, sem blastose. O mielograma mostra celularidade normal, ausência de blastos e de corpos de Auer (descarta uma leucemia promielocítica) e o ataque eletivo da linhagem granulocítica, que pode estar totalmente ausente ou "bloqueada" no estágio de promielócito.

Uma agranulocitose pode ser induzida por algumas quimioterapias com agentes antimitóticos; as agranulocitoses medicamentosas praticamente desapareceram. Uma agranulocitose impõe a hospitalização emergencial por causa da gravidade do risco infeccioso que ela apresenta.

Neutropenia congênita

A *síndrome de Kostmann* (raríssima) é uma neutropenia crônica profunda (< 0,5 G/L) detectável desde o nascimento. A neutropenia, caso acompanhada de uma eosinofilia, de uma monocitose, de uma hipergamaglobulinemia, torna o indivíduo suscetível às infecções reincidentes. A utilização dos fatores de crescimento dos polinucleares transformou o prognóstico da doença.

A *neutropenia cíclica* é uma doença de transmissão autossômica dominante caracterizada por neutropenias regulares (a cada três ou quatro semanas) com dores abdominais, aftas, suscetibilidade maior a infecções. Ela ocorre por causa de uma mutação no gene da elastase.

OH-progesterona (17-) *ver* Progesterona

Orosomucoide – *ver* Inflamação (proteínas da)

Óxido de carbono/monóxido de carbono (carboxiemoglobina)

O monóxido de carbono (CO) é uma causa frequente da intoxicação voluntária ou acidental, potencialmente mortal se ignorada. Sua dosagem tem amplas indicações, principalmente no inverno.

Precauções de coleta

Coleta de sangue arterial (ao mesmo tempo da gasometria arterial) com fluoreto de sódio associado à heparina (e não ao oxalato). Tubo completamente cheio, fechado, sem bolhas de ar. Exame imediato.

> **Valores de referência**
>
> Os resultados, outrora entregues em % de carboxiemoglobina em relação com a hemoglobina total, hoje são expressos em:
> - ou em mL de monóxido por 100 mL de sangue (um mL de CO para 100 mL corresponde a cerca de 4% de carboxiemoglobina);
> - ou em mmol/L.
> ▶ A oxicarbonemia normal é inferior a 0,50 mL/100 mL (0,22 mmol/L) em não fumantes (< 2% de carboxihemoglobina).
> ▶ Ela fica em torno de 1 mL/100 mL em fumantes e pode chegar a 2 mL/100 mL (8% de carboxiemoglobina) nos grandes tabagistas.
>
> *Fator de conversão:*
> - mmol/L × 2,22 = mL/100 mL.
> - mL/100 mL × 0,45 = mmol/L.

Clínica: intoxicação por monóxido de carbono

A intoxicação aguda ocorre a partir de 3 mL/100 mL (isto é, 12% de carboxiemoglobina). Cefaleias, vertigens, hiperpneia e confusão aparecem perto dos 6 a 8 mL/100 mL; coma e convulsões perto dos 10 a 12 mL/100 mL.

A sensibilidade ao monóxido de carbono varia conforme os sujeitos. Ela é maior nos pacientes que sofrem de um déficit de oxigênio: casos de anemia ou de insuficiências respiratórias ou cardíacas.

Uma oxigenoterapia durante os primeiros socorros pode abaixar (moderadamente) a concentração de CO. Levar isso em consideração em caso de indicação de uma oxigenoterapia hiperbárica.

A meia-vida da carboxiemoglobina é de cinco horas. Um resultado normal pode estar relacionado à coleta tardia. Se o diagnóstico foi feito muito tarde para que a dosagem fornecesse resultados, pedir aos agentes de saúde para fazerem uma busca urgente por CO no domicílio do paciente. Qualquer concentração superior a 50 ppm (partes por milhão) é anormal.

Paludismo (malária)

Parasitose febril e hemolisante, causada por protozoários do gênero *Plasmodium* transmitidos por anófeles, a malária é comum na zona tropical situada entre 25° de latitude norte e 25° de latitude sul, principalmente na África subsaariana. Ela deve ser considerada – quase sistematicamente – em casos de pacientes febris voltando dessa zona.

Clínica

A febre é o principal sinal do paludismo. Ela começa de 7 a 15 dias após a infecção, frequentemente associada à síndrome gripal (cefaleias, mialgias) ou a problemas digestivos (mal-estar gástrico com febre ou diarreia).

A febre pode-se manifestar na forma de acesso de malária, alternando febre, calafrios e suores intensos. É o caso dos paludismos transmitidos por *P. vivax*, *P. ovale*, *P. malariae* algum tempo após uma primoinfecção não tratada. Ela pode ser, então, intermitente, quartã (*P. malariae*) ou terçã.

Diagnóstico

O diagnóstico é feito graças a dois exames sistematicamente associados: o esfregaço delgado e a gota espessa.

Esfregaço delgado

Primeiro os parasitas são procurados em um esfregaço sanguíneo, corado com May-Grünwald (ou com acridina laranja). É necessária leitura prolongada (20 minutos). O esfregaço sanguíneo permite a identificação da espécie do plasmódio. Também possibilita o cálculo da parasitemia, expressa em % de hemácias parasitadas. Esse cálculo é indispensável em caso de infecção por *P. falciparum* (uma parasitemia > 4% é um indício de gravidade).

Dificilmente o esfregaço detecta as parasitemias inferiores a 150 parasitas/μl.

Gota espessa

O exame de gota espessa é realizado em uma grande gota de sangue coletada da ponta do dedo, posta no centro de uma lâmina e depois desfibrinada ao girar regularmente o canto de outra lâmina na gota, espalhando-a em um movimento de espiral. A gota é seca no prato durante 24 horas à temperatura ambiente. Ela é corada pelo método Diff-Quick ou Giemsa.

Na gota espessa, onde as hemácias desapareceram, os parasitas aparecem bem, mesmo que sejam pouco numerosos. A sensibilidade é 10 vezes maior do que a do esfregaço, cerca de 5 a 15 parasitas/μl.

Em contrapartida, a técnica tem o inconveniente de ser lenta. Portanto, técnicas rápidas com secagem imediata na estufa a 37ºC e lise das hemácias com saponina podem ser executadas, dando um resultado na hora.

A gota espessa não permite o diagnóstico de espécies, pois as hemácias são lisadas e sua forma é um dos aspectos que contribuem para o reconhecimento das espécies.

Outras técnicas

O sorodiagnóstico (IFI ou ELISA) não é interessante, pois qualquer paciente que permaneceu tempo suficiente em zona de endemia apresenta anticorpos.

A detecção antigênica por meio de testes de diagnóstico rápido (TDR) com fitas reagentes a partir de uma gota de sangue é recomendada pela OMS nas zonas com malária. Esses testes detectam a proteína HRP2 (*Histidine Rich Protein 2*), específica do *P. falciparum*, e/ou uma pan-LHD (pLHD) comum a quatro espécies de plasmódios. Sua sensibilidade é da ordem de 100 parasitas/µl. Eles não demandam especialização particular e são úteis quando o esfregaço e a gota espessa dão negativo apesar de uma forte suspeita clínica.

O QBC (*Quantative Buffy Coat*), ou *Malaria test*, baseia-se na coloração fluorescente dos ácidos nucleicos do parasita por acridina laranja. 50 µl de sangue são recolhidos em tubo de hematócrito. A leitura é feita em microscópio óptico fluorescente. Esse método muito sensível é útil aos biólogos pouco especializados. Não permite o diagnóstico da espécie.

O PCR permite a detecção das parasitemias extremamente fracas (p. ex., em viajantes em uso de quimioprofilaxia) e destaca as mutações que são correlatas a uma resistência aos antimaláricos. O DNA do parasita pode ser detectado até um mês após um acesso tratado.

Paludismo com *P. falciparum*

Plasmodium falciparum é, ao mesmo tempo, a espécie mais comum (98% dos casos de paludismo na África subsaariana) e a mais perigosa, responsável pelas formas mortais da doença.

A identificação do *Plasmodium falciparum* demanda a rápida reunião dos indícios de gravidade (OMS, 2000): a presença de pelo menos um deles define a malária álgida ou malária cerebral (*cerebral malária*).

Caso se trate de uma outra espécie – *P. malariae, P. ovale, P. vivax* – o prognóstico vital não está em jogo.

Critérios OMS 2000 (Transactions of the Royal Society for Tropical Medicine and Hygiene).

Critérios clínicos	Critérios biológicos
Comprometimento do estado de consciência Convulsões (> 2 por dia) Prostração Insuficiência respiratória Pressão arterial sistólica < 80 no adulto	Parasitemia elevada > 4% em um sujeito não imune Insuficiência renal (creatinina > 265 μmol/L) Anemia (Hb < 7 g/dL ou HT < 0,20) Acidose (bicarbonatos < 15 mmol/L, pH < 7,35) Hipoglicemia < 2,2 mmol/L Lactatemia > 5 mmol/L Bilirrubina > 50 μmol/L

Paracetamol (dosagem)

O paracetamol em doses elevadas provoca hepatite autoimune que pode ser mortal. Ainda que essa forma de suicídio seja mais comum nos países anglo-saxões do que na França, as emergências se deparam, frequentemente, com essa intoxicação. A acetilcisteína é um tratamento eficaz, capaz de prevenir a citólise hepática massiva, mas só pode ser bem-sucedida sob a condição de ser administrada antes da 10ª hora. Eis o motivo de interesse em um tratamento precoce.

Toxicologia

A absorção do paracetamol é rápida e total. O pico plasmático é atingido, em média, em uma hora. O metabolismo é essencialmente hepático. A superdosagem desencadeia um déficit de glutationa.

A dose máxima é de 4 g/24 h no adulto e de 60 mg/kg na criança.

Existe um risco letal para uma dose supostamente ingerida (DSI) > 10 g por um adulto e de 100 mg/kg por uma criança. O risco de hepatite se torna real a partir de uma DSI de 8 g no adulto. A dose tóxica é menor em caso de alcoolismo, de déficit de glutationa (antirretrovirais).

Após um intervalo livre de algumas horas, a intoxicação se manifesta por meio de náuseas, vômitos, dores abdominais. Na sequência, instala-se uma hepatite que se traduz por citólise intensa (transaminases muito elevadas, de × 100 a × 1.000 próximo a 12ª hora), insuficiência hepática aguda (baixa taxa de protrombina) e acidose.

A administração de N-acetilcisteína (NAC) por via oral ou IV antes da décima hora viabiliza a reconstituição dos estoques de glutationa. Ela transformou o prognóstico.

Resultados

A dosagem de paracetamol, a partir da 14ª hora após a ingestão, permite a avaliação do risco de hepatotoxidade antes do surgimento dos sinais clínicos. Se a hora da ingestão é desconhecida, duas dosagens de quatro horas de intervalo estimam a meia-vida.

Os resultados são expressos em mg/L ou em µmol/L (1.000 µmol = 150 mg). Eles são interpretados pelo monograma de Rumack-Matthew (anexo normalmente aos resultados), que indica os riscos de ocorrer uma hepatite grave em função da concentração plasmática de paracetamol e do tempo transcorrido desde a ingestão (ele não pode, portanto, ser utilizado caso se desconheça a hora da ingestão).[a]

- Há risco de hepatite fatal se a quantidade de paracetamol for > 300 mg/L (2.000 μmol) na 4ª hora e 45 mg/L (300 μmol) na 15ª hora.
- Há risco de hepatite aguda quando a quantidade de paracetamol ultrapassar 200 mg/L (1.333 μmol) na 4ª hora e 30 mg/L (2.000 μmol) na 15ª hora.

A administração precoce de N-acetilcisteína é muito eficaz e bastante tolerada. Recomenda-se prescrevê-la sistematicamente sem esperar os resultados da análise toxicológica caso se reconheça que houve intoxicação voluntária, independente da hora da ingestão ou da dose ingerida.

Paratormônio (PTH) (paratinina)

O paratormônio (PTH), produzido pelas glândulas paratireoides, participa, junto à calcitonina e à vitamina D, da regulação do metabolismo fosfocálcico. Ele aumenta a reabsorção tubular do cálcio e diminui a do fósforo. Portanto, ele aumenta a calcemia e diminui a fosfatemia.

Sua secreção é regulada pela concentração de cálcio ionizado (quanto mais a calcemia se eleva, mais a secreção da paratireoide diminui e vice-versa).

O PTH circula no plasma sob a forma de hormônio nativo, o paratormônio dito "intacto" (PTHi) ou total (PTH$_{1-84}$: 84 aminoácidos dos quais os 34 primeiros estão ativos), e fragmentos produzidos por proteólise do PTHi, biologicamente inativos.

Objetivos da dosagem
- Explorar uma hipercalcemia.
- Acompanhar insuficiência renal crônica.
- Ponderar sobre litíase cálcica, uma poliendocrinopatia autoimune.

Precauções de coleta
Coleta com EDTA (não heparina), durante a manhã, após sete horas de jejum, no tubo, evitando hemólise.

Envio imediato ao laboratório (para centrifugação e congelamento imediato).

O PTH é sempre dosado conjuntamente à calcemia corrigida para albuminemia.

> **Valores de referência**
> Os resultados podem variar em função dos anticorpos utilizados pelo laboratório.
> ▶ PTH intacto (1-84) sérico 12 a 65 pg/mL (1,3 a 6,9 µmol/L).
> ▶ O PTH plasmático está mais elevado de 10 a 20%.

Clínica
Paratormônio elevado
Hiperparatireoidismo primário (hipercalcemia + PTH elevado)

Um PTH elevado associado à hipercalcemia evoca hiperparatireoidismo primário.

Este se manifesta, às vezes, por dores ósseas, fratura vertebral, litíase renal recidivante, fraqueza muscular. Isso é raro. Na maioria dos casos ele é assintomático, descoberto ao acaso em decorrência de hipercalcemia moderada (calcemia > 105 mg/L ou 2,63 mmol/L) e estável ao longo dos anos.

O diagnóstico de hiperparatireoidismo é dado pela hipercalcemia associada à hipofosfatemia (< 30 mg/L). O paratormônio é elevado ou normal alto (> 50 pg/mL), inapropriado para hipercalcemia.

Às vezes nota-se acidose hiperclorêmica (ausente nas outras causas de hipercalcemias), elevação dos marcadores da remodelagem óssea (fosfatases alcalinas, hidroxiprolina urinária).

O hiperparatireoidismo é mais comum entre mulheres na casa dos 50 anos.

Em 85% dos casos, ele é consequência de adenoma paratiroideano.

Antes dos 40 anos é recomendável fazer uma neoplasia endócrina múltipla (NEM) de tipo 1 (adenomas paratiroideanos, pancreatite, da hipófise (pituritária) – os três "Ps"...) ou de tipo 2 (hiperplasia paratiroidiana, feocromacitona, carcinoma medular da tireoide).

Hiperparatireoidismo secundário (hipocalcemia + PTH elevado)

Um PTH elevado associado à hipocalcemia indica hiperparatireoidismo secundário.

Este decorre por duas causas: a insuficiência renal crônica e déficit de vitamina D.

Insuficiência renal crônica (IRC)

Uma complicação precoce da IRC é a hipocalcemia, que provoca hiperparatireoidismo secundário (PTH > 500 pg/mL). Este tende a corrigi-la, mas tem efeito nocivo para os ossos: a osteodistrofia renal. Além da hipocalcemia, a hiperfosfatemia é um sinal da insuficiência renal.

O tratamento é, então, ajustado de forma a manter a concentração de PTH entre 150 e 300 pg/mL (a calcemia deve ser mantida entre 2,1 e 2,4 mmol/L).

Hipovitaminose D

Déficit de vitamina D pode ocorrer em razão de:
- Carência de aporte após a falta de exposição solar (causa mais comum), ou de má absorção (sobretudo por causa da doença celíaca, mas também por afecção biliar, pancreatite crônica).
- Anomalia da 25-hidroxilação hepática em caso de hepatite crônica, de cirrose.

A carência de vitamina impede a absorção cálcica, daí uma hipocalcemia (com hipocalciúria) que estimula a secreção de PTH, que provoca aumento da reabsorção óssea.

A calcemia baixa se associa a uma hipofosfatemia. A vitamina D é < 30 ng/mL. O PTH pode estar bastante elevado.

Retrato biológico de uma hipovitaminose D:
- hipocalcemia PTH normal ou elevado > 50 pg/mL;
- hipofosfatemia < 0,9 mmol/L;
- fosfatases alcalinas elevadas.

Paratormônio baixo

Hipoparatireoidismo (hipocalcemia + PTH baixo)

O hipoparatireoidismo é muito mais raro do que os dois tipos precedentes. Às vezes, devido à ablação mal executada das paratireoides durante tireoidectomia, ele também pode ser secundário à síndrome poliglandular autoimune, à hemocromatose, à hipomagnesemia severa (< 0,4 mmol/L) provocada por alcoolismo crônico, má absorção, tratamento com derivados de platina. Com frequência, permanece idiopático.

Em caso de hipoparatireoidismo, a hipocalcemia está associada à fosfatemia alta, o PTH é baixo ou subnormal.

Hipercalcemias malignas

A síndrome de hipercalcemia humoral maligna complica os cânceres e alguns linfomas. Ela ocorre por causa da síntese, por tumor maligno, de PTHrp, um precursor de peptídeos ativos comuns aos da PHT, que pode ser dosado (valores usuais < 2,5 nmol/mL). O quadro é similar ao do hiperparatireoidismo primitivo (hipercalcemia com hipofosfatemia), mas com PTH baixo.

Pseudo-hipoparatireoidismos

Os pseudo-hipoparatireoidismos são afecções excepcionais causadas por resistência dos tecidos-alvo do PTH: a síntese do PTH é normal, mas não há ação periférica. O quadro é o de um hipoparatireoidismo com hipocalcemia, mas com o PTH alto, o que traduz resistência à ação do paratormônio.

O mais conhecido é a osteodistrofia de Albright, isolada ou acompanhada por resistências hormonais múltiplas. É uma doença hereditária de transmissão autossômica dominante. Os sujeitos têm estatura baixa, são obesos e, com braquidactilia.

A análise dos pseudo-hipoparatireoidismos é feita em serviços especializados, com testes de estimulação por meio da PTH$_{1-34}$: o AMP cíclico nefrogênico e a taxa de reabsorção dos fosfatos (TRF) não aumentam após a administração de PTH sintético. Os testes se completam com a busca de uma anomalia do gene de codificação da proteína Gs, componente do receptor da PTH.

Peptídeo C (ou peptídeo de conexão)

O peptídeo C (peptídeo de conexão) une as cadeias A e B da insulina na molécula de pró-insulina. Em seguida, esta é clivada em insulina e em peptídeo C, que são liberados em quantidades equimoleculares no sangue portal. Na sequência, insulina e peptídeo C diferem: o peptídeo C não é metabolizado no fígado. Sua meia-vida de 30 minutos é 10 vezes maior do que a da insulina. Portanto, ele não é reconhecido por eventuais anticorpos anti-insulina. Ele não está presente nas preparações de insulina. Disso advém o interesse de sua medida, mais cômoda do que a da insulina, para avaliar a insulinossecreção.

Valores de referência

▶ No sangue, os valores usuais estão compreendidos, segundo os técnicos, entre 1 e 5 ng/mL (0,4 a 1,7 nmol/L) em adultos, menores em crianças com menos de 6 anos. Esses valores de referência são pouco discriminativos. O peptídeo C é medido antes e após a glicemia de Jejum, estimulação pelo glucagon (1 mg por via IV) ou pela arginina (25 g por via IV em 30 minutos). A taxa de referência é multiplicada por, no mínimo, dois no sujeito normal.

Clínica

Diabetes melito

No diabético, a medida do peptídeo permite a avaliação da função residual das células beta do pâncreas.

Quando uma secreção residual de insulina é conservada, a injeção de glucagon estimula a secreção de peptídeo C cuja taxa referencial é, ao menos, dobrada. O diabetes é mais estável e o risco de complicações crônicas, menos elevado.

Um peptídeo C baixo, estimulável ou não pelo glucagon, associado a anticorpos anti-ilhotas pancreáticas caracteriza o diabetes insulinodependente.

De fato, a dosagem do peptídeo C não é feita em diabéticos fora dos protocolos de pesquisa.

Hipoglicemias

Nos insulinomas (nesidioblastose, *ver* Glicose sanguínea ([hipoglicemias no adulto]), secretores de insulina, o peptídeo C está elevado e sua secreção não é suprimível pela hipoglicemia provocada pelo jejum, pois a hipersecreção de insulina é autônoma. Ao longo de uma glicemia de jejum, enquanto a glicemia cai, abaixo de 0,45 g/L, a insulinemia permanece normal ou elevada, inadaptada à glicemia e o peptídeo C plasmático continua elevado.

Nas hipoglicemias factícias causadas por injeções clandestinas de insulina, a concentração do peptídeo C é muito baixa, freada pela hipoglicemia, enquanto a insulinemia está elevada.

Pesquisa de anticorpos irregulares antieritrocitários (RAI), pesquisa de aglutininas irregulares

Esse exame geralmente é chamado de *Pesquisa de aglutininas irregulares*, mas a denominação mais correta é *Pesquisa de anticorpos irregulares*, pois os anticorpos pesquisados são hemolisinas da classe IgG e não aglutininas da classe IgM.

Tratam-se dos anticorpos antieritrocitários designados contra antígenos de grupos sanguíneos diferentes daqueles do sistema ABO. Eles são chamados de irregulares, porque, *in vitro*, não aglutinam diretamente os glóbulos vermelhos portadores do antígeno. Para torná-los visíveis, é preciso tratá-los com enzimas (papaína, tripsina) ou colocá-los em meio albuminoso.

Alguns são "naturais", encontrados em pessoas que jamais foram expostas ao antígeno correspondente – geralmente, trata-se do anti-Lewis. A maior parte é imune, surgindo após uma gravidez ou transfusões.

A pesquisa de anticorpos irregulares é obrigatória no exame pré-nupcial e, no mínimo, duas vezes ao longo da gravidez. Ela é sistemática antes de qualquer transfusão de concentrado de hemácias.

Pesquisa

Os anticorpos irregulares são pesquisados por meio de um painel de hemácias do grupo O que carregam os antígenos dos principais sistemas de grupos sanguíneos: Duffy, Kell, Lewis, Ltheran, Rh etc. (com o painel, pode-se testar cerca de 30 tipos de antígenos).

Os anticorpos são revelados ou por um teste de Coombs indireto ou por meio de enzimas proteolíticas que favorecem a aglutinação, ou – e melhor ainda – pelos dois métodos que são automatizáveis.

A concentração de anticorpos pode ser medida por método semiquantitativo automatizado.

Precauções de coleta

Coleta de sangue venoso em tubo com citrato ou EDTA prevenindo-se de qualquer hemólise que atrapalharia a interpretação.

Mencionar ao demandar o exame:
- a existência de uma gravidez;
- a data e a natureza da última transfusão;
- os tratamentos em curso (alguns medicamentos podem iniciar uma autoimunização);
- a existência de doença por aglutininas a frio, de mieloma, de macroglobulinemia de Waldenstrom, que podem resultar em falsas reações positivas.

Clínica

Incompatibilidade sanguínea materno-fetal

A incompatibilidade sanguínea materno-fetal é uma aloimunização da mãe contra um antígeno do grupo Rhesus, herdado do pai, presente nas hemácias do feto. A fixação dos anticorpos maternos em circulação nos antígenos eritrocitários fetais induz a anemia hemolítica. Esta pode se produzir *in útero* e conduzir à morte fetal ou se manifestar após o nascimento por doença hemolítica do recém-nascido que comporta um risco maior de dano cerebral por fixação da bilirrubina nos núcleos da base.

Nas mulheres grávidas de fenótipo Rh negativo, uma pesquisa de anticorpos irregulares deve ser feita desde o momento de confirmação da gravidez. Caso negativa, ela deve ser refeita no sexto, oitavo e nono mês de gestação, pois a imunização anti-D pode surgir tardiamente. Nas mulheres grávidas $Rh1^+$, a pesquisa é realizada apenas uma vez.

Transfusões

Antes de qualquer transfusão, a detecção das aloimunizações em diferentes sistemas de grupos sanguíneos (Kell, Duffy, Kidd, Lutheran etc.) evita os acidentes de transfusões pelo emprego de sangue fenotipado, desprovidos dos antígenos correspondentes aos anticorpos irregulares detectados. As aloimunizações mais comuns são imunizações anti-Kell, anti-E, anti-C, anti-Duffy, anti-Kidd, anti-MNS (S, s).

Uma aloimunização mal – ou sequer – pesquisada cria o risco de acidente transfusional que se traduz na forma mais comum de choque, após minutos ou horas que seguem à transfusão, frequentemente com complicações como CIVD, insuficiência renal aguda.

A icterícia hemolítica pode se seguir de maneira precoce (no dia seguinte) ou tardia (no sexto dia, o que sinaliza para a reativação de um anticorpo). Algumas aloimunizações permanecem assintomáticas: o que estimula sua pesquisa é a ineficácia da transfusão.

O prazo de validade de uma pesquisa de aglutininas irregulares varia conforme cada paciente. Ele é de:
- três semanas se o paciente não tem antecedente de transfusão ou de gravidez nos 6 meses anteriores ao exame;
- três dias em caso de transfusões ou de gravidez entre 1 e 6 meses precedentes;
- 24 horas em caso de gravidez em curso ou de transfusão datada de menos de 1 mês.

Plaquetas (diagnóstico de uma trombocitopenia)

A contagem automatizada de plaquetas permite o reconhecimento das trombocitopenias, que reúnem afecções muito diversas, às vezes graves.

Precauções de coleta

Coleta com EDTA.

No aparelho, o EDTA é, às vezes, responsável por uma pseudotrombocitopenia causada por agregação plaquetária. Nesse caso, o exame da lâmina de sangue (sistemático em caso de trombocitopenia) mostra agregações plaquetárias. Convém, então, recontar as plaquetas em uma amostra coletada com outro anticoagulante.

Valores de referência
▶ 150.000 a 400.000 plaquetas/µL, seja 150 a 400 × 10^9/L ou 150 a 400 G/L.

As trombocitopenias se definem por um número de plaquetas inferior a 150.000/µL (< 150 G/L). Qualquer trombocitopenia demanda busca pelos elementos de gravidade: trombocitopenia < 20.000/µL, anginas bolhosas hemorrágicas, hemorragias no fundo do olho, associação a anomalias da coagulação.

Clínica

Trombocitopenias em um contexto de urgência

A trombocitopenia é parte integrante de duas síndromes hemorrágicas graves: a coagulação intravascular disseminada e a microangiopatia trombótica (MAT) por agregação plaquetária disseminada.

Coagulação intravascular disseminada (CIVD)

A coagulação intravascular disseminada decorre de uma ativação súbita da hemóstase, provocando uma invasão massiva das microtromboses na microcirculação. Em obstetrícia, ela é frequente após hematomas retroplacentários, embolia amniótica, morte fetal *in utero*. As septicemias por bacilos gram-negativos, as doenças meningocócicas, as leucemias promielocíticas agudas (LMA-M[3]), os cânceres de próstata e de pâncreas também são causas frequentes de CIVD, assim como as intervenções cirúrgicas significativas, as queimaduras extensas, as síndromes compartimentais.

A invasão massiva da microcirculação por microtromboses desencadeia a consumação dos fatores da coagulação, enquanto se produz uma fibrinólise em reação às microtromboses, destinada a controlar a hipercoagulação.

No decorrer da CIVD, o número de plaquetas cai abaixo de 100.000/µL.

A consumação dos fatores de coagulação se traduz por uma baixa muito marcada do fibrinogênio a menos de 1 g/L (às vezes, imensurável), do fator V sempre bastante evidente e uma diminuição mais moderada do fator II, um alongamento do TCA e do tempo de Quick.

A fibrinólise secundária se traduz pela formação de complexos solúveis, uma elevação dos D-dímeros além de 500 µg/L (*ver* D-dímeros). O tempo de lise das euglobulinas diminui (*ver* Tempo de lise das euglobulinas).

Microangiopatias trombóticas por agregações plaquetárias disseminadas: púrpura trombocitopênica trombótica (síndrome de Moskowitz) (PTT) e síndrome hemolítico-urêmica (SHU)

A microangiopatia trombótica (MAT) se deve à formação de agregações plaquetárias nas arteríolas e nos capilares, tendo por consequência uma trombocitopenia de consumo, formação de microtromboses disseminadas e uma fragmentação das hemácias.

Ele associa, em clima febril, trombocitopenia < 60 G/L, anemia hemolítica Coombs-negativa, mecânica com presença de esquizócitos na lâmina e insuficiência renal.

No adulto, ela se manifesta em forma de púrpura trombocitopênica trombótica (PTT); na criança, de uma síndrome hemolítico-urêmica (SHU).

PTT

A PTT resulta de um déficit em ADAMTS13, protease (a 13ª de sua família) necessária à clivagem do FvW. Em sua ausência, multímeros do FvW de altíssimo peso molecular são liberados no plasma. Eles provocam a hiperagregação plaquetária.

A PTT é observada no desenvolvimento de doenças autoimunes (Sjögren, síndrome do anticorpo antifosfolipídio, lúpus), de infecções (principalmente HIV), de tratamentos com cisplatina, bleomicina e interferon.

Em dois terços dos casos, ela se traduz por febre purpúrica e sinais neurológicos (confusão, convulsões).

O ADAMTS13 fica muito baixo (< 10%), a presença de autoanticorpo IgG anti-protease é habitual.

SHU

A SHU é, em 90% dos casos, a complicação de uma gastroenterite causada pelo colibacilo *Escherichia coli*, produtor da toxina Shiga (STEC). *Ver* Coprocultura.

Ela se traduz por diarreia sanguinolenta seguida, após alguns dias, por febre purpúrica, anemia e insuficiência renal anúrica (via de regra, sem sinal neurológico).

A ADAMTS está normal ou um pouco baixa (30-40%). A PCR "verotoxinas" (ou shingatoxinas) identifica o colibacilo responsável nas fezes e precisa seus genes de virulência.

Algumas SHU não se sucedem a uma diarreia infecciosa (formas esporádicas) e são secundárias a uma anomalia genética ou adquirida pela via alternada do complemento.

Trombocitopenias transitórias e moderadas

Em crianças, as infecções virais são responsáveis pela maioria das trombocitopenias. Elas aparecem uma ou duas semanas após a infecção (sarampo, rubéola, caxumba, varicela) e desaparecem espontaneamente.

Em adultos, trombocitopenias acompanham, às vezes, a primoinfecção pelo EBV, as infecções por CMV ou HIV (causa frequente entre adultos jovens). É uma das consequências do alcoolismo, com frequência causada por um hiperesplenismo ou ligada à toxicidade direta do álcool. A trombocitopenia alcóolica é, com certeza, a mais comum nas emergências. Seu diagnóstico é fácil.

Trombocitopenias induzidas por heparina (TIH)

No caso de trombocitopenia isolada, sempre pense na heparina como causa. Apesar de observada com todas as heparinas, ela é mais frequente com a heparina não fracionada. Está ligada à produção de autoanticorpos dirigidos contra o complexo heparina-fator plaquetário 4 (FP4) e expresso na superfície das plaquetas.

Ela pode ser precoce, antes do 5° dia, moderada (entre 100.000 e 150.000/μL), transitória, benigna, causada por uma agregação plaquetária não imune (tipo 1).

Também pode ser tardia, entre o 5° e 21° dia, persistente, causada pela imunização contra o complexo heparina-fator plaquetário 4, grave, caso complique tromboses arteriais e venosas por ativação plaquetária, podendo ser mortal (tipo 2). Diagnóstico se dá:
- pela queda de 40% das plaquetas ou plaquetas entre 20 e 100 G/L;
- por diversos testes:
  - teste de agregação plaquetária: agregação de plaquetas pelo plasma do doente, que testemunha presença de IgG anti-fator plaquetário 4 (FP4) e de heparina;

- teste da liberação de serotonina marcada (muito específica): mede a liberação de serotonina a partir de plaquetas testemunhas em presença de uma mistura de heparina-plasma do paciente;
- titulação dos anticorpos anti-FP4 com ELISA.

Qualquer trombocitopenia causa por heparina implica a suspensão imediata da heparina e, caso necessário, substituição pelo danaparoide (Orgaran®).

Trombocitopenias da gravidez

Trombocitopenias moderadas (superiores a 100 G/L) ocorrem ao longo da gravidez e reincidem em gravidezes posteriores. Elas são benignas e não causam hemorragias.

> Além destes casos (trombocitopenia em um contexto emergencial, trombocitopenia transitória e modesta, viral ou alcóolica, trombocitopenia induzida por heparina, trombocitopenia durante a gravidez), o diagnóstico das trombocitopenias distingue as trombocitopenias por insuficiência de produção ou centrais e as trombocitopenias por excesso de destruição ou periféricas. Esse diagnóstico implica a realização de um mielograma – até mesmo uma punção esternal pode ser feita em caso de trombocitopenia profunda. É possível não a realizar na criança e no adulto jovem se a trombocitopenia for rigorosamente isolada.

Trombocitopenias centrais

Suspeita-se de trombocitopenia central quando esta coexiste com outras anomalias e/ou síndrome tumoral. Quando a trombocitopenia é central, o mielograma mostra diminuição ou desaparecimento dos megacariócitos. Eventualmente, há anomalias formais que traduzem um problema na maturação dos megacariócitos.

As principais causas são as hemopatias malignas, aplasias, presença de células metastáticas.

Trombocitopenias periféricas

Em caso de trombocitopenia periférica, a medula está normal e plena de megacariócitos.

As trombocitopenias periféricas podem ocorrer em razão de anomalia na divisão (hiperesplenismo) ou destruição periférica (imunológica).

Hiperesplenismo

Um hiperesplenismo (sequestro esplênico em baço hipervascularizado palpável ou não) está presente enquanto que uma trombocitopenia moderada (50 G/L) se associa à leucopenia e anemia (Hb < 10 g/dL). A primeira causa de hiperesplenismo é a hipertensão portal.

Trombocitopenias imunoalérgicas medicamentosas

As trombocitopenias periféricas são frequentemente medicamentosas devido a um conflito imunitário no qual plaqueta é o alvo e a qual destrói. Essas são trombocitopenias brutais logo após o início do tratamento e no momento de sua retomada. O anticorpo está presente no soro, agindo sobre as plaquetas normais na presença do medicamento. Elas se curam com a suspensão do tratamento. A persistência da trombocitopenia superior a 10 dias após o final do tratamento deve levar à reconsideração do diagnóstico.

Síndrome de Evans

A associação de uma trombocitopenia com anemia regenerativa e hemolítica remete à síndrome de Evans, ou seja, trombocitopenia com anemia hemolítica autoimune, com anticoagulante lúpico na metade dos casos.

Púrpura trombocitopênica imunológica ou "idiopática" (PTI)

A PTI é observada sobretudo em crianças entre 2 e 8 anos e em mulheres entre 20 e 40 anos. É a mais frequente entre as trombocitopenias adquiridas. Manifesta-se pela púrpura cutânea ou cutaneomucosa, artralgias do quadril. O resultado do exame clínico é normal (exceto pela púrpura): ele não mostra esplenomegalia nem adenopatias.

A trombocitopenia é variável, normalmente profunda, mas isolada sem atingir outras linhagens celulares. O mielograma mostra a medula normal e rica em megacariócitos. Ela pode ser evitada nas crianças.

Ou uma PTI é curada em menos de 3 meses – sobretudo em crianças – ou evolui para a cronicidade, persistindo por mais de 1 ano – principalmente em adultos. A maior parte das PTI é autoimune (equivalentes às plaquetas das anemias hemolíticas autoimunes), mas a procura por anticorpos antiplaquetários não é imprescindível para o diagnóstico.

Trombocitopenia e risco hemorrágico:
- não há risco hemorrágico espontâneo enquanto as plaquetas são > 50 G/L, salvo em caso de trombopatia associada (insuficiência renal ou medicamento);
- uma trombopatia < 50 G/L contraindica, em princípio, os atos cirúrgicos não vitais, os gestos invasivos, as injeções IM;
- hemorragias cutaneomucosas são habituais quando a trombocitopenia é < 30 G/L;
- hospitalização é imprescindível para qualquer trombocitopenia < 20 G/L.

Diferenciar as púrpuras trombocitopênicas das púrpuras vasculares:
- a púrpura trombocitopênica é maculosa, difusa, não necrótica e afeta as mucosas;
- a púrpura vascular é infiltrada, decliva, necrótica, não atinge as mucosas.

Plaquetas (trombocitoses e trombopatias)

Trombocitoses (hiperplaquetose)

As trombocitoses são definidas por um número de plaquetas > 500.000/μL (500 G/L). Elas constituem um risco de trombose.

Trombocitoses secundárias

As trombocitoses secundárias são as mais comuns. Eles conhecem três causas: as asplenias, as inflamações, alguns tipos de anemia.

Qualquer esplenectomia provoca nos 15 primeiros dias uma hiperplaquetose da ordem de 600 a 800.000/μL. Geralmente ela normaliza de 1 a 2 meses.

Quaisquer inflamações benignas ou malignas podem ser a causa de hiperplaquetose, ultrapassando, raramente, a marca das 8.000.000/μL (1.000 G/L), que desaparece quando a inflamação é curada. As trombocitoses são especialmente frequentes ao longo dos cânceres dos brônquios.

As carências significativas, as hemólises crônicas ocorrem na metade dos casos de uma hiperplaquetose modesta.

Trombocitoses primárias

Se nenhuma dessas três causas é encontrada, trata-se de síndrome mieloproliferativa: trombocitemia essencial (TE), policitemia vera, leucemia mieloide aguda.

Trombocitemia essencial

A trombocitemia essencial é observada em todas as idades, sendo mais recorrente entre as mulheres. Ela é descoberta ou por um hemograma completo ou por uma situação de tromboses arteriais, cerebrais coronárias ou dos membros. Ela é acompanhada, inconstantemente, de uma esplenomegalia.

O número das plaquetas ultrapassa 1.000.000/μL. Em um terço dos casos, uma hiperleucocitose está associada, permanecendo inferior a 30 G/L. Não há mais cromossomo Philadelphia nem recombinação BCR-ABL.

Uma mutação *JAK2* V617F (característica de uma síndrome mieloproliferativa) é presente em 60% dos casos.

A biópsia medular visa à hiperplasia megacariocítica composta de megacariócitos de grande tamanho no nódulo sem fibrose importante (diferentemente da esplenomegalia mieloide).

Policitemia vera

A poliglobulia pode ser acompanhada de hiperplaquetose (considerá-la se o hematócrito é superior a 45% nas mulheres e 48% nos homens) (*ver* Hematócrito).

É o mesmo da leucemia mieloide aguda.

Trombopatias

> Face a uma síndrome hemorrágica, a trombopatia pode ser considerada quando o número das plaquetas está normal, o TCA e o TP também, mas o TS (ou tempo de oclusão plaquetário) está alongado.

Trombopatias constitucionais

As trombopatias constitucionais são raras. Elas se devem a anomalias estruturais, geralmente transmitidas de maneira recessiva, dos megacariócitos ou das plaquetas. Elas são reconhecidas na citometria de fluxo e nos testes de agregação plaquetária em laboratórios especializados.

Citam-se entre elas:
- as trombocitopenias congênitas com amegacariocitose com ou sem aplasia do rádio;
- a síndrome de Wiskott-Aldrich, de transmissão recessiva ligada a X, marcada por eczema, suscetibilidade a infecções, trombocitopenia microcitária;
- a distrofia hemorrágica trombótica ou síndrome de Bernard-Soulier, transmitida de maneira autossômica recessiva, com plaquetas gigantes visualizadas no esfregaço e um teste de agregação plaquetária com ristocetina negativo;
- a anomalia de May-Hegglin, caracterizadas por plaquetas gigantes e anomalia polinucleares que apresentam inclusões basófilas ou corpos de Döhle;
- a síndrome da plaqueta cinzenta associando uma trombocitopenia moderada e plaquetas de grande tamanho sem granulações azurófilas;
- a trombastenia de Glanzmann, autossômica e recessiva, traduzindo-se em hemorragia desde os anos iniciais, devido a um déficit de integrina $\alpha_2\beta_3$.

Trombopatias funcionais

Anomalias funcionais adquiridas são muito mais frequentes. Elas são identificadas nas cirroses, na insuficiência renal crônica, nas síndromes mieloproliferativas, nas disglobulinemias.

Elas são, sobretudo, medicamentosas: consumo de aspirina ou de anti-inflamatórios não esteroidais, β-lactâmicos, clopidogrel etc.

Plumbúria provocada

A plumbemia não expressa bem a quantidade total de chumbo presente no organismo. Já a plumbúria reflete melhor a impregnação do organismo. A injeção de um quelante, o EDTA (ácido etilenodiaminotetracético, sob forma cálcica), provoca a mobilização do chumbo armazenado no organismo e o aumento de sua eliminação pela urina, o que permite a visualização da quantidade de chumbo fixada nos tecidos.

Protocolo

Coleta e conservação da urina a 4°C das 24 horas anteriores ao exame, para medir a plumbúria de base e dosar a creatinina urinária.

De manhã, fazer a bexiga esvaziar e injetar 500 mg/m² de EDTA dissódico (máximo 2 g), diluído em 250 mL de soro glicosado, por via venosa em uma hora (a injeção IM é possível, mas dolorosa). Coletar a urina durante 5 horas a partir do início da perfusão em um frasco previamente lavado com ácido nítrico a 10%. Não empregar Merseptyl®/thimerosal como conservante. O material de injeção e de coleta da urina deve ser fornecido pelo laboratório.

> Há confirmação do saturnismo se a plumbúria é:
> - > 600 µg/5 h (3 µmol/5 h) ou relatório plumbúria das 5 horas em µg/EDTA administrado em mg > 0,6;
> - > 170 µg/5 h (0,8 µmol/5 h).

Clínica

O teste de plumbúria provocado por EDTA permite a confirmação do diagnóstico de saturnismo: é o melhor indicador da quantidade de chumbo no organismo.

Em crianças com saturnismo cuja plumbemia está entre 250 e 500 µg/L, o teste ajuda na tomada da decisão por um tratamento de quelação.

> *Para lembrar:*
> - Para determinar se houve exposição:
>   – plumbemia;
>   – PPZ (protoporfirina-zinco) (em ambiente profissional).
> - Avaliação do armazenamento de chumbo, decisão pela terapia: plumbúria provocada.

Poder bactericida do soro (PBS)

Esse teste foi criado para atenuar as dificuldades de transpor os resultados da sensibilidade de um microrganismo aos antibióticos determinada em laboratório *in vitro* aos resultados esperados *in vivo* na clínica. Ele tem a vantagem teórica de permitir a dosagem tanto da sensibilidade da bactéria testada quanto dos efeitos das interações entre o soro do paciente e o antibiótico utilizado (eventualmente, até as faculdades bactericidas do soro do doente).

Método

Várias técnicas foram propostas.
Geralmente são efetuadas duas coletas:
- Uma durante o pico sérico presumido do antibiótico, seja 30 minutos após o fim de uma perfusão IV, uma hora após uma injeção IM, uma hora e meia após a ingestão via oral.
- Outra no vale, no momento de mais baixa concentração, bem no momento anterior à próxima administração.

Quando vários antibióticos são utilizados, o teste enfoca aquele considerado como mais ativo.

Diluições sucessivas do soro de duas em duas são feitas, por exemplo, de 2 a 1.024.

Um inóculo preciso (em geral 10^5 CFU/mL) da bactéria previamente isolada (por hemocultura) é, então, adicionado aos tubos de ensaio contendo o soro do doente progressivamente diluído.

Após incubação a 37°C durante 18 horas, nota-se o resultado para cada uma das duas coletas (pico e vale). O resultado pelo qual não há crescimento bacteriano deve ser considerado.

Resultados

O teste foi utilizado sobretudo em endocardites.
Sabe-se que um resultado de 1/64 no pico e de 1/32 no vale indica um sucesso terapêutico.
Não é certo que o PBS seja mais útil do que a dosagem sérica do antibiótico.

Porfobilinogênio (PBG) na urina, porfirinas

As porfirinas são intermediárias na síntese do heme da hemoglobina (tetrafenilporfirina). Seus precursores são o ácido Δ-aminolevulínico (ALA) e o porfobilinogênio (PBG).

Objetivos da dosagem
- Identificar porfirias adquiridas (saturnismo) ou hereditárias.

As porfirias hereditárias são doenças raras cuja origem é o déficit enzimático de uma das enzimas da síntese do heme. Esse déficit desencadeia a acumulação e a excreção aumentada da porfirina e/ou seus precursores. Conforme o local de acumulação – no fígado ou na medula óssea –, as porfirias são classificadas em hepáticas (porfiria cutânea tardia e três porfirias agudas) e porfirinas eritropoiéticas, que são doenças cutâneas da criança. A maior parte delas está associada a déficit monogênico de transmissão autossômica dominante com baixa penetrância.

Precauções de coleta
Urina de 24 horas recolhida em frascos escuros, conservadas longe da luz, postas no refrigerador no intervalo das micções e confiadas a um laboratório especializado.

Valores de referência
Por mmol de creatinina urinária:
- ▶ ALA: < 3,5 μmol (4 mg/g de creatinina) ou < 75 μmol/24 h.
- ▶ Porfobilinogênio: < 1,5 μmol.
- ▶ Uroporfirina: traços.
- ▶ Coproporfirinas: < 20 nmol.
- ▶ Porfirinas totais: < 30 nmol.

Clínica

Porfiria cutânea tardia (PCT)
Ela comporta uma forma hereditária e uma espontânea, mais frequente (80% dos casos).

Manifesta-se entre os 30 e 50 anos de idade por erupções de bolhas no dorso da mão e no rosto, de difícil recuperação, que deixam cicatrizes coloridas, e fragilidade cutânea. Os sintomas são desencadeados pelo álcool, hepatites virais, sobrecarga de ferro.

Na urina, ALA e PBG aparecem normais, enquanto as porfirinas estão muito aumentadas, sobretudo as uroporfirinas (relação entre uroporfirina e coproporfirina > 3).

Porfirinas agudas

O porfobilinogênio na urina está muito elevado nas porfirias hepáticas agudas.

Estas doenças hereditárias (porfiria aguda intermitente, coproporfiria hereditária e porfiria variegata) se revelam nas mulheres (80% dos casos) após a puberdade. Elas se traduzem por violentas dores abdominais, náuseas, distensão abdominal, associadas à ansiedade e irritabilidade, às vezes com alucinações, um estado de confusão. A urina de cor vermelho-escura transforma-se em preto quando exposta à luz – infelizmente esse sinal muito importante não é notado com frequência.

As crises são desencadeadas pelo uso de alguns medicamentos (*ver* lista em http://www.porfiria.org.br/nossalista.htm ou http://www.drugs-porphyria.org/), por infecções, por choque emocional. A urina contém grande quantidade dos precursores da porfirina: ALA ($10 \times N$) e, sobretudo, PBG (de $20 \times N$ a $100 \times N$).

Diante de crise de dor abdominal cuja causa é desconhecida, a dosagem do PBG e do ALA permite, desta forma, a confirmação do diagnóstico de porfiria (ou o descarte, caso o PBG e o ALA estiverem normais).

O diagnóstico é emergencial, pois caso a crise se prolongue por culpa do diagnóstico ou se forem prescritos medicamentos contraindicados (antálgicos, por exemplo), *a fortiori,* em caso de intervenção cirúrgica exploratória, podem aparecer paralisias flácidas dos membros (principalmente os superiores) se expandindo de maneira desordenada, às vezes atingindo os nervos cranianos ou os músculos respiratórios ou crises epiléticas.

As crises diminuem algumas horas após injeções IV massivas de glicose e de hematina humana (heme arginato). Em seguida, quando a crise passar, um laboratório especializado deverá dar o diagnóstico de variedade dosando as porfirinas urinárias e fecais.

Porfiria eritropoiética congênita (PEC)

A PEC ou doença de Gunther, de transmissão autossômica recessiva, é uma fotodermatose severa que atinge crianças: desde os primeiros meses de vida, surgem bolhas na pele exposta à luz e a urina fica vermelho-escura. Também são habituais anemia hemolítica intermitente e esplenomegalia.

Nas urinas, são encontradas quantidades significativas de uroporfirina I e coproporfirina I. O diagnóstico é confirmado pela evidência do déficit enzimático nos glóbulos vermelhos.

Porfiria eritropoiética

Devido ao déficit de ferroquelatase, essa doença se revela na infância por fotossensibilidade significativa da pele. Ela pode ter complicações na idade adulta, como a litíase biliar e (raramente) insuficiência hepática evoluindo para cirrose. Daí a necessidade de um acompanhamento hepatológico.

As porfirinas urinárias estão normais e a protoporfirina eritrocitária e fecal está muito elevada. O diagnóstico é baseado na busca do déficit enzimático nos leucócitos e da mutação genética.

Saturnismo

A dosagem das protoporfirinas eritrocitárias ou de sua fração ligada ao zinco ou PPZ (95% das protoporfirinas estão ligadas ao zinco) é útil para julgar a exposição ao chumbo, pois os PPZ são indicadores bastante bons da taxa de chumbo biologicamente ativo. Esse exame é simples, porém mais sensível do que a dosagem do ALA urinário.

Os valores do PPZ geralmente retidos pelos sujeitos não expostos são os seguintes: < 715 nmol/L ou < 2,5 µg/g de hemoglobina.

Para estabelecer o diagnóstico de saturnismo profissional, é necessária concentração de protoporfirinas eritrocitárias > 20 µg/g de hemoglobina. Os PPZ se elevam mais demoradamente que o ALA urinário (*ver* Chumbo).

Potássio sanguíneo (caliemia)

O potássio (K) medido por aparelhos em um ionograma sanguíneo é um cátion 98% intracelular, contido principalmente nos músculos e, de maneira secundária, no fígado e nas hemácias. O líquido extracelular contém apenas 2% de potássio. A relação entre K celular/K extracelular estabelece o potencial de repouso da membrana celular. Os movimentos entre os dois meios são regulados pela insulina e pelas catecolaminas. O potássio é eliminado pelo rim, no túbulo distal, sob a influência da aldosterona que favorece sua excreção.

Precauções de coleta

Coleta em tubo seco ou, de preferência, heparinizado (sem EDTA) de sangue venoso ou arterial, utilizado para medição dos gases no sangue. Evitar a hemólise, pois ela falseia o resultado. Se a coleta for difícil, procurar não deixar o garrote no mesmo lugar durante muito tempo e a mão fechada.

Valores de referência
▶ 3,5 a 4,5 mmol/L (ou mEq/L).

Hiperpotassemia (K^+ > 53 mmol/L)

Clínica

Geralmente a hiperpotassemia é assintomática. Às vezes ela causa náuseas, parestesia dos membros inferiores, fraqueza muscular. Também causa risco de arritmias e de problemas de condução. Portanto, qualquer hiperpotassemia demanda urgentemente a realização de um eletrocardiograma tendo em vista que não há correlação estrita entre o nível da hiperpotassemia e as arritmias. As anomalias são difusas, não sistematizadas, incidindo, sobretudo, na repolarização.

Sinais eletrocardiográficos da hiperpotassemia:
- ondas T amplas, apiculadas, simétricas, com base estreita;
- alongamento de PR e achatamento das ondas P;
- alargamento do qRs;
- onda S larga;
- aspecto de taquicardia ventricular sustentada (ritmo idioventricular lento).

A hiperpotassemia com sinais eletrocardiográficos representa **urgência**.

Causas

A hiperpotassemia é relativamente incomum, pois os mecanismos de excreção urinária são potentes. Ela é resultado ou da diminuição da excreção urinária de potássio por insuficiência renal ou déficit de aldosterona, ou da transferência de potássio celular para o plasma.

Insuficiências renais

A diminuição da excreção urinária do potássio é causada, principalmente, pela insuficiência renal aguda oligúrica. A caliemia deve ser dosada rapidamente, pois a hiperpotassemia pode atingir, de súbito, valores perigosos, tornando necessária a diálise imediata.

Na insuficiência renal crônica, a hiperpotassemia é moderada e tardia, surgindo apenas quando o *clearance* da creatinina é inferior a 5 mL/min. Nesse estágio, qualquer aumento rápido da concentração de potássio levanta a suspeita do uso de um medicamento de risco para o paciente com insuficiência renal (cf. *infra*). Nos dialisados, a caliemia deve subir novamente entre duas sessões de diálise sem atingir as taxas críticas na véspera da sessão seguinte. Qualquer aumento mais veloz ainda deve levantar a suspeita de uma prescrição medicamentosa errônea.

Déficit de aldosterona

A segunda causa de hiperpotassemia é causada por medicamentos que diminuem a secreção de aldosterona, como os inibidores da enzima de conversão (IEC), os bloqueadores dos receptores de angiotensina II (BRAs), os antagonistas da aldosterona como a espironolactona® e, em nível menor, os anti-inflamatórios não esteroides (que diminuem a secreção de renina). Todos esses medicamentos demandam observação da caliemia nos sujeitos dos grupos de ricos.

Os déficits patológicos de aldosterona (doença de Addison, deficiência da 21-hidroxilase) também podem-se complicar com a hiperpotassemia.

Transferências (acidoses)

Quaisquer acidoses, sejam gasosas ou, sobretudo, metabólicas, podem desencadear uma hiperpotassemia por *transferência*. A hiperpotassemia da acidocetose diabética é provocada simultaneamente pela acidose e insulinopenia. Ela é rapidamente corrigida pelo tratamento (desconfiar de uma hipopotassemia secundária precoce).

Lises celulares

As destruições celulares massivas: queimaduras extensas, lise das células neoplásicas no decorrer de quimioterapias agressivas (síndrome de lise), rabdomiólises elevam a caliemia. No decurso das rabdomiólises (alcoólatras que comprimem um membro durante um coma), uma insuficiência renal hipercalêmica causada por mioglobinúria se soma à liberação brutal de potássio celular.

Hipopotassemias (K^+ < 3 mmol/L)

A hipopotassemia resulta ou de perdas (digestivas ou urinárias) ou, mais raramente, de carências de aporte. Ela se favorece da alcalose.

Clínica

A hipopotassemia pode ser revelada por fadiga muscular, mialgias, parestesias. Quando profunda, podem acontecer paralisias flácidas dos membros ou músculos respiratórios, íleo paralítico provocado por paresia da musculatura lisa.

A hipopotassemia pode desencadear problemas de arritmia, sobretudo quando está < 2,5 mmol/L e se desenvolveu rapidamente.

Alguns medicamentos tornam a hipopotassemia perigosa (+++): principalmente os digitálicos, também a insulina e os sais de cálcio.

Sinais eletrocardiográficos da hipopotassemia:
- diminuição da amplitude da onda T;
- depressão do segmento ST;
- surgimento de uma onda U > 1 mm;
- pseudoalongamento de QT;
- extrassístoles auriculares ou ventriculares, torsades de pointes, taquicardia ventricular.

Causas

As duas causas principais de hipopotassemia são as perdas intestinais e urinárias de potássio. Elas são facilmente reconhecíveis sob análise.

Hipopotassemias por perdas intestinais

As perdas de potássio são importantes em caso de perdas gastrointestinais inferiores: diarreias abundantes ou prolongadas, seja qual for a causa – infecciosa, inflamatória, tumoral (tumor maligno) ou medicamentosa (uso excessivo de laxantes). Elas podem ser acompanhadas de acidose por perda fecal de bicarbonatos.

Também os vômitos provocam hipopotassemia (com alcalose provocada pela perda de íon cloro). Elas não ocorrem por causa das perdas de potássio (o líquido gástrico é pobre em potássio), mas por um mecanismo renal comprometendo a regeneração dos bicarbonatos. A hipopotassemia é acompanhada de alcalose com cloremia elevada.

Em caso de perdas digestivas, a caliurese é baixa, < 10 mmol/24 h (a relação entre potássio urinário/creatinina é mais fácil de ser medido: é < 15 mmol de K por g de creatinina).

Hipopotassemias por perdas urinárias

As perdas renais se devem, na maioria dos casos, a tratamentos por diuréticos hipocalêmicos (Esidrex®, Fludex®, Lasilix®), sobretudo quando prescritos a pacientes com hiperaldosteronismo secundário. A hipopotassemia é acompanhada de alcalose com cloremia elevada.

Os hipermineralocorticismos secundários (por hipovolemia ou redução do volume sanguíneo efetivo) são a segunda causa de hipopotassemia por perda urinária: insuficiência cardíaca, síndrome nefrótica, ascite cirrótica.

Observa-se, finalmente, hipopotassemia por hipercalciúria no decorrer das poliúrias osmóticas, retomadas da diurese por ocasião das insuficiências renais agudas, retiradas de obstáculo urinário, nas anastomoses uretradigestivas (associadas, então, a uma acidose hiperclorêmica severa) e nefrites intersticiais com perdas de sal.

Em caso de perdas urinárias, a caliurese é elevada, acima de 20 mmol/24 h (a relação entre potássio urinário/creatinina urinária é > 15 mmol de K por g de creatinina).

Hipopotassemias e hipertensão arterial

Cada vez que uma hipopotassemia está relacionada com hipertensão arterial, a aldosterona e a renina são dosadas (*ver* Aldosterona e Renina). Essa dupla dosagem permite reconhecer:
- se renina e aldosterona estão elevadas, hiperaldosteronismo secundário;
- se a renina está baixa e a aldosterona elevada, síndrome de Conn;
- se renina e aldosterona estão baixas, hipercortisolismo (síndrome de Cushing, tratamento com corticoides a longo prazo), intoxicação pela glicirrizina em razão da tomada regular de alcaçuz ou de "pastis" sem álcool.

Hipopotassemias por transferência ou carência de aporte (alcaloses)

Quaisquer alcaloses podem desencadear hipopotassemia por transferência. Como a alcalose, a insulina favorece a entrada do potássio nas células. O risco de hipopotassemia por transferência, portanto, é significativo nos diabéticos fortemente glicêmicos tratados por insulina.

As outras hipopotassemias por transferência são raras: paralisia periódica de Westphall, paralisia periódica tireotóxica, intoxicação pela cloroquina.

As carências de aporte são observadas apenas em alcóolatras e no decorrer da anorexia mental (nesse caso, suspeitar do consumo clandestino de diuréticos ou laxativos).

Síndromes raras que originam hipopotassemias:

- A paralisia periódica de Westphall é uma doença autossômica dominante muito rara, caracterizada por acessos de paralisia que podem durar várias horas, atingindo os membros (raramente os músculos respiratórios), às vezes desencadeados pelo consumo de carboidratos, e por hipopotassemia < 3 mmol/L. Os acessos se tornam espaçados pela tomada de potássio ou de acetazolamida.
- A síndrome de Bartter é uma doença que atinge crianças. É autossômica recessiva e associa hipopotassemia, desidratação com perda de sal, alcalose metabólica, hipomagnesemia e hipercalciúria. A renina e a aldosterona estão elevadas. A anomalia atinge a alça de Henle. (A síndrome mina a ação da furosemida).
- A síndrome de Gitelman, no adulto, associa hipopotassemia, alcalose, hipomagnesemia, hipocalcemia e hipocalciúria. (Ela mina a ação das tiazidas).
- A síndrome de Liddle é uma doença autossômica dominante que associa hipertensão precoce à hipopotassemia e alcalose.

Procalcitonina (PCT)

A procalcitonina (PCT) – percussora da calcitonina – é sintetizada nas células C da tireoide. No decorrer das síndromes infecciosas, em particular as de origem bacteriana, a procalcitonina também é secretada em diversos órgãos como o fígado, os pulmões, os rins etc. sob o efeito das endotoxinas bacterianas e citocinas inflamatórias.

Objetivos da dosagem
- Julgar a gravidade de uma infecção bacteriana.
- Diferenciar a infecção bacteriana da viral.
- Distinguir processos infecciosos ou inflamatórios (doenças autoimunes).

Valores de referência
▶ Em estado normal, a concentração de procalcitonina é bastante fraca no plasma: < 0,5 ng/mL.

Clínica

A PCT é um marcador precoce (3-4 horas) da infecção bacteriana e/ou parasitária severa. Seu aumento está correlacionado com a severidade da infecção, o que lhe fornece valor de prognóstico.

Infecções bacterianas

Nas infecções bacterianas locais (angina, infecção urinária baixa), a procalcitonina permanece < 0,5 ng/mL.

Entre 0,5 e 2 ng/mL, um estado séptico severo é pouco provável (bom valor preditivo negativo). Valores dessa ordem são encontrados em politraumatizados não infectados ou após cirurgia cardíaca.

Uma PCT > 2 ng/mL é muito favorável a sepse. Acima de 10 ng/mL, pode ser o caso de uma sepse severa ou choque séptico (a concentração de procalcitonina pode chegar a várias centenas de ng/mL).

A PCT também aumenta em caso de infecções parasitárias e fúngicas severas.

Infecções virais

A PCT continua normal nas infecções virais (interesse nas pneumonias, nas meningites).

Infecções neonatais

A PCT é elevada de maneira transitória durante os 2-3 primeiros dias de vida, o que torna difícil sua interpretação em neonatologia. Porém, uma concentração superior a 20 ng/mL evoca, fortemente, uma infecção neonatal. A partir do terceiro dia de vida, os valores ficam idênticos aos do adulto.

Na ausência de infecção

A PCT está aumentada no câncer de pulmão de células pequenas, no câncer medular da tireoide (desenvolvido a partir das células C produtoras de procalcitonina), na doença de Kawasaki, nas queimaduras extensas.

Para Lembrar
- PCT < 0,5 ng/mL: sepse improvável.
- PCT entre 0,5 e 2 ng/mL: risco moderado de infecção sistêmica.
- PCT entre 2 e 10 ng/mL: sepse provável.
- PCT > 10 ng/mL: sepse grave.

Progesterona (17-hidroxi)

A 17-hidroxiprogesterona (17-OHP) é um esteroide intermediário na síntese do cortisol. Ela não tem qualquer atividade biológica, mas sua dosagem permite reparar um déficit enzimático situado abaixo dela, notadamente um bloco em 21-hidroxilase.

Precauções de coleta
Coletar 5 mL em tubo seco e congelar imediatamente.

> **Valores de referência**
> A título indicativo.
> *Recém-nascido > 24 horas*
> ▶ < 1,5 ng/mL (4,5 nmol/L).
>
> *Em mulheres*
> ▶ Fase folicular < 1,5 ng/mL (4,5 nmol/L).
> ▶ Fase lútea < 4 ng/mL (12 nmol/L).
> ▶ 60 minutos após Synacthen® imediato: < 10 ng/mL (30 nmol/L).
> *Fator de conversão:*
> • ng/mL × 3,03 = nmol/L.
>
> *Pregnanetriol (fase luteal)*
> ▶ 1 a 2,5 mg/24 h (3 a 7,5 µmol/24 h).

Clínica: hiperplasia suprarrenal congênita por déficit de 21- ou 11-hidroxilase

Uma concentração plasmática elevada de 17-OHP é indicativa de hiperplasia congênita das suprarrenais, doença autossômica recessiva causada por bloco suprarrenal em 21-hidroxilase (95% dos casos) ou em 11-hidroxilase. Esse bloco altera a síntese do cortisol e da aldosterona. O déficit em glicocorticoides provoca hipersecreção de ACTH que desencadeia hiperandrogenia secundária e aumento de volume das suprarrenais.

Formas clássicas (severas)

Nas formas clássicas, o déficit enzimático é severo; ele desencadeia hiperandrogenia que masculiniza as meninas desde o nascimento (deixando intactos o útero e os ovários). Os meninos têm órgãos genitais normais.

Ao nascimento, o bloco se revela por síndrome de perda de sal (natriurese persistente > 20 mmol/L, enquanto que a natremia é baixa; hiperpotassemia com caliurese baixa e acidose) ameaçando o prognóstico vital. A 17-OHP está muito aumentada no plasma, na ordem de 100 ng/mL (N × 100 seja > 100 ng/mL). As dosagens de Δ4-androstenediona e de testosterona estão correlacionadas com a elevação da 17-hidroxiprogesterona. A renina está elevada. A aldosterona está baixa.

As formas relevadas tardiamente, após o primeiro ano de vida, virilizantes puras, traduzem-se pela hiperandrogenia: acne, hirsutismo, virilização na menina, pseudopuberdade precoce no menino (pênis e características sexuais secundárias bem desenvolvidos, testículos pequenos). Qualquer surgimento de uma pilosidade pubiana antes da idade de 8 anos em meninas e de 9 nos meninos é fator indicativo. A 17-OPH é > 10 ng/mL. O risco é o de uma pequena estatura definitiva. O déficit de mineralocorticoide é ausente.

Formas tardias (não clássicas)

As formas não clássicas ou tardias, secundárias a déficit moderado de 21-hidroxilase, manifestam-se na adolescência ou idade adulta por hirsutismo com acne, oligomenorreia e esterilidade anovulatória. Algumas formas são assintomáticas.

Nos pacientes, a 17-OHP é superior a 5 ng/mL (15 nmol/L). Após o Synacthen® (se ele está disponível), a resposta de 17-OHP é explosiva.

O estudo de biologia molecular do gene da 21-hidroxilase (*CYP21*) permite precisar as diferentes anomalias moleculares possíveis do gene. Em um quadro de infertilidade, a busca por uma mutação do gene *CYP21* é indicada sempre que a 17-OHP é > 2ng/mL (6 nmol/L).

Triagem neonatal

A triagem neonatal da hiperplasia congênita da suprarrenal está bem difundida atualmente na França. Ela se baseia na dosagem da 17-OHP em uma gota de sangue coletada do calcanhar no quarto dia de vida (*ver* Guthrie [teste – teste do pezinho]).

> A dosagem do pregnanetriol urinário (PGT) serviu, durante muito tempo, de diagnóstico da hiperplasia congênita suprarrenal. Nessa indicação, ela foi substituída pela de 17-OH-progesterona. Ainda é utilizada por alguns para regrar o tratamento (à vida) da hiperplasia pela hidrocortisona. A dosagem do 21-desoxicortisol (ou do 11-desoxucortisol) não é interessante nesse caso.

Prolactina

Secretada pelas células lactotropas da adeno-hipófise, o papel principal da prolactina é desencadear e, na sequência, manter a lactação. Sua secreção é inibida pela dopamina hipotalâmica. Já TRH, VIP, serotonina, estrógenos são fatores de estímulo. A produção de prolactina aumenta durante a gestação.

Indicações da dosagem
- Nas mulheres (após descartar a gravidez), procurar a causa de amenorreia ou de esterilidade.
- Nos homens, procurar a causa de ginecomastia e/ou impotência.

Precauções de coleta

Coleta durante a manhã, em jejum, após repouso de 20 minutos, longe de qualquer fonte de estresse, na primeira metade do ciclo nas mulheres, sem a tomada de medicamentos suscetíveis a elevar a prolactina diminuindo a dopamina inibidora: alguns antidepressivos, anfetaminas, opiáceos, metadonas, antieméticos, anti-histamínicos, certos anti-hipertensivos etc.

Em virtude da pulsatilidade secretória do hormônio, qualquer resultado anormal de uma primeira dosagem demanda controle da prolactina, ou seja, uma dosagem em duas ou três coletas de sangue, com 15 minutos de intervalo, durante a manhã em repouso.

> **Valores de referência**
> ▶ Na criança impúbere: 1 a 10 ng/mL (< 300 mU/L).
> ▶ Na mulher antes da menopausa: 5 a 20 ng/mL (< 600 mU/L).
> ▶ No homem adulto: 5 a 15 ng/mL (< 450 mU/L).
> O limite patológico geralmente é fixado em 25 ng/mL.

Clínica
Gravidez

Ao longo da gravidez, a prolactina aumenta até atingir 250 ng/mL um pouco antes do parto.

Após o parto, as concentrações se normalizam em duas semanas em caso de ausência de aleitamento. Caso contrário, cada mamada provoca pico de secreção cuja amplitude se atenua com o tempo, de forma que três meses após o início do aleitamento a concentração de prolactina é normalizada.

Hiperprolactinemia

As hiperprolactinemias podem se revelar por galactorreia na mulher e por ginecomastia no homem. Na maioria das vezes elas são descobertas por dosagem sistemática feita no decorrer de consulta por amenorreia, esterilidade ou impotência.

Diante de uma hiperprolactinemia (prolactina > 25 ng/mL), primeiro é conveniente descartar insuficiência renal crônica (dosar a creatinina) ou um hipotireoidismo primário baixo (dosar o TSH, pois os dois causam elevações moderadas da prolactina. Evidentemente, também é preciso eliminar gravidez em estágio inicial (se a amenorreia demandou a dosagem). É preciso, enfim, garantir a ausência de tratamento por um dos numerosos medicamentos que estimulam a produção de prolactina (antagonistas da dopamina).

> **M**edicamentos estimuladores da produção de prolactina
> Neurolépticos, antieméticos, antidepressivos, anti-H2, anfetaminas, metadonas, opiáceos, estrogênios.

Prolactinoma

O diagnóstico de um prolactinoma (80% dos adenomas hipofisários) é provável se a prolactinemia estiver acima de 30 ng/mL. É necessário fazer ressonância magnética. Esta pode mostrar:

- microadenoma intrasselar (a prolactina geralmente está entre 30 e 100 ng/mL);
- macroadenoma ultrapassando a hipófise e podendo comprimir o quiasma óptico, que pode ser causado pela prolactina (nesse caso, ela é superior a 150 ng/mL). Também pode-se tratar de um tumor hipofisário associado à hiperprolactinemia por produção hipotalâmica inadequada de dopamina (cf. *infra*). Diante de um macroadenoma, o usual é explorar as funções hipofisárias em busca de possível adenoma misto (GH/prolactina ou TSH/prolactina).

Hiperprolactinemias por "desconexão"

O bloqueio da haste hipofisária (por secção ou compressão), ao suprimir o envio da dopamina, aumenta a secreção de prolactina. Essa síndrome de "desconexão" ou "desaferentação" da haste pode ser consequência de adenoma hipofisário não protactínio, de craniofaringioma, doença infiltrativa (sarcoidose, histiocitose, hipofisite). A prolactina raramente é > 150 ng/mL. Ela pode, de forma paradoxal, estar associada à insuficiência hipofisária.

Prova TRH

Em caso de hiperprolactinemia, uma prova TRH (30 minutos após a injeção IV de Protirrelina®, a prolactina geralmente é multiplicada por três) é utilizada, às vezes, para distinguir um adenoma das outras causas. Em teoria, a resposta é diminuída ou suprimida em caso de adenoma reputado autônomo não regulável normal nas outras causas. Essa distinção não é absoluta.

> A prolactina circula na forma monomérica e dimérica (*big* prolactina) ou polimérica (*big big* prolactina). As formas de grande peso molecular têm uma atividade fraca e induzem hiperprolactinemias sem repercussões clínicas. É uma possibilidade quando há discrepância entre a clínica e a biologia. A cromatografia permite separar a prolactina monomérica, *big* prolactina e *big big* prolactina.

Hipoprolactinemias

O caso de déficit de prolactina é excepcional. Ele é observado em necroses hipofisárias e sua tradução é a ausência de produção de leite no pós-parto.

A prolactina é baixa e não estimulável pela TRH.

Para lembrar

Qualquer hiperprolactinemia demanda IRM da região hipotálamo-hipofisária a fim de buscar um adenoma hipofisário ou desconexão na haste hipotálamo-hipofisária.

Proteína C anticoagulante

Sintetizada pelo fígado em presença de proteína K, a proteína C é um inibidor fisiológico da coagulação. Disseminada inativa na circulação, ela é ativada pela trombina ligada à trombomodulina presente na superfície do endotélio vascular. Potencializada por seu cofator, a proteína S, ela, então, deteriora os fatores Va (proacelerina ativada) e VIIIa (fator anti-hemofílico A ativado) da coagulação, paralisando assim a geração de trombina e freando a extensão do coágulo.

Objetivos da dosagem
- Procurar hipercoagulabilidade.

Precauções de coleta
Coletar o sangue em tubo com citrato 0,109 M na proporção de um (01) volume de citrato para nove (09) volumes de sangue (0,5 mL para 4,5 mL de sangue) (*ver* Taxa de protrombina).

Suspender quaisquer tratamentos pelas substâncias antivitamina K 1 mês antes da coleta (intermediado pela heparina).

Dosagem geralmente em conjunto com a de antitrombina e a de proteína S.

Valores de referência

▶ Medida da atividade anticoagulante ou dosagem da proteína C antigênica: 70 a 130% (valores de uma taxa de plasma normal).
Ao nascimento, a proteína C é baixa (35%), assim como os demais fatores da vitamina K dependentes, apenas atingindo os valores do adulto próximo ao fim do primeiro ano de vida. A dificuldade de interpretar a dosagem continua até antes dos 10 anos.

Clínica

Deficiências hereditárias

As deficiências homozigóticas severas, raras, manifestam-se nas primeiras horas de vida por púrpura fulminante ou por tromboses generalizadas e levam ao óbito se não houver tratamento com concentrados de proteína C – um diagnóstico pré-natal pode ser recomentado para as futuras gestações. A taxa de proteína C se situa entre 0 e 30%.

As deficiências homozigóticas se revelam na idade adulta por tromboses venosas e embolias pulmonares (as tromboses arteriais são raras). A concentração de proteína C está compreendida entre 30 a 60%; a deficiência é cogitada numa concentração abaixo de 60%.

A deficiência de proteína C é cogitada:
- em caso de trombose venosa profunda antes dos 45 anos;
- em caso de trombose venosa profunda após os 50 anos sem fator de risco evidente (cirurgia, câncer);
- em caso de trombose superficial reincidente;
- antes de qualquer contracepção ou da primeira gravidez em mulheres com antecedente familiar de trombose venosa profunda ou de embolia pulmonar antes dos 50 anos.

O rastreamento é realizado pela medição da atividade anticoagulante. Em caso de diminuição da atividade, uma tipagem é feita dosando o antígeno com ELISA. A deficiência mais comum é a de tipo I, em que a atividade e o antígeno diminuem em paralelo. A deficiência de tipo II, qualitativa, caracterizada por diminuição da atividade com antígeno normal (uma concentração de proteína C circulante normal), é rara.

Deficiências adquiridas

O risco de trombose é pequeno nas deficiências adquiridas agudas. Elas são observadas nas insuficiências hepáticas, icterícias por retenção, síndromes nefróticas, CIVD; enfim, em um quadro clínico característico com anomalias dos testes referentes à coagulação.

As antivitaminas K diminuem a proteína C (que é K dependente) algumas horas após a primeira dose. Não é possível dosar a proteína C antes de suspender por um mês as antivitaminas K.

A gravidez não diminui a proteína C que, pelo contrário, aumenta a partir da 20ª semana.

(*Ver também:* Antitrombina e Proteína S anticoagulante.)

Proteína C ativada (resistência à), fator V de Leiden

A proteína C, uma vez ativada (pelo complexo trombina-trombomodulina), neutraliza os fatores V (proacelerina) e VIII ativados, o que diminui a formação de trombina e contém a expansão do coágulo.

Em alguns pacientes (5% da população geral), esse efeito anticoagulante não se produz: a adição de proteína C ativada no plasma não estende tanto o tempo de coagulação e, em especial, o da cefalina ativada (TCA) quanto em sujeitos normais. Há uma resistência à proteína C ativada (RPCa).

A resistência está relacionada com a mutação do gene do fator V (proacelerina) denominada mutação R506Q ou fator V de Leiden, que impede a proacelerina de ser degradada pela proteína C ativada. Daí uma persistência anormal da proacelerina ativada na circulação e tendência à hipercoagulabilidade.

Precauções de coleta

Sangue coletado com citrato com concentração 3,2% (0,109 M) na proporção de um (01) volume de citrato para 9 volumes de sangue (0,5 mL para 4,5 mL de sangue). Para mais detalhes: *ver* Taxa de protrombina.

Dosagem possível em pacientes tratados com heparina (o reativo contém um inibidor da heparina) e, desde os testes de segunda geração, nos doentes tratados com AVK.

Geralmente, a dosagem é feita em conjunto com as de outros fatores de trombofilia.

Para a busca do fator V de Leiden em biologia molecular: sangue total coletado com EDTA.

Valores de referência

Teste fenotípico
O teste consiste em medir o TCA antes e depois a adição de proteína C ativada.
Os resultados são expressos em *odds ratio* (TCA em presença de PCa)/(TCA sem PCa).
▶ Valor usual: ratio > 2.
A interpretação dos resultados é difícil em presença de um anticoagulante lúpico e em pacientes com déficit significativo (> 50%) de fator V. O teste não distingue heterozigotos e homozigotos.

Teste genético
A busca direta pela mutação R506Q do gene do fator V se faz por PCR em tempo real em laboratório autorizado. Essa busca possibilita o reconhecimento da ausência ou da presença da mutação no estado heterozigótico ou homozigótico. Ela pode ser feita associada à procura por mutação G20210A do gene da protrombina.

Clínica

Mutação fator V de Leiden

Em praticamente 90% dos casos, a resistência à proteína C é resultado de mutação do fator V de Leiden. Essa anomalia, bastante rara na África e na Ásia, ocorre na França em cerca de 5% da população geral e é considerada a causa mais frequente de trombofilia individual ou hereditária.

Na maioria dos casos ela se manifesta no estado heterozigótico, aumentando o risco de trombose de um fator 5. Nas formas homozigóticas (0,05 a 0,25% dos casos), o risco de tromboses venosas profundas ou de embolias pulmonares é significativo. Ele seria multiplicado por 20 pelo fator V de Leiden ou por uma dupla heterozigotia para fator V de Leiden-fator II. Todavia, por causa da penetrância incompleta da mutação Leiden, um homozigoto pode continuar assintomático.

A busca por mutação do fator V de Leiden é indicada em caso de:
- doença tromboembólica antes dos 50 anos ou durante a gestação;
- doença tromboembólica após 50 anos sem fator condicionante;
- antecedentes de múltiplos abortos espontâneos, de morte fetal intrauterina sem explicação; em caso de pré-eclâmpsia em mulher grávida;
- parente de primeiro grau de um paciente portador de uma mutação no fator V de Leiden homozigótica ou fator V de Leiden-fator II heterozigoto composto.

O teste fenotípico com base na resistência do plasma à proteína C é utilizado para identificar a anomalia. Caso dê positivo, é necessário realizar busca direta pela mutação R506Q em biologia molecular. Ela distingue as formas homozigóticas das heterozigóticas. Geralmente, essa busca está associada à procura pela mutação G20210A da trombina.

Outros casos

Os casos raros de resistência à proteína C em ausência de mutação do fator V de Leiden são observados ao longo do uso de contraceptivos estroprogestativos, terapias de substituição hormonal (TSH) durante a menopausa e síndromes antifosfolípides.

Proteína C-reativa *ver* C-reativa, proteína

Proteína S anticoagulante

A proteína S reativa é um inibidor da coagulação, dependente da vitamina K, sintetizado pelo fígado e pelas células endoteliais. Ela potencializa a ação da proteína C da qual é o cofator. A proteína C inibe os fatores Va (proacelerina ativada) e VIIIa (fator anti-hemofílico A ativado).

Na circulação, a proteína S é parcialmente ligada a uma proteína: a *C4b binding protein*.

Precauções de coleta

Sangue colhido com citrato na concentração de 3,2% (0,109 M) na proporção de um (01) volume de citrato para nove (09) volumes de sangue (0,5 mL para 4,5 mL de sangue). Para mais detalhes: *ver* Ficha "Taxa de protrombina".

Suspender qualquer tratamento com as antivitaminas K desde, no mínimo, 1 mês antes do exame (substituir pela heparina).

> **Valores de referência**
> ▶ Medição da atividade anticoagulante ou dosagem da proteína S total antigênica ou da proteína S livre antigênica: 70 a 130% (valores para uma taxa de plasma normal).
> Ao nascimento, a proteína S é baixa (35%); assim como todos os fatores dependentes de vitamina K, apenas atinge os valores do adulto ao fim do primeiro ano de vida. A dosagem continua tendo uma interpretação difícil antes dos 10 anos de idade.

Clínica

Deficiências hereditárias

As deficiências homozigóticas, excepcionais, revelam-se nas primeiras horas de vida por púrpura fulminante ou doença tromboembólica generalizada. A proteína é < 10%.

As deficiências heterozigóticas se manifestam na idade adulta por tromboses venosas recorrentes e embolias pulmonares (as tromboses arteriais são raras). As concentrações de proteína S vão de 30 a 60% (suspeita-se de deficiência abaixo de 60%).

Há suspeita de deficiência de proteína S em caso de:
- trombose venosa profunda antes dos 45 anos;
- trombose venosa profunda após os 50 anos, sem fator condicionante evidente (cirurgia, câncer);
- trombose superficial com reincidência;
- antes de qualquer contracepção ou gravidez, mulheres com antecedente familiar de trombose venosa profunda ou de embolia pulmonar antes dos 50 anos.

O reconhecimento é feito pela medição da atividade anticoagulante. Em caso de atividade diminuída, uma tipagem é realizada dosando com ELISA o antígeno da PS total e o da PS livre. A deficiência mais comum é a de tipo quantitativo (tipo I), em que a atividade e o antígeno diminuem paralelamente. A deficiência de tipo II, qualitativa, é caracterizada por diminuição da atividade com a manutenção de um antígeno de proteína S total normal; já a de tipo III é mais rara e relacionada à diminuição da proteína S livre não ligada às proteínas.

Deficiências adquiridas

As deficiências adquiridas agudas são observadas nas insuficiências hepáticas, icterícias por retenção, síndromes nefróticas, CIVD. O quadro clínico é bastante particular, com alteração dos testes de coagulação. A fração livre da proteína S está menos elevada.

As antivitaminas K diminuem a proteína S (que depende da vitamina K) algumas horas após a primeira dose. Não é possível dosar a proteína S antes da suspensão, por um mês, das AVK.

Os estrógenos de síntese desencadeiam baixa constante da proteína S, suscetível a potencializar o risco de trombose nas mulheres com predisposição seguindo tratamento contraceptivo oral. Em mulheres que fazem esse tipo de tratamento, é difícil interpretar corretamente uma dosagem da proteína S.

(*Ver* Antitrombina e C-reativa, proteína.)

Proteínas séricas – *ver* Eletroforese das proteínas séricas

Proteinúria

A presença de proteínas plasmáticas na urina tem um grande valor semiológico. Possivelmente, é o único sinal de lesão renal.

Objetivos da dosagem
- Diagnosticar uma doença renal.
- Monitorar a evolução de tal doença.

Identificação

A identificação de proteinúria usa fitas reagentes (tipo Albustix®) impregnadas de azul de bromofenol, imersos brevemente na urina fresca. O indicador passa de amarelo para verde na presença de proteínas. Os resultados são expressões em cruz (de "0" a "++++"). O limite de sensibilidade está na ordem de 50-100 mg/L.

Falsos-positivos podem ocorrer: fitas muito antigas, urinas alcalinas (pH > 7), infecções urinárias causadas por bactérias urease-positivas. Também ocorrem falsos-negativos: as fitas não revelam nem a microalbuminúria nem as cadeias leves de imunoglobulinas.

A constatação de uma proteinúria em presença de hematúria macroscópica ou de piúria não tem valor: a identificação deve ser refeita após o desaparecimento da hematúria ou da infecção.

Qualquer proteinúria identificada positivamente com a fita deve ser confirmada por dosagem laboratorial.

Dosagem

A dosagem é feita ou nas urinas de 24 horas (coleta validada pela dosagem da creatinúria) ou, quando a coleta da urina nesse período de tempo não é possível, nas amostras urinárias coletadas a qualquer momento do dia.

O resultado é expresso em débito: g/24 h (e não em concentração em g/L) ou em mg/g ou mg/mmol de creatinina, se a dosagem foi feita em uma amostra.

> **Valores de referência**
>
> A proteinúria fisiológica (composta majoritariamente pela proteína tubular de Tamm-Horsfall) é:
> - < 30 mg/24 h;
> - ou < 30 mg/24 h de creatinúria;
> - ou < 3 mg/mmol de creatinúria.
>
> Compreende-se por microalbuminúria:
> - situada entre 30 e 300 mg/24 h;
> - ou entre 30 e 300 mg de proteinúria por g de proteinúria;
> - ou entre 3 e 30 mg de proteinúria por mmol de creatinina (ver Creatinina).
>
> Uma proteinúria patológica caracteriza-se por uma proteinúria:
> - > 500 mg/24 h;
> - ou > 500 mg/g creatinúria;
> - ou 50 mg/mmol de creatinina.
> - A proteinúria também é definida por relação albuminúria/creatinúria > 30 mg/mmol (ou > 300 mg/g).

Proteinúrias intermitentes

Uma proteinúria intermitente sem caráter patológico pode ser uma consequência transitória de esforço físico (maratona), de febre, de onda de calor, de quadro de insuficiência cardíaca. Uma proteinúria leve pode ser observada a partir do segundo trimestre de gravidez.

A proteinúria é classificada como ortostática quando está presente apenas na urina do dia e ausente na urina da noite coletada ao acordar antes de levantar. Ela é estritamente isolada e < 1 g/24 h. A causa dessa anomalia benigna é desconhecida: surge durante a puberdade, atinge pessoas longilíneas e hiperlordóticas e desaparece por volta dos 20 anos. Ela não implica nenhuma restrição às atividades do indivíduo e as vacinações não são contraindicadas.

Proteinúrias permanentes

Uma proteinúria constante é manifestação de lesão renal. As proteinúrias abundantes superiores a 3 g/24 h e ricas em albumina são resultado de lesão glomerular. As proteinúrias inferiores a 2 g/24 h podem ser resultado tanto de lesões glomerulares quanto de lesões.

Proteinúrias glomerulares

A existência de proteinúria glomerular (abundante) é indicação para que se faça uma punção biópsia renal que identificará qual é a forma histológica da nefrite e seu prognóstico. Essa indicação não se aplica em crianças com síndrome nefrótica pura.

Síndromes nefróticas

Caso a proteinúria esteja elevada, superior a 3 g/24 h, e se, além disso, haja hipoalbuminemia inferior a 30 g/L, ela se integra no quadro de síndrome nefrótica.

Uma síndrome nefrótica define-se pela associação de:
- proteinúria > 3 g/24 h constituída majoritariamente de albumina;
- hipoproteinemia < 60 g/L;
- hipoalbuminemia < 30 g/L.

Hipogamaglobulinemia é comum quando os α_2 estão aumentados.

Hiperlipidemia é frequente com hipercolesterolemia entre 3 e 5 g/L (7,8 a 12,8 mmol/L) e hipertrigliceridemia de 2 a 5 g/L (2,2 a 5,5 mmol/L).

Um estado de hipercoagulabilidade existe em um quarto dos casos ligado à perda urinária de anticoagulantes naturais, AT III, proteína S e ao aumento da síntese hepática dos fatores de coagulação.

A causa habitual de uma síndrome nefrótica em crianças é a glomerulonefrite com lesões *glomerulares mínimas (nefrose lipoídica); já em adultos, é a glomerulonefrite extramembranosa (atingindo as pessoas idosas, às vezes associada a um câncer).*

- Nas crianças, 90% das síndromes nefróticas são idiopáticas = nefropatia com lesões glomerulares mínimas (LGM, antigas nefroses lipoídicas – denominadas dessa forma, pois os túbulos estão carregados de vacúolos lipídicos).
- Nos adultos, 60% são glomerulonefrites primárias, 40% são glomerulonefrites secundárias.

Proteinúrias seletivas e não seletivas

Uma proteinúria é considerada "seletiva" quando é composta de pequenas moléculas: albumina a mais de 80% e globulinas de baixo peso molecular. Uma proteinúria é chamada de "não seletiva" quando todas as proteínas do plasma estão representadas – albumina, imunoglobulinas, inclusive as IgM – em uma proporção de albumina < 80%. A seletividade de uma proteinúria é estimada pela eletroforese da urina em acetato de celulose.

As proteinúrias seletivas correspondem a lesões glomerulares não muito importantes. Uma proteinúria glomerular seletiva isolada (sem hematúria, nem hipertensão, nem insuficiência renal) traduz frequentemente uma glomerulonefrite com lesões glomerulares mínimas.

As proteinúrias não seletivas são a consequência de lesões glomerulares graves: glomerulonefrite extramembranosa, membranoproliferativa ou extracapilar.

Síndromes nefróticas

Características de uma síndrome nefrótica são uma lesão glomerular evoluindo para forma aguda (alguns dias ou semanas) se manifestando por edemas frequentemente localizados no rosto, hipertensão aguda e severa, proteinúria abundante, hematúria, insuficiência renal aguda.

Raramente são causadas por glomerulonefrite aguda pós-infecção; de forma mais frequente, por glomerulonefrite extracapilar, doença grave evoluindo rapidamente para insuficiência renal, glomerulonefrite por anticorpos antimembrana basal (síndrome de Goodpasture) ou vascular sistêmica como a púrpura reumatoide ou a granulomatose de Wegener.

Proteinúrias tubulares

As proteinúrias tubulares são constituídas de proteínas de baixo peso molecular (inferior a 30.000 Da) que, em geral, são quase totalmente reabsorvidas pelo túbulo, como a β_2-microglobulina, a α_1-microglobulina ou as cadeiras leves de imunoglobulinas. Elas não são reveladas pelas fitas reagentes, mas por eletroforese em gel de poliacrilamida, que separa as proteínas em função de seu peso molecular. A sua presença na urina é um indicador de disfunção tubular. As proteinúrias tubulares são observadas na síndrome de Fanconi, nas tubulopatias tóxicas ou medicamentosas, nos rins policísticos.

Proteinúrias glomerulares

Essas proteinúrias, às vezes denominadas "de sobrecarga", resultam da presença no soro de uma proteína anormal (mieloma, amilose). Constituídas majoritariamente por proteínas migrando pela eletroforese sob a forma de um pico estreito das betaglobulinas ou gamaglobulinas, elas acontecem por causa da excreção de cadeias leves de imunoglobulina monoclonal (proteinúria de Bence-Jones), da qual a imunofixação determinará a natureza kappa ou lambda.

No caso de proteinúria de Bence-Jones, os exames radiológicos com produtos de contraste iodados são contraindicados (risco de anúria).

Para lembrar

- Uma proteinúria sugere, antes de tudo, uma lesão glomerular.
- A presença de proteinúria significativa exclui o diagnóstico de:
  - nefropatia intersticial;
  - nefropatia vascular.
- Uma insuficiência renal crônica sem proteinúria demanda a busca por obstrução nas vias urinárias.
- A ausência de síndrome nefrótica apesar de proteinúria abundante evoca proteinúria constituída por uma cadeia leve de IgG.
- O débito de uma proteinúria diminui quando diminui o débito de filtração glomerular.
- Uma hematúria microscópica é menos preocupante do que uma proteinúria.

PSA (*Prostate specific antigen*) – Antígeno específico da próstata

Esse antígeno circulante, uma glicoproteína, é secretado exclusivamente pelas células glandulares da próstata. Não é encontrando em qualquer outro tecido. É indetectável nas mulheres.

Ele se eleva em quaisquer afecções prostáticas em evolução (adenoma, prostatite, câncer), mas sua elevação é muito mais importante e mais veloz em caso de câncer (a secreção de PSA por grama de câncer é dez vezes mais significativa do que a por grama de adenoma). É, portanto, um indicador do câncer de próstata – de longe, o câncer mais frequente entre os homens, com uma incidência de 71.000 novos casos por ano.

Apesar das ressalvas feitas constantemente, ele é o único indicador utilizado para a identificação de um câncer.

Precauções de coleta

Coleta em tubo seco, preferencialmente em jejum (para evitar um soro lipêmico).

A dosagem deve ser feita com distância temporal (dez dias) de uma biópsia ou de uma ecografia prostática que elevam a taxa do antígeno. Em contrapartida, ela pode ser efetuada pouco depois do exame do toque retal, pois ele não aumenta significativamente o PSA.

Evitar a coleta após uma ejaculação.

Valores de referência

PSA total
- Homem de menos de 60 anos: < 4 ng/mL (valor-limite para a identificação do câncer de próstata).
- Acima de 60 anos: aumento de 3,2% ao ano.
- Depois dos 70 anos: < 6,5 ng/mL.

Relação PSA livre/total
- > 0,15.

Considerar que flutuações no tempo da concentração de PSA sem causa aparente podem ocorrer na mesma pessoa.

Os valores variam de cerca de 20% conforme as técnicas utilizadas (WHO e Hibritech): informar-se junto ao laboratório.

Identificação do câncer de próstata

PSA total

A identificação do câncer de próstata por dosagem anual do PSA é recomendada na faixa etária de 50 a 70 anos ou a partir de 40 anos caso exista histórico familiar (dois ascendentes ou dois colaterais de câncer de próstata).

Um PSA > 4 ng/mL, mas < 10 ng/mL, associado ao aumento da próstata no exame de toque, indica ou um adenoma benigno ou um câncer. Para fazer a distinção, é necessário recorrer a uma ecografia e a uma biópsia ecoguiada. Em caso de câncer, se o PSA é < 10 ng/mL, um simples acompanhamento pode ser feito sob condição que o escore de Gleason (obtido pela biópsia prostática) seja < 6. Esse acompanhamento implica a dosagem regular do PSA.

Além de 10 ng/mL, as chances de se tratar de um adenoma são reduzidas – o risco de câncer é de 80% se um PSA > 10 ng/mL está associado a um toque retal suspeito.

Relação PSA livre/PSA total

A maior parte do PSA em circulação está ligada a diversas proteínas, dentre as quais a α_2-macroglobulina (MG) e a α_1-anti-quimotripsina. Nos cânceres, o PSA em circulação é majoritariamente complexado. A parcela do PSA (5 a 10%) circulando na forma "livre" é, ao contrário, bastante característica do tecido benigno. Ela se encontra aumentada em caso de adenoma e diminuída em caso de câncer.

> Uma relação entre PSA livre/PSA total baixo inferior a 0,10 é favorável ao diagnóstico de câncer. Acima de 0,25, a probabilidade de ausência de câncer é muito grande (> 95%).

A HAS aconselha a dosagem do PSA livre e o resultado expresso em porcentagem do PSA total quando o toque retal é negativo e a concentração de PSA está entre 4 e 10 ng/mL.

Outros exames

A medição da densidade do PSA não é recomendada para a identificação do câncer da próstata, pois ela necessita de uma medição ecográfica cuja variabilidade vá de 15 a 25%.

O cálculo da cinética do PSA (velocidade do PSA ou tempo de duplicação do PSA) não aperfeiçoa o diagnóstico de câncer em relação ao PSA total sozinho (HAS).

Acompanhamento de um câncer de próstata

Concentrações elevadas de PSA são um mau prognóstico: acima de 50 µg/mL, uma lesão ganglionar é muito provável; acima de 100 µg/mL, as metástases são quase certas.

Após a prostatectomia total, o PSA deve torna-se indetectável nos três meses seguintes. A persistência de um PSA elevado > 0,2 ng/mL após três meses é sinal de uma doença residual.

Depois da radioterapia ou braquiterapia, a baixa do PSA é mais lenta: de 6 a 12 meses. O PSA deve ser < 0,5 ng/mL.

Um tratamento hormonal eficaz baixa a concentração de PSA para menos de 1 ng/mL. Um novo aumento do PSA é o sinal de uma fuga hormonal.

> **Escore de Gleason**
>
> Ele se baseia no grau de diferenciação das células tumorais e o número de mitoses observadas e duas zonas predominantes da coleta. Em cada uma delas, a grade tumoral é cotada de 0 a 5. O escore adiciona as duas zonas e varia, então, de 0 a 10.

RAI – *ver* Pesquisa de anticorpos irregulares antieritrocitários, pesquisa de aglutininas irregulares

Receptor solúvel da transferrina

O receptor da transferrina (R-Tf) é uma proteína transmembranar visível na superfície de todas as células (exceto os glóbulos vermelhos) e, sobretudo, na das células eritropoiéticas da medula óssea (90%). Ele permite a captação do ferro transportado pela transferrina.

O receptor solúvel da transferrina (Rs-Tt) é um monômero glicoproteico mostrando o domínio extracelular do receptor. Sua concentração no sangue é proporcional ao número de receptores (R-Tf) expostos à superfície das células; esta, por sua vez, depende do conteúdo intracelular de ferro (aumentado, se ele é baixo; diminuíndo, se ele é alto) assim como do nível da eritropoiese, mas permanece independente de uma inflamação.

Valores de referência
Em imunoturbidimetria.
▶ Em homens: de 2,2 a 5 mg/L.
▶ Em mulheres: de 1,9 a 4,5 mg/L.
(Variáveis conforme a técnica utilizada.)

Clínica

Metabolismo do ferro

O receptor solúvel da transferrina está diminuído em caso de sobrecarga de ferro, mas sua dosagem não converge com o diagnóstico da hemocromatose.

O receptor solúvel da transferrina está aumentado quando há carência de ferro. Sua dosagem é interessante quando os parâmetros de avaliação das reservas de ferro estão difíceis de interpretar por causa principalmente de inflamação. Por exemplo, no decorrer de uma anemia na qual a ferritina está normal, se a concentração do Rs-Tt é elevada, > 4,7 mg/L, existe carência marcial e, caso a ferritina esteja normal, é decorrente de uma inflamação associada. É preciso notar, todavia, que a HAS não aumenta decisivamente em favor da utilização dos receptores solúveis da transferrina para o diagnóstico de carência em ferro (2011).

Atividade eritroblástica

Quando as reservas de ferro estão normais, Rs-Tt é um indicador da atividade eritropoiética. Ele aumenta cada vez que a eritropoiese é estimulada: poliglobulias, hemólises, mielodisplasias etc. Diminui em caso de aplasia medular, de quimioterapia anticancerígena e insuficiência renal avançada.

A dosagem de Rs-Tt pode ser utilizada para determinar a resposta eritropoiética a determinados tratamentos: o de uma anemia pela eritropoetina recombinante, de megablastose pela vitamina B12, de hiperesplenismo por esplenectomia, de insuficiência renal pela diálise etc.

Renina

A renina é sintetizada nas células justaglomerulares do córtex renal como resposta a diminuição do volume intravascular. Ela libera, a partir do angiotensinogênio de origem hepática presente no plasma, a angiotensina I inativa que uma enzima de conversão transforma em angiotensina II vasoconstritora e principal estímulo da secreção de aldosterona pela suprarrenal.

O conjunto de renina, angiotensina e aldosterona regula a pressão arterial, o balanço de sódio e de potássio.

Objetivos da dosagem

Esclarecer a causa de hipertensão arterial:
- acompanhada por uma hipocalemia (< 3,6 mmol/l) com hipercaliúria (> 20 mmol/l);
- resistente a triterapia optimal;
- ou descoberta em um paciente de menos de 30 anos.

Precauções de coleta

Verificar que o paciente seguiu bem a dieta prescrita, normossódica (natriurese < 150 mmol) e enriquecida com potássio (caliemia > 3,6 mmol/L).

Garantir a suspensão dos betabloqueadores durante uma semana; dos diuréticos, dos IEC e dos ARAII durante 15 dias; e dos diuréticos antialdosterona por seis semanas.

Realizar duas coletas de 5 mL de sangue com heparina ou EDTA: o primeiro às oito horas da manhã, com o paciente deitado há pelo menos uma hora; o segundo após uma hora de deambulação. Pedir que a aldosterona e a renina plasmáticas sejam dosadas nas duas coletas.

> **Valores de referência**
>
> *Renina*
> Dosagem da renina ativa por método radioimunológico em um adulto em regime normossódico.
> ▶ Em posição deitada: 10 a 25 pg/mL; 16,7 a 42 µU/mL.
> ▶ Após ortostatismo: 15 a 40 pg/mL; 25 a 67 µU/mL.
> Os valores são menores após os 60 anos, maiores nas crianças.
>
> *Aldosterona plasmática*
> ▶ 20 a 140 pg/mL (55 a 380 pmol/L) em posição deitada e 60 a 200 pg/mL (145 a 540 pmol/L) de pé.
>
> *Aldosterona urinária*
> ▶ A 18 µg/24 h (para uma creatinúria compreendida entre 7 e 30 mmol/24 h).
> No terceiro trimestre de gravidez, a concentração de aldosterona é multiplicada por dois.
> *Fator de conversão:*
> - pg/mL × 2,77 = pmol/L.
> - pmol/L × 4,54 = pg/mL.

Clínica

Significado no contexto de uma hipertensão arterial

Hiperaldosteronismos

A renina elevada (> 40 pg/mL) fortemente estimulável pelo ortostatismo (> 80 pg/mL) e uma aldosterona aumentada traduzem um hiperaldosteronismo secundário. No contexto de uma hipertensão arterial, ele se deve a:
- excesso de diuréticos e de restrição sódica, ignorado ou oculto;
- hipertensão renovascular;
- excepcionalmente, um tumor renal produtor de renina, um reninoma (as concentrações de renina são muito elevadas: 5 × N até 10 × N).

Hipoaldosteronismos

Se tanto a renina quanto a aldosterona estão baixas, é por que são secretados outros mineralocorticoides além da aldosterona. Pode ser o cortisol ou a desoxicorticosterona. Pode-se tratar de:
- síndrome de Cushing por produção tumoral ectópica de ACTH ou por causa de corticosurrenaloma;
- intoxicação pelo ácido glicirrízico (alcaçuz e substâncias similares conhecidas nas bebidas sem álcool), que bloqueia a transformação de cortisol ativo em cortisona inativa;

- na criança, na ausência de hipercortisolismo, uma síndrome de Ulick (déficit em 11-beta-desidrogenase) ou de Liddle (hipertensão arterial com hipocalemia de transmissão autossômica dominante).

Se a renina está baixa (< 5 pg/mL) e a aldosterona aumentada, o diagnóstico de hiperaldosteronismo primário é provável. Para confirmar, é preciso evidenciar a autonomia da produção de aldosterona por:
- aumento franco da produção de aldosterona com, duas repetições, uma aldosteronemia > 180 pg/mL em posição deitada (500 pmol/L) e/ou uma aldosteronúria > 23 µg/24 h (63 nmol/24 h);
- e uma relação da aldosterona sobre a renina (AP/ARP) claramente aumentada (> 23 quando as dosagens são expressas em pg/mL e > 64 quando a aldosterona é expressa em mmol e a renina em pg/mL).

Cabe à ressonância distinguir o adenoma de Conn, curável pela cirurgia, e a hiperplasia das suprarrenais.

Significado não associado à hipertensão arterial

Insuficiência adrenal primária (ou baixa ou doença de Addison)

Na doença de Addison, a secreção de mineralocorticoides cai. A renina aumenta

Edemas

Em caso de edemas ou de ascite se produz um hiperaldosteronismo secundário a uma hipovolemia. A renina está aumentada, mas não é dosada nesses casos.

Síndrome de Bartter

Essa síndrome, ligada a uma anomalia genética da reabsorção do cloro na alça de Henle, caracteriza-se por uma hipocalemia com alcalose, a renina e a aldosterona elevadas. Em sua forma clássica, traduz-se por uma polidipsia e poliúria desde a infância, retardo na estatura, problemas comportamentais, e, em alguns casos, surdez. Não há hipertensão.

Resíduo urinário *ver* Exame citobateriológico urinário

Resistência à proteína C ativada *ver* Proteína C ativada

Reticulócitos

Os reticulócitos são hemácias jovens, circulantes por menos de 48 horas. Eles ainda são capazes de sintetizar a hemoglobina e contêm resíduos de ribossomo que são revelados quando corados com azul de cresil brilhante (por fluorescência nos contadores automatizados) na forma de um fino retículo.

> **Valores de referência**
> ▶ Em adultos: 25 a 100 G/L sem presença de anemia.
> ▶ Reticulocitose > 120 G/L.
> ▶ Reticulocitopenia < 20 G/L.

Clínica

A dosagem dos reticulócitos é inútil em caso de anemia microcítica, pois a microcitose traduz problema na síntese da hemoglobina e, portanto, evidentemente anomalia medular.

O número de reticulócitos possibilita a classificação das anemias normocíticas ou macrocíticas em "regenerativas" (reticulocitose elevada) e "arregenerativa" (reticulocitose baixa).

Anemias regenerativas

As anemias regenerativas têm duas causas:
- hemorragia interna ou externa;
- hemólise.

A anemia posterior a uma hemorragia aguda é conectada a sua causa pela análise do quadro clínico.

Uma anemia hemolítica está associada à elevação da bilirrubina não conjugada, à baixa da haptoglobina e ao aumento dos LDH.

A causa de uma hemólise é evidente em determinadas circunstâncias: septicemia, paludismo, mordida de serpente, intoxicação aguda profissional ou alimentar (cogumelos) etc. Caso contrário, o seu diagnóstico depende do teste de Coombs (ver Coombs [teste de]). Se ele vier positivo, a anemia é hemolítica imune.

As anemias hemolíticas imunes agudas são um fator de complicação para uma infecção viral nas crianças (sarampo, rubéola, infecções por CMV, por mononucleose infecciosa) ou uma pneumonia por micoplasma no adulto.

As anemias hemolíticas crônicas com anticorpos "quentes" ou "frios" complicam, em 50% dos casos, uma hemopatia linfoide. As anemias com anticorpos de tipo completamente isolado demandam a busca prioritária por um medicamento imunoalergizante (*ver* Coombs [teste de]).

Se o teste de Coombs der negativo, é preciso buscar um déficit de G6PD (frequentemente revelado pelo uso de medicamento) pela dosagem da enzima na bolsa de sangue, uma hemoglobinopatia por meio de eletroforese, eliptocitose, esquizocitose pela análise atenta do esfregaço sanguíneo.

Anemias arregenerativas

As anemias arregenerativas são observadas quando na medula, mesmo funcional, faltam substratos (folatos, B12 etc.) ou quando as células medulares são incompetentes ou bastante escassas. O seu diagnóstico geralmente é feito por mielograma.

Todavia, antes de fazê-lo, é preciso eliminar:
- se a anemia for normocítica (VGM entre 85 e 95 fL):
  - insuficiência renal crônica (a creatinina ultrapassa 150 µmol/L);
  - insuficiência hipofisária;
  - reumatismo inflamatório crônico;
- se a anemia for macrocítica (VGM > 100 fL):
  - hipotireoidismo;
  - doença de Biermer;
  - carência em folatos em alcóolatras.

Na ausência dessas causas, é indispensável a análise da medula óssea.

O mielograma viabiliza o diagnóstico de infiltração medular por leucemia aguda, mieloma, síndrome mieloproliferativa ou linfoproliferativa, metástases medulares.

Se a medula, não infiltrada, está rica e bloqueada, trata-se de uma mielodisplasia (a celularidade está normal, mas a hematopoiese, ineficaz).

Caso a medula esteja pobre ou deserta, o diagnóstico de aplasia medular tóxica ou idiopática é o mais provável (*ver* Hemoglobina [diagnóstico das anemias]).

Rubéola

A rubéola é uma doença eruptiva comum na infância, geralmente benigna. É grave quando contraída durante a gravidez, pois o feto corre o risco de malformação.

Esse risco de malformação fetal (neurossensoriais e cardíacas) é significativo antes de 12 semanas de amenorreia (SA), sendo praticamente nulo passadas 18 SA. Entre 12 e 18 SA, há risco de surdez para o feto.

A síndrome de malformação pode ser detectada no pré-natal por ecografia, no nascimento, mas também muitos anos depois. Ela compreende lesões oculares (catarata), no ouvido interno (surdez neurossensorial), cardíacas (canal arterial, estenose pulmonar) e nervosas (retardo psicomotor).

Na França, graças à vacinação, os casos de rubéola materno-fetal diminuíram consideravelmente.

Cinética dos anticorpos

No decorrer da primoinfecção de rubéola, os anticorpos totais surgem "com a erupção", em média 15 dias após o contágio. O título aumenta "em três dias a três semanas" até um nível estável durante vários meses, depois diminui em alguns anos até uma taxa residual (geralmente fraca).

A resposta dos anticorpos é dada por:
- IgM presentes durante 3 a 6 semanas após a erupção, 5 a 8 semanas após o contágio para jamais reaparecer, mesmo no caso de uma segunda infecção, caracterizando, portanto, uma primoinfecção;
- IgG, que permanecem durante toda a vida.

A titulação dos anticorpos, classicamente realizada por inibição da hemaglutinação (IHA), hoje em dia é feita em ELISA ou em imunocaptura.

Clínica

Busca da imunidade à rubéola

O exame do soro nas mulheres planejando engravidar permite a detecção das que são soronegativas – e, portanto, não protegidas – e a sua vacinação antes da gravidez.

O limite de positividade é de 25 UI/mL em IHA e de 10 UI/mL em ELISA. A gestação deve ser evitada nos dois primeiros meses posteriores à vacinação.

Busca por rubéola em uma gestante

A busca por anticorpos IgG antirrubéola é obrigatório desde a primeira consulta pré-natal. Se a busca for positiva (IgG > 10 UL/mL em ELISA), não é necessário refazê-la: não há risco de primoinfecção por rubéola.

Em caso negativo, uma segunda análise deve ser feita na 20ª SA. Ela deve ser interpretada com base na cinética dos anticorpos já mencionada.

Uma soroconversão (multiplicação do título dos anticorpos por 4) e/ou a detecção de anticorpos IgM (demandados em um contexto de suposto contágio ou de erupção suspeita) e de IgG fracos indicam a rubéola materno-fetal.

O diagnóstico da infecção do feto é confirmado pela PCR do RNA viral no líquido amniótico após a 18ª SA e no mínimo seis semanas após a soroconversão materna. Em caso de busca negativa, é recomendável a titulação dos IgM em imunocaptura no sangue fetal após 22 SA.

Busca pela rubéola no recém-nascido

A rubéola congênita é uma infecção crônica severa. No caso de suspeita de contágio no recém-nascido, é preciso fazer uma titulação dos anticorpos IgM por imunocaptura. Eles comprovam a infecção *in utero* (os anticorpos IgG podem ser provenientes da mãe).

A procura pelo vírus por cultura ou PCR nas secreções faríngeas não é necessária para o diagnóstico. No entanto, é praticada para acompanhar a excreção viral que pode ser prolongada (seis meses) e demanda o isolamento do recém-nascido. Não há tratamento antiviral ativo para a rubéola congênita.

Salmoneloses

No ser humano, as salmoneloses causam febres tifoides e paratifoides e gastroenterites e salmoneloses ditas não tifoidicas.

Clínica

Febres tifoidicas e paratifoides

As febres tifoides e paratifoides são causadas por *Salmonellas* (*Salmonella enterica*) estritamente adaptadas ao homem: *S. typhi, S. paratyphi A, S. paratyphi C*. Elas são raras na França, sendo importadas em 90% dos casos (da África e da Índia, principalmente).

Após um período de incubação que dura de uma a duas semanas, ocorre uma febre constante, que se mantém elevada, acompanhada de dores de cabeça, de anorexia, de um estado de torpor, de diarreia. Em formas mais graves, podem ocorrer perfurações intestinais e miocardites.

Um tratamento com antibióticos apropriados cura o paciente em cerca de dez dias. O período de convalescência é longo às vezes. Um estado de portador crônico de *Salmonella* é observado em 2 a 5% dos pacientes (recomenda-se a coprocultura sistemática após a cura).

Gastroenterites

As gastroenterites, causadas sobretudo pela *S. typhimurium* e *S. enteridis*, manifestam-se na forma de casos isolados, de epidemias comunitárias, de intoxicações alimentares coletivas (mais de 70% das vezes, ocasionadas por *Salmonella*s).

Elas ocorrem após o consumo de alimentos contaminados malcozidos, principalmente carnes (em especial, de frango), ovos e laticínios.

A duração da incubação, de um a dois dias, depende da dose ingerida e características da origem de *Salmonella*. Após a incubação, surgem sintomas como febre, diarreia, vômitos e dores abdominais. A evolução é cada vez mais favorável de três a cinco dias sem tratamento. Geralmente, prescreve-se um tratamento com antibióticos para pessoas idosas, bebês, imunodeficientes, nos quais a infecção pode ser severa.

Diagnóstico bacteriológico

O diagnóstico de febre tifoide baseia-se na hemocultura, positiva em 90% dos casos durante a primeira semana. As *Salmonella*s manifestam-se facilmente nos meios usuais.

O diagnóstico de gastroenterite é dado pela coprocultura. A cultura é feita em meios seletivos para *Salmonella*s e shigellas. A espécie é reconhecida por suas características bioquímicas determinadas após cultura de uma galeria padronizada. Em seguida, precisa-se o serotipo.

> O sorodiagnóstico de Widal-Félix, cuja sensibilidade e precisão são fracas, foi abandonado.
> As febres tifoides e paratifoides e as intoxicações alimentares são doenças de declaração obrigatória.

Serotonina

A serotonina ou 5-hidroxitriptamina (5-HT) é sintetizada a partir do triptofano pelos neurônios serotoninérgicos, as células cromafins do intestino, as plaquetas. A serotonina é oxidada principalmente em ácido 5-hidroxi-indolacético (5-HIAA), presente então na urina.

Objetivos da dosagem

Esse neurotransmissor está implicado em problemas diversos, mas sua dosagem é feita apenas para o diagnóstico e o acompanhamento dos tumores carcinoides.

Precauções de coleta

Antes da coleta, evitar a ingestão de paracetamol e de alimentos ricos em triptofano: abacaxis, abacates, bananas, chocolate, frutas secas, kiwis, toranjas, tomates.

Coletar com heparina em tubo plástico (o vidro provoca aderência plaquetária e liberação de 5-HT e a ausência de anticoagulante desencadeia perdas de 5-HT).

A urina de 24 horas é coletada em recipiente plástico com 10 mL de ácido clorídrico 6 N ou 12 N a fim de baixar o pH para cerca de 2, e conservada longe da luz.

> **Valores de referência**
> ▶ Sangue total: 5-HT: 0,50-1,50 µmmol/L (100 a 300 µg/L).
> ▶ Urina: < 8 mg ou < 50 µmol/24 h ou < 3,60 µmol/mmol de creatinina.

Clínica: tumores carcinoides

Os tumores carcinoides são tumores neuroendócrinos de evolução lenta, localizados principalmente no tubo digestivo (apêndice, 40% dos casos; intestino delgado, 30%; cólon, 15%) ou nos brônquios. Eles produzem diversas substâncias, dentre as quais está a serotonina. Quando a secreção de serotonina é significativa, ela provoca uma síndrome carcinoide que associa rubores cutâneos, dores abdominais, diarreia motora, endocardite fibroplástica parietal.

Uma síndrome carcinoide tem mau prognóstico, pois é a manifestação de uma grande massa tumoral com, na maior parte dos casos, metástases hepáticas e ganglionares. A serotonina está muito elevada no sangue (> 1,5 mg/L). Há eliminação urinária massiva de 5-HIAA.

Sífilis

A sífilis é rara na França (cerca de 400 casos de sífilis precoce por ano; 85%, em homens), mas potencialmente grave se desconhecida.

À exceção dos primeiros dias do cancro, o diagnóstico da sífilis, a "grande imitadora", depende da sorologia, o treponema não sendo cultivável.

O diagnóstico sorológico apoia-se em dois tipos de métodos: alguns utilizam antígenos lipídicos não específicos; outros, extratos de treponema, específicos. Na França, conforme o regulamento, recorre-se à associação de uma reação à base de antígenos não treponêmicos, o VDRL, e uma reação específica, TPHA. Apesar de existirem testes ELISA (ELISA IgG ou IgG/IgM), são pouco utilizados na prática clínica.

Testes

Testes feitos com antígenos não treponêmicos: VDRL

O VDRL detecta anticorpos reagindo contra um antígeno lipídico presente no *treponema pallidum*, mas também no coração de boi de onde é extraído ("cardiolipina").

É um teste simples e confiável, mas, por não ser específico, pode dar positivo em casos de afecções que liberam antígenos lipídicos, como o lúpus, as hepatites crônicas, a síndrome dos antifosfolipídios etc.

O VDRL é positivo próximo do 15° dia do cancro. Seu título aumenta progressivamente para atingir seu máximo no terceiro mês da sífilis secundária.

Testes feitos com antígenos treponêmicos

TPHA (*Treponema pallidum Hemagglutination Assay*)

Esse teste procura a hemaglutinação pelo soro do doente de glóbulos vermelhos de carneiro tendo adsorvido um extrato treponêmico. Por ser específico e automatizado, ele é amplamente utilizado.

O TPHA é positivo próximo do décimo dia do cancro. Ele permanece positivo durante vários anos, mesmo em doente tratado corretamente.

FTA (*Fluorescent Treponema Antibody*)

O FTA utiliza como antígeno treponemas fixados em lâmina. Ele detecta, no microscópio com fluorescência, os anticorpos do soro fixados nos treponemas em meio a antiglobulinas marcadas com um fluorocromo. A especificidade do teste FTA pode ser acrescida absorvendo previamente o soro do paciente em extrato de treponema de Reiter de forma a neutralizar os anticorpos de grupo: FTA absorvido ou FTA-ABS. O FTA-ABS-IgM detecta os anticorpos de tipo IgM.

O FTA, muito sensível e específico, é o primeiro a se positivar (sétimo dia do cancro), mas custa caro e apenas é realizado em laboratórios especializados. É o único exame recomendado para a identificação da sífilis no recém-nascido.

Resultados

Os resultados são dados de maneira qualitativa ("0" a "+++"). Quando uma reação é positiva, o título dos anticorpos é determinado por diluições sucessivas do soro de razão dois (1/80, 1/160, 1/320 etc.).

Clínica

Sífilis primária

O cancro aparece em média três semanas após a contagem ("de 10 a 100 dias"). É uma ulceração regular, bem delimitada, indolor, com base endurecida. Antes do sétimo dia, o exame em microscópio de campo escuro evidencia treponemas no cancro e possibilita o diagnóstico de sífilis, em estado pré-sorológico (pouco usual, pouco sensível, pouco específico).

No sétimo dia, o FTA-IgM positiva-se. O TPHA positiva-se próximo do décimo dia; o VDRL, próximo do 15º dia.

Sífilis secundária

A sífilis secundária manifesta-se aproximadamente dois meses após a contagem e seis semanas após o cancro, na forma de erupção macular não pruriginosa, sobretudo no tronco (rosácea) ou pápulas palmoplantares típicas.

Nessa fase, todos os testes sorológicos – treponêmicos ou não – dão positivo, com títulos de anticorpos elevados.

Sífilis latente

Durante a fase de sífilis latente, a positividade do VDRL e do TPHA facilitam o diagnóstico, porém, com o tempo, os títulos diminuem e a interpretação das sorologias torna-se difícil às vezes.

Sífilis terciária

A sífilis cerebral pode estar presente nos estágios secundário e terciário sob a forma de meningite crônica com ou sem lesão dos nervos cranianos, tardiamente a uma paralisia geral, a uma ataxia locomotora.

Em caso de sífilis terciária, procura-se os anticorpos do LCR. Porém, como os anticorpos TPHA se espalham do sangue em direção ao LCR, esse teste não é interpretável. É melhor utilizar o FTA-ABS. Na prática, o VDRL acaba sendo o exame utilizado.

Sífilis neonatal

Para reconhecer a sífilis neonatal, é imprescindível procurar os anticorpos de tipo IgM (FTA-ABS-IgM ou ELISA IgM) para diferenciar os anticorpos antitreponêmicos do recém-nascido daqueles recebidos passivamente da mãe.

Tratamento

A eficácia do tratamento é avaliada com a ajuda de reações quantitativas (VDRL + TPHA), no terceiro, sexto e décimo segundo mês. O VDRL é o primeiro a se negativar após o tratamento, sendo um bom indicador de sua eficácia. O título do VDRL deve ser dividido por 4 a 3 meses, por 16 a 6 meses. A negativação do VDRL ocorre habitualmente nos dois primeiros anos para uma sífilis primo/secundária, nos cinco anos para uma sífilis latente (90% dos casos).

A persistência de uma taxa baixa de TPHA é bastante frequente e pode ser interpretada como uma "cicatriz sorológica". Portanto, não é muito interessante em acompanhar o TPHA, como se faz usualmente.

Nas pessoas expostas que tem uma lesão cutaneomucosa suspeita, qualquer nova elevação significa uma reinfecção. Esta, mesmo que seja puramente sorológica, deve ser tratada.

Regulamentação

Na França, a identificação da sífilis é regulamentada a partir do diagnóstico de gravidez. O risco de transmissão é maior quanto mais precoce for a infecção. A infecção fetal é ainda mais grave quando ocorre após a 16 SA.

O teste para sífilis é obrigatório por ocasião das doações de sangue. Ele é feito com base no TPHA ou nos testes ELISA.

Pequeno quadro de interpretação sorológica:	
TPHA (–), VDRL (–)	Ausência de sífilis Sífilis primária antes do décimo dia
TPHA (–), VDRL (+) a (+++)	Falso-positivo
TPHA (+), VDRL (–)	Sífilis curada Sífilis terciária
TPHA (+), VDRL (+) a (+++)	Sífilis Treponematose não venérea

TPHA e FTA são específicos do gênero *Treponema*, mas não da espécie *T. pallidum*. Até então, não existe técnica sorológica capaz de distinguir a sífilis de uma treponematose endêmica (bouba, bejel, pinta).

Síndrome da imunodeficiência adquirida (AIDS) *ver* HIV

Sódio no sangue

O sódio é o cátion mais importante do espaço extracelular, no qual ele se encontra na forma de cloretos e bicarbonatos. Os sais de sódio são os principais eletrólitos osmoticamente ativos do espaço extracelular, de forma que as variações da água e do sódio estão relacionadas de maneira direta.

Valores de referência
▶ 138 a 142 mmol/L.

Natremia/osmolalidade plasmática

A natremia está na origem de 95% da osmolalidade eficaz extracelular.

No entanto, a natremia não reflete a osmolalidade eficaz quando se encontra no sangue uma grande proporção de substâncias osmoticamente ativas, como a glicose. Nesse caso, produz-se uma demanda por água no espaço celular em direção ao plasma, que diminui a concentração de sódio. A natremia faz entender que a osmolalidade plasmática está diminuída quando, na verdade, não está.

Em caso de hiperglicemia, por exemplo, qualquer aumento da glicose de 5,5 mmol/L provoca diminuição da natremia de 1,6 mmol/L, conforme Katz. É preciso, então, calcular a natremia corrigida:
- Na medida (mmol/L) + 0,3 × (glicemia em mmol/L − 5).
- *Ou*: Na medida (mmol/L) + 1,6 × (glicemia em g/L − 1).

Hiponatremia (sódio no sangue < 135 mmol/L)

A hiponatremia é uma desordem comum, o mais frequente dos problemas eletrolíticos nos doentes hospitalizados.

Sinais

A hipotremia quase nunca é sintomática, sendo habitualmente descoberta por exame sistemático feito no decorrer das hiponatremias crônicas.

Quando a hiponatremia se constitui rapidamente (em menos de 48 horas), os sinais de uma "intoxicação hídrica" são observados para valores na casa de 125 mEq/L: náuseas, vômitos, repulsa pela água.

Para valores ainda mais baixos, pode-se formar um edema cerebral, cujo tratamento deve ser realizado com urgência. Este se manifesta por cefaleias, agitação, alterações no estado de vigília.

> Uma hiponatremia é interpretada levando em consideração o volume do espaço extracelular.

Hiponatremias hipervolêmicas ou hiponatremias de diluição (hiper-hidratação global)

Nessas situações, nas quais há significativos aumentos hídricos e sódicos com excesso de água superior ao de sal, os barorreceptores arteriais percebem diminuição da pressão. Em resposta a essa "hipovolemia eficaz" ou "relativa", eles anulam o efeito inibidor da hiponatremia sobre a secreção hormonal antidiurética (ADH).

O diagnóstico é fácil: aumento de peso, edemas, hematócrito diminuído, hipoproteinemia. A hiponatremia é aparente durante insuficiência cardíaca, cirrose com ascite, síndrome nefrótica ou insuficiência renal aguda ou crônica quando os ganhos de sódio excedem a capacidade de excretá-los. A hiponatremia é agravada pelos diuréticos tiazídicos que, frequentemente prescritos nesses casos, alteram os mecanismos de diluição da urina.

Hiponatremias hipovolêmicas (desidratação extracelular)

Essas hiponatremias, às vezes qualificadas "de depleção", começam com desidratação extracelular isotônica. A hiponatremia não está diretamente relacionada com as perdas sódicas; ela ocorre porque os pacientes continuam bebendo (ou recebem soluções pobres em sal por sonda) enquanto que a sua capacidade de diluição da urina está alterada.

A desidratação extracelular manifesta-se por perda de peso, taquicardia, hipotensão ortostática, dobra cutânea, dilatação venosa, hematócrito elevado > 0,5, hiperproteinemia > 75 g/L, insuficiência renal funcional. Com frequência, a hiponatremia está associada com outras anomalias eletrolíticas: acidose (diarreia), alcalose (vômitos), Hipercalemia (insuficiência suprarrenal).

As perdas podem ser urinárias ou digestivas.

Perdas urinárias

Em caso de perdas urinárias, a natriúria está inadequada, alta, superior a 30 mmol/L; a relação entre Na/K urinário é > 1, atestando a excreção de sódio; a urina é abundante.

As perdas urinárias de sódio podem ser secundárias a poliúria osmótica (diabetes), a retomada de diurese após insuficiência renal aguda ou a retirada de cálculos nas vias urinárias, ou nefrite tóxica (abuso de analgésicos) e a casos de raros de nefrites intersticiais com perdas de sal.

A maior parte das hiponatremias por perda urinária é observada ao longo do tratamento à base de tiazídicos, que diminuem a capacidade de excreção renal da água livre. Nos pacientes com esses tratamentos, é importante limitar o soro com soluções hipotônicas e recomendar que não bebam água excessivamente (indo de encontro ao que sempre se recomenda aos indivíduos idosos).

Perdas digestivas

Em perdas digestivas, a natriúria está adequada, baixa, inferior a 10 mmol/L; a relação entre Na/K urinário é < 1, o que indica que o sódio é reabsorvido; as urinas são raras.

As perdas digestivas são causadas por vômitos, aspirações gástricas prolongadas, diarreias abundantes, fístulas digestivas, repetidas punções de ascite.

Hiponatremias euvolêmicas

Há dois tipos de hiponatremia quando o espaço extracelular está normal:
- algumas são resultado a ganhos excessivos de água pura: potomania, bebedores de cerveja, soros hipotônicos (+++); nesses casos, a osmolalidade urinária é baixa, a relação U/P_{osm} é < 1;
- outras são causadas por uma síndrome de secreção inapropriada do ADH (SIADH).

A SIADH é uma hipotonia plasmática provocada por secreção inapropriada do hormônio antidiurético. A hiponatremia hipotônica com o volume extracelular normal coexiste com natriurese conservada (> 30 mmol/L) e urina anormalmente concentrada: a osmolalidade urinária é sempre > 100 mOsm/kg H_2O (nível no qual ela deveria abaixar) da ordem de 200 ou 300 mOsm/kg. A relação entre U/O_{osm} é > 1.

A síndrome de secreção inapropriada de ADH é bastante comum. Ela pode ser causada pela liberação de hormônio antidiurético (ou de uma substância ADH-*like*), por um tumor maligno (síndrome de Schwartz e Bartter), uma afecção pleuropulmonar não tumoral (pneumonia). Ela também pode ser secundária a lesão na meninge cerebral, a fatores psicoemocionais ou medicamentos que alteram o funcionamento dos centros hipotalâmicos de secreção de ADH.

É observada frequentemente na sequência de cirurgias marcadas por dor e agonia, nos pacientes submetidos a várias terapias intravenosas hipotônicas, como também nos indivíduos idosos que tomam muitos medicamentos ou hiper-hidratados durante uma onda de calor.

Principais causas da síndrome de secreção inapropriada de HAD

Cânceres	Câncer brônquico de pequenas células
	Câncer do pâncreas, da bexiga, da próstata
	Linfomas
	Mesoteliomas
Lesões no sistema nervoso	Traumatismos cranianos, tumores cerebrais, AVE
	Meningites, meningoencefalites, hemorragias na meninge
Pneumopatias	Pneumonias bacterianas e virais
	BPOC evoluídas
	Ventilação artificial
Medicamentos	Inibidores da recaptação da serotonina, opiáceos, Tegretol, carbamazepina
	Vincristina

Hipernatremia (sódio no sangue > 145 mmol/L)

A hipernatremia é muito mais rara do que a hiponatremia.

Sinais

A hipernatremia manifesta-se por perda de peso, secura na boca, sede persistente; febre e polipneia são frequentes.

A hipercloremia e natremia são acompanhadas por hiperosmolaridade plasmática.

Causas

Uma hipernatremia pode ser resultado de ganho excessivo de sódio: terapia intravenosa com excesso de soro com sódio, alcalinização muito brusca com um sal de sódio.

Em termos usuais, é causada por perdas de água. Essas perdas podem ser:
- renais (diabetes insípido verdadeiro por lesão diencéfalo-hipofisária ou nefrogênica, poliúria osmótica de um diabetes melito mal controlado);
- respiratórias (pacientes entubados, traqueostomizados; viajantes expostos a uma atmosfera quente e seca);
- ou cutâneas (excesso de calor).

Qualquer hipernatremia desencadeia de imediato sensação de sede, que é um sinal de alerta extremamente significativo e sólido. Raramente esse sinal desaparece. Se a sede cessou, a correção da desidratação faz a hipernatremia desaparecer.

Portanto, esta é observada apenas em pacientes privados da possibilidade de beber: bebês, idosos confusos, pacientes em coma, acamados abandonados, operados malcuidados.

T3 ou tri-iodotironina

Segundo hormônio tireoidiano, o tri-iodotironina, hormônio tiroidiano mais ativo, é secretado pelo corpo tiroideo, mas é responsável pelo essencial (80%) da desiodação do T4 pelos tecidos periféricos (fígado, rins, músculos, cérebro). Essa desiodação não é regulada pelo TSH.

O T3 reverso (rT3), isômero inativo do T3, também é originado pela conversão extratireoidiana do T4, mas sob a ação de outras deiodinases.

No sangue, o T3 está ligado a uma proteína portadora: a *Thyroxin Binding Globulin* (TBG). O T3 livre e a TBG podem ser dosados.

> **Valores de referência**
>
> *T3*
> Em média, em adultos.
> ▶ T3 total: 0,7 a 2,2 ng/mL (1 a 3,5 nmol/L).
> ▶ T3 livre: 2 a 5,6 pg/mL (3 a 8,5 pmol/L).
> *Fator de conversão:*
> • pg/mL × 1,53 = pmol/L.
> *TBG*
> ▶ 12 a 28 mg/L.

Clínica

A dosagem do T3 raramente é indicada.

Ela explora mal a função tireoidiana, pois a concentração de T3 é, essencialmente, o reflexo de uma produção periférica.

Os hipertireoidismos puramente causados pelo T3 são raros. Suspeita-se dessa causa quando, em um adenoma tireoidiano, o T4 livre está normal enquanto que o TSH está abaixo do normal.

A dosagem do T3 não é suficientemente sensível para diagnosticar o hipertireoidismo: a concentração de T3 permanece normal durante longo período no hipertireoidismo mesmo quando este já está bastante avançado.

Não cabe dosar o T3 em vez do T4 livre para adaptar as doses de tiroxina em paciente em tratamento para hipertireoidismo.

Nos pacientes sofrendo de doença severa e/ou hospitalizados já há muito tempo, frequentemente o T3 está baixo. Essa síndrome de "T3 baixo" se caracteriza por baixa na concentração plasmática de fT3 por causa de uma acentuação da conversão periférica de T4 em *reverso* T3 (rT3) – privado de atividade hormonal – em vez de T3. Essa síndrome não deve ser interpretada como hipertireoidismo: o TSH está normal. O rT3 pode ser dosado (normal entre 80 e 250 pg/mL ou 120 e 380 pmol/L).

T4 livre ou tiroxina livre (fT4, T4L)

A tiroxina ou T4 representa 80% da produção hormonal da tiroide. Sua síntese é regulada pelo TSH, ele mesmo controlado pelo TRH. Ela circula no plasma conectada a proteínas ligadoras (*Thyroxin Binding Globulin* e *Thyroxin Binding preAlbumine*). A fração livre (*free T4* ou fT4), apesar de ser muito fraca em termos quantitativos (0,05% da T4), é a única ativa.

Mede-se a T4 livre, insensível às proteínas de transporte e aos medicamentos, para avaliar a função tireoidiana.

Indicação para dosagem
- Avaliar hipertireoidismo ou hipotireoidismo.

Para confirmar a doença, a dosagem isolada de TSH basta para o diagnóstico e o acompanhamento das disfunções na tireoide na quase totalidade dos casos. Assim, recomenda-se a dosagem da T4 apenas nos seguintes casos:
- 2 a 3 primeiros meses do tratamento de um hipertireoidismo, depois do acompanhamento de hipertireoidismos tratados por antitireoidianos de síntese apenas.
- acompanhamento inicial de pacientes que fazem tratamento de substituição com tiroxina tanto que o TSH está elevado;
- raras situações nas quais suspeita-se de doença hipofisária ou hipotalâmica.

> **Valores de referência**
>
> *Tiroxina livre (fT4)*
> Em média (variável conforme as técnicas de dosagem).
> ▶ No adulto: 9,5 a 20 pg/mL (12 a 24 pmol/L).
> ▶ Na criança:
>   - 1 mês a 2 anos: 8 a 20 pmol/L;
>   - 2 a 10 anos: 10 a 26 pmol/L.
> *Fator de conversão:*
> ▶ pg/mL × 1,28 = pmol/L.

Clínica

Hipertireoidismos

Sinais

Os sinais de um hipertireoidismo são: emagrecimento, quase constante, contrastando com a manutenção do apetite normal; a termofobia; a taquicardia sinusal; às vezes, extremidades trêmulas; uma oxoftalmia em caso de doença de Basedow.

O diagnóstico de hipertireoidismo é confirmado pela dosagem do TSH, sempre diminuído, abaixo de 0,1 mUI/L ou não mesurável, nas tirotoxicoses de origem primordialmente tiroidianas, ou seja, na grande maioria dos casos de hipertireoidismos.

A dosagem da T4 livre mensura a extensão do hipertireoidismo:
- a fT4 está aumentada > 35 pg/mL no hipertireoidismo franco;
- ela está normal quando o hipertireoidismo é "infraclínico" ou "inicial".

A baixa do TSH é acompanhada, não raras vezes, de leucopenia, de hipocolesterolemia, de tendência à hiperglicemia.

Causas

Hipertireoidismo primário

O hipertireoidismo mais comum é a *doença de Basedow*, consequência de estímulo permanente e não regulado da glândula tireoide por autoanticorpos que se fixam nos receptores do TSH. Ela se manifesta por um bócio homogêneo, elástico, difuso, por uma exoftalmia com retração da pálpebra superior, um mixedema pré-tibial raro, mas patognomônico (*ver* Anticorpos antirreceptores de TSH).

Na mulher idosa, o hipertireoidismo é causado frequentemente por um *bócio nodular*, caracterizado por nódulos que secretam a tiroxina sem a regulação do TSH. O exame da tireoide descobre um ou vários nódulos fechados, móveis, indolores, hipervascularizados em ecografia, quentes, hiperfixados em um parênquima aceso em cintilografia.

O hipertireoidismo também pode ser *secundário*:
- a uma tireoidite, viral (de De Quervain), *post-partum*;
- a um excesso de iodo após injeções de produtos de contraste iodados ou tratamento com amiodarona (Cordarone®) (*ver* Iodo [iodúria]);
- a uma tireotoxicose factícia (*ver* Tiroglobulina).

Hipertireoidismo hipotalâmico-hipofisário (ou hipertireoidismo central)

Quando, de maneira muito excepcional, tanto a T4 livre quanto o TSH estão elevados, suspeita-se de hipertireoidismo dependente do TSH, geralmente ligado a:
- adenoma hipofisário produtor de TSH: o TSH está elevado e não estimulado pela TRH, o adenoma visível em IRM;
- síndrome de resistência hipofisária aos hormônios tireoidianos: o TSH é estimulável, a imagiologia é negativa.

Hipotireoidismos

Sinais

O hipotireoidismo é frequentemente assintomático ou revelado por sintomas pouco específicos como cansaço, constipação, ganho de peso, síndrome do túnel do carpo. A prescrição da dose de TSH tornou-se quase sistemática. Quando o hipotireoidismo é mais pronunciado, é reconhecido pelos sinais cutâneos (pele pálida, amarelada, seca; perda de pelos), infiltração do rosto, braquicardia.

O diagnóstico de hipotireoidismo é confirmado pela dosagem do TSH, sempre elevado nos hipotireoidismos primários, de longe os mais comuns. A dosagem da T4 livre possibilita a avaliação da profundidade do hipotireoidismo. Ela está:
- baixa nos casos de hipotireoidismo primário, com um TSH muito elevado > 10 mUI/L;
- normal em um hipotireoidismo franco (ou subclínico), com um TSH entre 4 e 10 mUI/L.

Frequentemente são constatados uma anemia macrocitária, uma colesterolemia com LDL elevado, um aumento dos CPK, uma hiponatremia.

Causas

Hipotireoidismo primário

No adulto, o hipotireoidismo primário ou baixo pode ser causado pelo tratamento de um hipertireoidismo, por tratamento com interferons, o lítio ou amiodarona (Cordarone®) (2% dos tratamentos são feitos com Cordarone®).

Habitualmente, resulta de uma tireoidite autoimune (tireoidite crônica linfocitária):
- tireoidite de Hashimoto, revelada por um bócio heterogêneo em uma ecografia com pontos hiperecogênicos e um título elevado de anticorpos anti-TPO (*ver* Anticorpos antitireoidianos);
- tireoidite atrófica, similar à tireoidite de Hashimoto, mas sem bócio;
- tireoidite autoimune *post-partum*, recessiva em um ano, às vezes difícil de identificar por causa da baixa fisiológica da fT4 ao longo da gestação.

Também pode ser consequência de uma tireoidite de De Quervain (granulomatose viral), tireoidite caracterizada por um pequeno bócio inflamatório e doloroso, ausência de anticorpos antitireoidianos, uma tireotoxicose inicial evoluindo em seguida para o hipotireoidismo.

Na criança, o hipotireoidismo primário é causado, na maioria das vezes, por uma disgenesia da tireoide (atireose, ectopia tireoidiana, frequentemente lingual) e, em 20% dos casos, por problemas congênitos da hormonogênese com transmissão autossômica recessiva. É um caso urgente, que é detectado pela dosagem sistemática do TSH no quarto dia de vida (*ver* "Guthrie [teste do pezinho]").

Hipertireoidismo hipotalâmico-hipofisário (ou hipertireoidismo central)

Raros casos de hipotireoidismo têm origem central hipotalâmica-hipofisária, secundária a tumores hipotalâmicos-hipofisários (adenomas, craniofaringiomas, meningiomas), a sequelas da meningite, a trauma craniano, a radioterapia, entre outros. É nesse contexto neurocirúrgico que a avaliação sistemática das funções hipofisárias, incluindo a dosagem da fT4, evidencia o hipotireoidismo:
- a fT4 está baixa;
- o TSH está:
  - ou inadaptado: baixo ou normal;
  - ou um pouco elevado (permanecendo próximo de 10-12 mUI/L) quando a hipófise secreta um TSH de má qualidade, o que ocorre com frequência nos casos em que a lesão hipotalâmica predomina.

Taxa de filtração glomerular (DFG)

A taxa de filtração glomerular (DFG) é o volume de plasma passando através dos capilares glomerulares por unidade de tempo. É expressa em mililitros por minuto. A DFG não é diretamente medida, mas estimada por diferentes fórmulas a partir da concentração sanguínea da creatinina, uma substância eliminada exclusivamente na urina por filtração glomerular, não reabsorvida pelos túbulos e muito fracamente excretada. É então uma DFG estimada ou DFGe (eGFR em inglês).

> **Valores de referência**
> ▶ 100 mL/min para 1,73 m² de superfície corporal (120 ± 20 mL/min) no adulto saudável de 40 anos.
> A TFG diminui em média 1 mL/min/1,73 m² por ano a partir de 35-40 anos. É diminuída pela metade aos 80 anos. Aumenta de 30 a 50% durante a gravidez a partir da 4ª semana.

Clínica

A medida da DFG permite estimar o grau de insuficiência renal crônica e acompanhar a progressão de acordo com uma classificação internacionalmente reconhecida.

Estados da insuficiência renal crônica

Estado	Grau de insuficiência renal	DFG (mL/min/1,73 m²)
Pacientes com risco	Presença de um fator de risco de doença renal: diabetes, HTA etc.	> 90
1	Presença de um marcador de afecção renal*: proteinúria, hematúria etc.	> 90
2	Ligeira diminuição da DFG	De 60 a 89
3	Insuficiência renal moderada	De 30 a 59
4	Insuficiência renal severa	De 15 a 29
5	Insuficiência renal terminal**	< 15

*A doença renal crônica começa com pelo menos um dos marcadores de afecção renal: microalbuminúria, albuminúria, hematúria, leucocituria, anomalias ecográficas do rim.
**Independentemente da data do início do tratamento.

Para a HAS, uma estimativa da DFG deve ser feita todos os anos nos diabéticos e a cada 3 anos nos hipertensos. Pode ser calculada a partir da creatinina plasmática ou da cistatina C.

DFG calculada a partir da concentração sanguínea da creatinina

Muitas fórmulas permitem estimar a DFG no adulto a partir da creatinina plasmática.

A mais antiga, a de Donald Cockfrot e Henri Gault (1976), não é mais recomendada. Ela mede a clearance de creatinina e não a taxa de filtração glomerular em mL/min/1,73 m² e dá falso resultado no obeso e no idoso.

A fórmula da MDRD (calculada a partir de um grupo de pacientes envolvidos no estudo *Modification of Diet in Renal Disease*), adotada pela Sociedade Francesa de Nefrologia, dá a taxa de filtração glomerular em mL/min/1,73 m² de superfície corporal. A fórmula de 2006 é a seguinte:

DFG = 188,3 × Creatinina plasmática (em µmol/L) × 0,0113 − 1,154 × Idade (em anos) − 0,203 (× 0,742 se mulher).

A fórmula CKD-EPI (*Chronic Kidney Disease Epidemiology Collaboration*) é uma modificação da fórmula do MRD elaborada por Levey em 2009. Ela é mais exata do que a da MDRD, sobretudo para os valores compreendidos entre 60 e 90 mL/min/1,73 m². Ela é recomendada pela HAS. Só é válida para os caucasianos e afro-americanos. Não é válida para:

- pessoas com mais de 75 anos de idade;
- mulheres grávidas;
- magros extremos e obesos extremos;
- pacientes seguindo um regime pobre em proteínas animais.

Na criança, a fórmula mais utilizada é a de Schwartz, fundada na altura.

A taxa de filtração glomerular dada pelas fórmulas MDRD, CKD-EPI ou de Schwarts é calculada diretamente pelos autômatos.

> **Para calcular a DFG**
> - A fórmula de Cockroft e Gault não deve mais ser utilizada.
> - A fórmula da MDRD é mais confiável.
> - A fórmula CKD-EPI tem recomendações da HAS.

DFG calculada a partir da concentração sanguínea da cistatina C

A dosagem da cistatina C, proteína cuja concentração plasmática não é influenciada nem pelo sexo, nem pela idade, nem pela massa muscular, e cuja concentração plasmática só depende da DFG, pode ser utilizada para medir a taxa de filtração glomerular, principalmente para detectar uma alteração inicial da função renal.

> **Valores de referência**
> Cistatina C plasmática no adulto: 0,50 a 0,90 mg/L.

Taxa de protrombina ou tempo de Quick – Tempo de protrombina

O tempo de protrombina explora a via "extrínseca" (exógena) da coagulação: é o único teste a fazê-lo. Ele é mais longo de déficit congênito ou adquirido em fatores II, V, VII, X e/ou em fibrinogênio.

Método

O tempo de Quick é o tempo de coagulação de um plasma citratado, recalcificado na presença de um reativo, a tromboplastina, que ativa o X e, desempenhando o papel de ativador tecidual da coagulação, interrompendo a intervenção dos fatores XII, XI e IX. A medição é feita de maneira automatizada.

Precauções de coleta

Assim como para qualquer teste da homeostase, é indispensável seguir algumas precauções.

O paciente deve estar preferencialmente em jejum. Um café da manhã, sem alimentos fontes de gordura pode ser autorizado. Não se tratando de uma emergência, a coleta é realizada durante a manhã.

O sangue é coletado por punção venosa, sem cateter (risco de ativação da coagulação). Em caso de extrema necessidade, o sangue pode ser coletado com cateter após a rejeição dos primeiros 5 a 10 mililitros de sangue.

Se outras coletas forem demandadas, o tubo destinado ao estudo homeostático é coletado por último utilizando-se os primeiros mililitros de sangue para as outras análises.

O sangue é coletado com citrato em concentração de 3,2%, ou seja, um (1) volume de citrato para nove (9) volumes de sangue. O citrato deve ser tamponado em pH 5,1 a 5,3 de forma a garantir um pH entre 7,3 e 7,45 na amostra plasmática. Uma coleta em tubo CTAD (citrato, teofilina, adenosina, dipiridamol) é possível. Qualquer outro anticoagulante é proscrito.

A utilização de tubos em vidro siliconizado é recomendada. É importante respeitar o volume de sangue a ser coletado tal qual é indicado no tubo fornecido pelo laboratório.

O uso do garrote deve-se limitar a menos de um minuto (recomendação do *Groupe d'études sur l'hémostase et la thrombose* – GEHT).

O sangue deve ser homogeneizado por 8 a 10 rotações sucessivas.

Antes de interpretar o tempo de Quick, convém garantir que o doente não esteja sob efeito de heparina ou que os reativos utilizados contenham um inibidor da heparina capaz de tornar o tempo de Quick insensível às concentrações de heparina resultantes dos tratamentos à base de heparina. O fibrinogênio deve estar > 1 g/L (pois os plasmas que contêm pouco fibrinogênio não coagulam muito bem). Medir conforme necessidade o tempo de trombina.

> **Valores de referência**
>
> *Tempo de Quick*
> ▶ O tempo de Quick (TQ) normal é compreendido entre 12 e 14 segundos, conforme os reativos aplicados.
>
> *Taxa de protrombina*
> Na França, os resultados são expressos normalmente em porcentagem em relação a um padrão (taxa de protrombina). É possível dispensá-la, pois essa apresentação é, por vezes, inconveniente.
> ▶ A taxa de protrombina (TP) é usualmente superior a 70%.
>
> *INR*
> Para o acompanhamento de um tratamento anticoagulante com antivitaminas K, os resultados do TP são expressos em INR (*International Normalized Ratio*), que remedia os inconvenientes da ausência de padronização dos reativos e limita as diferenças observadas entre laboratórios.
> O INR é uma relação entre dois tempos de coagulação (o do plasma a ser testado e o do controle), elevado à potência ISI (índice de sensibilidade internacional, específica da tromboplastina utilizada) (*ver* INR).
> ▶ O INR normal fica entre 1 e 1,30.

Clínica

Tratamentos com antivitamina K

O acompanhamento dos tratamentos com antivitaminas K (AVK) utiliza o TP, pois três dos quatro fatores deprimidos pelos anticoagulantes orais – os fatores II, VII e X – são medidos por ele. A unidade de medida utilizada é, então, o INR.

O INR-alvo situa-se entre 2 e 4 (entre 2 e 3 para a patologia venosa; entre 3 e 4,5 nos portadores de válvulas cardíacas) (*ver* INR).

No início do tratamento, os controles devem ser repetidos com frequência; no decorrer do tempo, eles podem ser mais espaçados. Será pedido, por exemplo, um controle de dois em dois dias até atingir-se um equilíbrio terapêutico confirmado por dois exames sucessivos; após, quatro dias nas suas semanas seguintes, depois todas as semanas até, enfim, todos os meses.

Quando os AVK são prescritos depois de um tratamento à base de heparina inicial, eles são introduzidos a partir do primeiro dia da heparinoterapia, começando com um comprimido por dia. O primeiro controle do INR acontece 48 horas após a introdução do AVK, cuja dose é modificada para um quarto de comprimido. O tratamento heparínico é suspenso quando o INR permanece na faixa desejada em dois controles consecutivos em intervalo de 24 horas entre eles.

Os novos anticoagulantes ativos por via oral, inibidores diretos da trombina (dabigatran, Pradaxa®) ou do fator Xa (rivaroxaban, Xarelto®) não precisam de controle biológico.

Objetivos dos tratamentos anticoagulantes com AVK

Indicações	INR	Duração do tratamento
Fibrilação atrial	2-3	A mesma da fibrilação
Infarto do miocárdio	2-3	3 meses
Prótese valvular biológico ou mecânico sem fator de risco embólico	2-3	Toda vida
Tratamento curativo de uma trombose venosa ou de uma embolia pulmonar	2-3	6 meses
Valvulopatia mitral com dilatação ou trombo no átrio esquerdo	3-4,5	Toda vida

Alongamentos espontâneos do tempo de Quick

A interpretação de um alongamento no tempo de Quick (baixa do TP) demanda a dosagem de cada elemento do complexo protrombínico: proconvertina (VII), protrombina (II), proacelerina (V), fator Stuart (X). Essas dosagens são feitas pelo laboratório a partir do momento em que o TP diminuído não foi demandado no contexto do acompanhamento de um tratamento anticoagulante.

Os resultados são expressos em porcentagem em relação a um plasma-controle ao qual é atribuído por construção uma taxa de 100%. No indivíduo normal, a taxa dos diferentes componentes do complexo protrombínico varia entre 70 e 100%.

Os alongamentos espontâneos congenitais do TQ são excepcionais. O mais frequente é a baixa do TP por causa de uma afecção hepática e reflexo de uma colestase ou uma insuficiência hepatocelular.

Colestase, hipovitaminose K

Qualquer retenção biliar provoca uma carência em vitamina K, pois os sais biliares para a absorção das gorduras e a vitamina K é lipossolúvel. Assim, em caso de colestase, há uma diminuição dos fatores vitamina K dependentes II, VII e X, o que baixa o TP. O fator V que não é vitamina K dependente está escasso. A injeção de 10 mg de vitamina K normaliza o TP em 48 horas (teste de Koller).

A hipovitaminose K fisiológica do recém-nascido (que perdura 8 dias após o nascimento) pode ser acentuada por uma imaturidade hepática, comum em bebês prematuros e ainda mais significativa quanto for o nível de prematuridade. Ela pode representar um risco de hemorragia quando o TP é < 30%. Ela desaparece geralmente em menos de seis meses.

Insuficiência hepatocelular

O TP mede todos os fatores de coagulação sintetizados pelo fígado. Eis por que uma baixa do TP a menos de 50% é (junto a hipoalbuminemia) o melhor sinal de insuficiência hepatocelular. Mas nesse caso, diferentemente da colestase, o fator V, diminuído, não é corrigido pela injeção de vitamina K.

A dosagem do fator V contribui para o prognóstico: a persistência de um favor V elevado é um bom prognóstico; sua baixa a menos de 30% é um sinal desfavorável.

A taxa de fator VIII – cuja síntese não é exclusivamente hepática – está normal.

Em caso de cirrose, é comum haver disfibrinogenemia, evidenciada por um alongamento do tempo de trombina.

Coagulopatia de consumo (CIVD)

Ao longo das coagulações intravasculares disseminadas (*ver* Fibrinogênio) são consumidas plaquetas e quatro fatores de coagulação (I, II, V e VIII). Uma CIVD compreende, portanto, uma trombocitopenia e uma diminuição do TP. A baixa dos fatores V e VIII é mais significativa do que a do fator II. O fibrinogênio está muito diminuído.

A atividade fibrinolítica reacional provoca uma elevação dos produtos de degradação da fibrina. Os D-dímeros estão muito elevados.

Tempo de lise de euglobulina – Teste de von Kaulla

O tempo de lise de um coágulo sanguíneo total é muito longo (cerca de 72 horas). É possível avaliar a atividade fibrinolítica mais rapidamente medindo o tempo de lise das euglobulinas precipitadas em pH 5,9. A acidificação desencadeia, na verdade, a eliminação dos inibidores da fibrinólise (α_2-antiplasmina, α_2-macroglobulina).

Método

As euglobulinas são precipitadas por diluição e acidificação. O precipitado de euglobulinas (fatores de coagulação, plasminogênio, t-PA...) é recalcificado e o tempo de lise do coágulo então formado é medido na sequência.

Precauções de coleta

Ver Taxa de protrombina.

Valores de referência

▶ O tempo de lise das euglobulinas normalmente é superior a três horas.

Clínica

O tempo de lise das euglobulinas está diminuído (< 1 hora) nas fibrinólises primárias encontradas em cirurgia hepática, obstétrica e pulmonar, e determinados tipos de câncer (próstata). O encurtamento do tempo de lise é, grosso modo, proporcional à intensidade da síndrome fibrinolítica (logo, da síndrome hemorrágica).

A importância desse teste diminuiu consideravelmente desde que pode ser doseado especificamente por plasminogênio, t-PA (responsável por converter o plasminogênio em plasmina), α_2-antiplasmina e PAI-1 (inibidor do t-PA).

Tempo de tromboplastina parcial ativada (TTPa)

Esse teste analisa os fatores plasmáticos da via "intrínseca" (endógena) e comum da coagulação, ou seja, os fatores XII, XI, IX, VIII, X, V, II, I. A via extrínseca, vale recordar, é explorada pelo TP.

Método

O TTPa é o tempo de coagulação de um plasma sem plaquetas (obtido por meio da centrifugação), ao qual são adicionados cefalina (substituta das plaquetas) e um ativador da fase contato da coagulação: o mais utilizado é a sílica micronizada (tempo de cefalina com ativador ou TCA).

A medição é feita de maneira automatizada.

Precauções de coleta

As precauções são as mesmas dos testes da homeostase: *ver* Taxa de protrombina.

O teste deve ser feito nas quatro horas seguintes à coleta.

Valores de referência

- ▶ O ativador diminui o tempo de coagulação, de modo que o TTPa se situa entre 30 e 40 segundos dependendo dos reativos utilizados, geralmente em torno de 32 segundos.
- ▶ O resultado é expresso por uma comparação entre o tempo do doente e o do plasma-controle. Um TTPa normal deve permanecer < tempo do controle + 10 segundos.

Clínica

Heparinoterapia

A medição do tempo de cefalina ativada é utilizada para adequar os tratamentos anticoagulantes com heparina não fracionada (HnF).

A heparina não fracionada é utilizada de preferência nas heparinas de baixo peso molecular (HBPM), quando o clearance da creatinina é < 30 e nos pacientes suscetíveis a sofrer intervenções que demandem uma suspensão temporária do tratamento com heparina.

A dose inicial é ajustada de acordo com os resultados do TTPa realizado de 4 a 6 horas após o início da perfusão ou na metade do tempo entre duas injeções subcutâneas. Procura-se o tempo do doente entre 1,5 e 3 vezes o do controle. O TTPa é medido, na sequência, todos os dias.

A atividade da heparina também pode ser avaliada pela medição da atividade anti-Xa que deve estar situada entre 0,2 e 0,6 UI/mL (*ver* Atividade anti-Xa).

Alongamentos espontâneos do TTPa

Um alongamento espontâneo do TTPa é mais de 10 segundos em relação ao controle, *com tempo de Quick normal*. Em outras palavras, um alongamento **isolado** do TTPa reflete ou um déficit de um dos fatores da via intrínseca (endógena) da coagulação, ou a existência de um anticoagulante circulante. Déficits em fatores e em anticoagulantes circulantes são observados em contextos clínicos muito diferentes.

Déficits da via intrínseca (o contexto clínico é o de hemorragias)

O alongamento do TTPa, isolado, é corrigido por um plasma normal. A taxa de protrombina normal elimina um déficit em fatores II, V, X e em fibrinogênio. Trata-se principalmente de uma hemofilia ou de uma doença de von Willebrand.

Hemofilias

Doença hereditária cuja transmissão é recessiva ligada a ambos os sexos, a hemofilia é causada por déficit do fator VIII (hemofilia A) ou IX (hemofilia B).

Há cerca de 6.000 hemofílicos na França; 80% deles têm hemofilia de tipo A.

A doença manifesta-se por hemorragias que aparecem na sequência de traumatismos menores, desde o primeiro ano de vida. Trata-se principalmente dos hematomas que deformam as articulações. Alguns hematomas podem ser graves por causa de sua localização: hematoma do pavimento da boca (risco de asfixia), da órbita ou do crânio.

O tempo de sangramento, o tempo de Quick estão normais. A contagem de plaquetas está normal. O alongamento do TTPa é corrigido por plasma normal, o que mostra a ausência de anticoagulante circulante. O fator VIII (hemofilia A) ou IX (hemofilia B) está diminuído.

De acordo com a concentração desse fator, distingue-se hemofilias severas (menos de 1% de fator hemofílico), moderadas (entre 1 e 5%) e menores (5 a 25%).

Doença de von Willebrand

A doença de von Willebrand, a doença hemorrágica constitucional mais frequente, decorre de defeito genético da concentração, da estrutura ou da função do fator von Willebrand (vWF), que é a proteína de transporte do fator anti-hemofílico A (fator VIII). Ela se manifesta por hemorragias de gravidade variável, cujo começo se dá mais cedo na vida conforme a profundidade do déficit. O modo de transmissão é autossômico, mais frequentemente dominante.

Nessa afecção, o TTPa é alongado por causa do déficit funcional no fator VIII, mas diferentemente do que ocorre com a hemofilia, o tempo de sangramento também está aumentado. O diagnóstico depende da dosagem biológica do vWF (vWF-RCo), que é baseado na rapidez de aglutinação das plaquetas na presença de ristocetina, e a rapidez de aglutinação é proporcional à concentração plasmática de vWF. Ele é completado pela dosagem imunológica do vWF (Vwf-Ag) e a medida da atividade do fator VIII.

Existem vários tipos de doença de von Willebrand: os déficits quantitativos compreendem os tipos 1 (déficit quantitativo parcial) e 3 (déficit quantitativo total), o déficit qualitativo, ou de tipo 2, comporta muitas variedades cujo diagnóstico é feito em laboratórios especializados (*ver* Fator Willebrand).

Outros déficits

Em casos muito mais raros, o alongamento isolado do TTPa corrigido por um plasma normal representa déficit em fatores do sistema contato: fator XI (PTA) ou XII (Hageman) congenital ou adquirido (síndrome nefrótica), excepcionalmente em pré-calicreína (PK) ou cininogênio de alto peso molecular (HWHK). Apenas o déficit em fator XI (Síndrome de Rosenthal, transmissão autossômica dominante, frequente na população asquenaze) é assintomático (hemorragias pós-traumáticas retardadas e prolongadas).

Presença de um anticoagulante circulante (o contexto clínico é o de trombose)

Diante da ausência de tratamento com heparina ou de déficit congenital da via intrínseca, um alongamento do TTPa remete à presença de anticoagulante circulante (ACC) quando a adição de um plasma normal ao do doente não corrige a anomalia. O cálculo do índice de Rosner precisa o resultado:

$$\text{Rosner} = \frac{\text{TTPa}_{(controle + paciente)} - \text{TTPa}_{(controle)}}{\text{TTPa}_{(paciente)}} \times 100$$

Caso o resultado seja superior a 15, ele indica um anticoagulante circulante.

Os anticoagulantes circulantes são inibidores adquiridos da coagulação de natureza imunológica que, paradoxalmente, não têm efeito anticoagulante. Ao contrário, eles provocam flegmasias que atingem normalmente os membros inferiores e têm como complicação embolias pulmonares, tromboses arteriais, cerebrais (originando AVE superficial múltiplo), coronárias, retinianas, capilares (cutâneos) ou placentárias (abortos espontâneos, mortes fetais).

Os ACC são o tipo mais corrente dos anticorpos fosfolípides observados durante doenças nas quais antígenos lipídicos são liberados, provocando a formação de anticorpos: lúpus, hepatites crônicas, síndrome dos antifosfolípides (*ver* Anticorpos antifosfolípides).

O anticorpo anti-fator VIII é excepcional (exceto nos hemofílicos tratados). Ele causa hemorragias graves.

Teste de Papanicolaou (FCV)

O Papanicolaou tem por objetivo reconhecer displasias pré-cancerígenas do colo uterino pela coleta e estudo das células esfoliadas na sua superfície.

Objetivos do exame
- Prevenir o câncer de colo do útero.

Precauções com o exame

É recomendada uma abstinência sexual nas 48 horas precedentes ao exame.

Os exames são realizados ao mesmo tempo no epitélio escamoso exocervical e no epitélio glandular endocervical, uma vez que é na junção desses dois epitélios que nascem os cânceres. É utilizada uma espátula Ayre para o exocolo, uma escova (*Cyto-Brush*) para o endocolo (ou uma escova *Cervix Brush* para ambos).

Após espalhar o material em camadas uniformes, sem ir e vir, fixar imediatamente por pulverização de um aerossol fixador. As lâminas devem ter no lado fosco o nome da paciente e o local do exame ("C" para exocolo, "E" para endocolo).

Uma técnica em meio líquido mais simples, mais segura é cada vez mais adotada. Ela consiste em imergir o material em um meio de conservação líquida de maneira a obter uma suspensão de células, a partir da qual será realizada, no laboratório, uma preparação celular monocamada sobre a lâmina. Essas lâminas são de uma qualidade superior, podem ser lidas mais rapidamente e possibilitam a detecção de ADN do vírus oncogênico HPV.

Resultados

As anomalias são classificadas de acordo com a terminologia consensual do sistema de Bethesda atualizado em 2001 (Anaes).

No "sistema de Bethesda", a qualidade do material primeiramente é avaliada, diferenciando as raspagens capazes de serem interpretadas e as raspagens impossíveis de serem interpretadas. As raspagens são classificadas em:
- raspagens normais, assim descritas: "ausência de lesão escamosa intraepitelial ou se sinal de malignidade" (*Negative for Intraepithelial Lesion or Malignancy*, NIL/M);
- raspagens anormais, assim descritas: "presença de anomalias das células escamosas (*Atypical Squamous Cells*, ASC)" ou "presença de anomalias das células glandulares (*Atypical Glandulars cells*, AGC)".

Classificação das anomalias citológicas

Anomalias das células escamosas	Anomalias das células glandulares
Atipias celulares escamosas de significação indeterminada (ASCUS) Lesões escamosas intraepiteliais de baixo grau ou displasias leves CIN1 Atipias escamosas intraepiteliais de alto grau ou displasias médias (CIN2) ou severas (CIN3) Carcinoma epidermoide	Atipias das células glandulares de significação indeterminada (ACGUS) Atipias das células glandulares favorecendo uma neoplasia Adenocarcinoma endocervical *in situ*; Adenocarcinoma invasivo

As células escamosas do exocolo são o lar dos carcinomas epidermoides, os mais frequentes as células glandulares do endocolo; são o lar dos adenocarcinomas do colo uterino.

Frequência dos exames

Não há consenso sobre a frequência desejável do exame de Papanicolaou. A Anaes sugere propor o exame a todas as mulheres entre os 20 e 65 anos que tenham ou tenham tido uma atividade sexual, depois de refazê-lo durante 3 anos após dois primeiros exames normais realizados com 1 ano de intervalo (2002).

Detecção dos papilomavírus

Os papilomavírus, que são a causa das verrugas comuns, também infectam as células epiteliais da mucosa genital. Os oncogenes estão implicados na gênese de mais de 95% dos cânceres do colo do útero.

A infecção de HPV é muito frequente nas mulheres jovens (25% das mulheres de 20 anos), geralmente latente, desaparecendo em geral após os 30-35 anos.

É possível investigar o ADN dos vírus HPV por hibridação molecular (captura de híbridos) ou PCR nas células coletadas em fase líquida e genotipá-las. Os HPV 16 e 18 são responsáveis pelas lesões de alto grau. Investigação e tipagem dos HPV são úteis quando os exames são ambíguos (classes ASCUS).

Teste de supressão com dexametasona

O diagnóstico de síndrome de Cushing, obtido diante de obesidade da metade superior do corpo, aspecto inchado e vermelho do rosto, estrias, hirsutismo, baseia-se em uma cortisolemia elevada sem variações nictemerais e não suprimível.

Para evidenciar esse último caractere, utiliza-se um supressor do eixo hipotálamo-hipofisário-adrenal não "reconhecido" pelas dosagens do cortisol: a dexametasona (Dectancil®).

Supressão minuto

A supressão minuto consiste em dar 1 mg de Dectancil® a meia noite e dosar o cortisol plasmático e/ou salivar às 8h da manhã. Em princípio, a cortisolemia deve ser inferior a 50 ng/mL (135 nmol/L), mas um limiar mais baixo torna o teste mais sensível e alguns autores preferem ter 36 ng/mL (100 nmol/L), ou seja 18 ng/mL (50 nmol/L).

A ausência de supressão reforça a hipótese de um hipercorticismo metabólico e sugere a continuação das investigações.

Supressão leve

A supressão leve consiste em administrar durante dois dias 2 mg de Dectancil® distribuídos ao longo do dia, e em medir o cortisol livre urinário e o cortisol plasmático e/ou salivar no fim do teste. O FLU deve ser < 20 µg/24 h, a cortisolemia < 50 µg/L.

A ausência de supressão confirma uma síndrome de Cushing.

Supressão forte

Confirmada a síndrome de Cushing, resta determinar a causa (ver ACTH):
- hipercortisolismo ACTH-independente devido a um carcinoma adrenocortical autônomo;
- hipercortisolismo ACTH-dependente devido a uma hipersecreção de ACTH pela hipófise (doença de Cushing) ou a um tumor ectópico secretor de ACTH, mais frequentemente brônquico.

A supressão forte contribui a esse diagnóstico etiológico. Consiste em complementar a supressão padrão pela administração de 8 mg de Dectancil® durante 2 dias suplementares. Os resultados são avaliados da mesma maneira que na supressão leve.

A supressão forte ajuda a diferenciar a doença de Cushing em que a secreção de cortisol permanece suprimida (teste dito positivo), dos tumores adrenocorticais autônomos e dos tumores ectópicos, secretoras de ACTH ambas não suprimidas (teste dito negativo).

> O progresso dos exames por imagem diminui muito o interesse por esses testes complicados.

Testosterona

No homem, a testosterona é o principal androgênio secretado pelas células de Leydig, localizadas nos testículos. A sua secreção é controlada pelos hormônios gonadotróficos hipofisários sobre os quais exerce uma retroação negativa. Na mulher, pequenas quantidades de testosterona são sintetizadas metade pelos ovários e as suprarrenais, metade pela conversão periférica da androstenediona.

A testosterona circula no plasma ligada a proteínas, especialmente a TeBG (*Testosterone Estradiol Binding Globulin*). Apenas a forma livre está ativa.

Objetivos da dosagem

- No homem: confirmar um hipogonadismo do qual se suspeita clinicamente.
- Na mulher: procurar a causa de hirsutismo.

Precauções de coleta

Coleta deve ocorrer durante a manhã (quando a testosterona é mais elevada no homem), em jejum pela fração biodisponível. Congelar imediatamente.

Valores de referência

No homem:
- ▶ Antes da puberdade: < 0,2 ng/mL (0,7 nmol/L).
- ▶ Adulto de menos de 50 anos: 3 a 8 ng/mL (10 a 30 nmol/L).
- ▶ Testosterona biodisponível*: 0,8 ng/mL (2,7 nmol/L) a 3,2 ng/mL.

No homem, a concentração de testosterona total diminui após os 70 anos, mas de forma bastante variável conforme cada indivíduo.

Na mulher:
- ▶ Antes da puberdade: < 0,15 ng/mL (0,5 nmol/L).
- ▶ Adulta antes da menopausa: 0,15 a 0,90 ng/mL (0,5 a 3 nmol/L).

Fator de conversão:
- ng/mL × 3,47 = nmol/L.
- nmol/L × 0,29 = ng/mL.

*Testosterona biodisponível = testosterona livre + testosterona ligada à albumina.

Clínica

Hipogonadismos masculinos

Nos homens, uma diminuição da testosterona abaixo de 3 ng/mL (10 nmol/L) atesta uma insuficiência testicular que pode ser testicular ou hipotálamo-hipofisária.

Hipogonadismos hipergonadotróficos (insuficiências testiculares primárias)

O hipogonadismo testicular pode ser congênito, como é o caso na Síndrome de Klinefelter (atrofia testicular, ginecomastia, tamanho grande com macroqueilia, esterilidade, existência de um cromossomo X a mais no cariótipo), na anorquia congênita ou em diversos tipos de déficits enzimáticos.

Ele também pode ser adquirido: casos pós-traumáticos ou cirúrgicos, sequelas de orquite, de radioterapia.

Se o hipogonadismo for testicular, a baixa da testosterona é acompanhada de elevação da FSH e, em menor grau, de LH, o que confirma um diagnóstico clinicamente embasado.

Hipogonadismos hipogonadotróficos

O hipogonadismo pode ser congênito, como na síndrome de De Morsier-Kallmann, o mais frequente dos déficits gonadotrofos congenitais do homem, descoberta por ocasião de um infantilismo e caracterizada por uma anosmia com, em IRM, aplasia dos bulbos olfatórios, ou os hipogonadismos hipogonadotróficos associados a uma obesidade por anomalia da leptina, ou ainda o hipogonadismo hipogonadotrófico sem anosmia, chamado de isolado/idiopático (HHI).

Ele pode ser adquirido: tumores hipotálamo-hipofisários, hemocromatose primária evoluída.

Quando o hipogonadismo é hipotálamo-hipofisário, a FSH e a LH estão inadequadas, baixas ou anormais enquanto que a testosterona está baixa.

Hirsutismo

A dosagem da testosterona é o exame-chave para determinar a causa de um hirsutismo. Ele sempre é feito em conjunto com a dosagem dos outros andrógenos. A dosagem da 17-OH-progesterona também é demandada em primeira intenção assim como a do cortisol (para eliminar a síndrome de Cushing).

Hirsutismos de origem adrenal

Se a concentração de sulfato de desidroepiandrosterona (DHEA-S) estiver elevada (> 3.600 ng/mL), trata-se de hirsutismo de origem adrenal. Um tumor adrenal virilizante é investigado de forma prioritária. Frequentemente, a DHA está muito elevada, podendo ultrapassar 10.000 ng/mL, sendo acompanhada pela secreção anormal de outros esteroides. O tumor é localizado por imagem, que distingue mais ou menos facilmente os adenomas (benignos) dos carcinomas (de mau prognóstico).

Uma vez eliminado o diagnóstico de tumor, deve-se considerar uma hiperplasia adrenal congênita com manifestação tardia, durante a puberdade. O DHEA-S está moderadamente elevado e acompanhado por uma elevação da 17-OH-progesterona, que confirma o diagnóstico (ver Progesterona [17-hidroxi]).

O hirsutismo é frequente na síndrome de Cushing, devido ao aumento dos androgênios sobre a influência do ACTH.

Hirsutismos ovarianos

Se a Δ4-androstenediona está elevada (> 4 ng/mL) em conjunto com uma elevação da testosterona e da DHA livre, o hirsutismo é de origem ovariana.

Pode se tratar de tumor ovariano (arrenoblastoma), sobretudo se o hirsutismo aparece rapidamente com sinais de virilização associados à amenorreia e se a testosterona é > 2 ng/mL. No entanto, esse é um caso raro.

Já a hiperpilosidade, muito mais comum que o caso anterior, associada a oligomenorreia, com testosterona um pouco elevada, compreendida entre 0,8 e 2 ng/mL, LH plasmático aumentado e elevado enormemente após estimulação por LH-RH são indicativos de uma síndrome dos ovários policísticos, confirmada pela ecografia pélvica.

Hirsutismos isolados ou idiopáticos

A testosterona é normal em caso de hirsutismo idiopático devido a uma sensibilidade exagerada de folículos pilosos com andrógenos produzidos em quantidade normal. A Δ4-androstenediona plasmática é moderadamente aumentada. O diagnóstico pode ser confirmado pela medição do 3α-androstenediol, que reflete a atividade da 5α-reductase cutânea e cuja elevação prova um consumo excessivo de andrógenos pelo folículo pilossebáceo.

Doping

A presença de testosterona na urina ou na saliva de um atleta na proporção de 1 a 6 com epitestosterona (testosterona [T]/epitestosterona [E] > 6) é uma infração à regulamentação de *doping*, a não ser que essa relação seja causada por uma excreção baixa patológica de epitestosterona ou a um tumor. O consumo de andrógenos provoca a diminuição da secreção de 17-OH-progesterona produzida no testículo. Dessa forma, a relação testosterona/17-OH-progesterona foi fixada como marcador de *doping*.

Tireoglobulina

Constituinte principal do coloide tireoidiano, a tireoglobulina (Tg) capta os iodetos necessários para a síntese dos hormônios tireoidianos. Sua concentração sérica está correlacionada com a abundância do tecido tireoidiano.

Objetivos da dosagem
- Acompanhar paciente com câncer diferenciado de tireoide.
- Eliminar tireotoxicose factícia.

Precauções de coleta
Coletar com um intervalo entre palpação, ecografia, citopunção do corpo tireoidiano.

Sempre associar um título dos anticorpos antitireoglobulina (ver Anticorpos antitireoidianos).

> **Valores de referência**
>
> Depende do método de dosagem utilizado. Em caso de repetição da dosagem, fazê-la em laboratório. A título indicativo:
> ▶ < 25 ng/mL.
> A presença de anticorpos antitireoidianos anti-Tg (frequente em pacientes com câncer de tireoide) infere nas técnicas de dosagem. Um título de anticorpos > 115 UI/mL (limite de positividade) invalida a dosagem.

Clínica

Câncer de tireoide

A Tg aumenta na maioria das afecções tireoidianas: hipertrofias (bócios, nódulos), inflamações (tireoidites), hiperfuncionamento (doença de Basedow, nódulo tóxico etc.). Sua concentração sérica não tem valor de diagnóstico, mas é o principal marcador da continuidade dos cânceres diferenciados de tireoide.

O câncer diferenciado de tireoide é o mais comum dos canceres endócrinos e sua incidência tende a aumentar. Após tireoidectomia total e radiodestruição isotópica, o desaparecimento da tireoglobulina – tornada indetectável – confirma que a destruição tumoral foi total.

Sua reaparição indica a busca por uma reincidência tumoral ou metástase perceptível por cintilografia de corpo inteiro. Nesse caso, a dosagem da tireoglobulina pode torna-se mais sensível por uma estimulação pelo TSH recombinante.

Tireotoxicose factícia

A dosagem da Tg ajuda a detectar tireotoxicoses factícias resultantes do consumo escondido de hormônios tireoidianos, mais frequentemente contidos em produtos emagrecedores não autorizados. Uma tireotoxicose manifesta-se por uma tireotoxicose sem bócio com cintilografia branca. A fT4 está aumentada, o TSH baixo, o iodeto aumentado.

O contraste entre o aumento da T4 e da diminuição da Tg confirma o diagnóstico – a tireoglobulina aumenta em todas as afecções tireoidianas, exceto nas tireotoxicoses factícias.

Hipotireoidismos neonatais

A Tg é baixa ou ausente em caso de agenesia congênita descoberta no recém-nascido, mas presente em casos de anomalias congenitais da síntese hormonal.

Tirocalcitonina – *ver* Calcitonina

Toxoplasmose

A toxoplasmose é uma parasitose causada pela *Toxoplasma gondii*, muito comum na França. Geralmente benigna no adulto imunocompetente, ela pode ser grave no imunodeprimido ou em mulheres grávidas por causa do risco de transmissão ao feto. As consequências para o feto são proporcionalmente mais graves à precocidade da transmissão. Inversamente, o risco de transmissão fetal é ainda maior conforme a gravidez avança. A infecção fetal pode causar morte fetal, encefalopatia congênita no início da gravidez, coriorretinite ao final da gravidez.

A primoinfecção geralmente é assintomática. Às vezes ela se traduz por poliadenopatia febril. Os pacientes infectados pelo HIV são um grupo de risco para primoinfecções graves e neurotoxoplasmoses de reativação quando a infecção pelo HIV está avançada.

Cinética dos anticorpos

Os anticorpos IgM, IgA e IgE são os primeiros sintetizados, surgindo uma semana após a contaminação. Os IgM continuam detectáveis de 3 meses a mais de um ano, conforme o indivíduo. Os IgA e os IgE são detectáveis durante 6 meses.

Os IgG aparecem de 2 a 4 semanas após a contaminação, passando por um máximo em cerca de 3 a 6 meses, então decrescendo, depois persistem indefinidamente com título fraco.

Os anticorpos são identificados por testes ELISA. Os resultados são expressos em UI apenas para os IgG.

A avidez de anticorpos IgG, medida em ELISA, aumenta ao longo da maturação da resposta humanitária. Ele permite, portanto, distinguir uma toxoplasmose aguda (índice de avidez fraco) de uma toxoplasmose crônica (índice de avidez elevado).

- IgG < 8 UI/mL: sujeito não "imune" ou soronegativo face ao toxoplasma.
- IgG compreendidos entre 8 e 300 UI/mL: toxoplasmose antiga, provável "imunidade".
- IgG > 300 UI/mL: toxoplasmose evolutiva provável, a ser confirmada por uma segunda coleta 2 semanas depois, no mesmo laboratório e pela busca dos IgM ou IgA.
- Índice de avidez (IA) > 0,6: toxoplasmose de mais de um ano.
- IA entre 0,3 e 0,6: toxoplasmose de mais de três meses e de menos de um ano.
- IA entre > 0,3 : infecção com mais de 3 meses.

Por causa de diferenças nos antígenos utilizados em ELISA, sempre enviar ao mesmo laboratório.

Clínica
Toxoplasmose na mulher grávida

Um título de anticorpos IgG compreendido entre 10 e 200 UI/mL, sem IgM, indica uma infecção antiga e permite a afirmação de que uma mulher jovem está protegida contra uma primoinfecção toxoplasmática.

Ao contrário, uma mulher grávida soronegativa deve ser acompanhada mensalmente, até o fim, com uma última coleta ao nascimento.

Uma toxoplasmose materna recente, capaz de contaminar o feto, é reconhecida pela elevação significativa dos anticorpos IgG por duas coletas consecutivas feitas com 15 dias de intervalo e a presença de IgM e/ou de IgA ou de anticorpos de tipo IgM e de IgG de fraca avidez.

O diagnóstico pré-natal de toxoplasmose *in utero* baseia-se na procura do toxoplasma, por PCR, no líquido amniótico coletado por amniocentese após a 18ª SA, e ao menos quatro semanas após a data de contaminação materna. Uma vez positivo, ele implica acompanhamento ecográfico reforçado com a procura por lesões cerebrais. Uma interrupção da gravidez pode ser discutida.

Toxoplasmose congênita

No nascimento, IgM ou IgA são revelados no sangue do cordão umbilical em 80% dos casos. O título de IgG da criança é o mesmo que o da mãe (os IgG ultrapassam a barreira placentária). *Toxoplasma gondii* pode ser procurado na placenta, no sangue do cordão ou no da criança por PCR. Uma ecografia cerebral é realizada assim que possível. O tratamento com pirimetamina é feito durante um ano. O acompanhamento oftalmológico é necessário até a adolescência.

Quando a toxoplasmose não foi descoberta durante a gravidez, uma toxoplasmose congênita é evocada nos primeiros meses da vida, em caso de hidrocefalia, de calcificações intracranianas, de coriorretinite. O diagnóstico se baseia em:
- a presença de IgG específicos;
- a presença de anticorpos específicos de classe IgM após 5 dias, de classe IgA após 10 dias;
- uma sorologia materna compatível com uma infecção adquirida durante de gravidez.

É possível procurar o toxoplasma por PCR no LCR.

Toxoplasmose e imunodepressão

A toxoplasmose cerebral que era frequente em casos de AIDS é mais rara hoje em dia. Seu diagnóstico se baseia na existência de sinais neurológicos focais, nas imagens dos abcessos visíveis na tomografia e na evolução favorável após tratamento específico.

A sorologia não confirma esse diagnóstico: os IgM tendem a estar ausentes e os IgG não aumentam de maneira significativa. Portanto, o diagnóstico pode ser confirmado por PCR no sangue, LCR ou lavagem broncoalveolar.

TPHA e FTA-ABS *ver* Sífilis

Transaminases (ALAT/ASAT)

As transaminases (ou aminotransferases, termo recomendado), que catalisam a transferência de grupo amina de um ácido alfa-amino para um ácido α-cetoácido, estão ativas no fígado, no coração e nos músculos. Elas ficam presentes no soro em caso de citólise hepática ou muscular.

A alanina aminotransferase (ALAT, antigamente chamada de GPT), presente em muitos tecidos, apenas é encontrada em grande quantidade no fígado; o aspartato aminotransferase (ASAT, antes denominado GOT) está presente, sobretudo, no coração e nos músculos.

Objetivos da dosagem

- Reconhecer sofrimento hepatocelular nas mais variadas circunstâncias: icterícia, hepatite aguda tóxica, "fígado de choque", hepatite crônica, tratamento medicamentoso etc. Dosagem cotidiana, quase sistemática.

Precauções de coleta

Evitar qualquer hemólise, pois a atividade das transaminases dos glóbulos vermelhos é dez vezes maior do que a do plasma.

Evitar a dosagem depois de uma agitação, um exercício físico, uma injeção IM, que podem aumentar as transaminases.

> **Valores de referência**
>
> *ALT*
> - Mulheres: < 34 UI.
> - Homens: < 45 UI.
>
> *AST*
> - Mulheres: < 31 UI.
> - Homens: < 35 UI.
>
> Esses valores aumentam com o peso (avisar o laboratório em caso de obesidade). O aumento frequentemente é expresso em múltiplos valores usuais (5 N, 15 N 100 N etc.)

Clínica

A elevação das transaminases é observada nas citólises hepáticas e necroses musculares. As ALAT aumentam mais que os ASAT nas doenças do fígado, e os ASAT mais que as ALAT nas afecções musculares.

Aumento das ALAT

O aumento das ALAT é sinônimo de citólise hepática. Ele é observado em contextos muito diferentes, abrangendo desde o de uma hepatite aguda grave até ao de uma elevação crônica moderada assintomática de causas múltiplas.

Elevações subagudas

Hepatites fulminantes

As hepatites fulminantes virais B ou medicamentosa (paracetamol) ou secundárias a uma ingestão de amanita elevam massivamente (N × 80-100) as transaminases. O contexto clínico é o de uma icterícia com encefalopatia. O fator V está muito baixo, a hiperamonemia e a acidose láctica são normais.

Hepatite isquêmica

A hepatite isquêmica é uma complicação da insuficiência cardíaca aguda, independente de qual for a sua causa. Seu substrato anatômico é uma necrose centrolobular. Ela é reconhecida pela elevação massiva e transitória (menos de dez dias) das transaminases e LDH, associada à diminuição do fator V.

Elevações agudas

Hepatites agudas

A citólise das hepatites agudas desencadeia aumento das ALAT, que pode ser bastante significativa (10 × N a 100 × N). As hepatites agudas se revelam tanto por uma icterícia quanto por sintomas banais: astenia, artralgias, febrículas. O seu diagnóstico é baseado em um contexto epidemiológico e em uma revelação dos IgM anti-VHA em caso de hepatite A, dos IgM anti-HBc e do antígeno HBs nas hepatites agudas B, a busca por ARN do vírus em caso de hepatite aguda C.

A elevação persistente das transaminases 6 meses após o início de uma hepatite significa a passagem a uma hepatite crônica. Esse aumento é permanente na hepatite B, mais flutuante na hepatite C.

Obstrução aguda das vias biliares

Em caso de obstrução aguda, brutal, da via biliar principal (em geral, por um cálculo), a elevação dos ALAT é importante, associando-se à elevação das γ-GT.

Elevações crônicas

É comum (2 a 5% da população geral) descobrir uma hipertransaminemia leve (< 3 × N) ou moderada (entre 3 e 10 × N) e persistente (mais de 6 meses) em um paciente assintomático. Seu significado é diferente em caso de associação ou não com uma colestase.

> Uma colestase é reconhecida a partir de:
> - sinais clínicos: prurido, icterícia com bilirrubina conjugada, emagrecimento;
> - sinais biológicos: elevação das fosfatases alcalinas (> 1,5 N) e das γ-GT (> 3,5 N), relação ALAT/PA < 2.

Diante da ausência de colestase associada

É conveniente considerar, primeiramente, três causas principais: uma hepatite C crônica – caso em que as transaminases, em geral, estão pouco elevadas –, o alcoolismo crônico, uma esteatose hepática não alcóolica:
- a hepatite C é, com frequência, paucissintomática, descoberta tardiamente, no estado crônico. As transaminases estão "flutuantes". O diagnóstico baseia-se na presença de anticorpos anti-VHC procurados em ELISA em duas coletas sucessivas e confirmado pela presença do ARN viral no sangue detectado por PCR qualitativo ou quantitativo;
- o alcoolismo crônico caracteriza-se por uma elevação da ALAT que permanece modesta por causa de uma frequente carência em piridoxina (vitamina B, cofator da ALAT) ao longo do alcoolismo crônico. Um fígado alcóolico é reconhecido, então, por uma relação ASAT/ALAT > 2, um aumento das γ-GT sem aumento dos fosfatos alcalinos (a elevação dos γ-GT ocorre por causa do álcool, mas não há colestase), um aumento da transferrina deficiente em carboidrato (ver Transferrina carboidrato-deficiente);
- uma esteato-hepatite não alcoólica (*Non Alcoolic Steatosis Hepatitis*, NASH, em inglês), em que a esteatose é a consequência de uma resistência à insulina, deve ser considerada em obesos hipertrigliceridêmicos que apresentam sinais de insulinorresistência e cujo fígado está hiperecogênico, "brilhante", na ecografia. As transaminases estão aumentadas assim como a ferritinemia; a relação entre ASAT/ALAT é < 1; a transferrina carboidrato-deficiente não está elevada.

Na sequência, conforme o quadro clínico, procura-se:
- hepatite medicamentosa em caso de consumo de antibióticos, de AINS, de estatinas, de anticonvulsivantes, de neurolépticos, de antivirais anti-HIV de metotrexato (consultar as bases de dados atualizadas frequentemente, como a Hepatox: <hepatoweb.com/hepatox.php>);

- hepatite autoimune, se uma hipergamaglobulinemia muito significativa se associa à presença de anticorpos e antinucleares antimúsculo liso e anti-LKM1;
- hemocromatose (*ver* Ferro sérico);
- na criança, a doença de Wilson (uma citólise geralmente está presente próximo aos 4-5 anos, *ver* Ceruloplasmina), um déficit em α_1-antitripsina (o quadro é o de uma hepatopatia crônica com hipertensão portal, *ver* Alfa-1-antitripsina).

Em caso de colestase associada

Se há uma colestase predominante ou isolada (as transaminases estão moderada ou medianamente elevadas), a primeira atitude a ser tomada é procurar um obstáculo na principal via biliar por imagem (ecografia, colangiografia IRM ou endoscopia). O câncer do pâncreas, o câncer primário da via biliar principal, a litíase coledociana são suas maiores causas. A colangiografia IRM também identifica uma colangite esclerosante em homens jovens com doença inflamatória intestinal, uma colangite com IgG4 (pancreatocolangite autoimune).

Diante da ausência de obstáculos nas vias biliares maiores, o diagnóstico de cirrose biliar primária pode ser considerado em uma mulher com mais de 50 anos com prurido (diagnóstico com base na presença de anticorpos antimitocondriais) e uma colangite imunoalérgica medicamentosa é procurada sistematicamente.

Elevações de ASAT

Os ASAT elevam-se em caso de lesões musculares (infarto do miocárdio, afecções musculares, esmagamento), de embolias pulmonares ou de hemólise.

Todavia, a dosagem dos ASAT não é mais utilizada no diagnóstico das afecções coronárias. Nos casos de afecções musculares como as miosites e as miopatias, a dosagem da creatininaquinase é mais informativa.

A insuficiência renal diminui a concentração das ASAT.

> Para a identificação de uma citólise hepática, a dosagem de apenas uma transaminase (a ALAT) basta.

Transferrina carboidrato-deficiente ou transferrina deficiente em carboidrato (CDT)

As cadeias de oligossacarídeos (glicêmicas) da transferrina, que é uma glicoproteína, comportam em sua extremidade um número variável de ácidos siálicos, que definem oito isoformas. No plasma, as formas mais sialiladas, penta- ou tetrasialiladas, representam a quase totalidade da transferrina. Há pouquíssimas (< 2%) formas mono ou desialiladas.

O álcool reduz a síntese das isotransferrininas tetrasialiladas de forma que o aumento relativo das isoformas mono ou desialiladas no plasma é sinal de intoxicação alcóolica.

Objetivos da dosagem
- Confirmar a existência de um alcoolismo crônico.

Precauções de coleta
Coletar em tubo seco: o EDTA e a heparina interferem na dosagem.

Valores de referência
Os resultados são expressos em unidades internacionais ou em porcentagem:
- ▶ < 20 unidades/L (60 mg/L) no homem.
- ▶ < 25 unidades/L (70 mg/L) na mulher.
- ▶ < 2,6% (em cromatografia de íons).

Clínica

É sobretudo conversando com o paciente, auxiliado por questionários específicos conforme necessidade, que o diagnóstico de abuso alcóolico pode ser inferido. Os marcadores biológicos (VGM, γ-GT, CDT) não podem ser as únicas formas de diagnóstico.

Desses três marcadores, a CDT é o marcador mais precoce. Sua sensibilidade varia conforme as quantidades de álcool absorvidas. Ela está na faixa de 80% para um consumo de mais de 50 g por dia. Sua especificidade é superior a 90%, posto que a CDT apenas está alterada, além do caso de alcoolismo, na gravidez, nas insuficiências hepáticas e em uma doença genética rara: a anomalia de glicosilação das glicoproteínas de tipo 1 (responsável por problemas psicomotores).

A CDT decresce ao longo da abstinência nos pacientes cuja CDT está elevada inicialmente. A demora para voltar à normalidade é de 2 a 4 semanas.

Triglicerídeos

Os triglicerídeos servem como reserva energética. Eles têm duas origens: exógena (alimentos) e endógena (síntese hepática). Eles são dosados no contexto de uma exploração de anomalia lipídica (EAL).

> **Valores de referência**
> ▶ < 1,5 g/L (1,7 mmol/L).
> ▶ Limite de intervenção terapêutica (consenso ARCOL): 2 g/L (2,3 mmol/L).
> *Fator de conversão:*
> - g/L × 1,143 = mmol/L.
> - mmol/L × 0,875 = g/L.

Clínica

Hipertrigliceridemias frequentes e moderadas

Uma hipertrigliceridemia na ordem de 2 a 3 g/L (2,3 a 3,4 mmol/L), inferior a 4 g/L, favorecida por alimentação rica em açúcares ou em álcool é frequentemente identificada na população em geral e nos diabéticos.

A hipertrigliceridemia associa-se a uma hipercolesterolemia na hiperlipidemia combinada familiar de tipo IIB (da classificação de de Gennes), muito frequente. O colesterol das LDL e a apolipoproteína B estão elevadas. A hipertrigliceridemia flutua entre um exame a outro, ora com um soro claro ora com um lactescente.

A hipertrigliceridemia pode também se integrar ao contexto de uma síndrome metabólica (*metabolic syndrome* ou *metS*) ou "síndrome metabólica X", similar ao diabetes não insulinodependente e agravada pelo álcool. No adulto, a presença de uma síndrome metabólica aumenta o risco de aparecimento de diabetes de tipo 2 ou de acidentes cardiovasculares.

> Diversos critérios de identificação da síndrome foram propostos.
> Os critérios a seguir adotados foram adaptados das recomendações do *European Group for the study of Insulin Resistance* (EGIR, 2002):
> - sobrepeso, critério principal, com perímetro abdominal > 94 cm no homem, > 80 cm na mulher;
> - ao menos dois dos critérios a seguir:
>   – TA > 130/85 mmHg;
>   – glicemia em jejum > 1,11 g/L (6,1 mmol/L);
>   – triglicerídeos > 1,5 g/L (1,7 mmol/L);
>   – HDL-colesterol < 0,4 g/L no homem (1,04 mmol/L), < 0,5 g/L (1,29 mmol/L) na mulher.

Hipertrigliceridemias raras e maiores

Hipertrigliceridemia endógena

A hipertrigliceridemia endógena (tipo IV da classificação de Frederickson) é causada por uma hiperprodução hepática de VLDL.

A doença evolui por impulsos, mais frequentemente provocados pelo álcool ou consumo excessivo de carboidratos, às vezes, com dores abdominais ou uma xantomatose eruptiva. Ao longo das crises, o soro é opalescente em jejum e a elevação dos triglicerídeos, importante. O colesterol pode estar aumentado, o LDL-colesterol está normal. O risco de pancreatite aguda é alto quando os triglicerídeos ultrapassam 10 g/L.

Hiperquilomicronemias

A hiperquilomicronemia exógena ou de tipo I (na classificação de Frederickson) é excepcional. De transmissão autossômica recessiva, ela se deve a um déficit em lipoproteína lipase (LPL) ou em seu cofator, a Apo-CII. Na criança ela se manifesta por dores abdominais, por hipertrigliceridemia maior (> 40 g/L) e um aumento dos quilomícrons. Estes são evidenciados pela eletroforese ou por decantação do soro. A atividade da LPL é < 20% da atividade normal (*ver* Eletroforese das lipoproteínas séricas).

A hiperlipidemia de tipo V, igualmente rara, acomete adultos. Ela geralmente associa hipertrigliceridemia e hiperquilomicronemia, mas a eletroforese mostra, além da presença de quilomícrons, elevação das pré-betalipoproteínas (VLDL).

As hiperquilomicronemias são tratadas em centros especializados.

Disbetalipoproteinemia

A hiperlipidemia de tipo III (ou disbetalipoproteinemia), rara, está ligada a uma apolipoproteína E anormal que é, em 95% dos casos, do tipo E2/E2.

Manifestando-se por xantomas eruptivos, colesterol e triglicerídeos elevados, uma banda anormalmente larga (*broad beta band*) unindo as LDL e as VLDL no lipoproteinograma, ela é muito aterogênica (*ver* Eletroforese das lipoproteínas séricas).

Qualquer hipertrigliceridemia maior, superior a 10 g/L (12 mmol/L), é um risco de pancreatite aguda. É um caso **urgente**.

Troponinas

As troponinas (Tn) são proteínas que participam da regulação da contração cardíaca. O complexo das troponinas comporta três proteínas – T, I, C – e várias isoformas. Apenas as troponinas T (TnT) e I (TnI) têm uma especificidade cardíaca. A troponina I é um isomorfo cardíaco único especial (cTnI). A troponina T tem duas formas: muscular e cardíaca (cTnT).

A dosagem de cTNT e/ou cTNI substitui a dos outros marcadores de problemas no miocárdio (CPK, ASAT, LDH, mioglobina).

Objetivos de dosagem
- Orientar o diagnóstico e o tratamento das síndromes coronárias agudas.

Precauções de coleta
A dosagem é possível pelo soro (tubo seco) ou plasma com heparina. Recomenda-se evitar citrato e EDTA.

> **Valores de referência**
>
> *Na pessoa saudável*
> ▶ A cTnT e a cTnI são indetectáveis.
>
> *Limites de infarto do miocárdio*
> (acima de 99% da população de referência.)
> ▶ TnT 0,1 ng/mL.
> ▶ TnI 0,04 ng/mL.
> ▶ TnT ultrassensível: 14 ng/mL.
> A escolha do tipo de troponinas (I ou T) é feita pelo médico, que deve entregar os resultados em menos de uma hora.

Clínica: síndromes coronárias agudas
Os sinais de uma síndrome coronária aguda (SCA) são uma dor prolongada, retroesternal constritiva angustiante, com frequência irradiando em direção às maxilas, um ou dois membros superiores, resistente ao uso de nitrato; eles podem ser enganadores, na forma de problemas digestivos predominantes ou de manifestações vagais.

Síndrome coronária aguda (SCA) ST+
A síndrome coronária aguda (SCA) com supradesnivelamento do segmento ST (ST+) corresponde a um infarto do miocárdio dos antigos manuais. É uma síndrome coronária aguda com, no eletrocardiograma, um segmento de ST sobre-elevado persistente (STEMI, *ST Elevation Myocardial Infaction*).

O mais frequente é a sua correspondência com obstrução total de uma artéria coronária.

Diante desse quadro, uma dosagem de troponina é feita na maioria das vezes, mas ela não interfere na decisão urgente de reperfusão (angioplastia, trombólise). A dosagem apenas confirma, *a posteriori*, o diagnóstico evocado. A troponina, presente na circulação a partir da terceira hora, atinge seu ponto máximo na 12ª hora e se normaliza em aproximadamente 7 dias. Essa cinética não viabiliza o uso da dosagem de troponina para detectar recidivas nos dias seguintes a uma revascularização.

Síndrome coronária aguda (SCA) ST-

Diante de uma síndrome coronária aguda clínica, sem elevação do segmento ST (SCA não ST +), a dosagem de troponina, realizada na chegada do paciente e de 6 a 9 horas após, distingue a "angina instável" – em que não se constata elevação das troponinas – do "infarto sem elevação do segmento ST", ou NSTEMI (*Non ST-segment elevation myocardial infarction*), que corresponde, na maioria das vezes, a uma oclusão parcial de uma ou várias artérias coronárias. Nesse caso, as troponinas estão elevadas.

No infarto sem elevação do segmento ST, a dosagem das troponinas contribui à estratificação do risco que determina a escolha terapêutica. Ele entra na maioria dos *scores* (TIMI, GUSTO, GRACE...) utilizados para isso.

Outras afecções

As troponinas se elevam (mas não são dosadas) em várias situações além das SCA: hipóxia severa, embolia pulmonar, miocardite, fibrilação atrial rápida, intoxicações com monóxido de carbono, rabdomiólise etc.

TSH (TSH "ultrassensível")

O hormônio estimulante da tiroide (TSH), ou tirotrofina, estimula a síntese dos hormônios da tireoide. Sua secreção depende estritamente da retroação exercida sobre ela pelos hormônios tireoidianos. Assim, a concentração de TSH está correlacionada com a concentração de T4 de forma exponencial. Fracos aumentos de T4 o diminuem muito e, ao contrário, uma redução de metade da T4 livre multiplica a concentração de TSH por 100. A dosagem da TSH é, então, muito mais informativa do que a de T4 livre.

Objetivo da dosagem

- Confirmar hiper ou hipotireoidismo suspeitado clinicamente.
- Avaliar a função tireoidiana em paciente com bócio simples ou nodular ou com anticorpos tireoidianos ou tratado(a) com amiodarona, lítio ou interferon.
- Acompanhar um câncer de tireoide após tireoidectomia ou terapia para insuficiência renal aguda.
- Adaptar o tratamento pela T4 de um hipotireoidismo primário.
- Identificar uma disfunção tireoidiana no recém-nascido.

Precauções de coleta

Coletar durante a manhã (ritmo nictemeral) em tubo seco. Evitar o uso de EDTA e de citrato.

Valores de referência

Valores de referências, quaisquer técnicas empregadas.
- ▶ De 0,4 a 4 mUI/L.
- ▶ Recém-nascido: 1 a 30 mUI/L.

Clínica

Hipotireoidismos

Hipotireoidismos primários

No adulto, o hipotireoidismo se manifesta por aumento de peso, constipação, rouquidão, discreta lentidão cognitiva, edema periorbital, aspereza e frio na pele, queda de cabelos.

O diagnóstico de hipotireoidismo é confirmado pela dosagem do TSH, sempre elevada > 10 mUI/L nos hipotireoidismos primários.

As causas do hipotireoidismo são as tireoidites autoimunes (linfocitárias): tireoidite de Hashimoto com anticorpos anti-TPO ou tireoidite atrófica, a tireoidite de DeQuervain (não autoimune) no início, as tireoidites medicamentosas por interferon, amiodarona, sobrecargas de iodo.

A dosagem da T4 livre possibilita a avaliação da profundidade do hipotireoidismo. Ela está abaixo de < 8 pg/mL no hipotireoidismo clínico (ou patente ou averiguado), normal no hipotireoidismo franco (ou subclínico). Quando o hipotireoidismo é franco, o TSH está pouco elevado, entre 5 e 10 mUI/L.

A medição do TSH serve para adaptar o tratamento substitutivo do hipotireoidismo. O objetivo é obter concentrações de TSH compreendidas entre 0,5 e 2 mUI/L. A diminuição do TSH é lenta: basta um controle a cada 3 meses durante o primeiro ano, e de 6 em 6 meses nos anos subsequentes.

Em crianças, o hipotireoidismo primário é resultado de uma disgenesia tireoidiana e, em 20% dos casos, há problemas congênitos da hormonogênese com transmissão autossômica recessiva. É um caso de urgência terapêutica que é identificado pela dosagem do TSH no quarto dia de vida (ver Guthrie [teste de] – teste do pezinho). Trata-se, com certeza, de hipotireoidismo se o TSH > 50 mUI/L, implicando uma dosagem da T4 e uma ecografia cervical. Entre 30 e 50 mUI/L, o diagnóstico é incerto e demanda um controle.

Hipotireoidismos hipotálamo-hipofisários

Raros hipotireoidismos são de origem central hipotalâmica-hipofisária. A fT4 está baixa. O TSH geralmente está baixo ou normal, inadequado, às vezes, moderadamente elevado (10 mUI/L) quando o TSH sintetizado pela hipófise é de má qualidade, mas que contrasta com uma fT4 baixa.

Hipertireoidismo

Hipertireoidismos primários (grande maioria)

Os sinais de hipertireoidismo são emagrecimento, quase constante, que contrasta com a manutenção do apetite, a termofobia, a taquicardia sinusal, às vezes, tremores nas extremidades; em caso de doença de Basedow, uma exoftalmia.

O diagnóstico de hipertireoidismo é confirmado pela dosagem do TSH, que não está detectável ou está diminuído, abaixo de 0,1 mUI/L, nas tireotoxicoses primárias, tireoidianas.

As causas desses hipertireoidismos são a doença de Basedow (70% dos casos), o bócio nodular tóxico (20%), as tireoidites virais (de De Quervain) em seu início ou provocadas pela amiodarona.

A dosagem da T4 livre mostra a *importância* do hipertireoidismo. A fT4 está aumentada > 30 pg/mL no hipertireoidismo franco. Quando a T4 livre está normal, o hipertireoidismo é chamado de "subclínico" ou "franco".

É inútil dosar a T3, pois o hipertireoidismo por T3 apenas é observado em zonas de carência de iodo ou, por ocasião, de alguns adenomas tóxicos.

O diagnóstico de doença de Basedow é facilitado pela medição dos anticorpos antirreceptores de TSH. Em todos os casos de hipertireoidismo, a tiroglobulina está aumentada, mas ela está baixa na tireotoxicose factícia por tomada de hormônios tireoidianos (*ver* Anticorpos antirreceptores de TSH).

A medição do TSH viabiliza a adaptação do tratamento do hipertireoidismo. O TSH se normaliza em algumas semanas. O retorno do TSH à normalidade é um critério de cura.

Hipertireoidismo hipofisário

Os adenomas tireotróficos são muito raros. Eles se manifestam por hipertireoidismo com bócio e TSH normal ou aumentada. A subunidade alfa livre está, com frequência, aumentada. A resposta à TRH é aplacada.

Cânceres de tireoide

A adaptação do tratamento hormonal para refrear o câncer se pauta no TSH, buscando uma concentração próxima a 0,1 mUI/L.

Bócios simples

Diante de um bócio difuso não inflamatório, um TSH normal basta para confirmar a eutireoide. Em caso de tratamento para refrear o bócio, destinado a limitar o seu volume, o objetivo é manter o TSH entre 0,1 e 0,4 mUI/L.

Gravidez

Um hipotireoidismo assintomático em uma grávida pode favorecer uma deficiência intelectual na criança, pois é a tiroxina materna que interfere no desenvolvimento do sistema nervoso do feto antes da 20ª semana.

A dosagem sistemática de TSH permite a identificação desses hipotireoidismos maternos subclínicos – e é muito utilizada nos Estados Unidos, mas pouco recomendada na França. É preciso considerar valores de TSH durante a gravidez, porque o hCG partilha de sequências comuns com o TSH e estimula os seus receptores.

Vale ressaltar: a dosagem do TSH é obrigatória em casos de mulheres grávidas que apresentem riscos de disfunções tireoidianas.

Tratamentos medicamentosos a longo prazo capazes de causar disfunções na tireoide

É recomendável dosar o TSH antes de qualquer tratamento com amiodarona (responsável por hipotireoidismos e, mais frequentemente, hipertireoidismos), lítio e interferon. Repetir a dosagem todos os anos.

Ureia marcada com carbono 14 (teste respiratório da) ver *Helicobacter pylori*

Ureia sanguínea

A dosagem da ureia sanguínea não é mais recomendada para confirmar o diagnóstico de insuficiência renal crônica por ser pouco sensível (a ureia sanguínea não ultrapassa os limites da normalidade, apenas em caso de redução nefrônica de mais de metade) e pouco específica.

Valores de referência
- 2,5 a 10 mmol/L (0,10 a 0,50 g/L).

Fator de conversão:
- g/L × 16,67 = mmol/L.
- mmol/L × 0,06 = g/L.

Clínica

Insuficiência renal crônica

Uma insuficiência renal crônica é avaliada pelo DFG (*ver* Débito de filtração glomerular). Não é necessário demandar uma dosagem da ureia e da creatinina para identificar insuficiência renal crônica.

No entanto, quando a insuficiência renal é terminal e o débito de filtração glomerular (DFG) está inferior a 15 mL/min, a média do *clearance* da ureia e da creatinina forneceria uma estimativa melhor do DFG do que a da creatinina. Algumas equipes de diálise preferem essa média.

Insuficiências renais agudas

No decorrer das insuficiências renais agudas funcionais (ou pré-renais), causadas por hipovolemia real (desidratação extracelular) ou a baixa da volemia eficaz (insuficiência cardíaca ou hepática, choque), uma elevação proporcionalmente mais importante da ureia que da creatinina é comum, e a relação entre ureia/creatinina plasmáticas é > 100 em notação molar. Ela está próxima a 50 se a insuficiência renal é orgânica (*ver* Creatinina e Ureia urinária).

Insuficiência hepatocelular

A insuficiência hepatocelular abaixa a concentração da ureia em um limite inferior ou acima dos valores usuais. A produção da ureia está aumentada nas grandes citólises e hemorragias digestivas – a ureia que resulta da degradação das proteínas no intestino é reabsorvida.

Os anglo-saxões não expressam o nível de ureia em g/L, mas em mg de azoto ureico (BUN ou *Blood Urea Nitrogen*), que se deve multiplicar por 2 para obter a ureia em g/L.

Ureia urinária

Incômoda, a dosagem da ureia urinária é pouco utilizada. No entanto, ela fornece informações interessantes em alguns casos particulares.

Precauções de coleta
Urina coletada com Merseptyl®.

> **Valores de referência**
>
> Cabe distinguir a medida do débito ureico da de concentração urinária.
>
> *Débito ureico*
> O débito ureico cotidiano é igual aos aportes alimentares em regime estável, na ausência de febre, de traumatismo, de hemorragia (6 g de proteínas fornecem 2 g de ureia e 1 g de azoto ureico urinário).
> ▶ Ele varia no adulto entre 250 e 500 mmol/24 h (entre 15 e 30 g/24 h).
> ▶ Ou, mais precisamente: de 380 mmol de ureia por 24 horas em um adulto consumindo 1 g/kg de proteínas por dia (ração optimal), a 760 mmol no mesmo adulto consumindo 2 g de protídeos por kg.
>
> *Concentração ureica*
> A concentração ureica, expressa em g/L, varia em função do volume da diurese.
> ▶ Valores de 5 a 20 g/L (80 a 330 mmol/L) são comuns.

Clínica

Regime hipoprotídico

Sendo a produção diária de ureia proporcional aos aportes de proteínas alimentares, o débito ureico por 24 horas permite o acompanhamento do regime de um paciente que sofre de insuficiência renal crônica. Quando o *clearance* da creatinina é reduzido pela metade ou mais, recomenda-se a restrição das proteínas a fim de manter os aportes abaixo de 0,8 g/kg por dia, ou seja, menos de 300 mmol de ureia/24 horas.

Insuficiência renal aguda

A distinção entre insuficiência renal funcional causada por hipovolemia e insuficiência renal parenquimatosa orgânica é, geralmente, deduzida a partir do contexto clínico. Todavia, um determinado número dos critérios biológicos, especialmente no que tange à ureia urinária, foi proposto para fazer bem essa distinção.

Insuficiência renal funcional *versus* Insuficiência renal crônica

	Insuficiência renal funcional	Insuficiência renal crônica
Ureia urinária (em g/L)	> 10	< 8
Relação ureia urinária/ureia plasmática (em g/L)	> 10	< 10
Relação ureia plasmática/creatinina plasmática (em µmol/L)	> 100	< 50
Relação Na/K urinário	< 1 (o Na é reabsorvido)	> 1

Velocidade de hemossedimentação (VS)

A sedimentação das hemáticas (ou hemossedimentação) no tubo vertical de Westergreen é influenciada por vários fatores, dentre os quais estão a concentração plasmática das proteínas implicadas na inflamação e as imunoglobulinas séricas.

Apesar desse exame simples, quase centenário e consolidado, ainda ser muito solicitado, ele não é sempre facilmente interpretado e os casos em que uma VS aumentada isolada permanece sem explicações não são raros (20%).

Precauções de coleta

Coleta de 1,6 mL de sangue em uma seringa contendo 0,4 mL de uma solução de citrato a 3,8%; de preferência, no laboratório e em jejum. A contagem é automatizada.

Valores de referência

Após uma hora:

	Homem	Mulher
Menos de 60 anos	VS < 15 mm	VS < 20 mm
Mais de 60 anos	VS < 20 mm	VS < 25 mm

A medição dos valores da VS na segunda e na 24ª hora são inúteis: ela não fornece mais informações além das de uma medição única na primeira hora.
A medição da VS não é feita durante a gravidez, porque está regularmente elevada a partir do segundo trimestre; um valor de 40-50 mm é habitual.
A VS aumenta com a idade. Geralmente afirma-se que o valor normal da VS é, modo geral, a metade da idade nos homens (25 mm para uma idade de 70 anos, por exemplo) e a metade da idade mais 10 anos na mulher.

Clínica

Inflamações

A VS está aumentada nos estados inflamatórios, seja quais forem as suas causas: doenças infecciosas e autoimunes, reumatismos, cânceres, necroses teciduais etc. A aceleração da VS está, nesses casos, relacionada com o aumento das "proteínas ditas de inflamação" (fibrinogênio, haptoglobina, mucoproteína etc.), porém, com a exceção da proteína C reativa.

As hipergamaglobulinemia monoclonais benignas (MGUS) ou malignas (mieloma), as elevações policlonais das hemoglobinas (hepatites crônicas, doenças autoimunes, infecção por HIV, glomerulonefrites por depósito de IgA etc.) também causam o aumento da VS. Porém, a VS não está alterada nos mielomas de cadeias leves (5% dos casos de mieloma) ou não secretores ou, ainda, quando a imunoglobulina precipita no frio (*ver* Crioglobulina).

Causas de erro

As anemias (que diminuem o hematócrito), as síndromes nefróticas, as hiperlipidemias, a hemodiluição da insuficiência cardíaca, os tratamentos com ciclosporinas aumentam a VS diante da ausência de inflamação.

As poliglobulias, as hipofibrinogenemias, a hiperviscosidade sanguínea que complica alguns mielomas, a baixa da haptoglobina que reflete uma hemólise intravascular, diminuem-na apesar de existir uma inflamação.

Para lembrar

- A associação de uma cefaleia unilateral frontotemporal com insônia e uma VS superior a 50 mm evoca arterite temporal (também denominada de doença de Horton) que é um caso de urgência terapêutica.
- Uma VS muito aumentada diante da ausência de quadro inflamatório ou infeccioso evidente remete a mieloma múltiplo, assim como a associação de uma VS muito aumentada com CRP normal (HAS, 2010).
- A algodistrofia (síndrome complexa de dor regional 1 e 2) não modifica nem a velocidade de sedimentação nem a CRP.

Vitamina B12

Presente em vários alimentos de origem animal e muito rara nos de origem vegetal, a vitamina B12 (cianocobalamina) é absorvida no íleo terminal, após se liberar de suas proteínas carreadoras e ser conjugada ao fator intrínseco (FI), secretado pelas células parietais do estômago.

Ela circula no sangue, fixada em moléculas de transporte: as transcobalaminas. O complexo de vitamina B12-transcobalamina II ou holotranscobalamina (passível de dosagem no sangue) é a forma ativa da vitamina B12. As reservas são estocadas no fígado.

A vitamina B12 é indispensável para a ação do ácido fólico na eritropoiese. Como a carência de vitamina B12 implica a dos folatos, as duas dosagens são sempre feitas conjuntamente.

Objetivos da dosagem
- Diante de uma anemia macrocitária arregenerativa, procurar carência de vitamina B12.

Valores de referência
Não há consenso internacional a respeito dos valores de referência.
- Vitamina B12: 150 a 500 pmol/L (200 a 575 ng/L).
Valores base:
- Carência: < 150 pmol/L.
- Ausência de déficit: > 300 pmol/L.

Fator de conversão:
- ng/L × 0,738 = pmol/L.
- pmol/L × 1,355 = ng/L.
- Valores diários: cerca de 2,4 µg por dia.
- Folatos séricos: 5 a 15 µg/L (12 a 35 nmol/L).
- Folatos eritrocitários: > 200 µg/L (450 nmol/L).

Clínica

Deficiências de vitamina B12

A carência de vitamina B12 é comum em pessoas idosas. A base de carência geralmente é de 150 pmol/L (além de 300 pmol/L, déficit improvável; para valores intermediários entre esses, os resultados são inconclusivos).

A manifestação clínica tem formas variadas: glossite de Hunter, esclerose combinada medular, polineurites etc. Elas provocam anemias muito macrocíticas normocrômicas arregenerativas. Neutropenias e trombocitopenias também são habituais. Classicamente, a medula óssea azulada em razão da presença de eritroblastos de tamanho grande (megablastos) com citoplasma basófilo. (O mielograma é inútil atualmente).

A causa mais frequente dos déficits de vitamina B12 foi descrita recentemente: a síndrome de não dissociação da vitamina B12 de suas proteínas carreadoras ou "má absorção da cobalamina alimentar". Ela é observada em situações que têm em comum uma hipocloridria gástrica: gastrite atrófica autoimune dos idosos, infecção por *Helicobacter pylori*, consumo regular de inibidor da bomba de prótons. Ela complica os tratamentos à base de metformina.

A doença de Biermer (anemia perniciosa), segunda maior causa da deficiência em vitamina B12, acontece depois dos 50 anos, sobretudo entre as mulheres. Trata-se de uma gastrite atrófica autoimune que destrói a um só tempo as células parietais gástricas e as com fator intrínseco. Os anticorpos são detectáveis no soro (ver Anticorpos antifator intrínseco). A vitamina B12 está muito baixa. A fibroscopia mostra uma atrofia gástrica diante da ausência de *Helicobacter pylori*. Frequentemente a doença está associada a outras patologias autoimunes.

As gastrectomias totais (principalmente após 10 anos), ou parciais (quando o que sobra do estômago acaba se atrofiando secundariamente), as síndromes de má absorção (doença celíaca, doenças intestinais inflamatórias, síndrome do intestino curto etc.) também causam carências de vitamina B12.

Hipervitaminose B12

O aumento da concentração sérica da vitamina B12 é comum em casos de alcoolismo crônico, quase constante nas síndromes mieloproliferativas.

Considerar uma carência de vitamina B12 nos pacientes que são tratados com metformina ou que tomam, de forma regular, um inibidor da bomba de prótons ou portador de H. pylori.
A holotranscobalamina talvez seja um marcador melhor do que a vitamina B12, posto que é mais sensível.

Vitamina D (25-OH-D)

A vitamina D, ou calciferol (calciferol: "o que porta o cálcio"), está presente no organismo a partir da alimentação (10% da vitamina D), na forma de provitaminas lipossolúveis: ergocalciferol, de origem vegetal, e colecalciferol, de origem animal. Porém, o essencial da vitamina D é sintetizado na pele sobre a influência dos raios UV do sol. Essa síntese depende da exposição ao sol, das roupas, do estado de pigmentação da pele. A pigmentação (negros) e o envelhecimento cutâneo reduzem a síntese de vitamina D.

Independentemente de sua origem, alimentar ou cutânea, a vitamina D sofre duas hidroxilações sucessivas para ficar ativa. Uma ocorre no fígado, de forma não regulada, e conduz ao 25-hidroxicolecalciferol ou 25(OH)-D ou calcifediol; a outra ocorre no rim, de modo estritamente regulado, e transforma o calcifediol em 1,25-di-hidroxicolecalciferol ou 1,25(OH$_2$)-D ou calcitriol, forma ativa da vitamina D.

A vitamina D se comporta como um hormônio hipercalcemiante. Ela favorece a absorção intestinal do cálcio, a reabsorção do cálcio e do fósforo pelo rim (diminuição da calciuria).

Dosa-se o calcidiol no soro. A dosagem do calcitriol (cuja meia-vida é muito curta, reflete mal o nível das reservas) é possível, mas útil apenas em casos específicos (em uma sarcoidose, por exemplo e ou o acompanhamento de uma insuficiência renal crônica). Normal no soro: 20 a 60 ng/L.

Objetivos da dosagem

As propriedades atribuídas à vitamina D, no que tange aos âmbitos ósseos e extraósseos, levaram a aumento nas prescrições de sua dosagem. Desde setembro de 2014, na França, os planos de saúde, com base nas recomendações da HAS, apenas reembolsam as dosagens de vitamina D nos seguintes casos:
- busca para confirmar ou descartar o diagnóstico de raquitismo (suspeita de raquitismo);
- busca para confirmar ou descartar o diagnóstico de osteomalacia (suspeita de osteomalacia);
- no decorrer de um acompanhamento ambulatorial de um adulto que fez um transplante de rim após 3 meses do transplante;
- antes e depois de uma cirurgia bariátrica;
- por ocasião da avaliação e do cuidado de pessoas idosas sujeitas a quedas recorrentes;
- para respeitar os resumos das características do produto (RCP) dos medicamentos que preconizam a realização da dosagem de vitamina D.

> **Valores de referência**
>
> Não há consenso sobre os valores ideais de 25(OH)-D no plasma por causa de diferenças nos métodos de avaliação. Os valores dependem, portanto, da técnica utilizada. Sempre pedir as dosagens para o mesmo laboratório.
> Para a Academia de Medicina (2012):
> ▶ 50 nmol/L (25 ng/mL) quando os aportes cálcicos médios são de 1.200 a 1.500 mg por dia;
> ▶ 80 nmol/L (40 ng/mL) quando os aportes cálcicos médios são de 700 a 1.000 por dia.
> Valores base:
> ▶ Carência: < 30 nmol/L (15 ng/mL).
> ▶ Toxicidade: > 250 nmol/L.
> *Fator de conversão:*
> • nmol/L × 0,40 = ng/mL.
> • ng/mL × 2 = nmol/L.

Clínica

Hipovitaminoses D

A hipovitaminose D pode resultar ou de um problema de absorção da vitamina ou da falta de exposição ao sol. Os lactentes (o leite materno contém pouca vitamina D), os pacientes com doença celíaca, com doenças intestinais inflamatórias, com ressecções intestinais extensas, as pessoas idosas e as com pele morena ou negra estão particularmente suscetíveis à deficiência de vitamina D.

Às vezes a insuficiência de vitamina D está ligada a uma hepatite crônica (a primeira hidroxilação não acontece), a um tratamento com anticonvulsivantes (Gardenal®) ou a um caso de obesidade.

Na criança ela provoca raquitismo; no adulto, osteomalacia.

Raquitismo

A concentração em vitamina D está muito baixa no raquitismo comum do recém-nascido, que se manifesta por retardo no desenvolvimento motor e no fechamento da fontanela, discos metafisários.

Hoje em dia, o raquitismo é prevenido pelo enriquecimento de certos alimentos com vitamina D (Grã-Bretanha, Estados Unidos) ou a prescrição médica de vitamina D (França).

Osteomalacia

No adulto, a osteomalácia se manifesta por dores ósseas difusas na coluna vertebral, costelas e bacia, além de fraqueza muscular (marcha antálgica).

As radiografias mostram hipertransparência óssea com os limites das vértebras fluidos e linhas de Looser ou pseudofraturas de Milkman, que atingem a bacia na circunferência do forame obturado, do colo do fêmur, da borda externa da escápula; todas são muito típicas.

A carência de vitamina impede a absorção de cálcio, que gera uma hipocalcemia com hipocalciúria que estimula a secreção de PTH, que, por sua vez, provoca aumento da reabsorção óssea – principal consequência da Hipervitaminose D –, que, no entanto, permanece moderada enquanto a concentração de 25(OH)-D estiver acima de 20 nmol/L.

O perfil biológico da hipovitaminose D é, portanto, o seguinte:
- hipocalcemia;
- hipocalciúria < 2 mmol por dia, precoce e constante;
- hipofosfatemia > 0,9 mmol/L, traduzindo o hiperparatireoidismo secundário;
- vitamina D < 10 ng/mL.

Hipervitaminoses D

Elas resultam sempre do consumo de doses excessivas de medicamentos. Não há casos de superdosagem em razão da alimentação muito rica em vitamina D (as porcentagens são baixas demais) ou do excesso de exposição solar (a síntese endógena é regulada em função das necessidades).

Em altas doses, a vitamina D desencadeia hipercalcemia, que se manifesta por anorexia, náuseas, poliúria, cãibras, hipercalciúria combinada com hipofosfatemia e hiperfosfatúria, calcificações renais e vasculares.

Conforme a *Académie Nationale de Médecine*, a intoxicação por vitamina D não estaria associada a concentrações de 25(OH)D inferiores a 250 nmol/L – ela esclarece, todavia, que não foi publicado nenhum estudo clínico sobre a tolerância na faixa de concentração > 150-200 nmol/L.

Às vezes os valores da vitamina D expressos em unidades internacionais:
- 1 UI = 25 ng de vitamina D;
- 40.000 UI = 1 mg de vitamina D.

Waaler-Rose (reação de) *ver* Fator reumatoide

Xilose (teste de)

A D-xilose é uma pentose, ausente no homem, 70% absorvida no intestino delgado proximal. Pouco metabolizada, é quase 100% eliminada na urina de forma inalterada. Em caso de diarreia crônica, o estudo de sua absorção ajuda a identificar lesões no intestino delgado proximal.

Protocolo

O paciente, em jejum de 12 horas, absorve 25 g de D-xilose em 500 mL de água (na criança, 0,7 g/kg sem ultrapassar 25 g em 200 mL de água). A urina é colhida durante 5 horas; uma coleta para dosagem de xilosemia é realizada na 2ª e 5ª hora (com heparina).

Frequentemente, na prática, a simples dosagem da xilosemia na 2ª hora se mostra suficiente.

Valores de referência

Xilosúria da 5ª hora
- > 5 g (33 mmol).

Xilosemia da 2ª hora
- Na criança > 200 mg/L (1,33 mmol/L).
- No adulto > 300 mg/L (1,95 mmol/L).

Clínica

O teste viabiliza o reconhecimento dos casos de má absorção (de glucídios) de origem intestinal, principalmente os ligados a atrofias vilositárias, como a doença celíaca.

A doença celíaca se relaciona com intolerância à gliadina contida no glúten dos cereais. Ela é favorecida pelo pertencimento a alguns grupos HLA, como HLA DQ2 ou DQ8. Manifesta-se por diarreia que começa na infância a partir da introdução dos cereais na alimentação, mas também tardiamente, durante a vida adulta. A biópsia intestinal mostra atrofia vilositária característica (*ver* Anticorpos antitransglutaminase).

O teste é normal em caso de má absorção de origem pancreática.

> Falsos-positivos podem ser observados em caso de colonização bacteriana crônica do intestino (CBCG) ou de parasitoses como a giardíase. O resultado do exame também pode ser alterado por vômitos devido à hipertensão portal (que modifica a xilosuria). – A pouca sensibilidade da dosagem e a existência de falsos-positivos tornam a biópsia do intestino, facilitada atualmente, uma opção preferível.

Índice Remissivo

A

Aceruloplasminemia, 138
  biópsia, 138
Ácido Δ-aminolevulínico (ALA) urinário, 11
  clínica, 11
    porfirias hepáticas agudas, 11
    saturnismo laboral, 11
    tirosinemia hereditária, 12
  objetivos da dosagem, 11
  orientações sobre o exame, 11
Ácido hialurônico, 13
  clínica, 13
    fibrose das doenças crônicas do fígado, 13
    mesoteliomas, 13
    outras afecções, 13
  definição, 13
  objetivos da dosagem, 13
  orientações sobre o exame, 13
Ácido láctico, 15
  clínica, 15
    acidoses lácticas
      congênitas, 16
      do diabético, 16
      dos antirretrovirais, 16
      por hipoperfusão tecidual e anoxia, 15
      por inibição da cadeia respiratória, 16
  objetivos da dosagem, 15
  orientações sobre o exame, 15
Ácido oxálico, 18
  clínica, 18
    hiperoxalemias, 20
    hiperoxalúrias primárias, 18
  eliminação, 18
  objetivos da dosagem, 18
  orientações sobre o exame, 18
  produção de, 18
  valores de referência, 18
Ácido úrico sanguíneo, 21
  clínica, 21
    hiperuricemias, 21
    hipouricemia, 24
  objetivos da dosagem, 21
  orientações sobre o exame, 21
  valores de referência, 21
Ácido úrico urinário, 25
  clínica, 25
  valores de referência, 25
Acidose metabólica, 96, 355
  causas, 96
  por perdas de bicarbonatos, 98
  por sobrecarga, 97
  quadro clínico, 97
  sintomas, 97
Acromegalia, 266
ACTH, 26
  clínica, 26
  objetivos da dosagem, 26
  orientações sobre o exame, 26
  valores de referência, 26
Addison
  doença de, 186
    causas, 186
    sintomas, 186
Aglutininas frias, 28
  clínica, 28
  definição de, 28
  objetivos da dosagem, 28
  valores de referência, 28
Agranulacitoses, 408
Albumina, 30
  clínica, 30
    síntese hepática de, 30
  objetivos da dosagem, 30
  valores de referência, 30
  urinária, 33
  uso de, 30
Alcalose metabólica, 99
  causas, 99
  com déficit clorado, 99
  sem déficit clorado, 100
  sintomas, 99
Álcool
  clínica, 33
  objetivos da dosagem, 33
  orientações sobre o exame, 33
  valores de referência, 33
Aldolase, 35
  clínica, 35
  objetivos da dosagem, 35
  orientações sobre o exame, 35
  valores de referência, 35
Aldosterona, 37
  clínica, 37
  hipoaldosteronismos, 39

objetivos da dosagem, 37
orientações sobre o exame, 37
secreção de, 37
valores de referência, 37
Alfa-1-antitripsina, 40
  clínica, 40
    aumentos da, 41
    déficit de, 40
  indicações, 40
  objetivos da dosagem, 40
  orientações sobre o exame, 40
  valores de referência, 40
Alfafetoproteína, 42
  clínica, 42
  marcador tumoral, 42
  objetivos da dosagem, 42
  valores de referência, 42
Alveolite alérgica extrínseca, 89
  definição, 89
  diagnóstico, 89
Amebíase, 45
  causas da, 45
  clínica, 45
  diagnóstico, 45
    sorológico, 45
Amenorreias
  primárias, 220
  secundárias, 220
Aminoglicosídeo, 47
  definição, 47
  espectro bacteriano, 47
  farmacocinética, 47
  supervisão do tratamento, 47
Amonia plasmática, 49
  clínica, 49
  objetivos da dosagem, 49
  orientações sobre o exame, 49
  valores de referência, 49
Amonia urinária, 51
  clínica, 51
    acidose tubular distal, 52
    tipos, 51
  objetivos da dosagem, 51
  orientações sobre o exame, 51
  valores de referência, 51
Androstenediona, 54
  clínica, 54
  definição, 54
  delta 4, 57
  objetivos da dosagem, 54
  orientações sobre o exame, 54
  valores de referência, 54
Anemias hemolíticas, 297

  aloimunes, 176
  autoimumes, 176, 297
  com causas evidentes, 297
  imunoalérgicas, 177
  não imunes, 298
Anemias inflamatórias, 240
Anemias macrocíticas, 248
Anemias microcíticas, 296
  carência de ferro, 296
  com ferro sérico normal, 296
  inflamação, 296
Anemias regenerativas, 297
  sangramentos, 297
Angina de Vincent, 160
Angioedema
  por bradicinina, 345
Antibiograma, 57
  autômatos, 58
  concentração mínima, 57
  objetivo do, 57
  padrão, 57
    método, 57
    resultados, 57
Anticorpos anti-ADN nativo, 59
  clínica, 59
  objetivos da dosagem, 59
  valores de referência, 59
Anticorpos anticitoplasma de neutrófilos, 60
  clínica, 60
  objetivos da dosagem, 60
  valores de referência, 60
Anticorpos antifator intrínseco, 63
  clínica, 63
  objetivos da dosagem, 63
  valores de referência, 63
Anticorpos antifosfolipídeos, 65
  clínica, 65
  objetivos da dosagem, 65
  orientações sobre o exame, 65
  valores de referência, 65
Anticorpos antimitocôndrias, 67
  clínica, 67
  objetivos da dosagem, 67
  valores de referência, 67
Anticorpos antimúsculo liso, 69
  clínica, 69
  objetivos da dosagem, 69
  valores de referência, 69
Anticorpos antinucleares, 70
  detecção dos anticorpos antinucleares, 70
  identificação dos principais anticorpos antinucleares, 70
  objetivos da dosagem, 70

situações clínicas diversas, 72
valores de referência, 70
Anticorpos antipeptídeos cíclicos
citrulinados, 73
clínica, 73
objetivos da dosagem, 73
valores de referência, 73
Anticorpos antirreceptores da TSH, 74
clínica, 74
gravidez, 75
objetivos da dosagem, 74
valores de referência, 74
Anticorpos antitireoidianos, 76
clínica, 76
objetivos da dosagem, 76
valores de referência, 76
Anticorpos antitransglutaminase, 78
clínica, 78
objetivos da dosagem, 78
orientações sobre o exame, 78
valores de referência, 78
Antiepilépticos, 80
mais comuns, 80
valores de referência, 80
Antígeno carcinoembrionário, 81
clínica, 81
objetivos da dosagem, 81
valores de referência, 81
Antitrombina, 83
clínica, 83
déficits adquiridos de, 84
objetivos da dosagem, 83
orientações sobre o exame, 83
valores de referência, 83
Aplasias, 301, 401
medular, 407
Apolipoproteínas, 85
clínica, 85
objetivos da dosagem, 85
orientações sobre o exame, 85
valores de referência, 85
Ascite, 13, 87
características do líquido, 87
aspecto, 87
citobacteriologia, 87
química, 87
clínica, 88
tipos de, 88
objetivos do exame, 87
Aspergilomas, 90
definição, 90
diagnóstico, 90
Aspergilose, 89

imunoalérgicas, 89
pulmonar invasiva, 90
Atividade anti-Xa, 91
clínica, 92
tratamentos, 92
heparinas, 92
objetivos da dosagem, 91
orientações sobre o exame, 01
valores de referência, 91
Azoospermia, 218

B

Balanço
eletrolítico sanguíneo, 94
fosfocálcico, 94
lipídico, 94
Bartter
síndrome de, 38
Basedow
doença de, 74
definição, 74
diagnóstico, 74
tratamento, 74
Beriliose pulmonar, 213
definição, 213
Beta-2-microglobulina, 94
clínica, 95
objetivos da dosagem, 94
valores de referência, 94
Beta-hCG
bicarbonatos, 96
clínica, 96
objetivos da dosagem, 96
valores de referência, 96
Biermer
doença de, 63
associações, 64
características, 63
definição, 63
prevalência, 63
sinais, 63
Bilharzíases, 101
procura pelos ovos, 101
sintomas, 101
sorologia, 101
tipos de, 101
tratamento, 101
Bilirrubina, 102
causas, 103
clínica, 103
definição, 102
dosagem, 102
objetivos da, 102

orientação sobre o exame, 102
sintomas, 103
valores de referência, 102
BNP, 106
  clínica, 107
  definição, 106
  objetivos da dosagem, 106
  orientações sobre o exame, 106
  valor prognóstico, 108
  valores de referência, 107
Bócio
  simples, 522
BRCA1 e BRCA2, 109
  alterações, 109
  clínica, 109
  localização, 109
  mutações, 109
  objetivos da dosagem, 109
  valores de referência, 109

C

CA 15-3, 112
  clínica, 112
  valores de referência, 112
CA 19-9, 114
  cínica, 114
  valores de referência, 114
CA 125 e CA 72-4, 110
  Clínica, 110
  definição, 110
  valores de referência, 110
Cálcio
  sanguíneo, 116
    clínica, 116
    objetivos da dosagem, 116
    orientações sobre o exame, 116
    valores de referência, 116
  urinário, 122
    clínica, 122
    interpretação, 122
    objetivos da dosagem, 122
    orientações sobre o exame, 122
    valores de referência, 122
Calcitonina, 125
  clínica, 125
  definição, 125
  objetivos da dosagem, 135
Caliurese, 360
Câncer (es)
  colorretal, 81
  de mama, 112
  de tireoide, 506
  do pâncreas, 114

  do testículo, 42
  medulares da tireoide, 125
  formas familiares, 126
Cancros, 164
  mole, 165
  sifilítico, 164
Cannabis, 127
  dosagem de, 127
    no sangue, 128
  investigação na urina, 127
  valores-limite, 117
Carcinoma
  hepatocelular, 42
Cariótipo
  e FISH, 129
  análise, 130
  citogenética molecular, 132
  doenças do sangue, 130
  doenças genéticas, 131
  exame, 129
  objetivos do, 129
  técnica, 129
Catecolaminas, 134
  clínica, 135
  definição, 134
  objetivo da dosagem, 134
  orientações sobre o exame, 134
  valores de referência, 135
Ceruloplasmina, 32, 137
  clínica, 137
  definição, 137
  objetivos da dosagem, 137
  valores de referência, 137
Cervicite, 163
  causas de, 163
  identificação, 163
  sintomas, 163
Chlamydia trachomatis, 141
  exames, 141
  infecção urogenital por, 142
  métodos, 141
  objetivos do exame, 141
  valores de referência, 142
Chikungunya, 139
  clínica, 139
  diagnóstico biológico, 139
Chumbo, 143
  clínica, 144
  intoxicação por, 11
  precauções de coleta, 143
  valores de referência, 144
Cirrose biliar primária, 67
Cistinúria, 146

Índice Remissivo

clínica, 146
orientações para o exame, 146
valores de referência, 146
Cistoadenocarcinomas
  mucinosos, 110
  séricos, 110
Citocromo
  déficit mitocondrial em, 17
Citomegalovírus, 148
  clínica, 149
    imunodepressões, 149
    primoinfecções, 149
  definição, 148
  identificação do vírus, 148
  infecção por, 148
  sorologia, 148
Clearence de creatinina, 151
Cloro, 151
  clínica, 151
Colecalciferol, 152
Colemia familiar, 105
Colestases, 154, 258
  causa de, 251
  extra-hepáticas, 103
  intra-hepáticas, 103
Colesterol, 152
  clínica, 153, 157, 158
  colesterolemia, 157
  HDL-LDL, 156
    avaliação lipídica, 156
  objetivos da dosagem, 152
  orientações sobre o exame, 152
  valores de referência, 152
Coleta de saliva
  teste de diagnóstico rápido, 159
    clínica, 159
    técnica de, 159
Coleta de secreção feminina, 162
  clínica, 162
  técnica, 162
Coleta de secreção uretral masculina, 164
  clínica, 164
  técnica, 164
Complemento, 166
  clínica, 167
  definição, 166
  dosagem, 167
  objetivos da dosagem, 166
  orientações sobre o exame, 167
  valores de referência, 167
  vias, 166
Complexos solúveis, 170
  clínica, 170

  objetivos da dosagem, 170
  orientações sobre o exame, 170
  valores de referência, 170
  orientações sobre o exame, 176
Contagem sanguínea completa, hemograma, 171
  constantes eritrocitárias, 172
    valores de referência, 172
  glóbulos brancos (leucócitos), 173
    fórmula sanguínea, 173
    valores de referência, 173
  glóbulos vermelhos (eritrócitos), 171
    valores de referência, 171
  objetivos do exame, 171
  precauções de coleta, 171
  reticulócitos, 172
Coombs (teste de), 175
  clínica, 176
  direto, 175
  indireto, 175
  objetivos do teste, 175
Coprocultura, 179
  clínica, 179
  indicações do exame, 179
  objetivo do exame, 179
  orientações sobre o exame, 179
Corpos cetônicos, 182
  clínica, 182
  definição, 182
  objetivos do exame, 182
  valores de referência, 182
Cortisol plasmático e urinário, 184
  clínica, 185
  objetivos da dosagem, 184
  orientações sobre o exame, 184
  valores de referência, 185
Creatinina, 190
  clínica, 190
  objetivos da dosagem, 190
  valores de referência, 190
Creatinoquinase, 188
  clínica, 188
  orientações sobre o exame, 188
  valores de referência, 188
Crioglobulinas, 195
  clínica, 196
  objetivos da dosagem, 195
  técnica de procura, 195
  valores de referência, 195
Crohn
  doença de, 62
Cromossomo Filadélfia, 197
  clínica, 197
  procura, 197

Cushing
  síndrome de, 27

D

D-dímeros, 199
  clínica, 199
  objetivos da dosagem, 199
  orientações sobre o exame, 199
  valores de referência, 199
Descarboxiprotrombina, 201
  clínica, 201
  valores de referência, 201
Desidroepiandrosterona, 202
  clínica, 202
  definição, 202
  objetivos da dosagem, 202
  precauções com o exame, 202
  valores de referência, 202
Dexametasona
  teste de supressão com, 204
Diabetes
  açucarada, 182
  cetose de jejum, 183
  gestacional, 270
  melito, 268, 420
    classificação, 270
    controle do, 308
    diagnóstico, 268
      critérios de, 268
    sinais, 268
Diabético
  acidose láctica do, 16
Diarreias agudas
  invasivas, 180
  pós-antibioticoterapia, 181
    diagnóstico, 181
    valores de referência, 181
  secretórias, 179
Difteria, 160
Dislipidemias primárias
  principais, 205
Doença(s)
  autoimunes não tireoidianas, 77
  celíaca, 78
    definição, 78
    diagnóstico, 79
    exames, 79
    ocorrência, 78
    sintomas, 78
    tratamento, 79
  das aglutininas frias, 28
    definição de, 28
    formas, 29
  de Basedow, 77
  de Von Willebrand, 227
    definição, 227
    diagnóstico, 227
    manifestações, 227
    tipos de, 228
  inflamatórias intestinais, 62
    valores de referência, 62
  linfoproliferativas, 95
  tromboembólica, 199
  virais, 28
Dracunculíase, 247
Duchenne
  miopatia de, 188

E

Eletroforese, 204
  clínica, 204
  de proteínas séricas, 207
    clínica, 208
    objetivos da dosagem, 207
    princípio e método, 207
    valores de referência, 207
  objetivos do exame, 204
  precauções sobre o exame, 204
  valores de referência, 204
Enolase
  neuroespecífica, 211
    clínica, 211
    precauções com o exame, 211
    valores de referência, 211
Enteropatias
  exsudativas, 31
    características, 31
Enzima conversora de angiotensina, 212
  clínica, 212
  objetivos da dosagem, 212
  precauções com o exame, 212
  valores de referência, 212
Enzimopatias
  do ciclo da ureia, 50
    diagnóstico, 50
    evolução, 50
    ocorrência, 50
Eosinófilos, 214
  clínica, 214
    alergias e intolerâncias, 214
    medicamentos, 214
    parasitoses, 214
  definição, 214
  diagnóstico, 214
Escala de Mac Isaac, **160**
Esclerose múltipla, 384

Espermograma, 217
  interpretação, 217
  técnica, 217
  teste pós-coito, 218
  valores de referência, 217
Esquistossomose, 101
Estradiol, 219
  clínica, 220
  objetivos do exame, 219
  precauções com o exame, 219
  valores de referência, 219
Etanol
  exame de urina citobacteriológico, 223
    bolsa de configuração normal, 224
    citológico, 223
    investigação de infecção urinária, 224
    objetivos do exame, 223
    precauções com o exame, 223

F
Fanconi
  síndrome de, 24, 25
Fator de Von Willebrand, 227
  clínica, 227
  objetivos da dosagem, 227
  precauções com o exame, 227
  valores de referência, 227
Fator reumatoide, 229
  clínica, 229
  métodos de dosagem, 229
  valores de referência, 229
Fenilbutazona, 24
Fenotipagem dos linfócitos, 231
  ferritina, 231
    clínica, 232
    definição, 231
    objetivos da dosagem, 231
    precauções com o exame, 231
    valores de referência, 231
Feocromocitomas, 135
  definição, 135
  ocorrência, 135
Ferro sérico, 235
  baixa concentração de, 239
  carência de, 239
  clínica, 237
  objetivos da dosagem, 235
  precauções com o exame, 235
  valores de referência, 235
Fibrilação atrial
  arritmia completa por, 108
Fibrinogênio, 241
  clínica, 241
  definição, 241
  objetivos da dosagem, 241
  precauções com o exame, 241
  valores de referência, 241
Fibrinogenólise, 243
Fibrose cística, 244
  clínica, 245
  FibroTest, 244
  precauções com o exame, 245
Fibrose hepática, 13, 281
Filarioses, 246
  cutâneas, 246
  definição, 246
  linfáticas, 246
Folatos, 248
  clínica, 248
  definição, 248
  objetivos da dosagem, 248
  precauções com o exame, 248
  valores de referência, 248
Fórmula leucocitária, 250
  fosfatases alcalinas, 250
    clínica, 251
    objetivos da coleta, 250
    precauções de coleta, 250
    valores de referência, 250
Fósforo sanguíneo, 254
  clínica, 255
  absorção de, 254
  objetivos da dosagem, 254
  precauções de coleta, 254
  valores de referência, 254
Fredrickson
  classificação de, 204

G
Gamaglobulinas, 258
  clínica, 258
  objetivos da dosagem, 258
  valores de referência, 258
Gasometria arterial, 260
  clínica, 262
  definições, 260
  dosagem do gás do sangue arterial, 261
  objetivos da dosagem, 260
  valores de referência, 262
Gaucher-beriliose
  doença de, 212
    definição, 213
    forma, 213
GH, 265
  clínica, 266
  deficiência de

em crianças, 266
objetivos da dosagem, 265
precauções com o exame, 265
valores de referência, 265
Gilbert
doença de, 105
Gleason
escore de, 461
Glicogenose hepática, 16
diagnóstico, 17
Glicopeptídeos, 267
acompanhamento do tratamento, 267
espectro bacteriano, 267
farmacocinética, 267
Glicose-6-fosfato desidrogenase, 275
clínica, 275
precauções com o exame, 275
valores de referência, 275
Glicose sanguínea, 268, 272
clínica, 268
precauções com o exame, 268
valores de referência, 268, 272
Glomerulonefrites, 168
Gonorreia, 160
Gota
primitiva, 22
Granulomatose eosinofílica com poliangiite, 61
aparecimento, 61
complicações, 61
ocorrência, 61
Granulomatose necrosante idiopática, 61
evolução, 61
sinais e sintomas, 61
tratamento, 61
Grupos sanguíneos, 277
aplicações à transfusão, 278
fator Rh, 277
outros sistemas, 278
prevenção das aloimunizações
materno-fetais, 279
sistema ABO, 277
Guthrie
teste do pezinho, 280

H

Haptoglobina, 281
clínica, 281
aumentos, 281
diminuições, 281
objetivos da dosagem, 281
valores de referência, 281
Hashimoto
tireoidite de, 76

hCG e beta-hCG, 282
clínica, 282
gravidez, 282
concentrações usuais durante a, 283
extrauterina, 283
objetivos da dosagem, 282
valores de referência, 282
Helicobacter pylori, 286
acompanhamento do tratamento, 287
definição, 286
infecção por, 286
métodos diretos, 286
métodos indiretos, 287
objetivos da investigação de, 286
Hematócrito, 289
clínica, 289
definição, 289
valores de referência, 289
Hemocromatose, 232, 237
definição, 237
diagnóstico, 238
estágio, 237
sinais, 237
tratamento, 238
Hemocultura, 292
indicações, 292
precauções com o exame, 292
resultados, 293
técnica, 292
Hemofilias, 495
Hemoglobina, 294, 302
clínica, 294
diagnóstico das anemias, 295
glicosilada, 307
clínica, 307
objetivos da dosagem, 307
valores de referência, 307
objetivos da dosagem, 302
precauções com o exame, 302
valores de referência, 294, 303
Hemoglobinopatias, 303
drepanocitoses, 303
clínica, 304
Hemograma
fórmula sanguínea, 309
Heparinoterapia, 494
Hepatite A, 309
clínica, 309
diagnóstico biológico, 309
Hepatite aguda, 311, 316
Hepatite autoimune, 69
definição, 69
ocorrência, 69

Índice Remissivo 545

Hepatite B, 310
  marcadores da infecção, 310
    antígenos, 310
    carga viral, 311
    precauções com o exame, 311
Hepatite C, 315
  clínica, 316
  diagnóstico, 316
  marcadores da infecção, 315
  objetivos do exame, 315
  precauções com o exame, 315
  prognóstico e tratamento, 317
  transmissão acidental, 318
  transmissão mãe-filho, 318
  valores de referência, 316
Hepatite crônica, 311, 316
  vacinação, 313
Hepatite D, 314
  diagnóstico, 314
Hepatocarcinoma, 201
Hiato
  aniônico, 354
  valores de referência, 355
Hidroxicolecalciferol, 319
Hiperaldosteronismos, 37
  primários, 37
  secundários, 38
Hiperandrogenias, 202
Hiperbilirrubinemias conjugadas, 103
  causas, 103
  sintomas, 103
Hiperbilirrubinemias
  não conjugadas, 104
    causas, 104
    sintomas, 104
Hipercalcemias, 116
  causas, 117
  neoplásicas, 117
  sintomas, 116
Hipercalciúrias, 123
Hipercatabolismo, 23
Hipercloremias, 151
Hipercolesterolemias, 153
  aspectos fenotípicos, 153
  aspectos genéticos, 153
  com hipertrigliceridemia, 154
  monogênicas, 153
  poligênicas, 153
  puras, 154
  secundárias, 154
Hipercorticismos, 185
Hipercortisolismos, 202
Hiperferritinemias, 232

Hiperfosfatemia, 255
Hiperlinfocitoses, 371
Hipermagnesemia, 395
Hipernatremia, 480
  causas, 480
  sinais, 480
Hiperoxalemias, 20
  definição, 20
  diagnóstico, 20
Hiperoxalúrias
  exógenas, 19
  primárias, 18
Hiperparatireoidismo, 117
  causas, 118
  diagnóstico, 118
  exame de imagem, 118
Hiperplasia suprarrenal
  congênita, 443
    formas clássicas, 443
    formas tardias, 444
Hiperpotassemia, 436
  causas, 437
  clínica, 436
Hipertensão portal, 49
Hipertireoidismos
  causas, 484
  diagnóstico, 484
  sinais, 483
Hiperuricemias, 21
  tipos de, 21
Hipoalbuminemias, 30, 32, 208
Hipoaldosteronismos, 39
Hipocalcemia, 119
  causas, 119
  sintomas, 119
Hipocalciúrias, 123
Hipocloremias, 151
Hipocolesterolemias, 155
  familiares, 155
  secundárias, 155
Hipocorticismos, 186
Hipoferritinemias, 234
Hipofosfatemia, 256
Hipogamaglobulinemias, 338
  constitucionais, 209
  nas crianças, 340
  nos adultos, 339
  sinais, 339
Hipoglicemia
  do diabético, 272, 420
  fora do diabetes, 273
Hipogonadismos, 503
Hipomagnesemia, 395

Hiponatremia, 477
  euvolêmicas, 479
  hipervolêmicas, 477
  hipovolêmicas, 478
  sinais, 477
Hipoparatireoidismo, 119
Hipopotassemia, 438
  causas, 439
  clínica, 438
Hipotireoidismos, 520, 521
  hipofisário, 522
  primário, 455, 521
Hipouricemia, 24
Hipovitaminose D, 119, 417
Hipovitaminose K, 491
Hipoxemias
  com hipercapnia, 262
  interesse para o prognóstico, 263
  sem hipercapnia, 263
Hirsutismos, 54, 503
  corticossuprarrenais, 55
  de origem adrenal, 504
  diagnóstico, 55
  idiopáticos, 55, 504
  ovarianos, 54, 504
HIV, 319
  carga viral, 319
  clínica, 319
  primoinfecção, 319
  infecção por, 95
  sorodiagnóstico, 321
    clínica, 322
    confirmação, 322
    identificação, 322
    recém-nascido, 323
    teste de diagnóstico rápido, 323
    precauções de coleta, 321
  valores de referência, 319
  tratamento, 320
HLA
  clínica, 325
  abacavir, 326
  definição, 324
  objetivos do exame, 324
  valores de referência, 324
Hormônios, 8
  antimülleriano, 327
    clínica, 327
    na mulher, 327
    no homem, 327
    objetivos da dosagem, 327
    valores de referência, 327
  do crescimento, 329

  hormônio folículo-estimulante, 329
    clínica, 330
    no homem, 333
    objetivos da dosagem, 329
    precauções com o exame, 329
    valores de referência, 330
  parâmetro, 8
  valores normais, 8

I
Icterícias familiares, 105
Imunoglobulinas, 335
  clínica, 336
  E, 341
    clínica, 341
    alergias, 342
    valores de referência, 341
  objetivos da dosagem, 335
  valores de referência, 336
Inflamação
  marcadores da, 344
  objetivos da dosagem, 344
  valores de referência, 344
Inibidor da C1 esterase, 345
  clínica, 345
  valores de referência, 345
INR, 347
  alvo, 348
  conduta de tratamento por AVK
    início do tratamento, 347
    valores de referência, 347
Insuficiência cardíaca
  BNP na, 107
  crônica, 108
  valor prognóstico, 107
Insuficiência coronária, 189
Insuficiência hepatocelular, 241
  sinais e sintomas, 241
Insuficiência ovariana, 332
  congênita, 332
  prematura, 332
Insuficiência renal, 255
  aguda, 190
  causas, 190
  baixa, 186
  crônica, 23, 119, 190, 417
  estados da, 487
Insuficiência suprarrenal
  alta, 187
  causas, 187
  sintomas, 187
  primária, 26
  secundária, 26

Insuficiências hepatocelulares, 49, 492
Insulina, 350
   clínica, 350
      no diabetes melito, 350
   precauções com o exame, 350
   valores de referência, 350
Iodo, 352
   clínica, 352
      mulheres grávidas, 353
      sobrecargas, 352
   precauções com o exame, 352
   valores de referência, 352
Ionograma plasmático, 354
   clínica, 354
   valores de referência, 354
Ionograma urinário, 358
   precauções com o exame, 358
   valores de referência, 358
Isoniazida, 361
   clínica, 361
   objetivos da dosagem, 361
   valores de referência, 361

K
K
   hipovitaminose, 491
Kahlet
   doença de, 337
      diagnóstico, 337
      prognóstico, 337

L
Lactato desidrogenase, 362
   clínica, 362
   precauções com o exame, 362
   valores de referência, 362
Lavado broncoalveolar, 364
   clínica, 365
   contraindicações, 364
   objetivos do exame, 362
   técnica, 364
   valores de referência, 365
Legionelose, 367
   clínica, 367
      sorologia, 367
   diagnóstico biológico, 367
Lesch-Nyhan
   síndrome de, 22
Leucemias agudas, 375
Leucemia linfoide crônica, 372, 376
   classificação de Binet, 373
   diagnóstico, 372
   escore, 372

Leucemia mieloide, 197
LH, 369
   clínica, 369
      puberdade precoce, 370
      retardo pubertário, 370
   técnica do exame, 369
   valores de referência, 369
Linfangiectasia intestinal, 32
Linfócitos, 374
   clínica, 375
      infecção por HIV, 375
   método, 374
   numeração dos, 371
   subpopulações linfocitárias, 374
   valores de referência, 375
Linfocitose, 371
   nas crianças, 371
   nos adultos, 371
Linfogranulomatose venérea, 142
Linfopenias, 373
   nas crianças, 373
   nos adultos, 373
   valores de referência, 373
Lipase, 378
   clínica, 378
   objetivos da dosagem, 378
   precauções com o exame, 378
   valores de referência, 378
Lipídios nas fezes, 380
   clínica, 380
   método, 380
   objetivos da dosagem, 380
   valores de referência, 380
Lipoproteínas séricas, 382
Líquido cefalorraquidiano, 5, 382
   clínica, 382
   parâmetro, 5
   precauções com o exame, 382
   valores de referência, 382
   valores normais, 5
Líquido pleural, 386
   aspecto, 386
   citologia, 386
   exsudatos, 386
   microbiologia, 386
   química, 386
   transudatos, 386
Líquido sinovial, 388
   aspectos, 388
   celularidade, 388
   investigações de microcristais, 389
   microbiologia, 389
   precauções com o exame, 388

Litíase
    cistínica, 146
    oxálica, 147
    úrica, 25, 123
    ocorrência, 25
Lítio, 391
    intoxicação, 391
    precauções com o exame, 391
    zona terapêutica, 391
Loaíase, 246
Lúpus eritematoso disseminado, 168
Lúpus eritematoso sistêmico, 59
Lyme
    doença de, 392
    clínica, 392
    diagnóstico biológico, 392
    objetivo do exame, 392
    sorologia, 393
    valores de referência, 393

M

Magnésio, 394
    clínica, 394
    objetivos da dosagem, 394
    precauções com o exame, 394
    valores de referência, 394
Mal de Alzheimer, 385
Malária, 411
    clínica, 411
    diagnóstico, 411
    esfregaço delgado, 411
McArdle
    doença de, 402
Meningites
    com líquido claro, 383
    purulentas, 382
Menkes
    doença de, 138
    definição, 138
    diagnóstico, 138
    manifestação, 138
Mesoteliomas, 14
    peritoneal, 14
    pleurais, 14
Metanefrinas urinárias, 396
    clínica, 396
    protocolo, 396
    resultados normais, 396
Microalbuminúria, 398
    interpretação, 398
    objetivos do exame, 398
    precauções com o exame, 398
    valores de referência, 398

Mielodisplasias, 300
Mielograma, 399
    clínica, 399
    exame, 399
    objetivos do, 399
    leitura, 399
    valores de referência, 399
Mioglobina, 402
    clínica, 402
    valores de referência, 402
Miopatia(s), 35
    de Duchenne, 188
    de Landouzy-Déjerine, 189
    diagnóstico, 35
Miosite, 36, 189
Mononucleose infecciosa, 403
    clínica, 403
    anticorpos, 403
    definição, 403

N

Natremia, 477
Natriurese, 359
Natriúria, 359
Nesidioblastose, 351
    definição, 351
    diagnóstico, 351
Neuroblastomas, 136
    definição, 136
    diagnóstico, 136
Neutrófilos polinucleares, 405
    clínica, 405
    valores de referência, 405
Neutropenia
    congênita, 408
    moderada, 406
    isolada, 406
    profunda, 407
Numeração e fórmula sanguíneas em função da idade, 7
    criança, 7
    homem adulto, 7
    mulher, 7
    parâmetro, 7
    recém-nascido, 7
Numeração globular normal (SI), 6
    parâmetro, 6
    valores normais, 6

O

Oligospermia, 218
Oncocercose, 246
Osmoralidade plasmática, 356

valores de referência, 356
Osmoralidade urinária, 358
Osteomalacia, 252
Ovários policísticos, 203, 221
   diagnóstico, 221
Óxido de carbono, 409
   clínica, 409
      intoxicação por, 409
   precauções de coleta, 409
   valores de referência, 409

P

Paget
   doença de, 252
Paludismo, 411
   com *P. falciparum*, 411
Pâncreas
   câncer do, 114
      marcador, 114
Pancreatite aguda, 378
   causas, 378
   escore de Ranson, 379
   prognóstico, 379
Pancreatite crônica, 115
Papanicolaou
   teste de, 499
Paracetamol
   dosagem, 414
   intoxicações por, 14
   resultados, 414
   toxicologia, 414
Paratormônio, 416
   baixo, 418
   clínica, 416
   objetivos da dosagem, 416
   precauções de coleta, 416
   valores de referência, 416
Peptídeo C, 420
   clínica, 420
   valores de referência, 420
Pesquisa de anticorpos irregulares
   antieritrocitários, 422
   clínica, 423
   pesquisa, 422
   precauções de coleta, 422
Pirazinamida, 23
Plaquetas, 429
   diagnóstico de trombocitopenia, 424
      clínica, 424
      precauções de coleta, 424
      valores de referência, 424
Pleuroscopia, 14
Plumbúria provocada, 431

clínica, 431
   protocolo, 431
Poder bactericida do soro, 432
   método, 432
   resultados, 432
Poliangiite microscópica, 61
   definição, 61
   evolução, 61
   ocorrência, 61
Poliartrite reumatoide, 73, 229
   definição, 73
   diagnóstico, 73
      critérios de, 230
   formas, 73
   ocorrência, 73
   sintomas, 73
Poliglóbulos, 289
Poliquistose renal, 23
Porfiria cutânea
   aguda, 434
   tardia, 433
Porfiria eritropoiética, 435
   congênita, 434
Porfirias hepáticas agudas, 11
   sintomas, 12
   tipos de, 12
Porfobilinogênio
   na urina, 433
      coleta, 433
      objetivos da dosagem, 433
      precauções de coleta, 433
      valores de referência, 433
Potássio
   sanguíneo, 436
      clínica, 436
      precauções de coleta, 436
      valores de referência, 436
Procalcitonina, 441
   clínica, 441
   objetivos da dosagem, 441
   valores de referência, 441
Progesterona, 409, 443
   clínica, 443
   precauções de coleta, 443
Prolactina, 445
   clínica, 445
      gravidez, 445
   indicações da dosagem, 445
   precauções de coleta, 445
   valores de referência, 445
Prolactinoma, 446
   diagnóstico, 446
Prostatites, 165

Proteína C anticoagulante, 448
  clínica, 448
  objetivos da dosagem, 448
  precauções de coleta, 448
  valores de referência, 448
Proteína C ativada, 450
  clínica, 451
  precauções de coleta, 450
  valores de referência, 450
Proteína C-reativa, 193
  clínica, 193
  objetivos da dosagem, 193
  valores de referência, 193
Proteína S anticoagulante, 452
  clínica, 452
  precauções de coleta, 452
  valores de referência, 452
Proteínas séricas, 454
Proteinúrias, 454
  dosagem, 454
  glomerulares, 457
  identificação, 454
  intermitentes, 455
  objetivos da dosagem, 454
  permanentes, 455
  seletivas e não seletivas, 456
  tubulares, 457
  valores de referência, 455
Protrombina
  tempo de, 489
PSA
  antígeno específico da próstata, 459
  escore de Gleason, 461
  identificação do câncer de próstata, 460
  precauções de coleta, 459
  valores de referência, 459
Púrpura trombocitopênica
  imunológica ou idiopática, 428
PTT, 425

Q
Quick
  tempo de, 489
  clínica, 490
  método, 489
  precauções de coleta, 489
  valores de referência, 490

R
Rabdomiólise, 192, 402
RAI
  receptor solúvel de transferrina, 462
  clínica, 462
  valores de referência, 462

Renina, 464
  clínica, 465
  objetivos da dosagem, 464
  precauções de coleta, 464
  valores de referência, 465
Resíduo urinário, 146, 467
Reticulócitos, 467
  clínica, 467
  anemias, 467, 468
  valores de referência, 467
Retocolite hemorrágica, 62
Rubéola, 469
  cinética dos anticorpos, 469
  clínica, 469
  definição, 469

S
Salmoneloses, 471
  clínica, 471
    diagnóstico bacteriológico, 471
    febres tifoidicas e paratifoides, 471
    gastroenterites, 471
Sangue
  parâmetro, 3-4
  unidades SI, 3-4
  unidades tradicionais, 3-4
Sarcoidose, 212
  definição, 212
  diagnóstico, 212
  manifestação, 212
Saturnismo, 435
  infantil, 145
  laboral, 11
  profissional, 144
Seminomas, 43
Serotonina, 473
  clínica, 473
  objetivos da dosagem, 473
  precauções de coleta, 473
  valores de referência, 473
SHU, 425
Sífilis, 474
  clínica, 475
  diagnóstico sorológico, 474
  regulamentação, 474
  testes, 464
  tratamento, 476
Síndrome da imunodeficiência adquirida, 477
Síndrome de Bartter, 38
Síndrome de Cushing, 27, 396
  sinais, 27
Síndrome de Down, 43
Síndrome de Fanconi, 24, 25

Síndrome hipereosinofílica idiopática, 216
Síndrome de Lesch-Nyhan, 22
Síndrome dos anticorpos antifosfolipídios, 66
Síndromes coronárias agudas, 518, 519
Síndromes nefróticas, 31
Sódio
   no sangue, 477
      valores de referência, 477

T

Talassemias, 304
   formas heterozigotas, 305
   formas homozigotas, 305
Taxa de filtração glomerular, 487
   clínica, 487
   valores de referência, 487
Tempo de lise
   de euglobulina, 493
      coleta, 493
      método, 493
      precauções de coleta, 493
      valores de referência, 493
Tempo de tromboplastina parcial ativada, 494
   clínica, 494
   método, 494
   precauções de coleta, 494
   valores de referência, 494
Teste de supressão
   com dexametasona, 500
      supressão
         forte, 500
         leve, 500
         minuto, 500
Teste de Hühner, 218
Teste de Papanicolaou, 498
   detecção de papilomavírus, 499
   frequência dos exames, 499
   objetivos do exame, 498
   precauções com o exame, 498
   resultados, 498
Testículo
   câncer de, 42
Testosterona, 502
   clínica, 503
   objetivos da dosagem, 502
   precauções de coleta, 502
   valores de referência, 502
Tireoglobulina, 506
   coleta, 506
   objetivos da dosagem, 506
   precauções de coleta, 506
   valores de referência, 506

Tireoidite de Hashimoto, 76
   definição, 76
   incidência, 76
Tireoidectomia, 125
Tirocalcitonina, 508
Tirosinemia hereditária, 12
   definição, 12
   diagnóstico, 12
   evolução, 12
   sintomas, 12
Tiroxina livre, 483
   clínica, 483
   indicação para dosagem, 483
   valores de referência, 483
Tonsilite, 159
   causas de, 159
Toxoplasmose, 508
   cinética de anticorpos, 508
   clínica, 509
      na mulher grávida, 509
   congênita, 509
   definição, 508
Transaminases, 511
   clínica, 511
   objetivos da dosagem, 511
   precauções de coleta, 511
   valores de referência, 511
Transcrito BCR-ABL, 198
Transferrina carboidrato-deficiente, 515
   clínica, 515
   objetivos da dosagem, 515
   precauções de coleta, 515
   valores de referência, 515
Triglicerídeos, 516
   clínica, 516
   valores de referência, 516
Tri-iodotironina, 482
   clínica, 482
   valores de referência, 482
Trissomia 21
   detecção de, 284
Trombocitopenias, 401
   centrais, 427
   da gravidez, 427
   imunoalérgicas, 428
   induzidas por heparina, 426
   periféricas, 427
   transitórias e moderadas, 426
Trombocitoses, 429
   primárias, 429
   secundárias, 429
Trombopatias, 430
   constitucionais, 430

funcionais, 430
Troponinas, 518
　clínica, 518
　objetivos da dosagem, 518
　precauções de coleta, 518
　valores de referência, 518
TSH, 520
　clínica, 520
　objetivo da dosagem, 520
　precauções de coleta, 520
　valores de referência, 520
Tubulopatia, 24, 95
Tumores
　testiculares, 284

U

Ureia
　marcada com carbono 14, 524
　　clínica, 524
　　valores de referência, 524
　urinária, 526
　　clínica, 526
　　precauções de coleta, 526
　　valores de referência, 526
Uretrites, 164
　gonocócicas, 164
　por *Chlamydiae*, 164
　　identificação, 164
Urina, 5
　parâmetro, 5
　unidades SI, 5
　unidades tradicionais, 5
Urocultura, 225

V

Vaginites, 162
　por *Candida*, 162
　por *Gardnerella*, 163
　por *Trichomonas*, 162
Vaginose, 163
Velocidade de hemossedimentação, 528
　clínica, 529
　　causas de erro, 529
　inflamações, 528
　precauções de coleta, 528
　valores de referência, 528
Vincent
　angina de, 160
Vitamina B12, 530
　clínica, 530
　　deficiências de, 530
　objetivos da dosagem, 530
　valores de referência, 530
Vitamina D, 532
　clínica, 533
　　hipervitaminoses D, 534
　　hipovitaminoses D, 533
　objetivos da dosagem, 532
　valores de referência, 533

W

Waaler-Rose, 535
Waldenström
　doença de, 338
　　diagnóstico, 338
　　evolução, 338
Waldmann
　doença de, 32
Whipple
　doença de, 32
Willebrand
　doença de, 496
Wilson
　doença de, 137
　　aparecimento, 137
　　definição, 137
　　diagnóstico, 137
　　investigação da, 138
　　tratamento, 138

X

Xilose, 535
　clínica, 535
　protocolo, 535
　valores de referência, 535